音韻発達から評価・訓練まで
構音と音韻の障害

協同医書出版社

John E. Bernthal, Nicholas W. Bankson [編著]
船山美奈子・岡崎恵子 [監訳]
今井智子・大澤富美子・加藤正子・川田順子・出世富久子・鈴木和子・鈴木恵子・竹下圭子・山下夕香里 [共訳]

装幀…戸田ツトム・岡孝治

ARTICULATION AND PHONOLOGICAL DISORDERS, 4th ed.
by John E. Bernthal, Nicholas W. Bankson
Copyright © 1998 by Allyn & Bacon
All Rights Reserved.

Translation Copyright © 2001 by Kyodo Isho Shuppan Co., Ltd.

Published by arrangement with the original publisher, Allyn & Bacon,
a Pearson Education Company
through Tuttle-Mori Agency, Inc., Tokyo

私たちの友であり
そして妻である
故 L.A. Bankson に
追悼の思いを込めてこの本を捧げる

Lou Ann Bankson
1938-1996

生きることを喜び
子どもたちを愛し
求める人たちにすすんで力を貸したいと願う彼女の思いは
今も私たちと共にある

John E. Bernthal
Nicholas W. Bankson

日本語版への序文

　この本の原著者である私たちは，この本を日本語に翻訳する意義のある本と考えていただけたことをうれしく，また光栄に思っております．この翻訳事業の実現に御尽力下さった方々，とりわけこのために多くの時間を充てて下さった船山美奈子氏，岡崎恵子氏をはじめとする翻訳者の皆様に深く感謝いたします．私たちは，この翻訳書を日本の読者の方々が音韻発達の遅れや音韻障害をもつ子どもの評価や治療に役立つものと感じ，お使い下さるよう期待しております．

　この本は，言語音に関する障害を学生たちが学ぶのを援助するという私たちの長年の経験の中から生まれたものです．また，言語臨床家にとって役立つであろうと思われる情報も含めました．さらに，評価・治療アプローチに関する様々な文献を総合的に取り上げて考察しましたので，読者は言語音の障害について広い視野から情報の取捨選択をすることができると思います．

　世界はより小さな1つのコミュニティーとなってきていますが，この日本語版作成のような翻訳によって，国と国を分け隔てる海や陸地が存在するという事実も，さして重要なことではないと思えてきます．子どもたちが明瞭に話せるよう援助している読者の皆様にとって，この翻訳書は言語治療という共通の学問領域の中で，国を超えて私たちを1つに結びつける橋としての役割を果たしているともいえるのではないでしょうか．

2000年8月

John E. Bernthal
Nicholas W. Bankson

序　文

　本書は初版から第3版までと同じく，臨床音韻論を学習する際に重要と思われる事象に関して総合的に文献考察を行い，情報を提供することを目的としている．したがって本書では，正常構音発達，正常音韻発達，音韻障害の発現に関与していると考えられる要因，音韻障害の評価と治療，臨床音韻論に関連した音響分析を実施するための機器，ならびに言語間や同一言語内の方言にみられる変化に関係する音韻論を取り上げる．

　過去の3つの版と同じく本書の主題は，原因が感覚，形態，運動神経系の欠陥と断定できるものを除いた音韻障害にある．このような障害は伝統的に機能性(functional)構音障害と呼ばれてきたが，これは臨床的には包括的なカテゴリとみなされ，通常，原因不明の音韻の誤りを示す児・者すべてをこれに含める．しかし，原因不明の音韻障害の中には，微細な器質性の要因，学習や環境上の要因など複数の要因が原因となっているものもあると思われる．

　旧版を精読された読者は，この第4版は旧版の情報が更新されているばかりでなく，構成も若干変わっていることに気づかれるであろう．本書では新たに，方言，機器，発語失行，音韻意識を取り上げている．我々は再度文献を総合的に考察し，臨床音韻論を学ぶ学生にとって役立つように提示したつもりである．

　本書は9つの章に分かれている(第3版より1章少ないが，これは小型化に務めた結果である)．第1章は正常構音を概観するとともに，アメリカ英語の音韻機構を紹介している．この章の情報は本来臨床音韻論以外のコースで学ぶべきものであるが，こうした基礎知識に欠ける，あるいは復習が必要な者のために提供されている．

　第2章と第3章は子どもの正常音韻発達に焦点を当て，前言語期と言語期の両方で子どもがことばの産生能力と知覚能力を発達させていく過程を考察する．言語臨床家は音韻発達を正常と遅滞あるいは逸脱とに識別しなくてはならず，そのためには正常音韻発達に精通している必要がある．この章では文献の更新が行われている．

　第4章は，今回新たに加えられたが，それは我々の社会つまりアメリカ合衆国が複数の文化を含有しており，クライアントの言語体系も標準アメリカ英語以外の言語や方言の影響を受けているという認識が広まりつつあることに対応した結果である．第3版で我々はアフリカ系アメリカ人の英語とスペイン語の影響を受けた英語を我が国の2つの主要な方言とみなした．この第4版ではそれをさらに広げ，アジア諸国の言語の影響を受けた英語やアメリカ原住民の英語も方言の一種としてこれに含めた．(訳者注：この章は著者の国の社会文化的背景に基づくニーズに応えて追加された章であるので，著者の合意を得て訳書では割愛した．第5章以降の章は訳書では章の番号が1つ繰り上がる)．

　第5章(訳書第4章)では，正常音韻発達と音韻障害に関係している要因について考察する．本

書は原因を特定できない，あるいは機能性と考えられる障害に焦点を当てているため，音韻障害に関連した心理社会的要因と認知言語学的要因に関して文献考察を行う．さらに，潜在的原因要因となり得る発話と聴覚のメカニズムの障害に関しても考察する．この章には音韻発達と音韻障害の原因論に関する最新の文献からの情報が盛り込まれている．

第6章(訳書第5章)では，音韻行動を評価するためのスピーチサンプルを収集する手順について述べる．これには構音検査，スクリーニングテスト，語音弁別検査(知覚検査)が含まれる．

第7章(訳書第6章)では，発話明瞭度，音韻障害の重症度，被刺激性，音の誤りパタン，発達的側面などを検査して音韻治療の適応を判断する過程について論じる．さらに，治療が必要と判断(示唆)された場合の治療目標や目標を選択する際の留意点についても述べられる．

第3版の主な変更点は，子どものスピーチサンプルを音韻分析するために開発されたコンピュータ用ソフトウェアの論評を加えたことであった．第3版が出版されて以来この種のソフトウェアは急速に普及し，もはや珍しくはないが，読者はこの第4版では市販されているソフトウェアの論評はなく，この種の検査を概観するにとどめているのに気づくであろう．これに代えて，伝統的な音韻分析法を補う手段として音響分析の技術が広く用いられるようになってきているため，編者はこの章の著者に音響分析法について論じるように依頼した．こうした音響分析法は研究室以外では日常的には実施されないが，分析用機器設備の小型化が進むとともに経費も安くなってきているため，近い将来言語臨床家の評価法の1つになると思われる(訳者注：音響分析については第9章(訳書第8章)にまとめて述べられている)．

第8章(訳書第7章)は，音韻障害の治療に関して総合的に論じる章となっており，多くの紙面を費やしている．この章ではまず基本的な治療上の留意点(例：刺激や反応などの訓練要素の構成，訓練教材や課題などの治療形式)が述べられ，続いて運動アプローチと言語学的アプローチが説明される．さらに関連文献が考察され，治療上の重要事項と，臨床あるいは理論上異なる考えに立脚した治療プログラムやアプローチが論評される．また，発達性発語失行の子どもの治療と音韻意識に関しての情報もこの章に含まれている．

冒頭で述べたように，本書は音韻障害の治療に関して学生に情報を提供することを目的としている．したがって，本書を理解するために言語病理学の深い知識は必要ないが，音声表記，発話に関係した解剖学的・生理学的メカニズム，言語獲得に関しての予備知識があれば情報をより容易に把握できる．

今回の改訂にあたり，草稿を講評し，有益な示唆を与えてくれた方々をここに記し，感謝の意を表する．カリフォルニア州立大学チコ校 Judith Brasseur，イースタンミシガン大学 Angela Massenberg，ネブラスカ-リンカーン大学 Toni B. Morehouse，メンフィス大学 Karen E. Pollock，ウエストバージニア大学 Dennis M. Ruscello，カンザス州立大学 Ann Bosma Smit，サウスカロライナ大学 Tina T. Smith．

監訳者まえがき

　構音の勉強会で本書を取り上げ，精読をはじめてから3年の歳月が流れました．この間，言語臨床に携わる専門家を取りまく情勢にも大きな変化があり，また，研究会のメンバーにもさまざまなことがありましたが，本書を一日も早く言語臨床に携わる方たちにお届けしたいという気持ちで，心を合わせて翻訳をしてまいりました．ここに本書の刊行を迎え，感無量なものがあります．

　本書の内容については，原著者が丁寧に説明されていますので重複を避けたいと思いますが，特に，乳児期から幼児期に至る音韻の発達に関する記述や，音韻障害の原因についての精緻なまとめと考察，さらに今後，臨床でも取り入れられていくであろう機器による音韻分析など，現在の臨床を振り返り，また，将来の臨床を見据えていくための示唆に満ちていると思われます．また，本書は臨床上必要な具体的な内容の記述だけではなく，多くの研究上の示唆があり，豊富な文献とともにこの領域での研究を目指す方にとっても有用であると思われます．

　本書の翻訳に当たっては多くの方々のお世話になりました．言語学の立場から助言をいただいた國學院大学出世直衛助教授，音響物理学の立場から助言をいただいた上智大学荒井隆行助教授，原著者との連絡をはじめ，英語に関して多くの示唆をいただいた文化人類学専攻のPhD. Diana Bethel氏，その他，お名前をあげることができないほど多くの方々の助言をいただきましたことを厚くお礼申し上げます．また，構音の勉強会のメンバーとして，原文と訳文のつき合わせという面倒な仕事を引き受けて下さった難波亜紀子さん，野沢真理子さんに感謝します．本書の刊行に当たって，原著の出版社との交渉をはじめとして，さまざまな出版に関わる仕事をしていただきました協同医書出版社社長木下攝氏ならびに編集の戸髙英明氏，関川宏氏に感謝申し上げます．

　監訳者としては，臨床音韻論やその臨床への応用が日本の言語障害の領域で充分に行われていないため，訳語が適切であったかどうかという点を危惧しております．できるだけ訳注をつけるようにしましたが，読者の皆様からの忌憚のないご指摘がいただければ幸いに存じます．

　原著者のBernthal先生，Bankson先生が日本語版への序文の中で書かれていますように，私たちも本書によって音韻障害に悩む方たちへ適切な援助の手を差し伸べることができるようになるとともに，音韻障害の治療，広くは言語治療という学問領域が国を超えて発展していくことを願っております．

平成12年初冬

船山美奈子　岡崎　恵子

訳者一覧

今井　智子（いまい さとこ）
北海道医療大学心理科学部 言語聴覚療法学科
（第7章後半）

大澤富美子（おおさわ ふみこ）
元・横浜市総合リハビリテーションセンター 機能訓練課
（第1章後半）

○岡崎　恵子（おかざき けいこ）
馬込ことばの相談室
（第2章）

加藤　正子（かとう まさこ）
愛知淑徳大学大学院 医療福祉研究科
（第1章前半）

川田　順子（かわだ じゅんこ）
元・東京小児療育病院 言語聴覚科
（第5章）

出世富久子（しゅっせ ふくこ）
昭和大学藤が丘リハビリテーション病院 リハビリテーション部
（第8章）

鈴木　和子（すずき かずこ）
元・東京都立心身障害者口腔保健センター
（第4章前半）

鈴木　恵子（すずき けいこ）
北里大学医療衛生学部 リハビリテーション学科
（第4章後半）

竹下　圭子（たけした けいこ）
上智大学言語障害研究センター
（第3章）

○船山美奈子（ふなやま みなこ）
（第6章）

山下夕香里（やました ゆかり）
昭和大学歯学部 口腔リハビリテーション医学講座
（第7章前半，付録）

（○は監訳者）

目　　　次

日本語版への序文　v

序文　vii

監訳者まえがき　ix

訳者一覧　xi

第1章　正常構音の諸相　1

はじめに　1

調音音声学の基礎　6

調音結合：音声環境内の音の相互作用　36

発話産生における空気力学的考察　43

発話の音響的考察　46

発話産生における感覚情報　48

生成音韻論　49

発話の構成レベルの要約　57

結語：発話における構音獲得への示唆　60

文献　62

第2章　初期の音韻発達　65

音韻発達のモデル：能動的学習者としての子ども　66

乳児の知覚：暗号の解読　77

乳児の音の産生：成熟と経験の関連　83

移行期：喃語からことばへ　90

個人差：2人の1歳の幼児のプロフィール　98

言語知覚：語音の表示　99
体系化と再体制化：単語から分節音へ　108
文献　112

第3章　後期の音韻発達　119

基準の確立：大規模な研究　119
音韻プロセス：産生の誤りの系統性　124
就学前の子どものプロフィール：個人差について再考　133
幼児期初期以降の知覚発達：連続発話の理解　139
学齢児の産生：継続する変化　144
文献　153

第4章　音韻障害に関連する要因　157

はじめに　157
発話と聴覚のメカニズムに関わる構造と機能　159
認知言語学的要因　194
心理社会的要因　203
結論　210
文献　210

第5章　音韻評価の方法　219

音韻サンプルの収集　219
文献　253

第6章　評価データの分析と解釈　257

治療の必要性の決定　257
目標行動の選択　277
ケースの選択に考慮すべき他の要素　283
文献　285

第7章　治療の概念，原則および方法論　289

基礎的考察　289
治療アプローチ　295
運動アプローチを用いた治療　297
音の治療：目標行動の基礎の確立　299
音の治療から音韻の治療へ：総合的な治療アプローチ　306
言語学的アプローチを用いた治療　324
言語学的アプローチの治療指針　342
治療における進歩：反応の般化　343
発達性発語失行の治療　358
音韻意識と言語臨床家　362
文献　364

第8章　臨床音韻論における機器の使用　371

コンピュータ化された音韻分析　371
コンピュータ化された音響音声分析　385
要約　401
文献　402

付録　音の訓練法　405

　特定の音を産生するための訓練法　405
　　文献　409

文献著者名索引　411

日本語索引　423

欧文索引　435

音声記号の表記について——
本書の音声記号の表記は，原著の表記をもとにしているため，書体が国際音声字母（IPA）で示される表記と多少異なる場合がある．

RAY KENT

1 正常構音の諸相

はじめに

　話しことば(speech)は*音と意味を関係づける1つの体系*として定義されてきた．**言語**(language)にはおのずと意味がある．*言語とは言語社会の中で意味を伝えるために，決められた規則に基づいて用いられる恣意的なサインや記号の体系*である．記号と意味の恣意的な関係が一度成立すると，その言語を使用する者が互いにコミュニケーションをしようと思うときは，その関係を一貫して用いなければならない．例えば *dog* という単語は英語では，1つの意味をもっている．この単語は話したり，書いたり，また聾者が用いる手話のような身振りによって，他の英語使用者に伝達される．話しことばは言語を表出する1つの様式であるが，人が聴覚を通して最初に学習する言語の様式であるという点で，特に重要である．言語が音によって伝達されるとき，話しことばがその音と意味を一貫して，また効果的に結びつけるということから考えると，話しことばは1つの体系である．

　しかし，話しことばに存在するあらゆる音が意味に関連しているわけではない．風邪をひいたりすると話し方がいつもと多少変わるが，不明瞭になるほど風邪がひどくなければ，意味と音の関係は，基本的にその人が健康なときと同じである．一方，話しことばの音響的信号，すなわち言語音のエネルギー源に対応する空気の分子の変化は，意味を表現するだけではなく，さらに多くの情報をもたらす．我々が話し手のことばを聞くと，意図された意味についてだけではなく，話し手の年齢，性，気分，健康状態や多分話し手の出身地の方言についても判断することができる．例えば，「今何時ですか？」というような簡単な質問を聞いただけで，話し手がどこかへ向かって急いでいるアメリカ南部の若い女性か，うきうきしている年配のイギリス男性か，息を切らした少年かを当てることができる．

言語の構造

　話し手の意味を理解するために，聞き手は話しことばによるメッセージのうち，まず**音素**(phonemes)に注目する．言語学的に説明すると，音素は意味の決定に関与する音の単位である．例えば，*cat hat mat bat sat fat that chat* の単語リストでは，各語は同じ音で終わっているので互いに韻を踏んでいる．しかし，これらの単語の語頭音は異なっており，この差によって音節は意味を変えることができる．言語学者は特定の言語の単語リストを集め，意味の単位を形成している音の差異を明らかにして，その言語に存在する音素を同定することを行っている．普通の人は通常，意味の単位として単語を考えるが，言語学者はいわゆる**形態素**(morpheme)といわれる，より小さな単位の形式を認知する．例えば，言語学者は *walked* と *books* という単語は各々2つの形態素，すなわち *walked* は *walk*＋過去形，*books* は *book*＋複数形をもつものとして記述する．もし2つの音が語の意味を変えることなく，互いに交換できるなら，また1つの音がもう1つの音と完全に同じ組み合わせでは生じないとしたら，それら2つの音は異なった音素ではない．それゆえ，音素は語や形態素のような言語的単位を区別する音の最小要素である．

　音素表記(phonemic transcription，斜線／　／で囲まれる)は，**音声表記**(phonetic transcription，角型カッコ［　］で囲まれる)ほどは精密ではない．一方，音声表記は音類内の音の変化を精密に表記する．この種の音の変化の一つ一つを*異音*(allophone)と呼ぶ．このように1つの音素は複数の異音からなる一族である．音素というのは，言語の意味単位(語あるいは形態素)の違いを明らかにするために必要な音類の最小セットである．異音はもっと多くの識別可能な一連の音を指し，その中のいくつかの音は同じ音素の一族に属している．非常に単純な例であるが，*pop* という語は同じ音素ではじまり終わるが，しばしば異なった異音ではじまり終わる．仮に最後の /p/ が口唇を閉じたままで産生されるなら，この音は非開放の /p/ で，/p/ 音素の異音である．しかし /p/ が母音の前にくる場合は，口唇が開放されなければならないので，語頭の /p/ は開放された /p/ で，これも /p/ 音素の異音である．これら2つの例ほど明らかではないが，/p/ 音素は他に多くの異音を含んでいる．

　音素と異音の違いをさらに理解するために，以下に記した対語を発音してみて，イタリックで書かれた音の差を考えてみよう．

　　*k*eep－*c*oop(音素 /k/)
　　m*a*n－b*a*t(音素 /æ/)
　　te*n*－te*n*th(音素 /n/)

　最初の対語を説明すると，音素 /k/ ははじめの語 *keep* では口腔の前方で，第2の語 *coop* では口腔の後方で構音される．舌の接触位置に差があるにもかかわらず，2つの音素は英語話者には同じ音に聞き取られる．一方，アラビア語のような他の言語話者は2つの音を異なった音素として聞くことができるかもしれない．舌が前方の /k/ と後方の /k/ はいずれも /k/ 音素の異音である．

次の対語，*man—bat*，の違いを捉えるには，構音を通してよりも聞くことを通しての方が容易であるかもしれない．*man* では，鼻音環境の影響で母音 /æ/ は鼻腔を通って鼻音化される．しかし *bat* の場合，母音 /æ/ は通常，鼻音化しない．母音の音声環境——つまり周囲の音——は，母音の鼻音化に影響する．鼻音化している母音と鼻音化していない母音はいずれも /æ/ 音素の異音である．

最後に *ten* と *tenth* の語にある /n/ を比較すると，*tenth* においては舌がより前方（上顎前歯のすぐ後）であることに気づく．後続の *th* 音は先行する /n/ の構音に影響を及ぼし，その結果，/n/ が歯音化，つまり歯の位置で産生されたりする．この場合もまた，2つのタイプの /n/ は，/n/ 音素の異音である．

異音変異（allophonic variation）には2つのタイプがある．すなわち *相補分布*（complementary distribution）と *自由変異*（free variation）である．相補分布の場合，正確にいえば2ないしはそれ以上の異音が同じ音声環境で生じることはない．それゆえ，1つの異音の生起は他の異音の生起に対して相補的である（重複しない）．例として，前方の /k/ と後方の /k/ は今述べた理由で相補分布であるといえる．すなわち前方の /k/ は口腔の前でつくられる母音環境で生じ，後方の /k/ は後の母音環境で生じる．同様に鼻音化と鼻音化しない異音 /æ/ は音声環境に鼻音が存在するか，しないかによって定義されるため，相補分布である．鼻音化の /æ/ は鼻音が先行する，あるいは後続する場合にのみ生ずる．一方，異音が同じ音声環境の中に生じることができるとき，自由変異であるということができる．例として，*pop* や *map* の単語の語末にみられるように，開放した /p/ と非開放の /p/ は自由変異にあるといえる．今述べたように，語末の /p/ は口唇を開けたときに，軽い破裂が聞こえれば開放の /p/ になり，口唇が閉鎖したままであれば非開放の /p/ となる．

言語学の専門分野では，はじめに言語の構造を考える．一方，心理学と言語病理学の分野では，まず言語処理を形式化と受容面から考える．言語構造の研究は言語処理の研究に影響を与えてきたが，その逆もある程度真実である．しばしば言語処理について記述をするとき，統語論（syntax），意味論（semantics），音韻論（phonology），音声学（phonetics）のような用語を使うが，これらは言語学の伝統的な領域を示している．これらの用語は，一方は言語構造に関係し，もう一方は言語処理に関係しているので，二面性をもつものとして使用されてきた．

図 1.1 は言語の形式化と発話の産生に関する情報処理モデルである．この図は話すという行為の中にどのようなタイプの情報が処理されているかを明らかにしようとしたものである．認知レベルは思考が開始されるところである．ここは言語化する前の段階，命題のレベルであり，関与者と行為を同定するというような決定を含んでいる．例として，*the dog chased the cat* という文の形式に先行する認知処理は，関与者として dog, cat，行為として chasing を同定することである．しかし，この段階では *dog，cat，chased* という単語を実際に選択しているわけではない．むしろ認知レベルではこれらの単語に関係する関与者と行為というような命題，関係が確定され

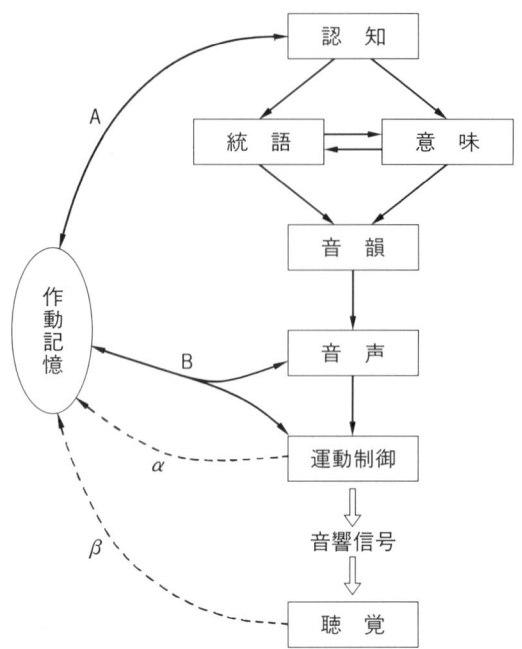

図 1.1 言語の形式化と発話の情報処理モデル
J.K. Bock, "Toward a cognitive psychology of syntax：Informartion processing contributions to sentence formulation." *Psychological Review*, 89(1982)：1-47. より引用．

ているのである．

　認知レベルからの情報は統語と意味レベルでの決定のために用いられる．統語は文中の語の順序づけ，意味は語の選択を含んでいる．言語の形式化の研究は統語と意味の処理が相互的である（図では両者間の矢印）ことを表している．文に対して特定の統語構造を決定することは語の選択に影響を与える．反対に特定の語の選択は統語の決定に限界を与えたり，統語に方向づけをすることができる．意味レベルは，ある場合は語彙化あるいは語彙単位の選択と呼ばれる．語彙化は二段階過程からなると考えられる．最初の段階は音韻的に完全な語ではなく，語彙概念の選択である．音韻の明確化，すなわち語の音形の明確化は過程の第2段階で確立される．図1.1にみられる音韻レベルは，展開中の文が音韻構造をもつようになったレベルである．前の段階で決定された構文と意味を的確に音形で表せるようにこのレベルでいろいろな決定がされる．音声レベルでは，音韻の情報により正確な音形がつくり上げられる決定がなされる．したがって我々は音声レベルで発話の詳細な音声表示がつくられると考えている．

　音産生時に確定されている音声目標を明確にするには，音声レベルの出力があれば十分である．実際の運動指令は運動制御レベルによって決定される．このレベルは活動させる筋を選択し，筋の収縮のタイミングと力を制御する．これは簡単なことではない．話しことばは約100の筋が活

動状態になり敏速な変化をしなければならない．いったん筋がこの作業をすると音響的な話しことばの信号が産生される．この信号は話し手と聞き手によって聴覚的情報として処理される．話し手にとって，自分の声を聞くという聴覚的処理が1つのフィードバックの輪を完成させる．

　図1.1でまだ説明がされなかった要素は，作動記憶（working memory）とこの作動記憶が図に示される他の部分とどのように関連するかについてである．作動記憶は話し手の操作記憶であり，これは文の産生に伴う情報を記憶し続けるために用いられる．しかしこの記憶には限界があるので，効率的な処理のためには必要とする記憶を最小にすることが重要となる．それゆえ，理論としては発話産生には，2種類の処理が含まれている．1つは**制御を受ける処理**（controlled processing）で，このタイプは作動記憶を必要とする．2つ目は**自動的処理**（automatic processing）で，これは作動記憶の関与を必要としない．言語の形式化は制御を受ける処理と自動的な処理の両方でつくられる．制御を受ける処理は図1.1のうち，AとBの矢印によって示される．統語処理，意味処理，音韻処理は自動的であることに注目して欲しい．つまり，話し手はこれらの操作に直接的に関与しない．それゆえ，話し手が言い間違いに気づくのは，話をした後からである．

　フィードバックは図1.1のαとβで示される2つのチャンネルによってなされる．αチャンネルは触覚と運動からくる情報を表す．βチャンネルは聴覚フィードバックを表す．

　我々は通常，文を産生するとき，話す前に統語，意味，音韻のすべてを決定してはいないと研究者は結論づけている．むしろ，我々はいくつかの単語をまず話し，それから発話の残りを形式化している．

　このような言語の形式化から考えると，1つの文を産生することは相互に影響する高度な処理レベルとこの処理のための複雑な時間パタンを必要とするといえよう．したがって構音が統語，意味，音韻の変数によって影響を受けるという事実がわかっても驚くに値しない．

　調音音声学についてこれから述べる内容は語音産生の基本的情報を示している．音声学の課程を履修した学生にとっては，この章は概論の復習になり，音声学の背景のない学生にとっては少なくとも基礎的な調音音声学を学ぶ機会となる．ここで取り上げる内容を以下に示す．

　　発話のメカニズム
　　母音
　　　　単母音（monophthongs）
　　　　二重母音（diphthongs）
　　子音
　　　　破裂音（stops）
　　　　鼻音（nasals）
　　　　摩擦音（fricatives）
　　　　破擦音（affricates）

流音(liquids)
　　　わたり音(glides)
　超分節素(suprasegmentals)
　調音結合(coarticulation)
　空気力学(aerodynamics)
　音響学(acoustics)
　求心性神経(afference)
　感覚情報(sensory information)
　音韻論(phonology)

調音音声学の基礎

発話のメカニズム

　話しことばの産生システムの解剖について述べることがこの章の目的ではないが，一般的な解剖学についての簡単な説明は調音音声学の基礎を論じるのに必要である．話しことば産生の基礎的な側面は図1.2に示されるように6つの主要な器官あるいは下位システムを調べることで理解できる．*呼吸器系*は肺，気道，胸郭，横隔膜とそれに関連する組織からなり，音を生成するための基盤である空気の供給を行う．*喉頭*は種々の軟骨と筋からなり，声帯を振動させることによって有声音を生成し，無声音の場合は声帯振動をせずに肺から声道(口腔と鼻腔)へ空気を通過させる．*鼻咽腔*すなわち軟口蓋と咽頭腔は鼻咽腔閉鎖機能に関連する組織で空気が口腔，鼻腔，あるいはその両方を通過できるように，口腔と鼻腔を開放したり，閉鎖したりする．*舌*は多数の筋群からなり，口腔の重要な構音器官である．つまり舌は母音と子音を構音するとき，様々な形と位置をとることができる．構音の目的にそって，舌は5つの主要な部分に分けられる．すなわち舌先(tip)あるいは舌尖(apex)，舌端(blade)，奥舌(back)あるいは舌背(dorsum)，舌根(root)，舌体(body)である(図1.3)．*口唇*は顎とともに，構音器官の中では最もよくみえるもので，母音と子音の産生に関与している．*下顎*はしっかりした骨組織とそれに関係する筋からなり，舌と下口唇の軟組織を支持する．下顎は舌と口唇の動きを助け，これらの器官を骨格で支持することによって，音産生に関与している．

　図1.2に示した，その他の器官は話しことば産生と聴覚の過程に対して全体的な位置関係を与えたり，その他にも重要な関わりをもっている．

　呼吸器系と喉頭は，2つの主なタイプの呼気流を上気道に提供するために協調して働いている．すなわち声帯振動の働きによって生成される一連の空気パルス(*buzz*という語にみられる有声音)と，声道上で雑音エネルギー(語*see*の中の*s*にみられる無声音)を生成するために用いられる連

続的な呼気流の2種類がある．話すときの呼吸システムの基本的機能とは，喉頭，口腔，鼻腔で構成される気道へ呼気を押し出すことである．喉頭の基本的な機能は肺からの呼気流を有声音，無声音の両方ができるように調節することである．一方上気道は，しばしば声道と呼ばれるが，喉頭から口，鼻へ続いており，通常，音がつくられる場所である．この過程の大半は*構音器官*，すなわち舌，口唇，下顎，鼻咽腔の運動によって達成される．声道は（頸部で喉頭を上下させたり，口唇を突出，後退させたりして）長くしたり，短くしたりでき，またその縦方向の多くの場所で舌，口唇，鼻咽腔の働きによって収縮できるしなやかなチューブのようなものと考えることができる．構音はこのように声道として知られているチューブを伸ばしたり，短くしたり，収縮したりすることである．

　これらすべての過程は神経系によって統制されており，神経系は伝達されるメッセージを音産生メカニズムに関与するいろいろな筋に伝える信号のパタンへ変換しなければならない．これらの筋の収縮に伴い，様々なことが生じる．例えば呼気は肺から押し出され，声帯は振動をはじめ，鼻咽腔は閉鎖され，下顎は下がり，口唇は突出される．脳は必要な音声結果を出すために，それぞれの筋すべてを正しい順序で収縮するように調節する．誤りの許容範囲は非常に小さく，ときには，まさに数ミリ秒という筋収縮のタイミングの誤りが構音の誤りとなって現れる．

　音産生が，脳の比較的高次レベルで音素のような離散的単位によって制御を受けていると考えるのは興味深い．しかし構音を記述するときの主要な問題は，脳の高次レベルで働く離散的言語

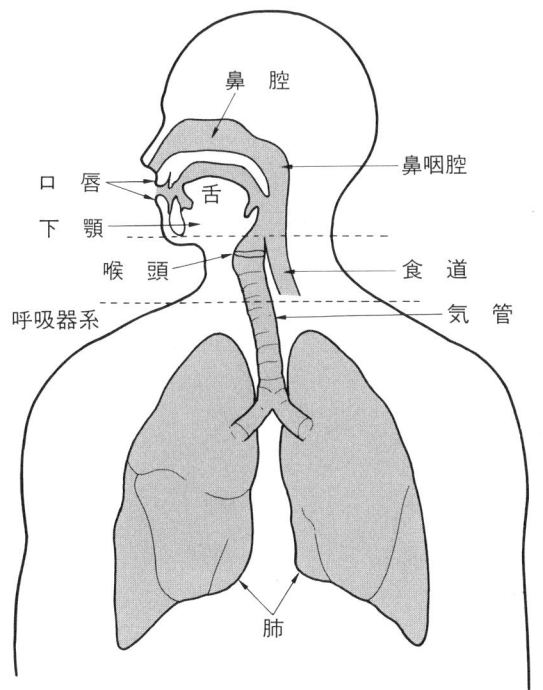

図 1.2　発声発語器官

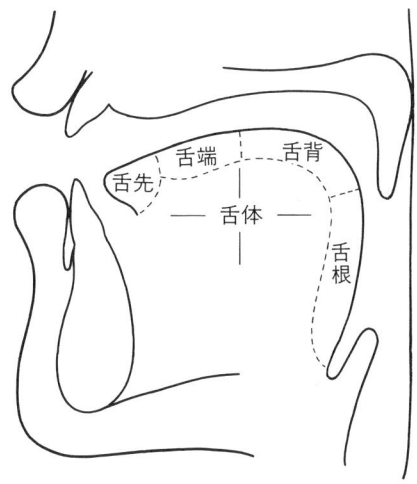

図 1.3　構音に関係する5つの舌の部位

単位を，実際に構音運動を起こさせる筋収縮とどのように関連づけるかということである．例えば，*stop* という単語を言うとき，話し手の脳は神経指令を正しい順序で呼吸系，喉頭，舌，口唇，鼻咽腔の筋へ送らなければならない．それゆえ，音産生のすべてを理解するには**音韻論**(phonology, 音がどのように連結して語や語以外の言語学的単位を形成するかを研究する)，**調音音声学**(articulatory phonetics, 構音器官がどのように個々の音をつくるかを研究する)，**音響音声学**(acoustic phonetics, 構音と音の音響的信号との関係について研究する)，**音声知覚**(speech perception, 音響信号からどのように音声の評価がなされるかを研究する)の知識が必要である．

母音の構音：伝統的な音声記述

母音は通常，声帯振動による音のエネルギーが比較的開いた状態で特定の形状をした声道を通って流出するときに生成される．1つの音節は1つの母音あるいは母音様の音を含まなければならないので，ときに母音は*音節の核*(syllable nuclei)といわれる．各母音には特徴的な声道の形状があり，それは舌，下顎，口唇の位置によって決められる．声道の中で軟口蓋，咽頭壁，頬の部分は母音が異なると多少変化するかもしれないが，最も重要なのは舌，下顎，口唇の位置である．それゆえ，個々の母音は舌，下顎，口唇の構音位置を指定することによって，記述できる．さらに，下顎と舌は通常口の開きを大きくしたり，小さくするときにいっしょに働くので(図 1.4)，母音産生は2つの構音器官，すなわち舌と口唇の位置を特定することで一般的に記述することができる．通常，母音は声帯が振動するので有声であるが，ささやき声のような例外もある．

he と *who* という単語の中の母音は2つの基本的な口唇による構音の例である．口唇に指を押しつけて，最初は *he*，次に *who* を言ってみよう．*who* と言うときに，唇が指を押すのを感じるであろう．この単語の中の母音は，唇を丸めて突き出す形をとるため円唇母音である．英語の母音

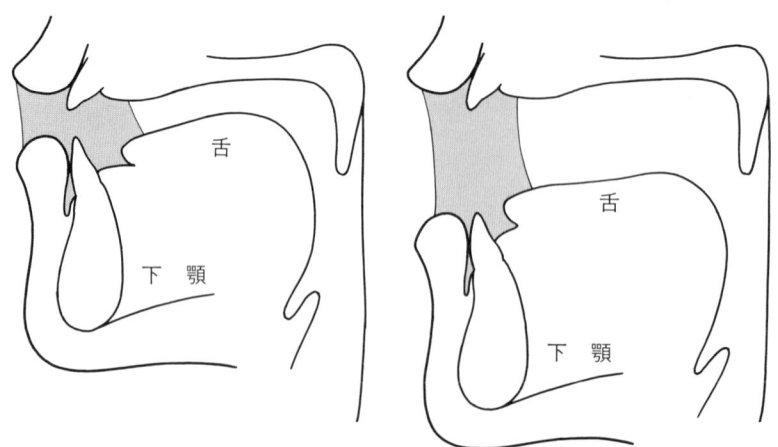

図 1.4　下顎と舌を下げることで変化する口の開き（黒い部分）

は *who* の母音のように円唇か，*he* の母音のように非円唇のどちらかとして記述される．図 1.5 はこれら 2 つの母音の口唇形態を示している．

図 1.6 に示されるように，舌は口腔内で基本的に 2 つの次元で動く．1 つの次元は前一後で，*he* と *who* あるいは *map* と *mop* を交互に言うときの舌がつくる動きがその典型である．もう 1 つの次元は高一低で，*heave* と *have* あるいは *who* と *ha* を交互に言うときに舌がつくる動きによって表される．図 1.7 に示すように，これら 2 つの舌運動の次元すなわち，前一後，高一低を用いて，口腔内に 4 つの舌の先端位置を定義できる．これら 4 つの母音の音声記号が図に示されている．口腔内で舌が高く前方にあるとき，すなわち *he* の中では前舌高の母音 /i/ が産生される．口腔内で舌が低く前方であるとき，すなわち *have* の中では前舌低の母音 /æ/ が産生される．口腔内で舌が高くて後ろの位置では後舌高の母音 /u/ が産生される．最後に口腔内で舌が低く，後ろの母音は後舌低の母音 /ɑ/ である．4 つの母音 /i/，/æ/，/u/，/ɑ/ は，そこで母音の舌位置が記述される四角形，すなわち*母音四角形*（vowel quadrilateral）をつくる 4 つの点で定義される．図 1.8 には英語の母音の位置が音声記号で記入され，四角形の中に例語が示されている．例として *bit* の中にある母音 /ɪ/ は口腔内では前方で，/i/ ほど高くないが高い舌の位置を占めることがわかる．*bit* の /ɪ/ は前舌・高母音，*bet* の /ɛ/ は前舌・中母音，*Bert* の /ɝ/ は中舌・中母音，*bought* の /ɔ/ は後舌・中母音のように，どんな母音もその舌位置を示すことばで明記できる．

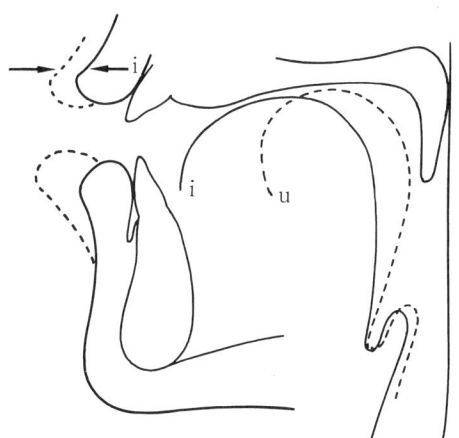

図 1.5 /i/，/u/ 発声時の声道
　　　/u/ では口唇の丸めがある．

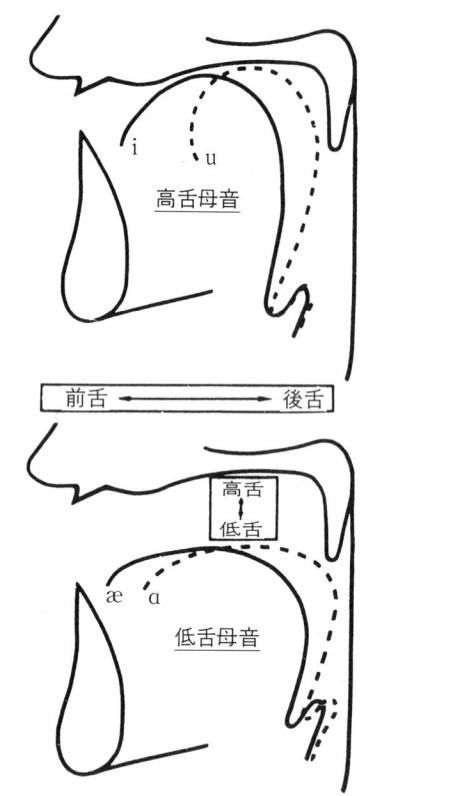

図 1.6 舌の位置
2つの主要な次元：前—後，高—低．

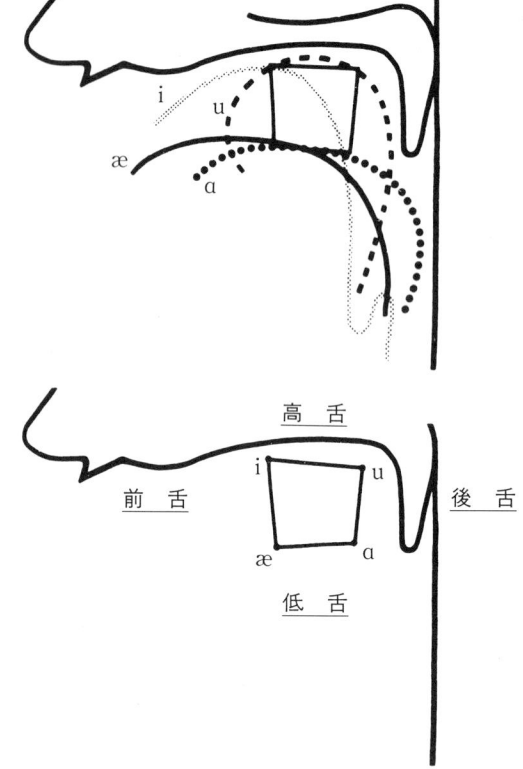

図 1.7 母音 /i/, /u/, /ɑ/, /æ/ の舌位置
上段：口腔内の舌位置．
下段：母音四角形上の舌位置．

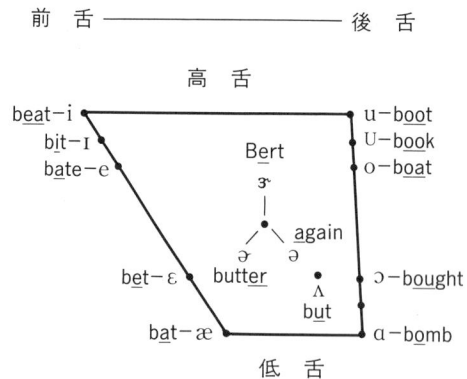

図 1.8 英語母音
音声記号，例語，母音四角形内の舌位置．

英語の母音は舌位置で以下のように分類できる
前舌母音(front vowels)：/i/　/ɪ/　/e/　/ɛ/　/æ/
中舌母音(central vowels)：/ɝ/　/ʌ/　/ɚ/　/ə/
後舌母音(back vowels)：/u/　/ʊ/　/o/　/ɔ/　/ɑ/
高母音(high vowels)：/i/　/ɪ/　/u/　/ʊ/
中母音(mid vowels)：/e/　/ɛ/　/ɝ/　/ʌ/　/ɚ/　/ə/　/o/　/ɔ/
低母音(low vowels)：/æ/　/ɑ/

母音はまた口唇の丸めの有無で以下のように分類できる．円唇母音は /u/, /ʊ/, /o/, /ɔ/, /ɝ/ であり，他の母音はいずれも非円唇である．英語の円唇母音の位置は後か中の母音であり，前方の円唇母音は英語では出現しないことに注意されたい．

また母音は*緊張性*(張り，tense)と*弛緩性*(緩み，lax)として一般に記述される．緊張性母音は持続が長く，恐らく筋緊張が強く，弛緩性母音は比較的持続が短く，また筋緊張が弱いと考えられる．緊張と弛緩の違いを具体的に示す1つの方法は *he* にみられる /i/ と *him* にみられる /ɪ/ を言うときに顎下部を触ってみるとよい．ほとんどの人は /ɪ/(弛緩性母音)に比べ，/i/(緊張性母音)の方が大きな筋の緊張を感じることができる．緊張性母音は /i/, /e/, /ɝ/, /u/, /o/, /ɔ/ である．残りの母音は弛緩性と考えられるが，*bat* にみられる /æ/ については意見が分かれるところである．

標準的な英語の母音は有声音(声帯振動を伴う)であり，非鼻音(鼻腔から音のエネルギーが流出しない)である．それゆえ，母音については*有声性*(voiced)と*非鼻音性*(nonnasal)の記述は通常省略される．しかし，母音はささやき声で言うときは無声化され，鼻子音が前後にあるときは鼻音化されることを思い出して欲しい．音声学では通常，母音を3つの主な特徴，すなわち緊張―弛緩，口唇の形，舌の位置で記述すれば充分である．母音の記述例を以下に示す．

/i/　緊張性，非円唇，前舌・高母音
/o/　緊張性，円唇，後舌・中母音
/ɝ/　緊張性，円唇，中舌・中母音
/ʊ/　弛緩性，円唇，後舌・高母音

二重母音(diphthongs)はこれらの母音と極めて近い関係にあり，開放した声道で産生され，音節の核として働くという点では母音に似ている．しかし二重母音は音産生の間，構音が徐々に変化するという点で母音と同じではない．二重母音は声道上で連続的に変化するので，ダイナミックな音といわれる．例として /aɪ/ の構音を図1.9に示す．多くの音声学者は二重母音を2つの母音の結合と考え，1つを入りわたり(onglide)，他方を*出わたり*(offglide)と称している．この母音＋母音の記述は二重母音のための音声記号，すなわち二重字(digraph，2つの要素)記号，/aɪ/, /aʊ/, /ɔɪ/, /eɪ/, /oʊ/ で表される．これらの音の例となる語を以下に示す．

/aɪ/   *I, buy, why, ice, night*
/aʊ/   *ow, bough, trout, down, owl*
/ɔɪ/   *boy, oil, loin, hoist*
/eɪ/   *bay, daze, rain, stay*
/oʊ/   *bow, no, load, bone*

　二重母音 /aɪ/, /aʊ/, /ɔɪ/ は厳密な意味では音素的二重母音であるが，/eɪ/ と /oʊ/ はそれぞれ母音 /e/ と /o/ の異形であるため本当の音素的二重母音ではない．二重母音 /eɪ/ と /oʊ/ は強勢が強い音節に生じるが，一方，単母音 /e/ と /o/ は強勢が弱い音節に生ずる傾向がある．例として語 *vacation* では最初の音節(弱い強勢)は /e/ で，第2の音節(強い強勢)は /eɪ/ で産生される．強勢が置かれている音節は持続時間が長い傾向があり，それゆえ二重母音を構音できる．二重母音 /aɪ/, /aʊ/, /ɔɪ/ は単母音を2つ続けて言うのではない．明確な /aɪ/, /aʊ/, /ɔɪ/ を言うには，話し手は二重母音の運動をしなければならない．

　図 1.10 では，二重母音の入りわたりと出わたりのおよその位置を母音四角形の図中に記号で示した．例として，二重母音 /aɪ/ の場合，舌の位置は後舌低母音から前舌高母音へ動く．しかし，これらの入りわたり，出わたりはおおよそのものであり，実際は話し手と話す状況でかなり変化があることに注意したい．

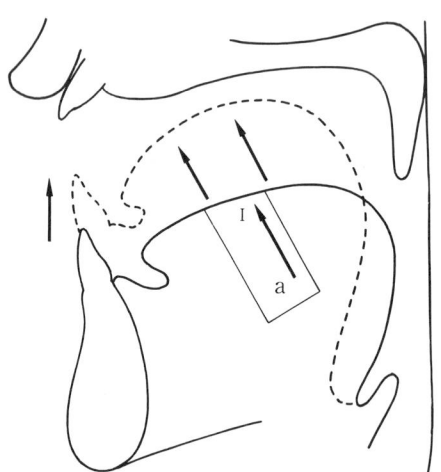

図 1.9　**二重母音 /aɪ/ の構音**（eye 発話時）
　　　　入りわたりの /a/ と出わたりの /ɪ/．

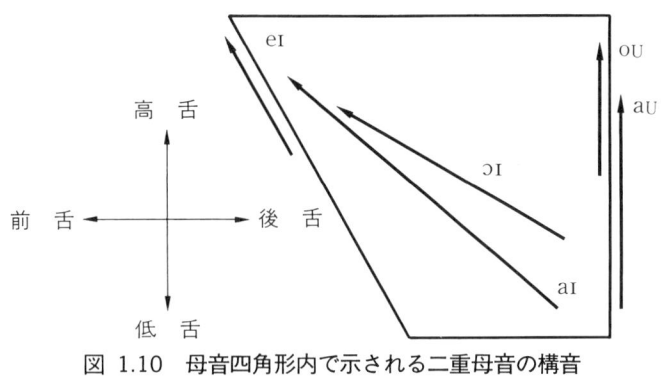

図 1.10　母音四角形内で示される二重母音の構音
入りわたりから出わたりを矢印で示す．

母音の構音：弁別素性による記述

　ここまで論じてきた音声学的記述は母音を分類する1つの方法である．もう1つの方法として言語学者 Noam Chomsky と Morris Halle(1968)によって定義された*弁別素性*(distinctive features)によるものがある．弁別素性は二項性の素性の束であり，世界中すべての言語に存在する音素を記述するために考案されたものである．二項性の素性のわかりやすい例は鼻音(nasality)である．一般的に，語音は音のエネルギーが鼻を通る鼻音か，鼻を通らない非鼻音かのどちらかである．もし鼻音が二項性の素性で記述されるなら，これらの音は＋鼻音性(音の鼻腔伝達を意味する)あるいは－鼻音性(鼻音化がないことを意味する)として分類できる．それゆえ，正の値(＋鼻音性)はその特性があるか，あるいは音を記述するのにその特性が適切であることを意味する．弁別素性分析を何かにたとえれば，20 の扉(20 の質問にハイ，イイエで答えるゲーム)に似ている．参加者は，はいといいえだけで答えられる質問をして隠されているものを当てなければならない．Chomsky と Halle は世界の言語で用いられているすべての音素を適切なはい(＋)といいえ(－)の答えで記述できる 13 対の素性のセットを提案した．

　Chomsky-Halle の体系では有声の母音は主として表 1.1 に示されるような素性で定義される．はじめに3つの主要類素性(class features)，すなわち*共鳴性*(sonorant)，*母音性*(vocalic)，*子音性*(consonantal)に注目してみよう．共鳴音は自然な有声化が可能である，声道の形で生成される．本来，喉頭より上の声道は十分に開いているので，有声音を開始するために特別な喉頭調節は必要とされない．非共鳴音あるいは*阻害音*(obstruents)を出すためには，声道の形は自然な有声化をそのまま産生できるようになっていない．非共鳴音を出す間，有声性を産生するには特別なメカニズムが用いられなければならない．母音性の音は，最大の狭めであっても高母音の /i/ と /u/ を越えない口腔の形で，かつ自然に有声性が出るように声帯が調節されて産生される．それゆえ，この母音性の素性は声帯調節と口腔の開放の程度を併せて表すものである．最後に子音性の音は声道の*正中矢状断面上*あるいは中央線上のどこかで一定の狭めをもっている．逆に非

表 1.1 母音の弁別素性
類素性は母音と子音を弁別する素性である．
したがってすべての母音はこの素性については同じ値をもつ．

類素性	i	ɪ	ɛ	æ	ʌ	ɝ	u	ʊ	ɔ	ɑ
共鳴性	+	+	+	+	+	+	+	+	+	+
母音性	+	+	+	+	+	+	+	+	+	+
子音性	-	-	-	-	-	-	-	-	-	-
腔素性										
高舌性	+	+	-	-	-	-	+	+	-	-
低舌性	-	-	-	+	-	-	-	-	+	+
後舌性	-	-	-	-	-	-	+	+	+	+
円唇性	-	-	-	-	-	+	+	+	+	-
鼻音性	-	-	-	-	-	-	-	-	-	-
構音様式の素性										
緊張性	+	-	-	+	-	+	+	-	+	+

子音性の音はこのような狭めをもっていない．母音は＋共鳴性，＋母音性，－子音性として記述される．まとめると，これら3つの素性から，母音は比較的開放された口腔で，正中矢状断面でみると著しい狭めもなく，自然に声帯振動ができるように声帯を調節して産生されることを意味している．

　母音はまた腔素性(cavity features)と構音様式の素性という点で記述できる．そのいくつかは**表1.1**に示す(残りはこの章の後で，子音の項で説明する)．母音を記述するにあたってまず第一に関係する腔素性を以下に挙げる．

【舌体素性(Tongue Body Features)：高舌性―非高舌性，低舌性―非低舌性，後舌性―非後舌性(図1.11a, b, c)】

　高舌音は図1.11aにみられるように，中立(あるいは安静)位より舌が挙上することによって産生される．

　低舌音は図1.11bにみられるように，中立位より舌が低くなることにより産生される．

　後舌音は図1.11cにみられるように，中立位より舌が後方移動することにより産生される．

【円唇性―非円唇性】

　円唇は口唇を狭く，あるいは突出させる．

【鼻音性―非鼻音性】

　鼻音は軟口蓋が下がった状態で出されるので，音のエネルギーは鼻から流出する．

　表1.1はほとんどの母音は腔素性を用いることで区別できることを表している．例として/i/と/u/は後舌性と円唇性の素性で区別できる．そして/i/と/æ/は高舌性と低舌性の素性で区別できる．その他の違いは主として，緊張性―非緊張性といわれる構音様式を参照することにより弁別される．緊張性の音はかなりの筋緊張を必要とし，慎重で正確で最も効果的に識別できる舌運

動で産生される．緊張性―非緊張性の弁別は /i/―/ɪ/ と /u/―/ʊ/ の母音の対を用いるとわかり易く説明できる．母音 /i/ と /u/ は引き延ばされ，しかも明らかな筋緊張を伴って産生されるため，緊張性母音といわれる．前にも述べたように，筋緊張の差は /i/ と /ɪ/ を交互に言って，顎下部の筋を指で触ることで感じることができる．非緊張母音 /ɪ/ に比べ，緊張母音 /i/ を産生するときにより大きな緊張が生じる．

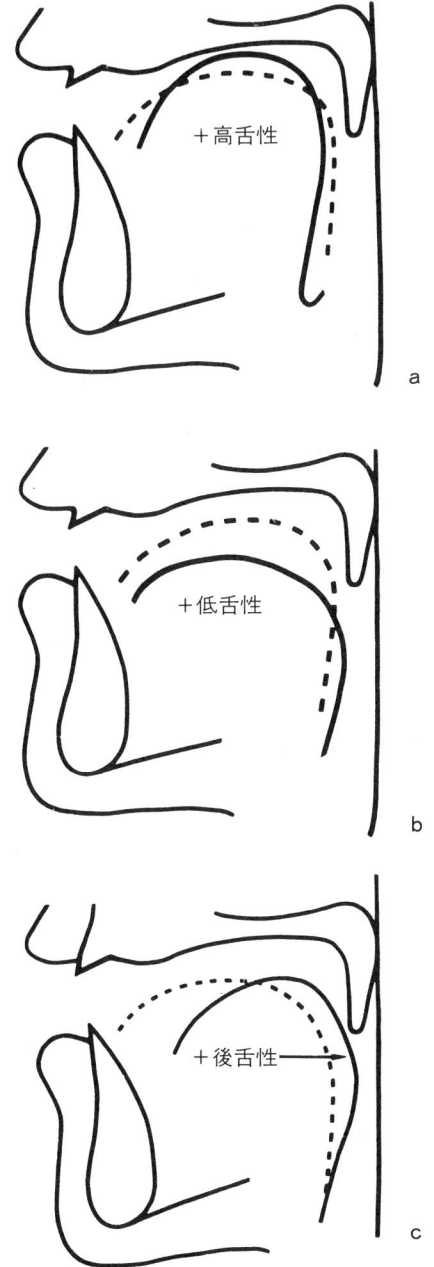

図 1.11　舌体素性の声道
　　　　a：高舌性　b：低舌性　c：後舌性（破線は安静位）

子音の構音：伝統的な音声記述

　子音は一般に声道の相対的な開きの大きさと音節内の機能という点で母音と異なっている．母音を産生するとき，声道は開いている．一方ほとんどの子音は完全なあるいは部分的な狭めでつくられる．音節内では母音は核として働き，1つの音節は1つの，すなわち1つだけの母音を含まなければいけないことを意味している（この規則の唯一の例外は母音に半母音を加えたような二重母音と，後に取り上げるが，成節子音(syllabic consonants)である）．子音が母音核に加えられて，様々な音節が形成される．以下に音節形の例を示すが，Vは母音を，Cは子音を表す．

　　VC 形：　　　*on*, *add*, *in*
　　CV 形：　　　*do*, *be*, *too*
　　CVC 形：　　 *dog*, *cat*, *man*
　　CCVC 形：　　*truck*, *skin*, *clap*
　　CCVCC 形：　 *screams*, *squint*, *scratched*

　子音は閉鎖の程度やタイプによって，また閉鎖（完全あるいは不完全）が生ずる位置によって記述することができる．子音の*構音様式*は閉鎖の程度またはタイプに関係し，子音の*構音位置*は狭めの位置に関係する．加えて，声帯振動を伴えば*有声音*(voiced)，声帯振動を伴わなければ*無声音*(voiceless)として記述される．このように個々の子音は*有声性*(voicing)，*構音位置*(place)，*構音様式*(manner)という3つの用語で定義できる．表1.2，表1.3は英語の子音を記述するのに用いられるこれらの用語の組み合わせを示している．

　表1.2は構音位置，音声記号と例語，構音様式，有声性を示す4つの欄からなる．構音位置の用語は通常，声道の狭めをつくる2つの向かい合う器官で表される．構音位置という用語で示される2つの器官を以下に定義する．

　　両唇(bilabial)：上下2つの唇(bi=2とlabia=唇)
　　唇(labial)/軟口蓋(velar)：両口唇，および舌背（あるいは奥舌）と軟口蓋の狭め
　　唇歯(labiodental)：下口唇と上歯
　　舌―歯(linguadental)あるいは歯間(interdental)：舌先と上歯(lingua=舌)
　　舌―歯茎(lingua-alveolar)：舌先と歯茎(alveolar ridge)
　　舌―硬口蓋(linguapalatal)：舌端と硬口蓋
　　舌―軟口蓋(linguavelar)：舌背あるいは奥舌と軟口蓋
　　声門(glottal)：両方の声帯

　これらの音の構音位置については後で詳しく述べる．子音ごとに構音位置が異なる感じを摑むため，各単語の語頭音に注意を集中して *pie*, *why*, *vie*, *thigh*, *tie*, *shy*, *guy*, *hi* を連続して言ってみるとよい．図1.12をみるとこれらの語頭音は構音位置が前から後ろへ移動していることがわかる．

表 1.2　子音の分類

構音位置で分類した音の構音様式と有声性．

構音位置	音声記号（例語）	構音様式	有声性
両唇	/p/（pay）	閉鎖音	−
	/b/（bay）	閉鎖音	＋
	/m/（may）	鼻音	＋
唇/軟口蓋	/ʍ/（which）	わたり音（半母音）	−
	/w/（witch）	わたり音（半母音）	＋
唇歯	/f/（fan）	摩擦音	−
	/v/（van）	摩擦音	＋
舌―歯（歯間）	/θ/（thin）	摩擦音	−
	/ð/（this）	摩擦音	＋
舌―歯茎	/t/（two）	閉鎖音	−
	/d/（do）	閉鎖音	＋
	/s/（sue）	摩擦音	−
	/z/（zoo）	摩擦音	＋
	/n/（new）	鼻音	＋
	/l/（Lou）	側音	＋
	/ɾ/（butter）	弾き音	＋
舌―硬口蓋	/ʃ/（shoe）	摩擦音	−
	/ʒ/（rouge）	摩擦音	＋
	/tʃ/（chin）	破擦音	−
	/dʒ/（gin）	破擦音	＋
	/j/（you）	わたり音（半母音）	＋
	/r/（rue）	r 音	＋
舌―軟口蓋	/k/（back）	閉鎖音	−
	/g/（bag）	閉鎖音	＋
	/ŋ/（bang）	鼻音	＋
声門（喉頭）	/h/（who）	摩擦音	−
	/ʔ/ −	閉鎖音	＋（−）

　表 1.3 は英語の子音を構音様式ごとに構音位置と有声性で分類したものである．

　破裂音（または閉鎖音，stops）：破裂音は完全閉鎖をして産生する構音様式である．これは 2 つの器官が声道から呼気が通過するのを完全に妨げ，閉鎖の後ろで呼気圧を高めて産生される．通常，閉鎖が開放されるとき，すなわち狭めの後につくられた呼気圧が流出するとき，破裂を起こす．*pie* と *two* のような単語を言うと破裂が聴こえる．

　摩擦音（fricatives）：*sue* と *zoo* の語頭音にみられるように，摩擦音は呼気が強い狭めを通過する際に生ずる雑音である．

　破擦音（affricates）：*church* や *judge* の語にみられるように，破擦音は破裂音と摩擦音の結合である．すなわち，完全閉鎖期の後，短い摩擦部分を伴う．閉鎖＋摩擦という破擦音の特徴は，

表 1.3 子音の分類
構音様式で分類した音の構音位置と有声,無声.

様式	位置	有声	無声
閉鎖音	両唇	b	p
	歯茎	d	t
	軟口蓋	g	k
	声門	——— ʔ ———	
摩擦音	唇歯	v	f
	舌歯	ð	θ
	歯茎	z	s
	口蓋	ʒ	ʃ
	声門		h
破擦音	硬口蓋	dʒ	tʃ
鼻音	両唇	m	
	歯茎	n	
	軟口蓋	ŋ	
側音	歯茎	l	
r 音	硬口蓋	r	
わたり音	硬口蓋	j	
	唇/軟口蓋	w	ʍ

なぜこれらの音が二重字記号 /tʃ/ と /dʒ/ で表されるかを説明している.

 鼻音(nasals):*meaning*/minɪŋ/ の語にみられるように,鼻音は完全に口腔を閉鎖する破裂音(両唇音,歯茎音,軟口蓋音)に似ているが,音のエネルギーが口腔ではなく鼻腔から出るために鼻咽腔が開いたままであるという点で破裂音とは異なる.

 側音(lateral):*lay* の語にみられる側音 /l/ は,舌の中央部は舌と歯茎で閉鎖するが,舌の両側は開いた状態で産生される.それゆえ,声帯振動する音エネルギー(呼気)は側方に,つまり口腔の両側から流出する.

 r音(rhotic あるいは rhotacized):*ray* の語にみられる /r/ は複雑な音素で,ときには音声学の文献ではそり舌音(retroflex)と呼ばれている.そり舌音は文字通り,そりかえるを意味し,それは /r/ 産生時のレントゲン写真で観察されるように,舌先の形に関係している.しかし,他の /r/ 産生においては,舌は口腔の中央あるいは前方で,隆起している.このように,/r/ は基本的な2種類の方法で産生されるので,一般的用語としては精密な用語であるそり舌音より,r音(rhotic)

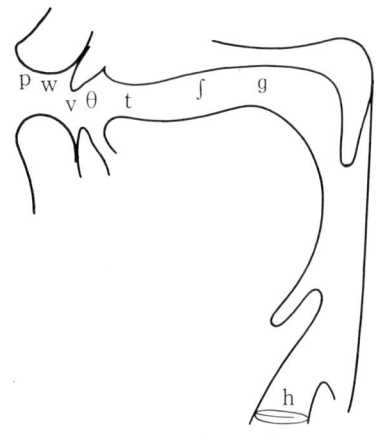

図 1.12　子音の構音位置

(Ladefoged, 1975)を使う方が望ましい．これについては，後でさらに詳しく述べる（訳注：小泉保『音声学入門』大学書林，1996，p. 59 に r 音の 1 類として"隆起 r 音(bunched r)"の記述があるため，今回 rhotic に対して r 音という訳語を用いた）．

/ʍ/，/w/，/j/ はわたり音（glide，半母音）の構音様式で産生されるといわれている．これらの音には構音の形がわたる，あるいは徐々に変化するという特徴がある．例えば，/ʍ/ とその有声音 /w/ の場合，口唇はせまい円唇形態から後続する母音の口唇形態へ徐々に移り，それとともに舌位置は後舌高母音(/u/ のような)位置から次の母音の位置へ変化する．わたり音は常に母音が後続する．

次に構音様式について，前方から後方の順に構音位置別に概略を述べる．

両唇音

アメリカ英語の中で，両唇が完全にもしくは部分的に閉鎖をして産生される子音は，無声破裂音 *pay* にみられる /p/，有声破裂音 *bay* にみられる /b/，鼻音 *may* にみられる /m/ ならびに，有声のわたり音 *witch* の /w/，無声のわたり音 *which* の /ʍ/ である．/p/，/b/，/m/ の声道の形態は図 1.13 に示す．これら 3 つの音は両唇の閉鎖という点では共通しているが，有声性と鼻音性で異なっている．破裂音 /p/ と /b/ は有声性という点だけで異なっているので無声，有声の同族音(cognates)といわれる．両唇音の産生時に，口唇の狭めを助けるために顎が少し閉じるので，顎の狭めがあるということもこの音の特徴である．/p/，/b/，/m/ 産生時には本来舌の狭めがないので，舌は先行あるいは後続の母音と同じ位置をとった状態で口唇音が産生される．言い換えれば，*bee*，*pa*，*moo* というような単語を言うとき，両口唇が閉鎖している間，舌は次の母音に必要とされる形を自由にとれる（図 1.14）．

わたり音 /w/ と /ʍ/ の舌の位置は，概略的にいうと後舌高母音 /u/ のような舌の位置をとる．

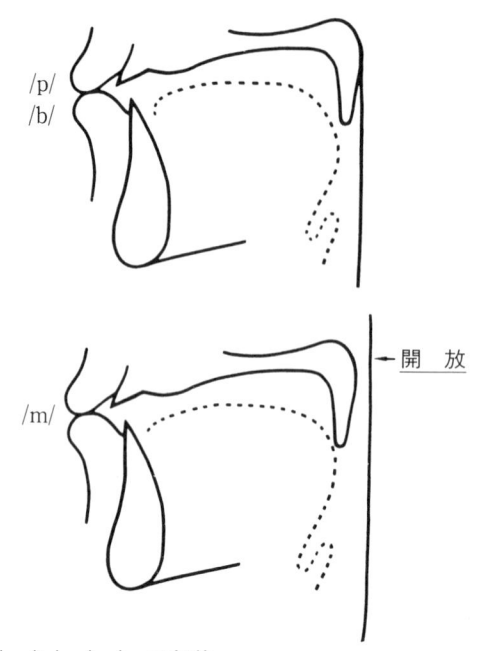

図 1.13 /p/, /b/, /m/, の声道
すべての音に口唇閉鎖があるが, /m/ のみ鼻咽腔は開放している.

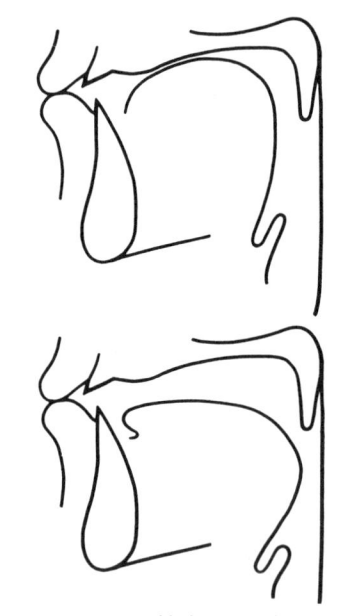

図 1.14 口唇閉鎖時の舌の変化
上段：/pea/ 発話時の舌位置.
下段：/pa/ 発話時の舌位置.

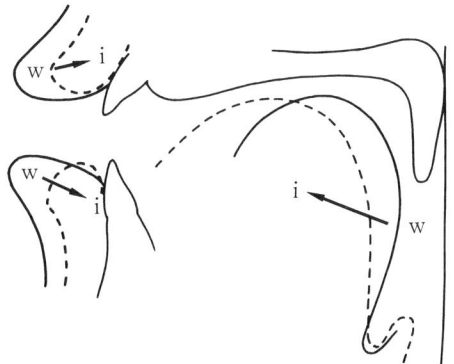

図 1.15　わたり音の舌と口唇の動き
we(/wi/)発話時.

　そのため，これらの音は先行音あるいは，後続音と自由な関係をもつことができない．学生，あるいは現職の臨床家でも，ときどき /w/ と /ʍ/ の構音にとって舌がいかに重要であるかに気づかないでしまう．すなわちこれらの音を出すためには，舌と口唇の両方が図 1.15 の単語 *we* にみられるようにわたりの動きをする必要がある．

唇歯音

　単語 *fan* にみられる無声*摩擦音* /f/ と *van* にみられる有声摩擦音 /v/ は，アメリカ英語では唯一の唇歯音である(図 1.16)．摩擦性の雑音は下唇と上歯，基本的には切歯によってつくられる狭めを呼気が通ることによって産生される．雑音は非常に弱く，恐らく摩擦音の中では最も弱いといってよいだろう．口唇音 /p/，/b/，/m/ のように，唇歯音でも舌は先行あるいは後続の音に影響された位置をとる．狭めのときに下唇を助けるために，下顎は閉鎖する傾向がある．

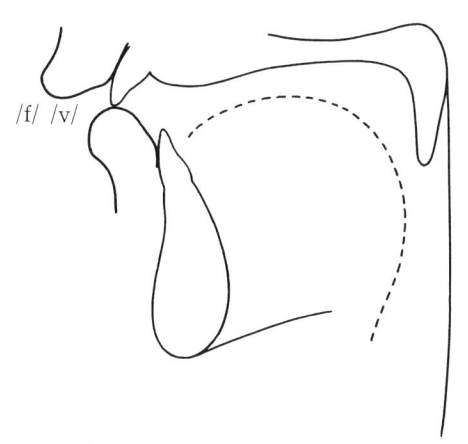

図 1.16　/f/，/v/ の声道
下口唇と上歯に狭めがある．

歯間音

歯間音は2つだけであるが，両方とも摩擦音である．すなわち単語 *thaw* にみられる無声の /θ/ と *the* にみられる有声の /ð/ である（図1.17）．摩擦性雑音は舌先と切歯の先端によってつくられる狭めを通って，呼気が流出するときに生成される．摩擦性雑音が弱いという点では，/f/ あるいは /v/ の摩擦とほぼ同じである．構音を評価するときにこれらの音が弱いということを忘れてはいけない．また，臨床家はこの音を評価するとき，視覚と聴覚で評価して，両方の情報を得るべきである．/θ/ と /ð/ の産生時，顎の位置は普通舌の狭めを助けるために閉じられる．これらの音は舌を歯間に突出させてあるいは歯裏に舌を接触させて産生される．

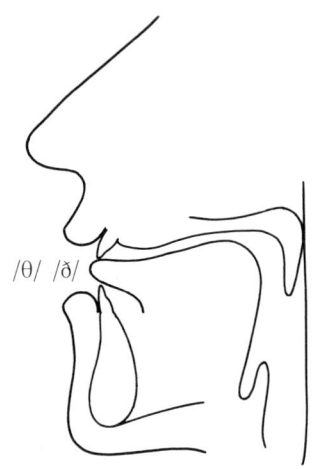

図1.17　/θ/，/ð/ の声道
舌と歯に狭めがある．

歯茎音

以下の音は歯茎の位置で音が産生される．破裂音は2種類あり，1つは *too* にみられる無声の /t/，*do* にみられる有声の /d/，また鼻音は *new* にみられる /n/，側音は *Lou* にみられる /l/，摩擦音では *sue* にみられる無声の /s/，*zoo* にみられる有声の /z/ である．舌先は歯茎部で速くて多様な動きができるので，舌先の運動が最も速い構音運動の1つであることは驚くに当たらない．例えば，破裂音 /t/，/d/ の閉鎖，開放時の舌の動きは50ミリ秒（1秒の1/20）以内である．/t/ と /d/ を産生するためには，舌先でしっかり歯茎部を閉鎖し，両舌縁で口腔の側方部をしっかり閉鎖した状態で気密性の高い空間をつくる．実際に舌先が閉鎖する部分は，ある範囲内で音声環境により変化をする．/t/，/d/ が歯摩擦音 /θ/，/ð/ の前で産生されるとき，閉鎖は歯の位置で行われる．この歯茎音が示す音声環境に依存した変化は歯音化（dentalization）といわれる．図1.18に /t/ の歯音化を示す．

鼻音の /n/ は基本的に舌の形と動きは /t/ と /d/ に似ている．しかし /n/ は鼻咽腔を開放して鼻音 /n/ をつくる点で /t/，/d/ と異なる．しかし /n/ は有声音であるから，/d/ に比べ，無声音

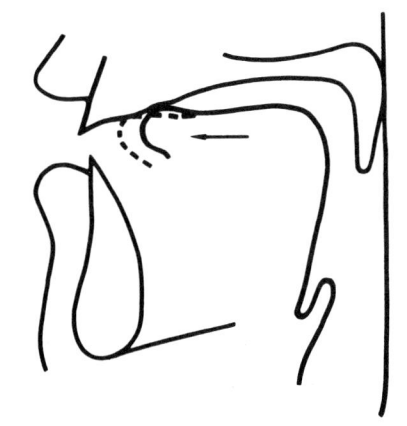

図 1.18　/t/ の歯音化
実線：歯茎部（正常な位置）での閉鎖．
破線：歯の位置で閉鎖．

/t/ との差は大きい．/d/ は舌操作と有声音という点で極めて /n/ に近いので，構音障害者のある人たちは /d/ 産生時に鼻咽腔を閉鎖しないで，誤って /n/ を産生する．/t/，/d/ と同様に /θ/ のような歯音と同じ音節内に隣接して産生されると /n/ は歯音化される．例として，*nine* /naɪn/ にみられる /n/ と *ninth*/naɪnθ/ にみられる /n/ を比較するとよい．

　側音 /l/ は口腔の正中部を閉鎖し側方，通常は両側を開放して生成される*流音*（liquid）である（図 1.19）．舌先と歯茎でつくられる中央部の閉鎖のため，音のエネルギーは口腔の側方から流出する．/l/ は英語では唯一の側音であるが少なくとも 2 種類の異音がある．歴史的にこれらの異音は「*明るい /l/*」と「*暗い /l/*」と呼ばれるが，どのようにしてこれらの異音が生成されるかについては音声学者の間で正確には一致していない．Wise（1957a, 1957b）によれば，明るい /l/ は舌と歯の接触でつくられ，一方，暗い /l/ は舌と歯茎の接触でつくられるという．しかし，Kantner と West（1960）は明るい /l/ は暗い /l/ より口唇を引き，より低く平らな舌の位置をとると述べて，論争になっている．/l/ の重要な特徴は恐らく，舌が軟口蓋あるいは硬口蓋に向かって挙上することであろう．Giles（1971）は，発話時のレントゲン写真から，/l/ の異音については舌背の位置は音声環境にかかわらず大きく分けて 3 つのグループがあり，母音前，母音後，成節的（成節的 /l/ は母音後の /l/ に似ている）に分類されると結論した．母音後の異音は母音前の異音より舌背が後方に位置していた．ときには *Paul* のような単語にみられる母音後 /l/ では舌先は接触しないことがあった．一方，/l/ を舌先で構音するとき，唯一の変異は歯音が後続することによって生ずる歯音化であった．/l/ は比較的前方（明るい /l/）あるいは後方（暗い /l/）の舌背位置で産生されるが，明るい /l/ と暗い /l/ の変異形（variant）は恐らく，母音前の /l/ と母音後の /l/ と呼ばれるものと同じであろう．舌と歯茎の接触は少なくとも母音後に位置する /l/ には本質的ではないが，このことがなぜ *seal* のような単語で母音後の /l/ が /o/ あるいは /ʊ/ のように聞こえるかを説明している．

　摩擦音 /s/，/z/ は舌先と歯茎の間の強い狭めでつくられる（図 1.20）．

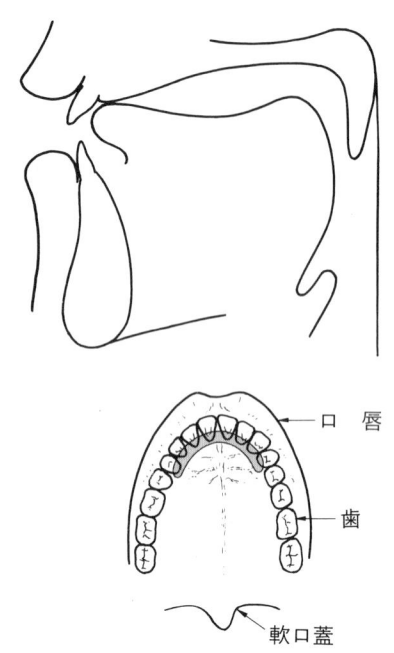

図 1.19 /l/ の構音
　　上段：正中矢状断面．
　　下段：口蓋と舌の接触部位（影の部分）．

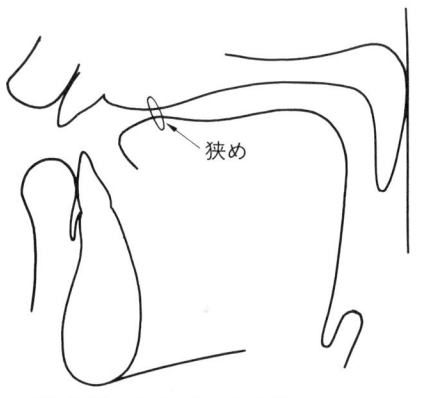

図 1.20 /s/, /z/ の声道
　　舌と歯茎部に狭めがある．

硬口蓋音

　硬口蓋音の種類は摩擦音として *shoe* の語にみられる無声 /ʃ/ と *rouge* の有声 /ʒ/ があり，破擦音として *chin* の無声 /tʃ/ と *gin* の有声 /dʒ/，わたり音として *you* の /j/，r音（rhotic）あるいはそり舌音として *rue* にみられる /r/ がある．これらの音を出すために，舌端あるいは舌先が歯茎硬口蓋部で狭めをつくる（図 1.21）．

　摩擦音 /ʃ/，/ʒ/ は /s/，/z/ と同じように強い雑音エネルギーが必要な歯擦音（sibilant）である．/ʃ/，/ʒ/ を産生するためには，舌端と硬口蓋前方部の間でつくられる狭めを通って呼気がすばやく動くときに雑音が生成される．同様に破擦音 /tʃ/，/dʒ/ は閉鎖＋摩擦の結合として硬口蓋でつくられる．呼気流出は最初の閉鎖区間で止められ，すぐ後に続く摩擦区間で開放される．英語にある破擦音は硬口蓋音 /tʃ/，/dʒ/ だけである．

　わたり音 /j/ は *he* の語にみられるような前舌高母音の /i/ に似ている．はじめ舌は口腔の前方に高く位置し，続いて後続母音の位置へ移動する．/j/ と /i/ の類似性は，舌の位置に注意しながら聖書に出てくる代名詞 *ye* を言うことで具体的に証明することができる．わたり音 /j/ は次に必ず母音がくるので，その構音は前舌高母音の位置から他の母音の形へわたる動きを示す．わたりの動きは *you*，*yea*，*ya* という単語を構音するときに感じられる．

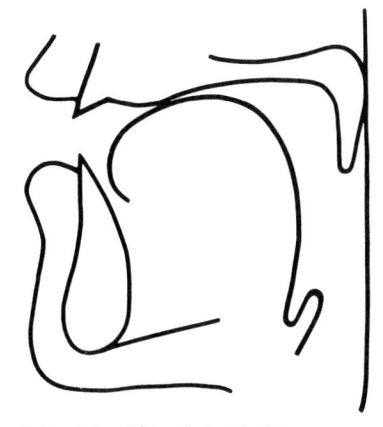

　すでに簡単に述べたが，/r/ の構音は変化に富んでいる．ときには口腔内で舌先が上向きでやや後方に位置する場合，そり舌音として産生される．しかし /r/ はまた口腔の中央あるいは前方に近い位置で舌を隆起させることで産生される．これらの基本的構音は図 1.22 で示される．/r/ を言うとき口唇を丸める者もいれば，舌根を後方に引くことによって下咽頭を狭める者もいる．/r/ は多様な形で産生されるので，構音の一般的記述としてそり舌音というより r 音（rhotic あるいは rhotacized）(Ladefoged, 1975) を用いる方が望ましいと考える．/r/ の構音の複雑さを考えると，子どもが /r/ を学習するのが難しいのは当然である．/r/ は舌の形と位置が様々なので，言語臨床家が /r/ を誤っている子どもに正しい構音を教えることは容易ではない．

図 1.21　/ʃ/，/ʒ/ の声道
　舌と硬口蓋に狭めがある．

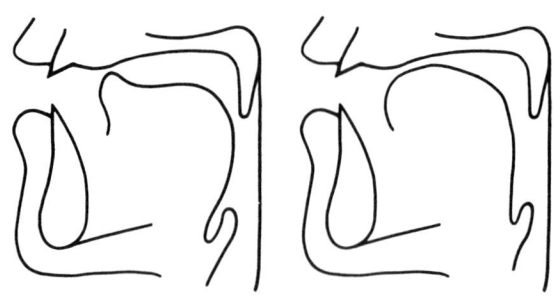

図 1.22　/r/ の主要な構音
　　　　左：そり舌構音，右：隆起舌構音*.
　　　　＊訳注：用語は r 音と同様に小泉の用語を引用（本文 p. 19 を参照）．

軟口蓋音

　軟口蓋部の狭めは舌背が口腔の天井に向かって挙上することで生成され，それにより無声破裂音 /k/，有声破裂音 /g/，鼻音 /ŋ/ が産生される．この構音については図 1.23 に示す．図は軟口蓋音の狭めが，やや前方あるいはやや後方，どちらにおいてもつくられることを示している．舌の位置は一般に母音環境で決められ，geese の語にみられる /g/ のような前母音に近接した場合，舌は軟口蓋の前方に位置する．一方，goose にみられる /g/ のように後母音が近接した場合，舌は軟口蓋の後方に位置する．鼻音 /ŋ/ の場合，狭めをつくる舌の操作は /k/, /g/ と同じであるが，鼻音化のために鼻咽腔は開放される．英語では，軟口蓋と両唇で構音される音は，両者とも破裂音と鼻音だけしかないという点で類似している．

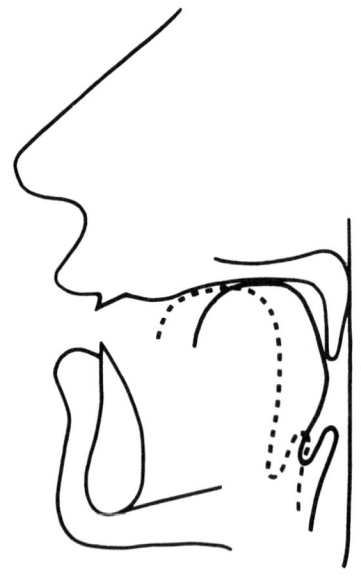

図 1.23　軟口蓋音の声道
　　　　閉鎖位置に変化がある．

声門音

声門，あるいは声帯の間にある隙間は基本的に 2 種類の音，すなわち無声の摩擦音 /h/ と無声の破裂音 /ʔ/（声門で呼気を止める（訳注：いわゆる声門破裂音））を産生する．声帯を開放して呼気が声門を速いスピードで通るとき，摩擦性雑音が産生される．同じような声帯の調節はささやき声でも用いられる．

表 1.2 と表 1.3 でわかるように，ある構音位置よりも，別の位置でより多くの音がつくられる．さらに英語において，特定の音の出現頻度が高いため，特定の構音位置での使用頻度が他の位置に比べて高くなり，偏りを大きくしている．構音位置で分けられた英語子音の出現率についての実際のデータを図 1.24 に示す．Dewey（1923）のデータであるこの円グラフは，個々の構音位置の相対的出現頻度をパーセントで表している．歯茎音が英語ではほぼ 50% になることに注目したい．構音位置ごとの出現頻度を多い順から並べると，歯茎，硬口蓋，両唇，軟口蓋，唇歯，歯間，声門である．図 1.24 では各構音位置ごとに個々の子音が出現頻度の順に記載されている．例えば，/n/ は最も多く出現する歯茎音である（実際，全子音の中でも一番頻度が高い）．子音の出現頻度に差があるため，出現頻度の高い構音位置を誤る構音障害は他の位置を誤る構音障害よりはるかに目立つことになる．それゆえ，特定の言語の出現頻度のような統計学的な特性は，構音障害を評価し，管理するときに考慮しなければならない点である．

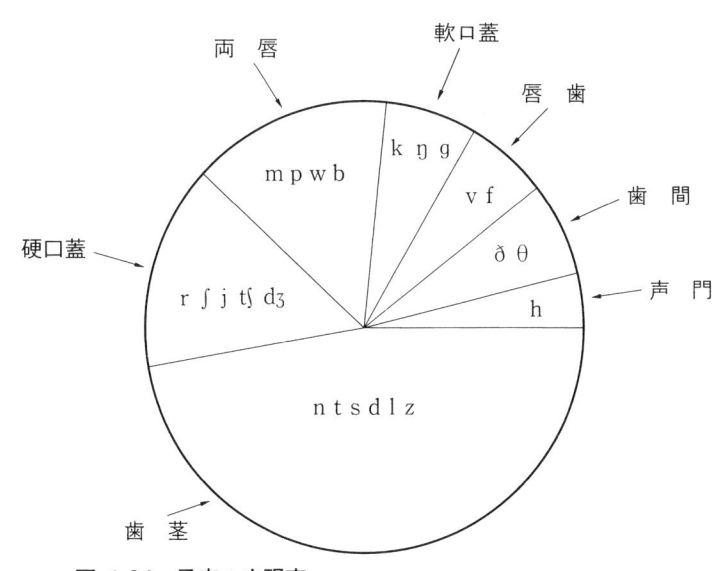

図 1.24 子音の出現率
構音位置で分類．Dewey（1923）のデータによる．

子音の構音：弁別素性による記述

母音の弁別素性についてはすでに述べたが，子音についても，弁別素性に基づいて記述する方法は，伝統的な構音位置と様式の図で分類する方法に代わるものとして使用できる．単純な例を挙げれば，有声性の素性(voiced feature)がある．すべての有声音は＋有声性の素性値(feature value)を，またすべての無声音は－有声性の素性値を指定される．子音の重要な素性については以下に簡単に定義するが，表1.4 にこれらの素性が子音ごとに挙げられている．これらの素性の定義はChomsky と Halle(1968)によるものである．

子音性(consonantal)の音は，声道の正中矢状面に顕著なあるいは明らかな狭めをもつ．この素性は母音とわたり音に対して"真の"子音を区別する．

母音性(vocalic)の音は，声道上に顕著なあるいは明らかな狭めがなく，自然な有声化となる．有声の母音と流音は母音性がある．一方，無声の母音と無声の流音，わたり音，鼻音，阻害音(obustruent)(破裂音，摩擦音，破擦音)は非母音性(nonvocalic)(つまり，－母音性)である．

共鳴性(sonorant)の音は，自然な有声化ができるような声道の形を保っているが，これは呼気が妨げられないで口腔と鼻腔から流出できることを意味している．この素性は母音，わたり音，鼻音，側音，r音の子音を破裂音，摩擦音，破擦音(阻害音の類)から区別する．

表 1.4 子音の弁別素性

子音 素性	p	b	m	t	d	n	s	l	θ	k
子音性	＋	＋	＋	＋	＋	＋	＋	＋	＋	＋
母音性	－	－	－	－	－	－	－	－	－	－
共鳴性	－	－	＋	－	－	＋	－	＋	－	－
中断性	＋	＋	－	＋	＋	－	－	－	－	＋
粗擦性	－	－	－	－	－	－	＋	－	－	－
高舌性	(－)	(－)	(－)*	－	－	－	－	－	－	＋
低舌性	(－)	(－)	(－)	－	－	－	－	－	－	－
後舌性	(－)	(－)	(－)	－	－	－	－	－	－	＋
前方性	＋	＋	＋	＋	＋	＋	＋	＋	＋	－
舌頂性	－	－	－	＋	＋	＋	＋	＋	＋	－
円唇性	－	－	－	－	－	－	－	－	－	－
広域性	＋	＋	－	－	－	－	－	－	－	－
側音性	－	－	－	－	－	－	－	＋	－	－
鼻音性	－	－	＋	－	－	＋	－	－	－	－
有声性	－	＋	＋	－	＋	＋	－	＋	－	－

＊：( )は当該素性が音を特定しない場合があることを示している．
　例：/p/，/b/，/m/ の舌位置は後続母音によって異なるので特定されない．

中断性(interrupted)の音は，その音を構音している最中のどこかで，呼気流出が完全に止められる音である．破裂音，破擦音は＋中断性で，摩擦音，鼻音，流音，わたり音から区別される．ときどき持続性(continuant)の素性が中断性の素性に替わって用いられることがあるが，これは＋持続性は－中断性の値(その逆もある)，つまり対立値をもつためである．

粗擦性(strident)の音は強い雑音を伴う摩擦音，破擦音で，音は /s/, /z/, /ʃ/, /ʒ/, /tʃ/, /dʒ/ である．狭めの特徴，すなわち構音部位の表面の粗さ，呼気流率，また狭めをつくる構音器官間の角度によって，産生される雑音の量は決まる．

高舌性(high)の音は，中立位置(安静位)から舌が挙上して音がつくられる(図 1.11a)．

低舌性(low)の音は，中立位置から舌が下がってつくられる音である(図 1.11b)．

後舌性(back)の音は，中立位から舌が後方に移動してつくられる音である(図 1.11c)．

前方位(anterior)の音は，硬口蓋音 /ʃ/ より阻害・狭めが前方の音である．前方位の音は両唇音，唇歯音，舌歯音，歯茎音である．

舌頂性(coronal)の音は，中立位置から舌端を挙上してつくられる．一般には舌先あるいは舌端が挙上してつくられる子音は＋舌頂性である．

円唇性(rounded)の音は，口唇を狭め，突出した状態でつくられる．

広域性(distributed)の音は，声道の比較的長い部分(後方から前方)に広がる狭めをもつ．英語ではこの素性は歯摩擦音(dental frication) /θ/, /ð/ を /s/, /z/ から区別するため特に重要である．

側音性(lateral)の音は，口腔の中央部を閉鎖して，側方を開放してつくられる．

鼻音性(nasal)の音は，鼻咽腔を開放して，呼気を鼻腔へ通す．

有声性(voiced)の音は，声帯を振動することで産生される．

表1.4 の素性一覧は素性を使用する場合の一般的な例である．いくつもの異なった素性体系が提唱されてきたことから，素性はまだ疑いの余地があるものとして考えるべきであり，またどの体系も修正が必要である．したがって現在のところ，弁別素性は分類方法の1つであると理解すべきである．弁別素性はもともと言語学の理論なので，構音障害の分野に，すべてが応用できるとは言い難い．これについて論じるのはこの章の目的からはずれるが，興味のある読者は Walsh (1974) と Parker(1976) の文献を参照して欲しい．

音声学的記述をするために伝統的に用いられている，構音位置を示す用語と弁別素性の関係について以下に要約する．伝統的な構音位置を表すそれぞれの用語に対応する素性が挙げられている．例えば，両唇の破裂音は＋前方性，－舌頂性，＋広域性である．(カッコ内の素性の位置は音を記述するとき同時に考慮されることを示している)．

$$両唇音 \begin{bmatrix} ＋前方性 \\ －舌頂性 \\ ＋広域性 \end{bmatrix}$$

唇歯音 $\begin{bmatrix} +前方性 \\ -舌頂性 \\ -広域性 \end{bmatrix}$

歯間音 $\begin{bmatrix} +前方性 \\ +舌頂性 \\ +\alpha 広域性^* \end{bmatrix}$

歯茎音 $\begin{bmatrix} +前方性 \\ +舌頂性 \\ -\alpha 広域性^* \end{bmatrix}$

口蓋音 $\begin{bmatrix} -前方性 \\ +高舌性 \\ -後舌性 \end{bmatrix}$

軟口蓋 $\begin{bmatrix} -舌頂性 \\ +高舌性 \\ +後舌性 \end{bmatrix}$

超分節素

　ここまで取り上げてきた音声学的特徴は*分節素*(segmental)である．分節素とは記述するときに使われる単位が音素あるいは音の大きさであることを意味している．*超分節素*(suprasegmentals)は音節，単語，句，文のようなより大きな単位を含む話しことばの特徴である．超分節素には強勢，イントネーション，声の大きさ，音の高さ，連接，発話速度がある．簡単に定義すると，超分節素は*韻律*(prosody)あるいは*韻律の特徴*ともいわれ，単一の分節音より大きな範囲にわたる話しことばの特性である．この定義は，超分節素の方が分節素より多くの情報を担うことができるということではない．母音のような分節音はときには多くの適切な情報をもたらすことができる．話しことばにみられる多くの超分節的情報は振幅(あるいは強度)，持続時間，基本周波数(f_0)などの基本的な物理量によって記述できる．簡単に述べると，振幅は声の大きさ，持続時間は声の長さ，基本周波数は声の高さという知覚的属性にそれぞれ関係する．

＊：αの記号は"ダミー変数"であり，ここではChomsky-Halleの素性が，仮に歯間音と歯茎音が広域性(distributed)という素性のみ異なるとしたら，両者を区別できるということを示すために用いた．つまり，もし歯間音が−広域性としてみなされるなら，歯茎音は＋広域性でなければならない(より詳しいことについてはLadefoged(1971)を参照)．

強勢

　強勢(stress)は発話のある部分についての力点や強調と重要さに関連している．例えば話し手が，青や緑の車ではなく，赤い車に乗るべきだということを強調したかったら，「必ず，*赤い*車に乗りなさい」と，強調を表すために*赤*に強勢を置いて言うはずである．強勢にはいくつかの種類があるが，概して，書きことばで強調を表すときに用いる下線に類似した特徴がある．下線は書きことばではそれほど使われないが，強勢は話しことばでは頻繁に用いられる．実際，2つ以上の音節をもつ発話であれば強勢パタンで記述できる．強勢は分節音を越えて広がる影響力をもつので，通常音節について論じられる．辞書に載っている発音の説明では特別な記号が強勢を示す個々の音節の後に置かれている．例えば，*ionosphere* という語は一番強い強勢記号「太線(′)」と2番目の強勢記号「細線(′)」が該当の音節に付され，/i-*an*′ ə-sfer′/として表される．

　国際音声字母(International Phonetic Alphabet：IPA)は辞書に共通にみられる表記とは異なっている．IPAでは強勢記号は強勢がかかる音節の前にあり，強勢の程度は強勢記号があるかないかと，またつけられた記号の垂直次元の位置によって表される．最も強い，第1の強勢は記号を付す線の上部にしるすことにより示される，例；′an(上つき文字の位置)．第2の強勢は記号線の下部にしるすことで表される，例；ˌaɪ(下つき文字の位置)．3番目の強勢はマークを付さないことで表す，例；ə．例えば，*ionosphere* という語は強勢を3段階でしるすと /ˌaɪ′ɑn ə ˌsfir/ として表される．

　音響的にみれば，強勢はまず音節の中の母音分節によってもたらされる．音響に関連あるものを大雑把に重要さで順位づけると，基本周波数(特に強勢音節，あるいはその近くで基本周波数の上昇)，母音の持続時間(強勢の増強に伴う持続時間の延長)，相対的強度(強勢の増強に伴う強さの増強)，音の特徴(/ɑ/ が /ə/ になるように，より弱い強勢のない形式への母音の弱化，母音の置き換え，子音の変化)，非連接(disjuncture，休止あるいは無声区間)である(Rabiner, Levitt, and Rosenberg, 1969)．

　強勢のない(あるいは弱い強勢)音節の別の形は成節子音(syllabic consonant)である．このタイプの子音，通常 /l/，/m/，/n/(めったにないが /r/)は音節核を形成するという点で母音のように働く．成節子音の例は単語 *battle* /bætl̩/，*something* /sʌmˀm̩/，*button* /bʌtn̩/ にみられる語末の音である．子音の成節機能は音声記号の下に書かれる小さな垂直記号で表記される．成節子音は先行子音と*同器官*(homorganic，構音位置を共有する)であるとき最も生じ易い．なぜなら両方の音を同じ位置で構音することは効率的であり，効果的であるからである．強勢に対する付加的な情報は以下の関連する項目の基本的定義の中で示す．

イントネーション

　イントネーションは発話の声のピッチ曲線，つまり，基本周波数が音節から音節へ，ときには分節音から分節音への変化の仕方である．基本周波数は発話の強勢パタン，母音の舌位置(高母音

は高い基本周波数をもっている)，また話し手の感情というようないくつかの要因によって影響される．

大きさ

声の大きさ(loudness)は音の強さあるいは話し手が費やす発声努力の量に関係している．大きさは通常，音の振幅と強さに関係していると考えられるが，話しことばに対する聞き手の判断は知覚される発声努力，本質的には話し手の仕事量がより直接的に関係しているとする研究結果もある(Cavagna and Margaria, 1968)．話しことばにみられる強さの変化のほとんどは呼吸活動から生じるが，基本周波数は声帯のレベルで容易に変化するという事実がある(Hixon, 1971；MacNeilage, 1972)．

高さのレベル

声の高さ(pitch)のレベルは話し手の声の平均的高さであり，発話の平均基本周波数に関係している．話し手の声は高い，低い，中位の高さとして記述される．

連接

連接(juncture)は"音声の句読点(punctuation)"と呼ばれることもあり，話しことばに対して特別な区切りをつけたり，ある文法的切れ目を表すためのイントネーション，ポーズや他の超分節素の組み合わせである．例えば，"Let's eat, Grandma"という文は，同じ文で句読点がない"Let's eat Grandma"とはまったく違った意味になる．話し手は短いポーズやイントネーションを調節することで，声を用いて句読点をしるすことができる．単語 *nitrate* と句 *night rate* にみられるように，似通った構音を区別するために連接が用いられる．イントネーションとポーズによって話し手がどちらを表現したいかを示すことができる．

発話速度

通常，発話速度(speaking rate)は1秒間の単語数，音節数，音素数で測定される．発話速度が増すにつれ分節音の持続時間は一般には短くなるが，影響のされ方は分節音の種類によって異なる．話し手が速く話すとき，最も短縮され易い分節素はポーズ，母音，また(摩擦音のように)持続的に構音をする子音である．ほとんどの話し手は発話速度を増しているときに，個々の構音運動を実際に速くしているわけではない．むしろある分節音の持続時間を減じ，しかも構音運動の全体の幅を減じているのである(Lindblom, 1963)．その結果，発話速度がゆっくりのときには正常である構音位置を，発話速度が速いときは取り損なっているかもしれない．発話速度が増加するときに生じる，この構音位置の"取り損ない"は英語ではアンダーシュート(的に届かない射撃)と呼ばれる．話し手の発話速度が増すとき，発音が不明瞭になるのはこの理由による．

母音弱化

発話速度が増加したり強勢が減じたりすると，母音は特にその影響を受け構音の変化が生じ易い．このような構音の変化は*弱化*（reduction）といわれ，図 1.25 に示してある．母音間の矢印は弱化の方向を示す．例えば /i/ は，はじめ /ɪ/ に弱化し，それから最終的に弱化された母音 /ə/ になる．図は弱化について示してあり，すべての母音は /ə/ あるいは /ʌ/ に向かう傾向がある．

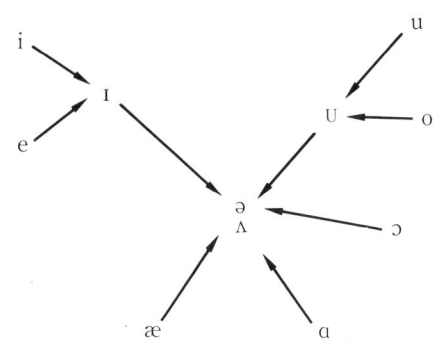

図 1.25　母音の弱化
矢印は弱化による母音の変化を示す．
例：/i/ と /e/→/ɪ/, /ɪ/→/ə/．
この変化は /i/, /æ/, /ɑ/, /u/ が頂点にある母音四角形内で生ずる．

明瞭な発話 対 会話

話し手が状況や聞き手によって話しことばの産生パタンを変化させることを示す多くの例証がある．1 つの変化は会話での発話と明瞭な発話の間にみられる．明瞭な発話とは話し手ができるだけ明瞭であろうと努力しているときに使われているものである．発話に及ぼす原因から会話との違いを考えるなら，明瞭な発話とは，①ゆっくり（語間のポーズが長く，特定の語音を伸ばす），②子音と母音の分節音が修正された形あるいは弱化された形（以前述べた母音弱化など）になることをできるだけ避ける，③阻害音，特に破裂音を強く発音するという特徴がある（Picheny, Durlach, and Braida, 1986）．話し手が自分の発話を聞き手にわかり易いように話そうとするときは，よりゆっくり，より音響的に明瞭になるような話し方をする．明瞭な発話の場合，母音は弁別性が高い形で発音されるが，会話においては母音はしばしば修正または弱化され，その結果，音響的弁別の特徴がある程度失われる．同様に，会話において語末の破裂音はしばしば開放されないので，その音を知覚するのに必要な破裂の手がかりが消失される．一方，明瞭な発話では破裂子音（子音全般）は開放される傾向があり，この特徴が音の知覚を高める．

Lindblom（1990）は，話し手が自分の発話を変化させる現象について *hypospeech* と *hyperspeech* という語を使ってH＆H仮説を提唱した．この仮説においては，会話と明瞭な発話の差が中心的な内容である．ここでの基本的な考えは，話し手はいろいろなコミュニケーションの環境

で，伝達や状況に及ぼす要因に産生パタンを合わせているということである．話し手は理解されるために特別な対処が必要であると思ったら，それにそって構音を変化させる．Lindblom の見解では，明瞭な発話（H＆H仮説では hyperspeech）は単に大きな声ではなく，構音の立て直しを反映している（Moon and Lindblom, 1989）．しかし Adams（1990）は反対の例証を報告した．彼はX線マイクロビームを用いて発話運動を研究し，明瞭な発話にみられる変化は発話の運動制御の再編を反映していないようだと結論づけた．Adams の観察では，会話よりも明瞭な発話の方が，構音運動はより大きくより速い傾向があったが，発話パタンが会話と異なった編成のされ方をしていることを一般化するような事実はなかった．これらの報告から臨床において大事な点を考えると，意図して努力する必要がある状況では，話し手は構音をコントロールして発話の明瞭さを高めることができるということである．構音の変化に及ぼす主な要因は運動の大きさと速度にあると思われる．

新出情報と既知情報

　談話における新出情報とは，それまでの会話あるいは状況からは聞き手が予知できないと思われる情報のことである．既知情報はそれまでの談話や一般的状況から予測可能な情報である．新出情報では韻律を強調することが多い．例えば Behne(1989) は以下のような小談話を研究した．

　　"Someone painted the fence."
　　"Who painted the fence?"
　　"Pete painted the fence."

　このようなやり取りでは，新出情報（"Pete"）は引き延ばされ，より高い基本周波数で産生される．実際に話し手は新しい情報を強調するために韻律を使用する．

談話にみられる対比強勢

　談話に関係するもう1つの韻律の影響は*対比強勢*（contrastive stress）である．以前に表現したものを否定したり，あるいは違いを対比させようと話し手が考えるほとんどすべての語，句，節にこのような強勢はかかる．例えば，緑や青いボールではなく赤いボールをとったということを強調したい話し手は "I took the *red* ball"（ここではイタリックの語 *red* が対比強勢を受ける）と話すだろう．対比強勢は発話に韻律変化を与えたり，強勢のかかった形で目標要素を引き出すという目的で，ときどき臨床で用いられる．

句末尾の引き延ばし

　統語レベルでは，連接と休止が多数語からなる文の単位を区切るしるしとして用いられる．例えば，英語では句末尾の引き延ばし（phrase-final lengthening）は主要な構文上の句や節において，強勢がかかる末尾の音節を引き延ばすように作用する．もし以下の2つの文を対比するなら，

1. Red, green, and blue are my favorite colors.
2. Green, blue, and red are my favorite colors.

blue という語は 2 の文よりも 1 の文において長くなるであろう．なぜなら 1 においてこの単語は主語となる名詞句の最後にあり，それゆえこの語は句末尾の引き延ばしを受ける必要がある．この規則性は，目標語に対する持続時間の調節を得るのに臨床的に利用される．さらに，Read と Schreiber (1982) は，句末尾の引き延ばしは話されている文の統語分析 (つまり統語構造の認知) をしている聞き手にとって助けになることを明らかにした．彼らはまた，子どもは成人に比べてこの手がかりにより依存的であり，さらに韻律は言語の複雑な構文構造を知るための構造上の手がかりを提供することで言語を学習する者を助けている，と述べている．

下降調

構文レベルで効果を与えるもう 1 つの韻律は*下降調* (declination) である．これは節あるいはそれに匹敵する単位全体の声の基本周波数曲線が典型的な下降調を示すことである．基本周波数の全体的パタンになぜこの低下が起こるのかは論争中であるが (Cohen, Collier, and t'Hart, 1982)，下降調は文や節レベルでの韻律の中でも強い特徴をもつ．このパタンは聞き手が文単位の確認など，談話の構造を認知するときに役に立つ．

語彙的強勢の影響

語彙的強勢 (lexical stress) は語のレベルで影響を及ぼす．英語は *'import* 対 *im'port* あるいは *'contrast* 対 *con'trast* のような名詞─動詞の対を多くもっており，これらの違いはまず強勢パタンによって表示される．語レベルでのよく知られているもう 1 つの効果は，複合語と句を区別するときに生じる．例えば，複合名詞 *'blackbird* は名詞句 *black'bird* (a bird that is black) の違いを明らかにする．

専門家でない聞き手は，英語の強勢は発話のある部分をより大きく言うだけのことだと考えているが，研究結果によると強勢は持続時間，強度，基本周波数，その他いろいろな音声学的変化によって表されることを明らかにしている (Fry, 1955)．強勢は母音や子音の構音のような分節的特性に影響を与えることを思い出す必要がある (Kent and Netsell, 1972；de Jong, 1991)．強勢がかかった音節の分節音は，強勢がかかっていない音節の分節音より構音運動が大きくまた速い傾向がみられる．このことから，強勢のかかった音節がしばしば構音訓練のある時期に好んで使われる．

強勢の統一理論に向かって

先に要約したいろいろな強勢の効果は，話し手が発話をしている間，なんとかうまく処理しなければならない現象の膨大な集積であると思われる．事実その目録は膨大で，多くの人が "But I didn't say *alveolar*, I said *velar* stop"というような文を簡単に言っているようにみえるが，それは偽りであることを示している．この文は全体として基本周波数のパタンを下降させながら，*alveolar* と *velar* に対比の強勢をかけるように韻律を調節して産生される．しかも強勢のかかった語は語彙の強勢パタンに合わせて産生されなければならないので，*velar* は *ve'lar* や *'ve'lar* ではなく *'velar* として話される．

　前の部門で概括された強勢の効果は Beckman(1986)，Beckman と Edwards(1991)によって近年書かれた理論の中で統一されている．彼らは4つのレベルで強勢について統一的な説明をしている．

　　レベル1．*vita* にみられる第2音節のように，弱化された核をもつ音節．
　　レベル2．レベル1の音節に似ているが，完全な母音をもつ音節(例：*veto*)．
　　レベル3．ピッチアクセントをつけることでより強い強勢が選択的にかかった音節．
　　レベル4．いわゆる*核アクセント*(nuclear accent)(あるいは*句アクセント*(phrase accent))という標識を受ける音節．そこでは音韻グループの中で，最後にアクセントがある部分が最も強いアクセントを受ける．

　以上の提案は強勢の複雑さとその表示の解釈の両方を説明している．*tuba* という語にピッチアクセントを置こうとしている話し手を考えてみよう．アクセントは弱化された核をもつ第2音節には置くことができない．むしろアクセントは強勢のかかった音節に置かれなければならない．上に述べたレベルはいかにいろいろな強勢表示が本質的な音韻パタンを壊さないで互いに関係をもっているのかを表すのに助けとなる．

　強勢や発話速度のような超分節素は分節的な構音の性質に影響するので，構音検査や治療に使われる話しことばの刺激材料に含まれる超分節素的な変数を統制する必要がある．母音は発話において多くの超分節素的情報を担っているが，強勢，発話速度，その他の超分節素は子音の構音にも同様に影響を及ぼす．話しことばの超分節的特性は Crystal(1973)，Lehiste(1970)，Lieberman(1967)によって論じられてきた．もし読者がこの複雑な領域についてより詳しく学びたいならば，これらの報告を参照されたい．

調音結合：音声環境内の音の相互作用

　個々の音素を独立したもの，つまり発話を産生するためにそのまま機械的に結合される変化しない単位として考えるのは便利だが，この単純な考え方は実際の現象には合わない．音節，語，句，文を形成するために音がつなぎ合わされるときには，音は複雑な様相で相互に影響し合い，ときには個々の音を区別するために必要な特徴さえ失うこともある．音が互いに影響し合うことを"*調音結合*(coarticulation)"というが，これはどのような音も先行あるいは後続する音の影響を受けることを意味している．したがって，この調音結合のために，発話の音の流れを音素に対

応する個々の分節に分離することは不可能となる．調音結合は非分節化，つまり言語学的分節の相互作用を意味する．Hockett(1955)は，音素から構音への変形を色彩豊かに描いている．

　　　ベルトコンベアで運ばれていく1列のイースターエッグを想像してみよう．この卵は，大きさは様々で多様に彩色されてはいるが，ゆでたものではない．ある地点にくると，ベルトは卵を絞り機の2つのローラーの間へと運び込む．そしてその絞り機は，この卵をうまい具合いにつぶし，多少こすり合わせる．絞り機に到着する前の卵の流れは，音素源からの音響インパルスの流れを表している．絞り機の間から現れる砕けて混じり合った卵は，話し手によって表出された発話を表している(Hockett, 1955, p. 210)．

このたとえからは，構音過程がまったく無秩序なもののようにみえるが，それがコミュニケーションに使われるためには構造化されている必要がある．音素と同じ大きさである分節音は，発話産生に作用する筋が種々様々に収縮するため，本来のかたちのままで運ばれることはないが，音素と構音の間にある非常に系統的なつながりは維持される．発話における構音の全体の過程は未だ解明されてはいないが，今日までの研究によって音素と構音との間のつながりがどのようなものなのかは理解されてきている．

1つの分節音から他の分節音へと広がっていく構音特徴によって，調音結合を説明することができる．次に挙げる調音結合の例を調べてみて欲しい．

　　1a．　He sneezed　　　/h i s n i z d/　　　（非円唇 /s/ と /s/）
　　1b．　He snoozed　　　/h i s n u z d/　　　（円唇 /s/ と /n/）
　　2a．　He asked　　　　/h i æ s k t/　　　　（非鼻音 /æ/）
　　2b．　He answered　　 /h i æ n s ɚ d/　　　（鼻音 /æ/）

最初の2つの文における音素上の違いは，1aでは非円唇母音 /i/ があり，1bでは円唇母音 /u/ があるという点だけである．*He snoozed* にみられる /u/ の口唇の丸めは，普通 /s/ の構音をしている最中から形成されはじめる．指を軽く唇に触れさせたまま，*sneeze* と *snooze* を交互に言うと，次の構音を予期して起こるこの唇の丸めを感じることができるであろう．構音を段階的にみると，次にくる口唇の丸めを予期して，母音の円唇素性は子音結合 /sn/ の構音の最中にはじまると考えられる．*sneeze* と *snooze* を比較することによって，子音結合 /sn/ は円唇母音が後続するときのみ円唇性を帯びることがわかる．この音の相互作用は，*予測的円唇*(anticipatory lip rounding)といわれるが，それは円唇母音 /u/ が分節音として構音される以前に，構音の円唇性が表れているからである．

もう1つ別の形式の予測的調音結合は，例の2bにみられる．2つの句，*He asked* と *He answered* の中では，母音 /æ/ の性質に違いがあるのに気がつくであろう．鼻音 /n/ が後続すると，母音は鼻腔共鳴の性質を帯び易いため，*He answered* では鼻音特性が感じられるはずである．この場合，母音 /æ/ を構音しているときに，（鼻腔共鳴に必要な）鼻咽腔開放の構音素性が予測されているといえる．もちろん，通常この母音は鼻音化しない．1aと1b，2aと2bの差異は，*予測的*

(anticipatory)と呼ばれる調音結合の1つのタイプを例示している．*保持* (retentive)と呼ばれるもう1つのタイプの調音結合では，ある構音素性が必要とされた状況(構音)が完了した後も保持される．例えば *me* という語では，母音 /i/ は鼻音化する傾向があるが，これは鼻音 /m/ の鼻咽腔開放が持ち越されることによる．重要なのは，調音結合は発話では非常によく起こるため，構音の研究の中で大きな割合を占めているという点である．

音声環境(phonetic context)は，異音変化を理解する上で非常に重要である．例えば，以下の単語の /k/ 音は，左側の単語と右側の単語で舌と軟口蓋でつくる閉鎖の位置が異なっているのがわかるであろう．

  keen *coon*
  kin   *cone*
  can *con*

左側の3語では，閉鎖位置が右側の3語に比べて口腔の前方にある．この異音変化が起こるのは，英語では軟口蓋破裂音 /k/ と /g/ の閉鎖位置が厳密に定義されていないためである．この2音に不可欠なのは，舌背が口腔の天井に届くことである．したがって，舌は後続母音と同じ構音位置で挙上される．舌が口腔の前方にあるとき(左側3語の母音は前母音である)，舌背による閉鎖は口腔の前方でつくられ，舌が口腔の後方にあるときは(これは右側の3語の母音産生のため)，閉鎖位置は軟口蓋の後方となる．

調音結合はいくつかの理由によって生じるが，ある言語に特有の音韻体系に起因するものもあれば，発語器官の機械的・生理学的制約による場合もある．したがって，調音結合の中には学習したものと，互いに結合して高速で動くことには限界のある発語器官の筋や靱帯や骨の性質上必然的に起こるものとがある．例えば，鼻咽腔部の開閉を例に挙げると，この構音動作は(舌先の動きに比べて)比較的遅く，*no* という語にみられるように，鼻音のための鼻咽腔の開放は後続母音にまで持ち越される．この持ち越された鼻音化の程度は各言語の音韻特徴によって異なる．フランス語では，母音の鼻音化によって音素が変わる(つまり鼻音化により意味に違いが生じる)が，英語では母音の鼻音化は常に異音変化とされる．調音結合の中には，人間の発語器官の普遍的な特質によって生じるものがあり，それらはどの言語にも共通してみられる．他の調音結合は特定の言語の音素構造によって支配されるものであり，したがってその言語とともに学習される．調音結合の多くは，ある分節音の素性が隣接する分節音に取り入れられるという点で同化的なものである．例えば，鼻音子音に隣接する母音が鼻音化するのは，鼻音同化である．これにより，構音運動は特定の音声連鎖および運動連鎖に適合するように変更されるため，発話産生が容易かつ迅速になる．同化は音声言語にみられる一般的な音韻過程の1つだが，これについては後の音韻論の部分で述べる．

調音結合のもう1つの重要な側面は，子音結合を構成している子音にみられる構音の重なり合いである．2つの子音からなる子音結合では，しばしば先行する子音が開放(release)される*前*に

後続子音の構音がはじまる．例えば，*spy* /spaɪ/ では，/p/ の両唇閉鎖は，/s/ 産生の狭めが開放される若干前（約 10～20 ミリ秒）に達成される．このように子音の構音が重なることにより，子音結合の持続時間は，個々の子音が単独で構音されるときの合計時間より短くなる．つまり，*spy* の中の /sp/ の持続時間は，*sigh* /saɪ/ の /s/ と *pie* /paɪ/ の /p/ の持続時間の合計より短い．この構音の重なりによって，発話の構音の流れが途切れなくなる．*spray* の中の /spr/ 子音結合を時間経過でみた構造が，図 1.26 に模式化されている．/s/ と /p/ の筋収縮の重なりは 10～20 ミリ秒で，/p/ の口唇閉鎖と /r/ の構音のための舌位置の変化の重なりもほぼ同じ時間となっている．構音障害のある子どもにとっては（成人にとっても），子音結合の子音の産生は非常に難しいので，臨床家は子音結合がどのようにして形づくられているのかを知らなくてはならない．子音結合では，構成要素である複数の子音が重なり合って構音されるので，その構音運動は正確に構造化された連鎖となっている．子音結合の構音は，表 1.5 に掲げたような異音の変化よりはるかに複雑である．英語では，無気開放破裂音（unaspirated released stops）は，*spy*，*stay*，*ski* といった語にみられるように，/s/ の後に破裂音がきたときにのみ起こる．これ以外では，開放破裂音（released stops）は有気音（aspirated）となり，開放後に短い声門摩擦（/h/ のような雑音）が続く．同様に，*play* や *try* という語にみられるように，無声化した /l/ と /r/ は一般に無声子音の後にきたときのみ起こる（訳注：“aspirated”に対応する語としては「有気」または「帯気」が用いられているが，本書では「有気」を用い，“unaspirated”に対して「無気」を用いる）．

　表 1.5 の音声環境に依存した構音変化の例から，音は隣合う音に様々な影響を及ぼすことがわかる．例えば，ある音の構音位置，持続時間，有声性，鼻音性や口唇の丸めが，音声学的文脈つまり音声環境によって異なることもあり，このような変化は表 1.5 に示したように特殊記号を用いて表す．

　調音結合のいくつかの側面は，個々の音が様々な構音器官の位置をどの程度制限するかによって理解される．表 1.6 は，構音位置の異なる子音の構音で，口唇，顎と舌のどの位置にどの程度の制限が加わるかをまとめたものである．強い制限が加わるものは×で，軽度から中等度の制限は一で，ごくわずかの制限は○で表現されている．この表はある子音を構音するときに，声道のどの部分が自由に形を変化させられるかを示しているので，この表から調音結合のいくつかの側

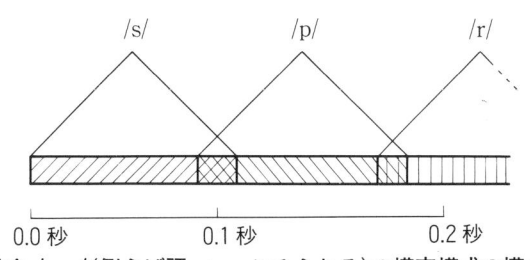

図 1.26　子音結合 /spr/（例えば語 *spray* にみられる）の構音構成の模式図
　　子音の構音の重なりを示している．Kent と Moll（1975）の研究データによる．

表 1.5 音声環境に依存した分節音の変化の例

変化	音声環境	例
母音の鼻音化	母音が鼻音に先行または後続する．	[ɜ̃n]—on, [mæ̃n]—man.
子音の円唇化	子音が円唇音に先行する．	[kʷwin]—queen, [tʷru]—true.
子音の硬口蓋音化	子音が硬口蓋音に先行する．	[kiʃ ju]—kiss you.
阻害音の無声化	有声子音が語末にある．	[dɔg̊]—dog, [liv̥]—leave.
流音の無声化	流音が語頭の無声子音に後続する．	[pl̥eɪ]—play, [tr̥i]—tree.
舌頂音の歯音化	通常歯茎音が歯音に先行する．	[wɪd̪θ]—width, [naɪn̪θ]—ninth.
摩擦音のそり舌音化	摩擦音がそり舌音の音声環境にある．	[har ʂ ɚ]—harsher, [pɜ˞ʂɚ]—purser.
音の無声化	母音または子音が無声の音声環境にある．	[sɪ̥stɚ]—sister.
母音の長音化	母音が特に強勢のある音節の中で有声音に先行する．	[niːd]—need.
母音の弱化	強勢のない(弱い)音節の中に母音がある．	[tæbjuleɪt] [tæbjəleɪt]—tabulate.
音の有声化	無声音が有声の音声環境にある．	[æbsɜ˞d]—absurd.
閉鎖音の非有気音化	閉鎖音が/s/に後続する．	[sp=aɪ]—spy 対 [pʰaɪ]—pie.

面を予測することができる．例えば，両唇音では声道を閉鎖しない限り舌に制限が加わることはないので，舌の位置すべてが○となっている．顎のある程度の閉鎖は子音の産生を助けるという理由で，すべての構音位置に関して顎の位置がある程度制限されるとみなされる．舌運動を助ける顎の動きは，構音場所が口腔の後方に移動するにつれて減少する．したがって，軟口蓋音は，前方音(frontal articulation)ほど顎の位置を制限しない(Kent and Moll, 1972)．基本的に調音結合によって制限を受けることがないのは声門音 /h/ のみである．したがって，/h/ は隣接した音，すなわち he /hi/, who /hu/, ham /hæm/, hop /hɑp/ といった語にみられるように，後続する母音に適応した声道の形態によって普通つくられる．

　構音の研究者たち(Daniloff and Moll, 1968；Moll and Daniloff, 1971；Kent and Minifie, 1977)は，音素の大きさである分節音を越えて構音運動が重なり合う程度を明らかにしてきたが，その結果構音運動を支配する単位の大きさに関して意見の相違が生まれた．決定的な単位は異音であると言う者もいれば，音素であると主張する者や，音節であるとする研究者もいる．よく知

表 1.6　調音結合マトリクス

子音の構音位置別に各構音器官がどの程度制限されるかを示したもの．強い制限が加わるものは×，軽度から中等度の制限は—，ごくわずかの制限は○で表現．例えば両唇音 /b/, /p/, /m/ では口唇は強く，顎は軽中等度に制限され，舌は基本的には制限を受けない．わたり音 /w/ と /ʍ/ が含まれていないのは，副次調音に関係しているためである．/r/ でしばしば起こる口唇の丸めは無視した．

舌 位置	口唇	顎	舌先	舌端	舌背	舌体
両唇 /b p m/	×	—	○	○	○	○
唇歯 /v f/	×	—	○	○	○	○
歯間 /ð θ/	○		×	×	—	—
歯茎 /d t z s l n/	○	—	×	×	—	—
硬口蓋 /ʃ ʒ dʒ tʃ j r/	○	—	—	×	×	×
軟口蓋 /g k ŋ/	○	○	○	—	×	×
声門 /h/	○	○	○	○	○	○

られている音節単位仮説(syllable-unit hypothesis)は，CV(子音―母音(consonant-vowel))音節を基礎として成立しているが，子音結合(CCV，CCCV など)をも考慮の対象としている．この仮説では，構音運動は CV，CCV，CCCV といった形態の連続により構成されているので，*construct* というような語は /kɑ/＋/nstrʌkt/ という構音音節によって構成されているとする．ここでは2番目の音節の奇妙な組み合わせに注意する必要がある．この問題には学問的な重要性以上のものがある．基本的決定単位を発見することは，構音の治療に重要な示唆をもたらす．例えば，これにより言語臨床家は誤り音を治すために最も効果的な訓練・練習項目を選択できるようになる．さらに，Branigan(1976)が述べたように，音節構造の解明によって，発話を含めた言語発達の特徴のいくつかが説明できるかもしれない．

調音結合には他にも臨床上有意義な点がある．それは音はある音声環境では他の音声環境に比べより容易に学習される，あるいはより簡単に正しく産生されることがあるという点である．言

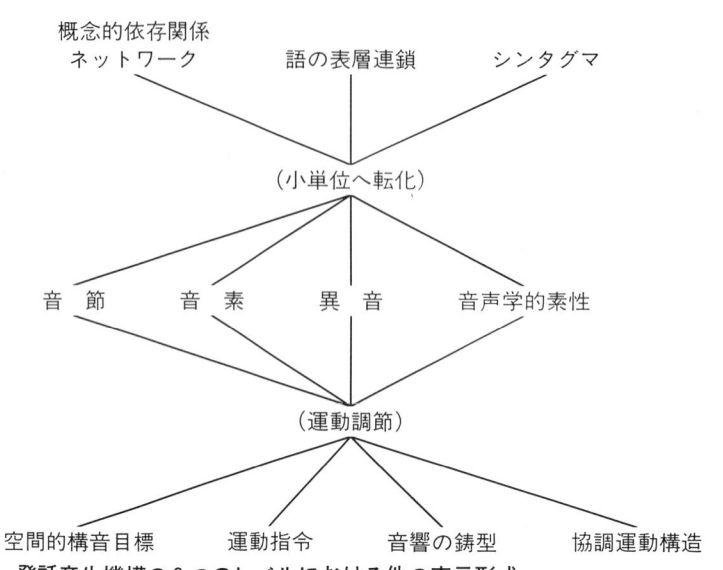

```
        概念的依存関係
        ネットワーク      語の表層連鎖    シンタグマ
                    ＼     │     ／
                    （小単位へ転化）
                  ／   │    │    ＼
              音 節   音 素  異 音   音声学的素性
                  ＼   │    │    ／
                    （運動調節）
                  ／   │    │    ＼
        空間的構音目標  運動指令  音響の鋳型  協調運動構造
```

図 1.27　発話産生機構の3つのレベルにおける他の表示形式
　　最も高次のレベルは心的ネットワーク，次のレベルは発話産生の基礎単位，第3
　　レベルは発話の直接的運動調節に関係している．

い換えれば，音声環境は，その音の正しい産生を促進したり阻害したりするということである．この音声環境効果によって，誤り音が正しく産生できたりできなかったりする場合があるという一貫性の欠如を説明することができる．誤り音が正しく産生できる音声環境を慎重に選択することによって，臨床家は構音訓練の効果を上げることができる場合もある．このことはまた，調音音声学の深い知識をもつことが，構音障害の治療の中では様々な判断をするために重要であることを意味している．

　発話が1つの運動行動としてどのように組織化されるかについては，理論的な争点がいくつもある．図1.27はその争点を図式化したものだが，発話の構造を3段階に分けて描いている（実際，この論争の渦中にある研究者の中には，図に示したように3つのレベルに分けることに異議を唱える者もいるが，大多数はこれを認めている）．最も高次のレベルは複数の単位の連続からなる．この連鎖は，概念的依存関係の心理的ネットワークの形成過程における語形，(Chomskyによって提唱された）語の表層連鎖，シンタグマ（音節の韻律組織）によって構成されている可能性がある．

　専門家の多くは（ほとんど例外なく皆が），なんらかの発話の基礎単位つまり図1.27の第2レベルが存在することを認めているが，この単位の性質に関しては意見が分かれる．音節を単位とする学者もいれば，音素や異音，音声学的素性を主張する者もいる．さらに，こうした単位すべてが階層的な構造の中で関連する，つまり音節から音素が枝別れし，音素から異音，異音から素性へと分岐すると考える者もいる．

　第3レベルは運動調節，つまり先に挙げた基礎単位が，発話に関与する筋肉に，どのように動

くべきかを伝える指示へと変換される．このレベルにあると考えられるものの1つに空間的構音目標があるが，それは声道全体が形づくるべき形態を大まかに捉えたものである．次に考えられるのは運動指令であるが，基礎制御単位(それがどういうものであろうとも)の産生に対応しているとされる．発話産生機構とは発話の音響目標を示す型紙にそってそれを実際につくりだそうとすることであると考える専門家たちは，3番目のものを音響の鋳型と呼んでいる．そして最後になるが，比較的最近の見方では，このレベルを協調運動構造，つまり運動基礎単位を規定する基本的動きの集まったものとみなす．理論が不足して困るということがないのは明らかである．

発話産生における空気力学的考察

　発話の産生は空気の供給と弁の調節によって成り立つため，空気つまり呼気の圧力，流れ，量に関する知識は，正常と異常のどちらの発話を理解するためにも必須である．発話産生の異常の多くは，呼気の供給と弁による調節が不規則であるかそこに欠陥があるために生じるので，臨床での評価技法にはこの呼気の圧力，流れ，量の測定に依存しているものが多い．発話における呼気圧と呼気流の調整を理解するためには，①呼気は高圧部から低圧部へと一方向に流れること，②声道が閉鎖されると閉鎖の手前では呼気圧が高まること，を理解しておくことが重要である．

　英語の言語音は普通*逆行的* (regressive)といわれるが，それは音の産生において，呼気が内部側(普通は肺)から外部側(我々の周り，身体外の空気)へと流れることを意味している．音産生に必要な基本的なエネルギーは，肺でつくられる．肺容積が拡大されて空気が吸い込まれると，次には肺容積がもとの小さい状態に戻るように筋活動が変化する．このとき上方の気道が閉鎖されると，同量の空気はより狭い所に閉じ込められる．より小さい容器に同じ量の空気が入るので，肺の内部の空気圧は高くなる．この肺の内部の過圧(外気と比較してだが)は，すべての言語音産生に必要な，逆行的な空気の流れの源となる．臨床上重要なのは，発話に必要な呼気流は，通常の呼吸の場合の呼気流より特に大きくはないということである．つまり，話すときに吸い込まれ吐き出される空気の量は，安静呼吸時に必要な量とほとんど変わらない．

　発話産生の呼気圧と呼気流の調整は，図 1.28 に単純な声道のモデルで表されている．F字型のこのモデルは，一般に狭めが起こる3箇所，喉頭・口腔・鼻腔を示している．呼気が最初に遭遇する狭めは喉頭にある．声帯が強く閉鎖されていると，呼気は肺から逃れることはできない．声帯が最大限に開大していると，呼気は喉頭を難なく通過する．声帯が中等度の緊張で閉ざされているときに声門下圧が高まると，声帯は結果として離され，ひとかたまりの空気が開放される．声帯は離された後，もとに戻ろうとする物理的な力の作用によって，すばやく閉じられる．1秒間に何回も起こるこの交互運動の開閉状態は，発声と呼ばれる．連続的に生じる声帯からの空気振動は，母音のような有声音のすべてで音響エネルギーの源となる．

　図 1.28a に示されるF字型の声道モデルは，母音産生時の呼気の流れを示している．声帯は，

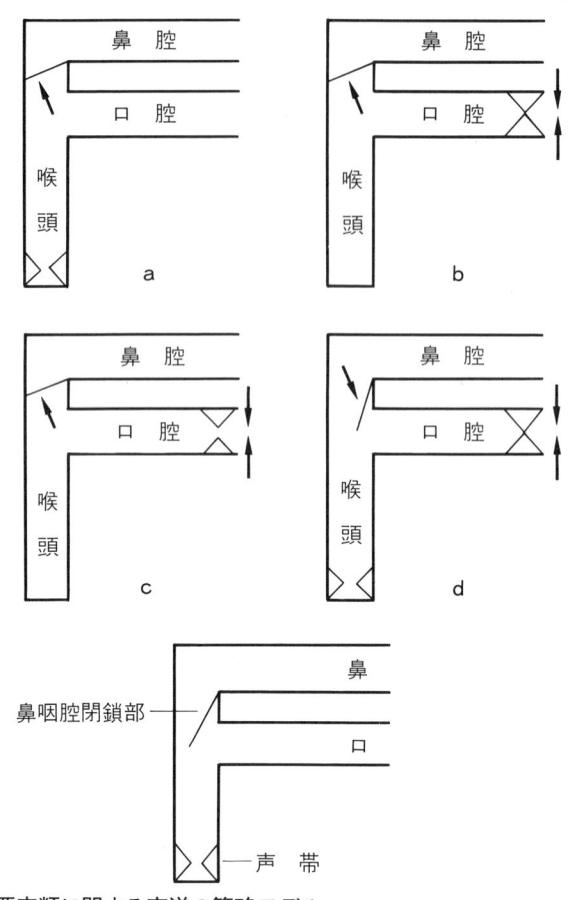

図 1.28　主要音類に関する声道の簡略モデル
　　a—母音・流音・わたり音；b—無声閉鎖音；c—無声摩擦音；d—鼻音
　　このモデルにおける主要器官は最下段の図に示した．

開いたり閉じたりする振動を示すために，部分的に閉ざされているように描いてある．鼻腔の管は閉ざされているが，それは英語の母音は鼻音の前か後に位置しない限り，非鼻音となるためである．母音の構音では，口腔が開放されていることを表すため，口腔の管は広く開けられている．鼻腔の管が閉じられているため，声帯振動によって生じる音響エネルギーは，口腔の管を通過していく．

　/p/, /t/, /k/ のような無声破裂音の場合の口腔の形態は，図 1.28b に示す通りである．喉頭での狭めはなく完全に開いているが，これは肺からの空気が直ちに喉頭を通過し，口腔に入るからである．鼻咽腔閉鎖部は図に示したように閉じられており，鼻腔管には空気が流れないことを示している．口腔の閉鎖部は，破裂直前の閉鎖の瞬間を表すために閉じられている．この瞬間の後は，破裂した空気を口腔内圧のかかった空間から逃すために，口腔の狭窄はすばやく開かれる．破裂のために必要な瞬間的な閉鎖があることを想定しても，口腔内で生じている空気圧は肺での空気圧にほぼ等しいが，それは声門が開いているために肺から口腔までの声道の空気圧が均等化

されるためである．したがって，無声破裂音の産生には高い口腔内圧が必要となる．また，子どもは成人より高い口腔内圧によって破裂音を産生することがあるということも，覚えておく必要がある(Subtelny, Worth, and Sakuda, 1966；Bernthal and Beukelman, 1978)．

　図1.28cの無声摩擦音のモデルは，無声破裂音と同じようにみえる．口腔の閉鎖部は完全に閉鎖されるのではなく，摩擦性雑音を産生するために非常に狭い狭窄となっている．鼻咽腔はしっかり閉ざされるが，喉頭の閉鎖部は開いているので，/s/や/ʃ/のような無声摩擦音では口腔内圧が高くなる．無声破裂音と無声摩擦音は，高口腔内圧子音(pressure consonants)と呼ばれることもある．

　有声の破裂音と摩擦音は，声帯振動を伴っている点が，無声の破裂音や摩擦音とは異なる．したがってこれらの子音では，図1.28bと図1.28cのモデルが有声化するために，部分的な喉頭閉鎖を伴った状態といえる．声帯振動を維持するために一定の空気圧が失われるので(それは声帯の間，つまり声門の圧力となるわけだが)，有声破裂音と有声摩擦音はその無声の同族音より口腔内圧が低い．

　最後に，鼻音のモデルは図1.28dに描かれている．喉頭の部分閉鎖は声帯振動を意味し，口腔の完全閉鎖は，声道の口腔部が破裂音のときのように閉鎖されていることを示している．鼻音では，有声の音響エネルギーは鼻腔を通過する．口腔内では空気圧が高まることはほとんどない．

　流音とわたり音は，基本的には母音と同じモデルで説明できる(図1.28a)．これらの音の口腔の狭めは，母音よりわずかに強まるが，口腔内圧の高まりはほとんどない．

　呼気圧と呼気流は，発話産生機構の中の多くの部所の機能を表すのに用いることができる．例えば喉頭の正常かつ効率的な機能を，過度の呼気流があることによって非効率的な病的状態から区別できる．この過度の呼気流，つまり呼気の浪費は，声の気息性や粗糙性として聞こえることもある．鼻咽腔閉鎖機能不全は正常ならば鼻音ではない音の構音時に，鼻から空気の漏出があることによって確認することができる．鼻咽腔閉鎖機能不全は，しばしば不適切な鼻からの呼気の漏出(例えば破裂音や摩擦音の産生中の呼気流出)や，口腔内圧の低下によって確認できる．ときには，呼気圧や呼気流を複数回記録してはじめて問題がわかることもある．例えば，子音産生時の口腔内圧の低下では，少なくとも次の3つの原因が考えられる．①呼吸機能の低下によって呼気圧が不十分となる，②鼻咽腔閉鎖機能障害によって鼻から呼気が漏出する，③口腔閉鎖が不十分なため呼気を必要以上に逃がしてしまう．

　臨床的には，空気力学的評価は，構造上の欠陥(例えば口蓋裂のような)や，運動調節の問題(脳性麻痺，声帯麻痺，その他神経学的障害)に対しては特に重要となる．先に記したように小さな子どもでは，呼気圧が成人より高いことがあるので，成人のデータによって求められた呼気圧の標準値は，子どもの臨床検査で使う場合には注意する必要がある．さらに，子どもの発話では呼気圧が高いということは，子どもは破裂音や摩擦音を産生するとき，呼気が鼻から流出するのを防ぐため，成人より強く鼻咽腔閉鎖部を閉じなくてはならないことを意味している．発話の空気力

学的評価用の機器をもっていない言語臨床家は，発話産生に必須の呼気圧や呼気流の状態に特に注意を払う必要がある．この2つの必要条件は，障害の評価・診断と治療プログラムを作成する上で重要な役割を担っている．

発話の音響的考察

　言語音の音響的構造を詳細に述べることは，この章の意図するところではないが，発話の音響信号に関して，主要な研究成果のいくつかをここで簡単に説明する[訳注1]．音響信号は，3つの基本物理量すなわち周波数，振幅，持続時間によって記述することができる．*周波数*(frequency)は，音の振動率を意味する．一般に振動率が高い，つまり単位時間あたりの振動数が多くなるほど，音は高く聞こえる．したがって，周波数は心理量である音の高さ(pitch)に対して最も直接的に関連する物理量であるといえる．*振幅*(amplitude)は，音の振動の強さを意味する．つまり波形の振幅が大きくなるほど，音は大きく聞こえる．振幅は，音の大きさ(loudness)に対して最も直接的に関連する物理量であるといえる．実際の音の振動での振幅は微少であり測定が困難なため，発話の計測では音響インテンシティあるいは音圧レベル(sound pressure level)が代わりに用いられる．*持続時間*(duration)は，振動が続いていた間の総計時間を意味する．持続時間は，音の長さとして知覚される．

　言語音を含め自然に起こる音のほとんどすべてが，複数の周波数成分をもっている．音叉は単一の周波数で振動するように設計されており，この点に関して非常にまれな音源である．人間の声や楽器や動物の鳴き声は，すべていくつかの周波数成分がエネルギーをもっている．周波数領域におけるエネルギーの分布を音の*スペクトル*(spectrum)という．言語音はスペクトル上，エネルギーの分布に違いがあり，この差異により我々は音を知覚的に区別することができる．

　表1.7は，いくつかの音類の主要な音響特徴をまとめたものである．この表は各音類における相対的な音の強さ，つまり音響インテンシティと，スペクトルの中でエネルギーが集中する領域と，相対的な音の持続時間を示している．母音は最も強い言語音で，エネルギーの多くが低中周波数領域にあり，他の音より持続時間が長い（ただし，実際の母音の持続時間は50〜500ミリ秒と幅がある）．母音は最も強い音であるため，通常，発話の全体的な音の大きさを規定する．最も強い母音は低母音で，最も弱い母音は高母音である．

　わたり音と流音は母音ほど強くはないが，低から中周波数帯域にエネルギーが集中している．わたり音 /w/ と /j/ の持続時間は，流音 /l/ と /r/ より長い傾向がある．

訳注1：言語病理学に関連した音響分析については，以下の文献を参照して欲しい．
　　　R.D. Kent, C. Read（荒井隆行，菅原　勉監訳）．『音声の音響分析』海文堂，東京，1996．

粗擦性の摩擦音(strident fricatives)と破擦音(/s, z, ʃ, ʒ, tʃ, dʒ/)は，他の子音より強いが母音よりは弱い．粗擦音のエネルギーは主に高周波数領域に集中するので，そこに聴力低下があると聞き取りにくい．粗擦音を良好な状態でテープ録音するためには，広帯域周波数レスポンスの録音機が必要となる．粗擦音は他の子音と比べると比較的持続時間が長く，普通は破擦音よりも摩擦音の方が長い．

鼻音は中等度の強さで，エネルギーは低周波数領域に集中し，持続時間は短めか中等度の長さである．鼻音は他の子音に比べて，非常に低い周波数にもエネルギーがある．

破裂音は比較的弱い音で，持続時間も短い．閉鎖の開放に伴うバーストは，10 ミリ秒という短さである．破裂音のエネルギーはおもに，低から高に及ぶ広い周波数領域に及んでいる．両唇音は低周波数領域にエネルギーが集中し，硬口蓋音と軟口蓋音では，中から中高の周波数領域が中心となる．

非粗擦性の摩擦音 /f, v, θ, ʒ/ は弱い音で，持続時間は中等度である．これらの音のスペクトルは比較的平らで，雑音エネルギーが広い周波数領域にわたってかなり均一に分布している．すべての音の中で /θ/ は最も弱く，それが単独で産生された場合，聞き手がどれほど話し手の近くにいても，その音はほとんど聞き取れないほどである．

最後に，臨床での評価や訓練に役立つ 2 つの音響的知見について述べる．1 つは，言語音のエネルギーが集中する支配的な周波数は，話し手の年齢と性別により様々であるという点である．男性では音のエネルギーの全体的な周波数は最も低く，女性では比較的高く，子どもでは最も高くなる．この関係は，共鳴周波数は共鳴腔の長さに反比例するという音響原理にしたがっている．パイプオルガンのパイプが長くなればなるほど周波数は低くなり(音の高さが低くなり)，最も短いパイプでは高い周波数(高い音)となる．同様に，成人男性の声道は女性や子どもの声道より長いので，より低い周波数で共鳴が起こる．この違いは臨床上重要なことを示唆している．音響データの多くは，男性の発話を分析材料として得られたものである．したがって，女性や子どもの発話については知られていないことも多く，男性のデータをそのまま女性や子どもに当てはめることはできない．さらに女性や子どもの発話の録音や分析には，男性の発話の場合より広い周波数領域が必要となる．このことは特に，摩擦音や破擦音で重要となる．

表 1.7　6 音類における音響特徴のまとめ

音類	強度	スペクトル	持続時間
母音	非常に強い	低周波域にエネルギー集中	中等度から長
わたり音と流音	強	低周波域にエネルギー集中	短から中等度
粗擦性摩擦音と破擦音	中等度	高周波域にエネルギー集中	中等度
鼻音	中等度	非常に低い周波域にエネルギー集中	短から中等度
閉鎖音	弱	構音位置により異なる	短
非粗擦性摩擦音	弱	平坦	短から中等度

もう1つは，言語音は強さと，エネルギーが集中する領域と，持続時間が様々であるため，聴取環境が異なると弁別できる度合が変わってしまうという点である．**表1.7**に音響特性の違いがまとめられているが，構音検査や語音弁別検査を実施するときには注意する必要がある．

発話産生における感覚情報

発話が産生されるとき，たくさんの異なる種類の感覚情報が生じる．そうした情報には，触覚(触覚と圧覚)，固有受容感覚(位置覚)，運動覚と聴覚が含まれる．全体としての感覚情報は，複数の感覚様式から成り立っている．ほとんどの専門家は，話しことばの発達と構音障害の訓練では子どもは新しい構音パタンを学習しなくてはならないので，発話産生に関係した感覚情報が豊かであることが重要だと考えている．したがって，臨床家は感覚つまり求心性の情報の種類と特徴について，知らなくてはならない．

発話産生における感覚機構の主な特徴についてはHardcastle(1976)と，最近ではKentら(1990)が論評を行っている．触覚受容器は神経自由終末と神経終末器官(例えばクラウゼ小体(終末棍状体)やマイスネル小体)からなり，接触(位置，圧力と開始時期を含む)の性質と動きの方向に関する情報を中枢神経系に伝達する．注目すべきことに，口腔器官は人体の中で感覚が最も鋭敏である．舌先は特に敏感なため，詳細な感覚情報を提供することができる．触覚受容器は，より一般的な意味では機械刺激受容器(機械的刺激に反応するもの)と呼ばれる部類に属している．これらの受容器は構音器官の物理的接触だけでなく，発話産生時に生じる呼気圧の変化にも反応する．

固有受容器と運動覚の受容器には，筋紡錘，ゴルジ腱器官，関節受容器が含まれる．筋紡錘は，筋線維の長さ，伸長の速さと角度，筋の動きの方向に関して，豊富な情報を供給する．ゴルジ受容器は，筋収縮によって，あるいは受動的な動きなど他の影響によって生じる腱の長さの変化についての情報を中継する．関節受容器は，関節包の中にあり，中枢神経系に関節の動きの速さ，方向，角度について情報を提供する．顎を閉じたり舌を挙上したりするような比較的単純な動きでも，中枢神経系には様々な求心情報が伝達される．

聴覚のメカニズムは，構音により生じた音響情報を供給する．発話の目的は明瞭な音響信号を産生することであるから，構音過程の調節を行うためには聴覚フィードバックが特に重要となる．興味深いのは，成人が突然高度難聴になると，構音はすぐには悪化せず徐々に低下する．これは聴覚以外の感覚情報によって，しばらくの間は構音の正確さが保たれるためと思われる．

触覚受容器の多くは反応速度が比較的遅いが，それは神経信号が複数のシナプスからなる伝導路(いくつかのニューロンからなる伝導路)の比較的短い神経線維を通過していくためである．触覚情報の多くは，その触覚情報が関係する事象が起こった後に中枢神経系へ達する．この情報は，破裂音や摩擦音のように，発語器官の表面で接触が起こる構音では特に重要となる．引き延ばして構音することによって，この感覚情報が強化されることは明らかである．構音器官の粘膜の表

面が知覚麻痺している場合，障害されやすい音類として摩擦音が挙げられる．

　固有受容器や運動覚の受容器からの伝達は速いが，それは筋紡錘の求心線維が長く，神経伝達が単一シナプスによって成立しているためである（つまり，伝導路が2つのニューロンでできているため）．このように求心情報の潜時が短いということは，この情報の中には構音運動の最中に中枢神経系に到達するものがあることを意味している．

　聴覚系は，触覚や固有受容器系より伝達速度が遅く，聴覚情報のほとんどは構音運動が起こった後にもたらされる．発話産生における感覚情報の働きに関して，最近の理論では，この種の情報は連続的ではなく断続的に収集されるとするものもある．ことばを話すことは何度も練習されて熟達した運動技能であるため，それを調節するのに連続的な感覚情報に頼る必要はない．むしろ構音過程ではときどき感覚フィードバックが作用し，実際の感覚情報が本来あるべき感覚情報と一致しているか確認される．

生成音韻論

　音韻論は音をつなぐ，あるいは"音をつないで語にする"ことを扱う言語学の一分野として定義されてきた．Sloat らは，もう少し正確に"言語音と音型(sound patterns)を対象とする科学"（1978；1）として音韻論を定義している．それによると，それぞれの言語は独自の音型をもっているが，それは ①特定の言語において用いられる一組の音のセットであり，②語を形成するための音の適切な配列であり，③音が付加されたり省略されたり変化させられるプロセスでもある．したがって，異なる言語の音型においては，使われる音も，それらの音の配列上の制約も，音に作用する音韻規則(phonological rules)や音韻過程(phonological processes)もそれぞれ異なっている．音韻規則は，抽象的な音韻表示を音声表示に変換する規定である．Hyman(1975)は，動詞 *miss* の発音を例に挙げている．この語は，*we miss it* では /mis/ と発音されるが，*we miss you* では /mɪʃ/ となる．英語では /s/ は硬口蓋音 /j/ が後続するときは硬口蓋音化することが多い（この音自体は省略されることもあるが）．したがって形態素 *miss* には，英語の音韻体系によって確定されるこの2つの発音の仕方がある．

　音韻過程は，音の変化に影響を及ぼす作用を意味し，言語を使用する個人内でみられる音の変化と，特定の言語の音韻が長期間にわたり歴史的変化を遂げる場合の音の変化の両方に関係する．音韻過程の例として，子音結合の縮小(cluster reduction)：*snow* /snoʊ/→/noʊ/，強勢のない音節の省略(deletion of unstressed syllables)：*baloney* /bəloʊnɪ/→/bloʊnɪ/，語末子音の無声化(final consonant devoicing)：*pig* /pɪɡ/→/pɪk/ がある．他の例に関しては，この章の後半と他の章の中で説明される．

　この章では言語学を直接的には取り上げていないが，少なくとも正常構音と構音障害の研究に関係のある音韻原理が存在するということを，学生は知っておく必要がある．音韻論の研究を通

して，個々の分節音の相互関係や話しことばにおける構音と高次の言語学的構造との相互関係について，重要な考察が数多く発表されている．ある意味では，音韻論的分析は構音と様々なレベルの言語構造との間のドアを開ける鍵ともいえる．構音の様々な側面，例えば /s/ 産生のための狭めの持続時間，母音の持続時間，子音にみられる硬口蓋音化の出現，あるいは有声音の無声化といったものを，音韻論の研究によって理解することができる．

　言語の口頭表現つまり発話における構成要素間の相互関係の中には，*音韻規則*（Phonological rules）によって記述したり説明することができるものもある．音韻規則とは，ある言語の音韻体系の中で，あるいは話し手個人の音韻体系の中で起こる音韻変化の規則を一定の形式で表現したものである．これらの規則には，*文脈自由*（context-free）と*文脈依存*（context-sensitive）の場合がある．文脈自由規則は，音声環境の影響を受けない．例えば，子どもが常に摩擦音を破裂音に置き換えている（例：*sees* /siz/ が /tid/ になる）場合，摩擦音が破裂音になることを表す規則を公式化できる．

　　摩擦音　→　破裂音

この例では，*摩擦音*という語は語音のカテゴリとしての摩擦音を表し，破裂音も同様にカテゴリを表し，矢印は「…によって置き換えられる」を意味している．つまり，この規則は音の単位としての摩擦音が破裂音によって置き換えられることを意味している．この変化あるいは置き換えはどのような音声環境でも常に起こるので，この規則が作用する際の音声環境上の制約を述べる必要はない．

　もう1つの状態として，摩擦音が音節のはじめにあるときのみ子どもが置き換える場合，例えば /si/（*see*）が /ti/ に，/zu/（*zoo*）が /du/ になることを想定してみるとよい．音節のはじめの位置に限定されるということは，音声環境上の制約あるいは規則が作用する上での束縛である．この作用を正式に表現するために，次の規則が用いられる．

　　摩擦音　→　破裂音　　/　＃＿＿＿＿

この規則は，摩擦音が音節のはじめにある音声環境では，音の単位としての摩擦音は破裂音に置き換えられることを表している．スラッシュ（/）は「このような環境で」を意味し，＃は音節の境界を，アンダーライン（＿＿＿）は分節音である摩擦音の位置を示している．したがって，スラッシュ-＃-アンダーラインは，摩擦音が音節境界の直後（つまり，次の音節を開始する）にあることを意味する．

　音韻規則の一般的な形式は，以下のようになる．

　　$X \rightarrow Y \quad / \quad a\underline{\quad}b$

この規則は，X が a に後続し b に先行するときは常に Y になるという変化を表している．この規

則の構造は以下のように分解される．

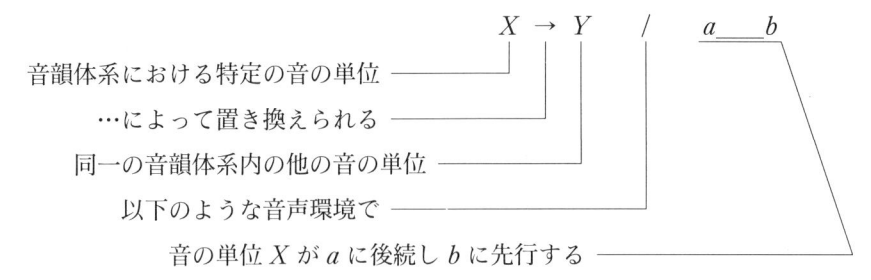

$$X \rightarrow Y \quad / \quad a \underline{\quad} b$$

- 音韻体系における特定の音の単位 ── X
- …によって置き換えられる ── $\rightarrow$
- 同一の音韻体系内の他の音の単位 ── Y
- 以下のような音声環境で ── $/$
- 音の単位 X が a に後続し b に先行する ── $a\underline{\quad}b$

例えば，母音が鼻音の間に位置するとき（*man* の語にみられるように），鼻音化する異音変化を考えてみるとよい．上記の形式に当てはまる規則として，この音の変化は以下のように表現されるであろう．

母音 → 鼻音化母音 ／ 鼻子音 ＿＿ 鼻子音

しかし，鼻子音は鼻音性と子音性の素性をもつ音として考えることもできる．鼻音性や子音性といった素性がともに用いられ，カッコの中に記述されると便利で，先ほどの鼻音化の規則は次のように表現できる．

$$母音 \rightarrow \begin{bmatrix} +鼻音性 \\ +母音性 \end{bmatrix} \quad / \quad \begin{bmatrix} +鼻音性 \\ +子音性 \end{bmatrix} \underline{\quad} \begin{bmatrix} +鼻音性 \\ +子音性 \end{bmatrix}$$

以下に，例として音韻規則をいくつか挙げる．これらの規則を学ぶことによって，学生は自分で規則を考え出すことはできないにしても，音韻規則とはどういうものなのかがわかるであろう．音韻規則の利点は，音韻体系の規則性を公式的あるいは数学的な形式で表現できる点と，音声環境に依存した様々な音韻変化を正確かつ簡潔に表現できる点である．

削除規則（deletion rule）の例：鼻子音に後続する子音は削除される．

$$C \rightarrow \emptyset \quad / \quad \begin{bmatrix} +鼻音性 \\ C \end{bmatrix} \underline{\quad}$$

（例：[ænt] → [æn]）

説明：便宜上，簡略化してあるが，C は子音を意味し，鼻子音は子音 C が鼻音素性（nasal）をもっているもの（＋）として表される．削除は存在しない要素「無」を示す ø によって表され，この規則は"子音が鼻子音に後続するとき，その子音は無要素によって置き換えられる"と逐語的に読まれる．

挿入規則（insertion rule）の例：あいまい母音は音節末尾の有声破裂音の後に挿入される．

$$\emptyset \rightarrow /ə/ \quad / \quad \begin{bmatrix} +有声性 \\ +閉鎖性 \end{bmatrix} \underline{\quad} \#$$

（例：[dɔg] → [dɔgə]）
　説明：この規則は"有声破裂音に後続して無要素が起こるとき，この無要素(何も存在しないこと)はあいまい母音によって置き換えられる"と読まれる．

素性変化規則(feature-changing rule)の例：音節末尾の有声阻害音は無声化される．

$$\begin{bmatrix} -共鳴音素性 \\ +有声性 \end{bmatrix} \rightarrow [-有声性] \quad / \quad \underline{\quad} \#$$

　　　（例：[bɪg] → [bɪk]）
　説明：阻害音とは破裂音，摩擦音，破擦音のことであるが，これらの音は共鳴音素性がない(-共鳴音素性)ことによって表現される．したがって，この規則は"有声非共鳴音(例；阻害音)は音節末尾では無声の同等音によって置き換えられる"と表明していることになる．

素性同化規則(feature-assimilation rule)の例：無声子音は2つの有声音の間にあるときは有声化する．

$$\begin{bmatrix} C \\ -有声性 \end{bmatrix} \rightarrow [+有声性] \quad / \quad [+有声性] \underline{\quad} [+有声性]$$

　　　（例：[æbsɝd] → [æbzɝd]）
　説明：無声子音は先行する分節音と後続する分節音が有声の場合は有声化する．

自然音韻論

　音韻論の中で興味深くかつ重要な事項の1つとして*自然性*(naturalness)がある．自然な音類(class)，特性(property)，過程(process)，規則(rule)といった用語が，音韻体系を論じるとき好んで用いられるようである(Sloat, Taylor, and Hoard, 1978；Stampe, 1972；Ingram, 1976)．自然性が存在するという考えは，一般的には発達的な研究(子どもの言語発達初期の様相や言語獲得)や異なる言語間の比較研究(言語の違いを越えた普遍性)や，特定の言語における音の変化に関する研究から生まれた．言語発達において一方の音韻特性が他方の音韻特性より早い時期に生じる場合，また一方の特性が他方の特性に比べてより多くの言語でみられることが証明されている場合，最初に挙げた音韻特性の方がより自然であるとされる．*有標性*(markedness)はこれとの関連で用いられることもある用語である．*無標音*(an unmarked sound)は自然とみなされる音である．*無標音*は言語発達において*有標音*より早期に獲得される音であり，特定の言語の歴史的変化において有標音が加わる前に確立された音であり，世界中の言語の中で有標音より多くみられる音である．これらの基準により，無声破裂音は無標(より自然な)音の例として，有声阻害音は有標音(自然性の低い音)の例として挙げることができる．

自然音韻論の研究によって，同化と非同化の音韻過程の中には，高頻度にみられるため自然であるとされる過程が存在することもわかっている(Sloat, Taylor, and Hoard, 1978). 同化の音韻過程とはある音が他の音に同化する(より近い似通った音になる)ことによって起こる音の変化のことをいう. 非同化の音韻過程とは，音の間の類似性には基づいていないと考えられる音の変化をいう.

【同化の音韻過程の例】

有声性変化 (Voicing changes)：有声性変化とは，有声音間での有声化，阻害音の有声化または無声化を指す. 有声音間での有声化とは，阻害音(破裂音，摩擦音，破擦音)が母音の間(よって有声音間)にあるときに有声化することをいう. 例えば，*puppy* /pʌpɪ/ が /pʌbɪ/ になることが挙げられる. これは無声阻害音が，その前後の音の有声性に同化したために起こる. 阻害音の有声化または無声化はそれぞれの言語によって異なるが，よくみられる音韻過程に語末子音の無声化がある. この過程は，語末の位置では阻害音が有声性を失うことを意味する. この変化は，語の最後つまり語末の阻害音の次にくる音はなく無声の間(pause)となるので，阻害音の有声性が間の無声性に同化したと考えて，同化の音韻過程とされることもある. この例として，*dog* /dɔɡ/ が /dɔk/ になることが挙げられる.

鼻音化 (Nasalization)：この章で先に述べたように，母音と，ときには他の共鳴音も，鼻子音に同化して鼻音化する. 例えば，*lamb* /læm/ という語では母音が鼻音化する.

鼻音同化 (Nasal assimilation)：鼻子音は，隣合う音の構音位置の影響を受け易い. 英語では，この音韻過程は以下に示すように，鼻子音—破裂音という同構音位置の子音の組み合わせが多いため，非常にわかりやすい：*impolite, imbue, improper, indelicate, unturned, endeared, anchor, anger, congress*.

硬口蓋音化 (Palatalization)：非硬口蓋音が，前母音やわたり音が後続する場合，硬口蓋音化することをいう. 例えば，*news* の /n/ や *cute* の /k/ が硬口蓋音化しているが，それはこれらの語では /n/ と /k/ がわたり音＋母音(/njuz/ と /kjut/)とともに産生されるためである. 先に述べたが，/s/ は *miss you* という句にみられるように，わたり音 /j/ が後続する場合，しばしば硬口蓋音化する.

【非同化の音韻過程の例】

分節音の削除あるいは脱落 (Deletion or loss of segments)：語末では，1つあるいは複数の分節音が脱落することがあるが，これは*語尾音脱落* (apocope)として知られる音韻過程である. 例えば，アメリカ東部方言の英語では，*car, store, stair* のような語では話し手は /r/ を脱落させることが多く，*car* /kar/ が /ka:/ となる. また，小さな子どもはよく語末の子音を削除する. 言語臨床家がしばしば指摘するように，語末子音の省略は語頭子音の省略よりずっと多い[訳注2].

語末以外の位置で分節音が消失する場合，この音韻過程は*語中音脱落*(syncope)と呼ばれることもある．語尾音脱落と語中音脱落は子音結合を単純化（あるいは縮小）することも多い．例えば *extra* が /ɛktrə/ となったり，*asks* が /æks/ となる．

分節音の挿入 (Insertion of segments)：挿入の音韻過程のうち1つのタイプは，*語頭音添加*(prosthesis)と呼ばれ，語頭に分節音が加えられることをいう．もう1つのタイプは，*語中音添加*(epenthesis)と呼ばれ，語の中のいずれかの位置に分節音が加えられることをいう．子どもはよく子音結合の間に母音（あいまい母音 /ə/ が多い）を挿入して結合を分離し，blue を /bəlu/ と clock を /kəlak/ のように構音する．

音位転換 (Metathesis)：この音韻過程では，分節音の順序が入れ替わる．例えば，子どもは *nest* /nɛst/ を /nɛts/ と，*music* /mjusik/ を /mjukis/ と言ったりする（後者の例では語末子音の無声化も関係している）．

割れ (Breaking)：この音韻過程では，*fast* /fæɪst/，*pass* /pæɪs/，*bag* /bæɪg/，*cat* /kæɪt/ の例にみられるように，長母音が二重母音となる．割れは，小さな子どもの発話の中でよく聞かれる．

自然音韻論(natural phonology)は，子どもの音韻獲得に関して役立つ見方を提供してくれる．この理論を支持する研究者は，自然な音韻過程[訳注3] (natural phonological process)が生得的であるかまたは子どもの発達の初期に比較的容易に獲得され，ある自然な音韻過程が子どもが学んでいる言語の音韻特性と対立するときは常に，それに対して一種の抵抗として作用すると考える．Stampe(1969)は，自然な音韻過程を，子どもが目標とする成人の産生形態である語を単純化するための生得的な過程として考えた．自然性(naturalness)に関しての興味深い見方の1つに，子どもは音や音連続の産生に際して，非常に強い偏りあるいは選好を示すという考えがある．このよ

訳注2：日本語では語末にくる子音は /N/ しかなく，また強勢パタンも異なるため語末子音の省略は少なく，語頭子音の省略が多い．

訳注3：Phonological process の訳語について

Phonological process は，Stampe(1972)の自然音韻論によって言語治療の分野でも注目されるようになった言語学用語である．その後，欧米を中心に構音障害の評価・治療に広く応用されてきているが，それに伴ってこの語の意味するものが言語治療領域では異なってきている（近年言語治療領域では phonological process を単に音の誤り方のカテゴリとして用いることが多い）．こうした現状をふまえ，訳者らは以前から言語治療領域で用いられる phonological process を言語学用語の「音韻過程」と区別して「音韻プロセス」と呼んできた．したがって，本書では，音韻論を概説している第1章で「音韻過程」という訳語を用いた．なお，自然音韻論の詳細は以下の文献を参照して欲しい．

根間弘海．『生成音韻論接近法』晃学出版，東京，1978．

大塚高信，中島文雄監修．『新英語学辞典―縮刷版』研究社，東京，1987．

うな選好の中には，音声学的な基盤に基づいているものもある．例えば，阻害音の無声化(あるいは破裂音，摩擦音，破擦音の無声化傾向)は，声道閉鎖期には声帯振動を維持するのが困難なことと関連していると考えられる．声道閉鎖期に有声性を維持するためには，声帯の間から持続的に空気が流れるようにするための特殊な方策がとられなくてはならない．これは，咽頭を拡大するあるいは喉頭を押し下げるのに伴って，口腔内の空気の容積を拡大することによって達成される(Perkell, 1969；Kent and Moll, 1969)．しかし，自然な音韻過程すべてが単純な音声学的基盤によって説明できるわけではなく，多くの場合その全体像を知るためには他の要因についても検討し考慮する必要がある．自然な音韻過程がどのように解釈されるにせよ，話しことばと言語の学習は，自然と呼ばれるに充分なほど頻繁に起こる音韻の力の影響も受けていることを，言語臨床家は忘れてはならない．発話産生におけるこのような選好や傾向は，話しことばの獲得過程を知る上での基層となるであろう．さらに，自然な音韻過程が，特定の音韻体系を学習する際に通常の発現期間を過ぎてもなお維持されている場合，構音障害となって現れることも考えられる．

非線状音韻論

　非線状音韻論[訳注4](nonlinear phonology)は線状生成音韻論に代わるものとして生み出されたが，それは生成音韻論には短所があるとされたためである．生成音韻論(その多くはChomskyとHalle(1968)の古典的研究 The Sound Pattern of English によって世に送り出された)のいくつかの側面については，すでに述べた．生成音韻論が基本的に目指していたものは，①様々な言語における音韻パタン(phonological patterns)を記述すること，②そのような音韻体系を説明する音韻規則を公式化すること，③様々な音韻体系に適用できる普遍的な原理を確立することであった．非線状音韻論が生み出された理由の中で特に重要なのは，強勢(stress)(英語の強勢体系内の強結合と弱結合(weak and strong clusters)にみられるように)の影響を考慮するためと，分節音的な表示とは別の独立した表示レベルで，音調(tone)と強勢を表現する必要があったことが挙げられる．線状生成音韻論は，一般に韻律が及ぼす影響への考慮が不十分であると考えられていた．初期の生成音韻論では，音韻表示は「統語的な句構造以外は，いかなる階層的な構造ももたない分節音の線状の連続である」とみなされていた(Clements and Keyser, 1983；1)．この種の生成音韻論は，分節音の線状の連続の中で作用する音韻規則によって特徴づけられていた．しかし，この考え方では強勢と他の韻律的要素の影響に関して，うまく説明できないことが明らかとなっ

訳注4：非線状音韻論に関しては以下の文献を参照せよ．
　　　島岡　丘，佐藤　寧．『最新の音声学・音韻論―現代英語を中心に―』研究社，東京，1987．
　　　原口庄輔．『音韻論』開拓社，東京，1994．

た．より一般的に表現するならば，線状生成音韻論は音韻操作を線状連鎖上で機能すると制限したために，様々な大きさの単位の間でみられる相互関係を十分に説明することができなかったといえる．

非線状音韻論にはいくつかの異説があるが，そのうちの2つ，自律分節理論(autosegmental theory)(Goldsmith, 1976, 1990 ; Hayes, 1988)と韻律理論(metrical theory)(Goldsmith, 1990 ; Hayes, 1988)が特に優勢である．自律分節理論では，音韻素性を半独立の平行する連鎖の層に分離する．この層は，相互に連絡してはいるがそれぞれ独立したレベルを形成していると考えられる．*自律分節*(autosegment)という用語は，ある層における単位を意味している．自律分節は1つあるいはそれ以上の具現型をもつ．例えば，音調層は高，中，低の音調で具現化される．各層の連鎖は，層を横切って同時性を示す連携線をもちつつ，時系列に整列している．このように強勢と分節音表示は統合されている．音韻理論の中で複雑な発展経過をたどってきたこの説の詳細に触れることはできないが，その中心的な考え方はかなり単純なものである．それは，音韻パタンは異なる種類の表示を越える連携によって展開していくものであり，線状生成音韻論が主張しているように音韻単位が単一の線状連鎖上で作用するものではないということである．非線状音韻論は初期の音韻理論とは一線を画するものである．この理論は，量的にも質的にも様々に異なる音韻表示を連携させ調整するものである．

韻律理論は音韻単位を，韻脚，音節，分節音というように階層的に構造化する．線状生成音韻論とは異なり，韻律理論では強勢に特別な意味をもたせている．強勢パタンはリズム(強-弱のような交互の卓越(prominence))と音節の軽重(syllable weight)によって生じる．強勢の付与が，様々なレベルの階層(例えば，音節，韻脚，語)を越えて行われる．この強勢の扱い方は，線状生成音韻論とは著しく異なる．

階層性は，非線状音韻論の1つである素性階層の理論においても重要である．素性階層理論の中で有力なものは，McCarthy(1988)とSagey(1986)の理論の2つである．図1.29で示したような構造では，音節，子音，母音が，喉頭における構音と喉頭より上の構音を区別する他の節点(node)を支配する上位節点として存在する．つまり，素性は階層的に配列されている．ChomskyとHalle(1968)の研究のような線状音韻論では，必ずしも常にそうならないにせよ，素性同士の関係は独立か直交したものとしてマトリックスの中で明記されるのが望ましいとされた．それとは対照的に，素性階層は，素性間の関係を非直交的なものとして展開してきている．非直交性が含意するこの階層的なパタンは，素性階層理論の原理となっている．

ここでは，自律分節理論，韻律理論，素性階層理論の3つの主要な音韻理論を概観したが，いずれも標準的な音韻理論とされてきたものから離れて新たな展開をみせている．当然のことであるが，これらの新しい理論は，子どもの音韻発達(Schwartz, 1992 ; Spencer, 1988)や音韻障害においても検討されはじめている(Bernhardt, 1990 ; Chiat, 1989 ; Chin and Dinnsen, 1991 ; Gandour, 1981 ; Spencer, 1984)．

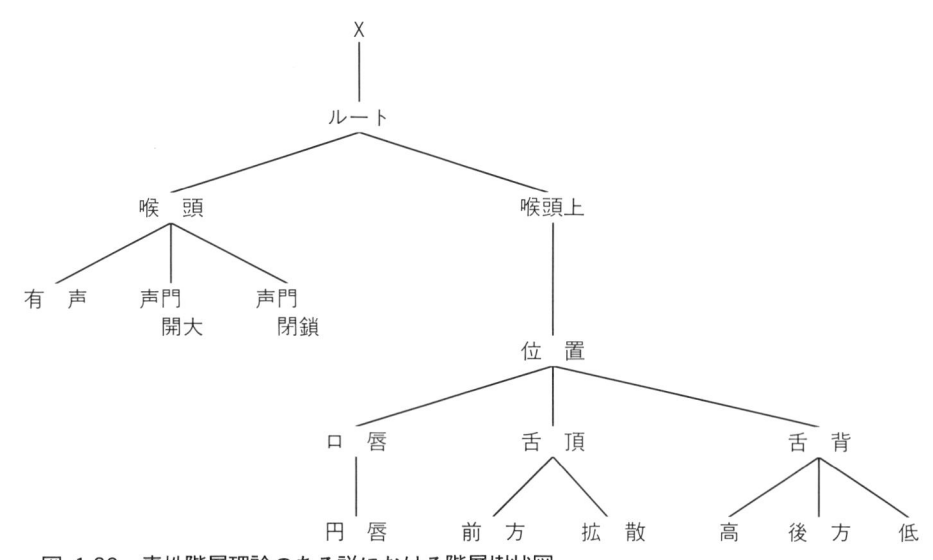

図 1.29 素性階層理論のある説における階層樹状図
　　　　喉頭上節点下の素性は先の項で定義されている．喉頭節点下の素性は声帯の状態を指している．

発話の構成レベルの要約

　音節にはじまり，スペクトログラムや視覚表示機能のある音響分析装置によってみることのできる音響連鎖まで，スピーチを構成する様々なレベルを表 1.8 に示した．ここでは*音節全体*(syllable integrity)を最も高位のレベルとしたが，この表は句や文といったより高位のレベルから開始することもできる．しかし，我々のここでの目的のためには，この表に挙げたレベルを検討するだけで十分である．音節は1つあるいはそれ以上の音素からなる構成単位で，例えば音節 /pa/ は /p/ と /a/ からなる．音素は抽象的なため，音素記述では発話行動や音声構造の詳細に関してまで触れることはできない．このような詳細事項のいくつかは，上記の表の*音声特性*の項に記した．音素 /p/ は音声表示としては有気性の [pʰ] を，音素 /a/ は長音化した [a:] を含んでいる．これらの音声表示は当然のことながら，それぞれ /p/ と /a/ の異音である．英語の音素 /p/ は，音節のはじめの位置では常に有気化し，音素 /a/ は開単音節(an open monosyllable，つまり CV 音節)では長音化することが多い．

　その次のレベルとして，*分節音素性* (segmental features)が表に示されている．これらの素性は，音を記述するための音声的特質あるいは特性である．例えば子音 [p] は，*閉鎖性* (stops)，*唇音性* (labials)，*子音性* (consonantals)をもつ音類に属し，*鼻音性* (nasals)，*有声性* (voiced sounds)をもつ音類には属さない．これらの素性はこの章のはじめに述べた弁別素性に類似してい

表 1.8 スピーチの構成レベル

音節全体： 　/pa/ 音節

音素構成： 　/p/＋/a/

音声特性： 　[pʰaː]
注：破裂音 /p/ は有気化し，母音 /a/ は長音化している．

文節音素性：[p]―― ＋閉鎖性
　　　　　　　　　　＋唇音性
　　　　　　　　　　＋子音性
　　　　　　　　　　－鼻音性
　　　　　　　　　　－有声性
　　　　　　[a]―― ＋成節性
　　　　　　　　　　－子音性
　　　　　　　　　　－前舌性
　　　　　　　　　　＋低音調性
　　　　　　　　　　－円唇性
　　　　　　　　　　－鼻音性
　　　　　　　　　　＋有声性

構音連鎖： 　鼻咽腔の閉鎖
　　　　　　声帯の外転
　　　　　　/a/ のための舌の調節
　　　　　　口唇の閉鎖
　　　　　　口唇と顎の開放
　　　　　　声帯の内転
　　　　　　声帯の最終的外転

音響連鎖： 　/p/ 閉鎖中の無声期
　　　　　　/p/ 開放のバースト
　　　　　　声帯閉鎖途中の有気期
　　　　　　明確な共鳴形成を伴う声帯閉鎖後の有声期

るが，こちらの方がより音声的な性格が強い．ここに挙げた素性はたとえ厳格な定義はなくとも，その一つ一つが音の構音特性を示していることは明らかであろう．例えば，母音 [a] は，音節の核で，子音ではなく，後舌低母音の位置にあり非円唇で，有声非鼻音である．

　この素性は音素ほど抽象的ではないが，発話に関与する筋に正確な神経指令を伝達するためには，脳の運動制御機構によって変換されていく必要がある．つまり [p] と [a] を表現するために列挙された素性は，表に示されたその次のレベルから最後のレベルまで，構音連鎖を産生する筋収縮のパタンに変換されなくてはならない．[p] に鼻音素性がないことから鼻咽腔の閉鎖が求

められ，有声性もないので声帯が開くことが求められる．このように，それぞれの素性が要求することは，構音運動へと変換され，筋収縮によって達成される．

最後に筋収縮の結果として，連続した言語音が発せられる．この*音響連鎖*，つまり表の最後のレベルでは，我々は音響的分節音(acoustic segments)をスペクトログラム上で視覚的に見ることができる．ただし，1つの音響的分節音が，単一の音素に対応しているとは限らないことを忘れてはならない．音素 /p/ は少なくとも3つの音響的分節音からなる．無声期は両唇閉鎖に対応し，バーストは口唇をすばやく開くことによって生じ，有気区間は後続母音の有声性への準備として声帯が徐々に閉鎖されていくのと関連している．

表 1.8 は比較的詳細に及んでいるが，それでも発話の複雑さのほんの一部を表しているにすぎない．発話行動の言語学的―音声学的構成においては，3つの主要な構成部門，つまり分節音的(音声的)部門と，超分節音的(*韻律的*な)部門と，*パラ言語的*部門について考える必要がある．最初の2つの部門に関しては，この章ですでに述べている．パラ言語的部門は*非分節音的*とも呼ばれる韻律的部門に似ている．この部門は，*感情*や*態度*といったことばで表現される発話の側面を意味している．例えばこれから話しはじめようとしている話者は，音声連続に関してのみならず，韻律構造や感情や態度に関係したこと(つまり音調と声 "tone and voice")についても判断しなくてはならない．分節音的部門には，語，音節，音素と素性が含まれる．超分節音的あるいは韻律的部門には，強勢，抑揚，連接，速度，声の大きさと高さが含まれる．パラ言語的部門は，緊張度，声質と声の性質の変化などから成り立っている(Crystal, 1969)．

発話行動の複雑さは，音声信号を表す様々な情報を箇条書きすることにより表現できる．そういった箇条書きの一部(このうちの多くは Branigan(1979)による)を以下に記す．

1. 目指す音声連続に対応した一組の構音標的あるいは目標
2. 音声連続を形成する音節への強勢に関しての指示
3. 強勢のための音節の長さや，音声構成，発話における音節の位置の調節
4. 要素間の移行部分と発話の最後の終末連接を含む連接素性の詳述
5. 意志(意味)を伝達するための文法的形式を反映させた語順の内的形成
6. 発話速度や声の高さや大きさといった他の韻律素性の決定
7. 感情や態度を伝えるパラ言語素性の使用

発話行動の中で明らかに単純と考えられる側面であっても，多くの変数の影響を受けている可能性があることを忘れてはならない．例えば，母音の持続時間は，舌の高さや緊張度や弛緩度，子音の音声環境，強勢パタン，その母音が生じている語の出現頻度，その母音が生じている語の構文の語順によって決められる(Klatt, 1976)．

結語：発話における構音獲得への示唆

　構音のはじまりは，乳児の発声に求められる．生後1年までの間にみられる喃語が発話の発達にどのように関与しているのかは未だ解明されていないが，子どもは発達初期の発声によって音声体系を獲得していく準備をするという考えを支持する証拠が増している．初期の音のパタンの中では，重要な単位は音節であり，（産生する）音の音節構造の発達が構音の発達の骨格となっている可能性がある．もしそれが事実とすれば，生後1歳までの間に，音節構造がどのように発達していくかを図式化するのは興味深い．以下の説明は，Bjorn Lindblom と Rolf Zetterström の編による*初期の話しことばの発達の準備となるもの*(Precursors of Early Speech Development)の中のいくつかの章に基づいている．

　音節の発達における主要な段階を次に示す．①呼吸の1サイクルの中での持続的な発声は，精巧な構音を発達させるための基本的な発声パタンを提供している．②呼吸の1サイクル内の断続的な発声は，基本的な持続発声のパタンを破るものであり，それが音節の単位の骨格となる．③発声を中断あるいはそれと組み合わさる声門上構音動作は，同時に起こる発声と構音を調節する経験を提供する．④発達初期に先行する音節は(単独でも連続の中でも)成人の音節構造とは詳細において異なるが，基本的な音節形の基礎となるものである．⑤初期の標準的音節は(単独でも連続の中でも)成人の発話の構造上の特徴を捉えたものであるが，子どもの産生パタンと成人の発話に対する子どもの知覚や認知の程度とを関連づけることは特に重要と思われる．⑥反復喃語(音節パタンの反復)によって子どもはプロソディー(特にリズム)と構音連続を学習する．これは発話が発達していく基盤となる．しばらくの間，喃語は始語にはじまる発語と共存し，いくつかの音声特徴を共有するが，両者には異なる点もある．

　CV(子音＋母音)音節は世界中の言語のほぼすべてでみられるが，発話の中で出現しやすい基本的な音の単位とされている．またCV音節は，子どもが聴覚弁別を学習するのに最も適した単位でもある．生後4ヵ月未満の子どもは，CV，CVC，VCV，CVCVという4種類の形式の音連続に含まれる分節音を，聴覚的に弁別することができる(Bertoncini and Mehler, 1981；Jusczyk and Thompson, 1978；Trehub, 1973)．さらに交互に起こるCV音節は，子どもが構音位置，構音様式，有声性を弁別する能力を促進するようである．[ba ba ba ba]のような冗長な音節連鎖は(Goodsitt, Morse, and Ver Hoeve, 1984)，この行動をさらに促進するので，反復喃語といわれるこのCV音節の連鎖は，子どもにとって最高の基礎的知覚訓練となっている．

　CV音節の長所は産生に関しても当てはまる．このCV形式は子どもの発声行動の中で最も早期にみられる音節形式の1つである．1歳児の発声はV母音かCV音節が主体で，より複雑なVCVかCVCVのような音節が加わる(Kent and Bauer, 1985)．Branigan(1976)は，CV音節を子音形成の訓練場であると述べた．子音の多くはまずCV音節のはじめの位置で産生され，その後に

母音後(postvocalic，例：VC)で産生されるようになる．

　標準的なCV音節が感覚-運動(perceptuomotor)の統合の単位として重要であるということは，聴覚障害の子どもでは音声の発達が著しく遅れることからもわかる(Kent, Osberger, Netsell, and Hustedde, 1987 ; Oller, 1986)．さらに，初期のCV音節の産生は発達の鎖の中で，初期の語の産生や語末子音の構音と結びついている(Menyuk, Liebergott, and Schultz, 1986)．

　話しことばの獲得は複雑な過程だが，言語(文法や意味や音韻)つまり意味と音を関係づける話しことばの記号化の学習であり，高速でしかも重複して起こる発語器官の動きを調節する運動技能の獲得でもある．言語の専門家でない人は，子どもの発達途上の発話の特徴を，よく起こる置き換えの誤り(子どもが rabbit と言うべきところを wabbit と，see を thee と言うように)のような誤り音に着目して捉える．しかし，発達途上の発話は他の点でも成人の発話とは異なる．

　まず，第1に子どもの発話は，普通，成人の発話より遅い．例えば，McNeill(1974)は発話速度について，成人では毎秒3語を少し越える程度だが，4〜5歳児では毎秒約2.5語，2歳児では毎秒1.6語であると報告している．さらに，個々の分節音の発話時間が子どもの発話では長い(Naeser, 1970 ; Smith, 1978 ; Kent and Forner, 1980)．Smithは，無意味語の発話時間が4歳児では成人より15%長く，2歳児では31%長いと報告している．同様に，KentとFornerは句と短文の発話時間を測定し，4歳児では33%，6歳児では16%，12歳児では8%，成人より長いという結果を得ている．KentとFornerはいくつかの分節音について観察し，例えば破裂音の声門閉鎖の持続時間は，子どもの発話では成人の2倍に達していると報告している．子どもの発話速度は，発話の産生と知覚の両側面を反映している．子どもが復唱する場合，自分の発話速度に近い速度で話される文の方が，より速いまたは遅い文よりうまく復唱できる(Bonvillian, Raeburn, and Horan, 1979)．

　第2に，子どもの発話は変動し易いという点でも成人の発話と異なる．子どもが同じ発話を4, 5回言うと，個々の分節音の持続時間の変化は成人より大きい(Eguchi and Hirsh, 1969 ; Tingley and Allen, 1975 ; Kent and Forner, 1980)．産生の信頼性におけるこの成人との相違は，子どもの言語学的側面と神経運動系の両方の未熟さを表す指標となると思われる．一般に，年少の子どもの発話パタンは成人に比べコントロールが劣り，子どもが思春期に達するまでこのコントロール能力は発達していく(Kent, 1976)．

　成人と子どもの発話の第3番目の違いは，調音結合のパタンにある．この相違点についてのデータは豊富ではないが，ThompsonとHixon(1979)は，対象者の年齢が高くなるにつれ，/ini/の最初の母音の中間点で鼻漏出がみられる者の割合が高くなると報告している．彼らはこれを対象者の年齢が高くなるにつれ，後続の鼻音を予期した調音結合がより早く起こるためであると考察している．これは，話し手が成長するにつれ，音声連続を産生する際の予測性が促進されることを示している．

　要約すると，年少の子どもは，明らかな誤り構音がある以外に，発話速度が遅く，産生の際の

一貫性が低く，構音の連続に関して予測性が低いという点で成人と異なる．

文　献

Adams, S. G., "Rate and clarity of speech: An x-ray microbeam study." Ph.D. dissertation, University of Wisconsin–Madison, 1990.

Beckman, M. E., "Stress and non-stress accent." *Netherlands Phonetic Archives 7*. Dordrecht: Foris, 1986.

Beckman, M. E., and J. Edwards, "Prosodic categories and duration control." *Journal of the Acoustical Society of America, 87*, Supplement 1 (1991): S65.

Behne, D., "Acoustic effects of focus and sentence position on stress in English and French." Ph.D. dissertation, University of Wisconsin–Madison, 1989.

Bernhardt, B., "Application of nonlinear phonology to intervention with six phonologically disordered children." Unpublished Ph.D. thesis, University of British Columbia, Vancouver, B.C., Canada, 1990.

Bernthal, J. E., and D. R. Beukelman, "Intraoral air pressures during the production of /p/ and /b/ by children, youths, and adults." *Journal of Speech and Hearing Research, 21* (1978): 361–371.

Bertoncini, J., and J. Mehler, "Syllables as units in infant speech perception." *Infant Behavior and Development, 4* (1981): 247–260.

Bock, J. K., "Toward a cognitive psychology of syntax: Information processing contributions to sentence formulation." *Psychological Review, 89* (1982): 1–47.

Bonvillian, J. D., V. P. Raeburn, and E. A. Horan, "Talking to children: The effects of rate, intonation, and length on children's sentence imitation." *Journal of Child Language, 6* (1979): 459–467.

Branigan, G., "Syllabic structure and the acquisition of consonants: The great conspiracy in word formation." *Journal of Psycholinguistic Research, 5* (1976): 117–133.

Branigan, G., "Some reasons why successive single word utterances are not." *Journal of Child Language, 6* (1979): 411–421.

Cavagna, G. A., and R. Margaria, "Airflow rates and efficiency changes during phonation." *Sound Production in Man, Annals of the New York Academy of Sciences, 155* (1968): 152–164.

Chiat, S., "The relation between prosodic structure, syllabification and segmental realization: Evidence from a child with fricative stopping." *Clinical Linguistics and Phonetics, 3* (1989): 223–242.

Chin, S. B., and D. A. Dinnsen, "Feature geometry in disordered phonologies." *Clinical Linguistics and Phonetics, 5* (1991): 329–337.

Chomsky, N., and M. Halle, *The Sound Pattern of English*. New York: Harper & Row, 1968.

Clements, G. N., and S. J. Keyser, *CV Phonology*. Cambridge, MA: M.I.T. Press, 1983.

Cohen, A., R. Collier, and J. t'Hart, "Declination: Construct or intrinsic feature of speech pitch?" *Phonetica, 39* (1982): 254–273.

Crystal, D., *Prosodic Systems and Intonation in English*. Cambridge (UK): Cambridge University Press, 1969.

Crystal, D., "Non-segmental phonology in language acquisition: A review of the issues." *Lingua, 32* (1973): 1–45.

Daniloff, R. G., and K. L. Moll, "Coarticulation of lip rounding." *Journal of Speech and Hearing Research, 11* (1968): 707–721.

Dewey, G., *Relative Frequency of English Speech Sounds*. Cambridge: Harvard University Press, 1923.

Eguchi, S., and I. J. Hirsh, "Development of speech sounds in children." *Acta Orolaryngologica*, Supplement No. 257 (1969).

Fry, D., "Duration and intensity as physical correlates of linguistic stress." *Journal of the Acoustical Society of America, 27* (1955): 765–768.

Gandour J., "The nondeviant nature of deviant phonological systems." *Journal of Communication Disorders, 14* (1981): 11–29.

Giles, S. B., "A study of articulatory characteristics of /l/ allophones in English." Ph.D. dissertation, University of Iowa, 1971.

Goldsmith, J., "Autosegmental phonology." Ph.D. dissertation, Massachusetts Institute of Technology, 1976 (published by Garland Press, 1979).

Goldsmith, J. A., *Autosegmental and Metrical Phonology*. Oxford: Basil Blackwell, 1990.

Goodsitt, J., P. Morse, and J. Ver Hoeve, "Infant speech recognition in multisyllabic contexts." *Child Development, 55* (1984): 903–910.

Hardcastle, W. J., *Physiology of Speech Production*.

London: Academic Press, 1976.
Hayes, B., "Metrics and phonological theory" (pp. 220–249). In F. Newmeyer (Ed.), *Linguistics: The Cambridge Survey. II. Linguistic Theory: Extensions and Implications*. Cambridge (UK): Cambridge University Press, 1988.
Hixon, T. J., "Mechanical aspects of speech production." Paper read at Annual Convention of the American Speech and Hearing Association, Chicago, November 17–20, 1971.
Hockett, C. F., "A manual of phonology." In *International Journal of American Linguistics (Memoir II)*. Baltimore: Waverly Press, 1955.
Hyman, L. M., *Phonology: Theory and Analysis*. New York: Holt, Rinehart and Winston, 1975.
Ingram, D., *Phonological Disability in Children*. New York: Elsevier, 1976.
Jong, K. J. de, "The oral articulation of English stress accent." Ph.D. dissertation, Ohio State University, Columbus, Ohio, 1991.
Jusczyk, P., and E. Thompson, "Perception of phonetic contrasts in multisyllabic utterances by 2 month old infants." *Perception and Psychophysics, 23* (1978): 105–109.
Kantner, C. E., and R. West, *Phonetics*. New York: Harper & Row, 1960.
Kent, R. D., "Anatomical and neuromuscular maturation of the speech mechanism: Evidence from acoustic studies." *Journal of Speech and Hearing Research, 19* (1976): 421–447.
Kent, R. D., and H. R. Bauer, "Vocalizations of one year olds." *Journal of Child Language, 12* (1985): 491–526.
Kent, R. D., and L. L. Forner, "Speech segment durations in sentence recitations by children and adults." *Journal of Phonetics, 8* (1980): 157–168.
Kent, R. D., R. E. Martin, and R. L. Sufit, "Oral sensation: A review and clinical prospective" (pp. 135–191). In H. Winitz (Ed.), *Human Communication and Its Disorders: A Review—1990*. Norwood, NJ: Ablex, 1990.
Kent, R. D., and F. D. Minifie, "Coarticulation in recent speech production models." *Journal of Phonetics, 5* (1977): 115–133.
Kent, R. D., and K. L. Moll, "Vocal-tract characteristics of the stop cognates." *Journal of the Acoustical Society of America, 46* (1969): 1549–1555.
Kent, R. D., and K. L. Moll, "Cinefluorographic analyses of selected lingual consonants." *Journal of Speech and Hearing Research, 15* (1972): 453–473.
Kent, R. D., and K. L. Moll, "Articulatory timing in selected consonant sequences." *Brain and Language, 2* (1975): 304–323.
Kent, R. D., and R. Netsell, "Effects of stress contrasts on certain articulatory parameters." *Phonetica, 24* (1972): 23–44.
Kent, R. D., M. J. Osberger, R. Netsell, and C. G. Hustedde, "Phonetic development in identical twins differing in auditory function." *Journal of Speech and Hearing Disorders, 52* (1987): 64–75.
Klatt, D. H., "Linguistic uses of segmental duration in English: Acoustic and perceptual evidence." *Journal of the Acoustical Society of America, 59* (1976): 1208–1221.
Ladefoged, P., *Preliminaries to Linguistic Phonetics*. Chicago: University of Chicago Press, 1971.
Ladefoged, P., *A Course in Phonetics*. New York: Harcourt Brace Jovanovich, 1975.
Lehiste, I., *Suprasegmentals*. Cambridge, MA: M.I.T. Press, 1970.
Lieberman, P., *Intonation, Perception and Language*. Cambridge, MA: M.I.T. Press, 1967.
Lindblom, B. E. F., "Spectrographic study of vowel reduction." *Journal of the Acoustical Society of America, 35* (1963): 1773–1781.
Lindblom, B., "Explaining phonetic variation: A sketch of the H&H theory" (pp. 403–439). In W. J. Hardcastle and A. Marchal (Eds.), *Speech Production and Speech Modelling*. Amsterdam, The Netherlands: Kluwer, 1990.
Lindblom, B., and R. Zetterström (Eds.), *Precursors of Early Speech Development*. New York: Stockton, 1986.
McCarthy, L., "Feature geometry and dependency: A review." *Journal of Phonetics, 43* (1988): 84–108.
MacNeilage, P. F., "Speech physiology" (pp. 1–72). In H. H. Gilbert (Ed.), *Speech and Cortical Functioning*. New York: Academic Press, 1972.
McNeill, D., "The two-fold way for speech." In *Problèmes Actuels en Psycholinguistique*. Paris: Editions du Centre National de la Recherche Scientifique, 1974.
Menyuk, P., J. Liebergott, and M. Schultz, "Predicting phonological development" (pp. 79–93). In B. Lindblom and R. Zetterström (Eds.), *Precursors of Early Speech*. Basingstoke, Hampshire (UK):

MacMillan, 1986.

Moll, K. L., and R. G. Daniloff, "Investigation of the timing of velar movements during speech." *Journal of the Acoustical Society of America, 50* (1971): 678–684.

Moon, S. J., and B. Lindblom, "Formant undershoot in clear and citation-form speech: A second progress report." *Royal Institute of Technology (Stockholm, Sweden) Speech Transmission Laboratory, Quarterly Progress and Status Reports, 1* (1989): 121–123.

Naeser, M. A., "The American child's acquisition of differential vowel duration." Technical Report No. 144, Wisconsin Research and Development Center for Cognitive Learning, University of Wisconsin, Madison, 1970.

Oller, D. K., "Metaphonology of infant vocalizations" (pp. 21–35). In B. Lindblom and R. Zetterström (Eds.), *Precursors of Early Speech*. Basingstoke, Hampshire (UK): MacMillan, 1986.

Parker, F., "Distinctive features in speech pathology: Phonology or phonemics?" *Journal of Speech and Hearing Disorders, 41* (1976): 23–39.

Perkell, J. S., *Physiology of Speech Production*. Cambridge, MA: M.I.T. Press, 1969.

Picheny, M. A., N. I. Durlach, and L. D. Braida, "Speaking clearly for the hard of hearing. II: Acoustic characteristics of clear and conversational speech." *Journal of Speech and Hearing Research, 29* (1986): 434–446.

Rabiner, L., H. Levitt, and A. Rosenberg, "Investigation of stress patterns for speech synthesis by rule." *Journal of the Acoustical Society of America, 45* (1969): 92–101.

Read, C., and P. A. Schreiber, "Why short subjects are harder to find than long ones." In E. Wanner and L. Gleitman (Eds.), *Language Acquisition: The State of the Art*. Cambridge (UK): Cambridge University Press, 1982.

Sagey, E., "The representation of features and relations in non-linear phonology." Unpublished Ph.D. thesis, Massachusetts Institute of Technology, Cambridge, Massachusetts, 1986.

Schwartz, R. G., "Nonlinear phonology as a framework for phonological acquisition." In R. S. Chapman (Ed.), *Processes in Language Acquisition and Disorders*. Chicago: Mosby-Year Book, 1992.

Sloat, C., S. H. Taylor, and J. E. Hoard, *Introduction to Phonology*. Englewood Cliffs, NJ: Prentice Hall, 1978.

Smith, B. L., "Temporal aspects of English speech production: A developmental perspective." *Journal of Phonetics, 6* (1978): 37–68.

Spencer, A., "A nonlinear analysis of phonological disability." *Journal of Communication Disorders, 17* (1984): 325–348.

Spencer, A., "A phonological theory of phonological development" (pp. 115–151). In M. J. Ball (Ed.), *Theoretical Linguistics and Disordered Language*. London: Croon Helm, 1988.

Stampe, D., "The acquisition of phonetic representation" (pp. 443–453). In R. I. Binnick et al. (Eds.), *Papers from the Fifth Regional Meeting of the Chicago Linguistics Society*. Chicago: Chicago Linguistics Society, 1969.

Stampe, D., "A dissertation of natural phonology." Ph.D. dissertation, University of Chicago, 1972.

Subtelny, J., J. Worth, and M. Sakuda, "Intraoral pressure and rate of flow during speech." *Journal of Speech and Hearing Research, 9* (1966): 498–518.

Thompson, A. E., and T. J. Hixon, "Nasal air flow during speech production." *Cleft Palate Journal, 16* (1979): 412–420.

Tingley, B. M., and G. D. Allen, "Development of speech timing control in children." *Child Development, 46* (1975): 186–194.

Trehub, S., "Infants' sensitivity to vowel and tonal contrasts." *Developmental Psychology, 9* (1973): 91–96.

Walsh, H., "On certain practical inadequacies of distinctive feature systems." *Journal of Speech and Hearing Disorders, 39* (1974): 32–43.

Wise, C. M., *Introduction to Phonetics*. Englewood Cliffs, NJ: Prentice Hall, 1957a.

Wise, C. M., *Applied Phonetics*. Englewood Cliffs, NJ: Prentice Hall, 1957b.

MARILYN MAY VIHMAN

2 初期の音韻発達

　正常な音韻発達について論じる前段階として，子どもがわずか3～4年言語にさらされるだけで何を成し遂げるかについて考えてみよう．それぞれ異なる言語にさらされた子どもの発声は，喃語期と呼ばれる成人に近い発声の最初の段階では，言語の違いはほとんど識別できないといってよい(Atkinson, MacWhinney, and Stoel, 1968)．英語とスペイン語(Thevenin, Eilers, Oller, and LaVoie, 1985)，またはフランス語と中国語(Boysson-Bardies, Sagart, and Durand, 1984)のように異なる言語を学んでいる乳児の録音テープを，これらの言語の一方を話す成人が判定する場合，信頼度の高い識別は得られない．Francescato は，「2通りの仮説，すなわちすべての言語について，どの子どもも言語活動の初期には"同一"言語を所有しているか，あるいは，どの言語のどの子どもも，はじめからそれぞれの言語を話すかのいずれかである」と述べている(Francescato, 1968, p.152)．今日の見方の大勢は両方の仮説とも正しいと考えている．異なる言語環境にいる子どもが，音節や音の同じ"普遍的"なレパートリを身につける．それと同時に，それぞれの子どもは，自分自身の音韻体系やコミュニケーションシステムを発達させる過程で，これらの普遍的音節形や音の中から独自の音の偏りやパタンをつくり出していくようにみえる．このような独自のパタンまたは特徴的なパタンは，子どもが接している成人のパタンに徐々に順応し，ついには成人のパタンに取って代わられる．

　大多数の子どもは，驚くほど短い期間ではっきりしたことばを話すようになる．実際この短い期間に，彼らの話している内容が身近な家族以外の人々にも十分理解されるような構音になる．この時点で，子どもはすでに彼らの話しことばの特徴から，その特定の言語社会の一員であると認識されるようになっている．すなわち，子どもはすでにその言語環境で話されている特定の言語に付随する音声学的な識別特徴だけでなく，語音の対立システムを獲得しているのであろう．例えばアメリカ英語の音韻学習において，子どもはカンザス，カリフォルニアまたはニュージャージとそれぞれの地域のアメリカ人らしい発音を身につけていく．そのようなめざましい変化が短い期間にどのようにして起こるのであろうか．この過程のよりよい理解に到達することが，音韻

発達研究の今後の課題である．

音韻発達のモデル：能動的学習者としての子ども

　言語学者，心理学者は，子どもがどのようにして成人言語の音パタンを聞き分けたり，産生したりできるようになるかについての説明を，長い間模索し続けてきた．最も初期の研究は，当然のことながら日誌形式の研究や研究者自身の子どもについての記述であった．1940年代までに得られたこの種の研究の中にいくつかの詳細な記述がある．音韻発達の明確なモデルの最初のもの，すなわちJakobsonの構造主義言語学派のモデル(structuralist model)はこの時期につくられた．それは今日まで影響力を持ち続けているが，それ以後，異なる観点や仮説に基づく多数のモデルが提出された(Ferguson and Garnica, 1975 ; Ferguson, Menn, and Stoel-Gammon, 1992)．過去20年間に有用な資料が急増した．それは1つには録音テープによる観察法が普及したことによるものであると同時に，言語獲得に関する他の領域の考え方に変化があったためでもあろう．初期の構造主義言語学派モデルは学習者の側の主体性をほとんど前提条件としていない．しかしながら，現在は"身近にいる成人と同じように発音するようになる"(Menn, 1981, p.131)ことを目標にして，子ども自身が学習の過程に能動的に参加していると大多数の研究者は考えている．

行動主義学派のモデル

　アメリカにおいて，1950年代から1970年代の初期にかけて有力であったのはMowrer(1960)とOlmsted(1971)らによる行動主義学派のモデル(behaviorist model)であった．このモデルは，学習心理学の理論を人間の乳幼児に用いたもので，言語獲得における随伴強化の役割を強調している．子どもの発する喃語が古典的条件付けの原理によって成人のことばの共同体に適合した形に徐々に"形成されていく"と考えた．特に日常決まって行う哺乳やおむつの交換などの世話を通して保育者，通常は母親の発声を食べ物や快感のような"一次強化"と連合させ，成人の発声が"二次強化"の価値を獲得するようになるという．子どもの発声も養育者の発声と類似しているために，同様に，二次強化の価値を獲得する．成人言語に用いられている音に近い音を養育者が選択的に強化し，また，環境にある音に適合した音を産生することで子どもは"自己強化"され，音のレパートリは一層洗練されていく．

構造主義言語学派のモデル

　学習についての仮説に心理学の理論を適用した行動学派に対して，Jakobson(1941, 1968)は，喃語および初期のことばについて観察した現象を説明するために構造主義言語学派の言語理論を

用いた．Jakobson は音韻発達は普遍的，生得的な獲得順序をたどるという仮説をたてた．弁別素性は階層的に配列されているが，その素性に具体的な形を与える音素対立(phonemic contrast)を子どもが産生するようあらかじめ決まっている順序で展開していく．まず最大対立の2つの音である両唇破裂音 /p/ と低母音 /a/ からはじまると考えた．ついで鼻音性と口腔性の対立，すなわち /p/(口腔性)と /m/(鼻音性)の対立を獲得することにより子音系を分化させはじめる．次の素性対立は口腔音と鼻音の両者を唇音の対(/p/，/m/)と歯音の対(/t/，/n/)に分ける．Jakobson は子どもが新しい素性対立を学習するにつれて子どもの子音体系や母音体系は段階的に多様化し，展開していくという考えを提唱した．破裂音，鼻音，両唇音，歯音を区別するのに必要な素性は，摩擦音，破擦音，流音を区別するのに必要な素性より早期に獲得される．Jakobson が喃語は言語の音体系の発達にほとんど関係しない規則性のない活動であるとしたことを，ここで指摘しておかなければならない．

行動主義学派のモデルおよび構造主義言語学派のモデルに対する論評

双方のモデルとも焦点は喃語と初期のことばとの関係に置かれている．行動主義学派はこの2つの初期の発声の**連続性**を強調している．一方，構造主義言語学派は**不連続性**を主張し，それは言語を自律的に構造化されるシステムととらえる彼らの見解に沿った主張である．行動主義学派の見方は言語獲得のモデルとしては今日広く受け入れられてはいない．その第1の理由は，人間の言語の特質である"新しいパタン"を創造する無限の能力を説明できないことである(Chomsky による B.F. Skinner 著 *言語行動* (Verbal Behavior)に対する批判［1959］を参照)．すなわち，音韻に関連して，養育者が前言語期の子どもの産生する音に選択的報酬を与える(あるいは選択的形成を行う)という証拠はほとんどない．

Jakobson の見解は研究に画期的な刺激を与え，今日も広く引用されてはいるが，最近の資料により彼の主張のいくつかの側面は弱体化する傾向にある．その1つは，前言語期(または喃語期)の音声パタンに規則性が存在すること(Ferguson and Macken, 1983 などを参照)，喃語の発声から成人語の語形が徐々に出現すること(Vihman, Macken, Miller, Simmons, and Miller, 1985)が実証されたことである．したがって，喃語とことばの不連続性の仮説はその根拠をなくしたように思われる．

最も初期の段階の音韻発達の基礎を音素対立とする Jakobson の前提には，さらに基本的な問題点がある．Kiparsky と Menn(1977)が指摘しているように，仮定された**音素対立**(phonemic opposition)の順序を肯定するにしても否定するにしても，子どもの初期の語のコーパス(corpus, 訳注：発話の集合体)はその仮説に根拠を提供するには明らかに少なすぎる．多数の子どもを記録分析した資料から，子音の使用に固定的順序は見出せない．さらに重要なことは，子どもが用いた音素パタンに基づくとしても，目標とした成人音素に基づくとしても，要はその子どものシス

テムを評価することを求められているので、音素対立(鼻音 対 口腔音，唇音 対 歯音)の出現の順序を正確に確認するのは極めて難しい．多くの子どもがある子音の入っている語を用いるのを選択的に避けているようにみえることから，この作業は一層複雑である．実際，子どもは個別の音または音素ではなく*語全体の形*を目標対象にしていると現在は広く考えられている(Ferguson and Farwell, 1975)．さらに，著しい多様性が子どもの初期の音形の特徴であることを考えるならば，音素獲得の普遍的順序に向けられていた本来の関心の多くは失われている．

自然音韻論のモデル

Stampeによって提出された自然音韻論(natural phonology)のモデルもまた，音韻獲得の普遍性と成熟の側面に力点を置いている(Stampe, 1969；Donegan and Stampe, 1979)．Stampeによれば，人間の音声の産生と知覚に関する生来の能力と限界を反映する普遍的な一連の音韻過程——音韻の単位を変化させたり省略したりする作用——が，子どもには生得的に備わっているという．その生得的音韻過程は世界の言語にみられる規則性と一致しており，子どもに与えられた課題は，いつも聞いている特定の成人言語には存在しない音韻過程を抑制することである．例えば，語末の阻害音を無声化することは多数の言語にみられる音声学的な自然の音韻過程であるから，子どもがそうすることは(英語を話す子どもであれば初期には *bad* を [bæt] と発音する)当然と考えられる．ドイツ語では *Hund*(犬)は [hunt] と発音し，無声化の音韻過程が成人の音韻にそのまま反映されているので，ドイツ語を話す子どもはこの音韻過程を"抑制する"必要がないが，英語を話す子どもは成人の発音にあわせてこの音韻過程を抑制し，最終的には *bad* を [bæd] と発音しなければならない．

生成音韻論のモデル

1970年代にSmith(1973)はもう1つの有力なモデルである生成音韻論(generative phonology)を展開した．Smithは息子Amahlの音韻について，2歳から4歳の長期にわたる形式の整った記述を発表した．彼は，次のような2つの明確なモデルに基づいて子どもの音韻を記述した．①成人の形式を基に"書き換え規則(re-write rule)"を用いて子どもの形式を記述する(例えば，*feet* →[wi:t]，*fork* →[wɔ:k] などの説明として /f/ または /v/ が母音の前で [w] になる．あるいは，ことばを変えていえば"/f/ または /v/ を [w] に書き換える")，②子どものシステムは子ども自身の独自のものとみなして，成人のシステムとは別に定義し，組織立てた機能的単位とそれらの相互関連を用いて記述，説明する．つまり，Smithは子どものシステムに対する心理的実在はないと結論した．すなわち，彼は子どもの言語形式の基底にあると思われるシステムは，成人モデルに対する子どもの言語形式とは関わりなく生産的であるとする証拠を見出さなかった．子ども

の言語形式は，なじみのない成人の形式に対する子どもの反応，新しい形式に対する音韻処理，あるいは新しいパタンの影響のもとに行う再体制化に関係がなかった．Smith は子音調和や母音調和，および子音結合縮小の使用のような一連のある決まった普遍的傾向を想定し，それは生得的であるか，あるいは，極めて早期に習得されるものと考えた．

自然音韻論のモデルおよび生成音韻論のモデルに対する論評

近年，自然音韻論および生成音韻論のモデルは言語障害者の臨床現場で有力なモデルとなった．Stampe のモデルと Smith のモデルにはいくつかの一致点がある．両者とも子どもが子ども独自のシステムをもっている可能性を認めない．両者とも子どもの音韻規則または音韻過程の"生得性"または普遍性を主張している．*音韻過程* という用語および書き替え規則または具現化規則の形式が正常児および障害児の音韻を扱う領域で使われることが一般的となっているが，その立場は現在もなお議論の余地が多い(Ingram, 1976；Grunwell, 1981, Edwards and Shriberg, 1983 を参照)．結局，両者ともことばを話す最も初期から知覚は正確であると想定している．すなわち，子どもはことばの形式を正しく知覚し，貯蔵あるいは*再現*すると考えている．この見解によれば，子どもの表出形式にみられる単純化は，子どものことばの*産生*に関わる生得的な制約によるという．

韻律モデル

Waterson(1971, 1981)の韻律モデル(prosodic model)は，J.R. Firth が展開した言語理論に根ざしている．Firth の韻律言語学は個別音に働く規則を強調する伝統的(特にアメリカの)言語学の実態と際立って異なる．Firth 派の他の言語学者と同様，Waterson は音韻構造の基本的単位を音ではなく*語*に焦点を置いている．彼女は，イントネーションパタン，音節構造，鼻音性，持続性(摩擦音の存在)，有声性のような成人言語の形式から引き出される全体的な特性を共有する音の図式として，初期の語群を記述している．Waterson の見方では，成人語の音声学的特徴に対する子どもの知覚は，はじめは不完全で部分的である．Waterson ら(例えば Braine, 1976；Maxwell, 1984)は，子どもの知覚と産生の両方とも初期には成人のモデルとの適合が不完全であるらしいと考え，したがって，両者が成人と同じようなシステムに到達するには発達と変容を経験しなければならないと考えた．

認知モデル

広く受け入れられているもう 1 つの見方は，"認知"モデル(cognitive model)または"課題解

決"モデル(Menn, 1983；Macken and Ferguson, 1983；Ferguson, 1978, 1986)である．この見方では，子どもは成人の言語体系獲得への戦いに立ち向かい，最終的にこれを征服する．個々の方略は子どもによりかなり異なる．それは恐らく多くの外的要因(子どもの出生順位，最も身近な養育者との相互関係など)とともに生来の素因によるのであろう．

縦断的研究は，能動的仮説検証と問題解決が音韻獲得に重要な役割を果たすとする見方に収束するという証拠を提供している．主要な証拠のいくつかを以下に述べる．

初期語の選択性

初期語の産生で，子どもたちは自分の音のレパートリにない音は避けながら，成人語の語形のどれかを目標にすることからはじめる．例えば，ある子どもはまず破裂音または鼻音ではじまる開音節(open syllable)の2音節語(*daddy*, *mommy*, *doggy*, *patty*(*-cake*), *bye-bye*. Ferguson, Peizer, and Weeks, 1973)だけを用いた．別の子どもは，まず様々な構音パタンを習得し，そのパタンに応じて(同定可能ではあるが)異なる音で成人語を発音しようとした．

独自の省略の工夫

長い語の産生には独自の省略の工夫がみられる(Ferguson, 1978)．例えば，Priestly(1977)は，息子の Christopher が多数の多音節語の産生に［CVjVC］パタン，例えば，*Panda* →[pajan]，*berries* →[bɛjas]，*tiger* →[tajak] を用いたことを記述している．このような"探索的形式"は，個々の音についてみると成人の分節音の形式には合致しない個人の特異なやり方であるが，音節の数を正しくとらえている．

"音韻の慣用形(Phonological idioms)"と退行

子どもは，はじめのうちは複雑な成人語を比較的進んだ形式(例えば，*pretty* を［prəti］)と発音するが，後になってその子どものもっている産生語彙の形式(例えば，*pretty* →[bɪdi]．Leopold, 1947)により近い単純化された形式に戻ることがある．そのような例では，新しい形式は成人のモデルから遠のくので子どもは後戻りしている，または退行しているようにみえるが，見方を変えると，新しい形式が子ども自身の**音韻システム**に適合しているといえる．このように，退行は子どもの側のシステムの構築を反映しているようにみえ，子ども自身のシステムがある種の心理的妥当性をもっていることを示唆し，子どもの側のシステムの構築を反映しているようにみえる．

韻律モデルおよび認知モデルに対する論評

Waterson の方法は，1970年代に広くいきわたった音韻過程に基づく分析に対して有効な補足を行っている．特に Waterson は，成人のモデルと1音1音比較すると，極めて不規則な子ども

の音声の基底に，"ゲシュタルト(gestalt)"または"規範的形式"があると考えた．Watersonはまた，初期語の時期における知覚に関してもStampeやSmithと立場を異にしている．

　Watersonと同様に，認知モデルは主として子どもが分節音を標的にしないで，語全体を標的にしているようにみえる語産生の最も早い時期に焦点を置いている(Ferguson and Farwell, 1975；Menyuk, Menn, and Silber, 1986)．Watersonはそのような見地から知見を組み立てることはしなかったが，彼女の行った子どもの言語分析の資料は，後に，認知モデルによって強調された初期の音韻発達を特徴づける**個別性**についての豊富な例証を提供している．実際には，認知モデルは音韻獲得の創造性の側面を強調しすぎたとの批判を受けているかもしれない．子どもは生物学的に可能な範囲で能動的に探索調査し，仮説を立て，システムを構築していくかなりの余地をもっているようにみえる．生理的成熟と心理的成熟から，または一般的な言語構造や子どもの環境にある特定言語の構造から生じる学習に対する**制約**にはほとんど注意が向けられていない．

生物学的モデル

　Locke(1983, 1990；Locke and Pearson, 1992)は，子どもの音韻システムの起源についての生物学的モデル(biological model)を提案した(Kent, 1992も参照)．彼は運動行為に対する生得的な知覚の偏りと傾向が音韻獲得の根源にあるとしている．喃語においては，声道の大きさや形態，種々の構音に必要とされる神経運動調節の相対的な複雑性といった生物学的因子により制約を受けているが，子どもの音声学的レパートリは本質的に普遍性をもつ．例えば舌の独立した操作の随意調節がまだできない時点では，単に下顎を上げ下げすることで歯茎破裂音が産生される(Locke, 1993．またDavis and MacNeilage, 1990；MacNeilage and Davis, 1990も参照)．喃語は言語獲得のための音声導入システムの働きをする聴覚-運動知覚の結合を確立させるという点で重要である(Fry, 1966；Vihman, 1991)．

　子どもの環境にある言語からの影響は初期の一連の語にのみ現れ，それは言語の比較的安定している知覚形式の貯蔵(storage)と想起(retrieval)に基づいていると考えられる．しかし言語産生にかかる制約は子どもの語彙が増大するまで(およそ18ヵ月まで)基本的には変化せず，生得的に与えられた喃語の産生パタンが目標とする成人言語に固有の音声学的特徴を反映する形に偏向しはじめるのはその後である．この時点で(喃語にみられる成人言語の産生パタンの)**維持**，(喃語にはない成人言語のパタンの)**学習**，(成人言語にはないパタンの)**消失**という発達機構がはっきりみえてくる．

自己組織化のモデル

　音声発達に対する生物学的および言語学的アプローチは，自己組織化(self-organizing)の原理

(Lindblom, 1992)の考え方に収束される．この見方によれば，すべての言語の音声形式は音声によるコミュニケーションに参加する*聞き手*と*話し手*の双方のニーズを満たすよう進化発展してきた．ある言語でお互いに最も遠い距離にある音，すなわち*弁別が容易な*母音 /i/, /a/, /u/ が用いられているとき，*聞き手のニーズ*は満たされる．一方，*構音し易い*子音-母音の連続が用いられているとき，つまり舌先-歯音である /t/ の後に前舌母音(または舌先母音)(/i/)がくる，または，軟口蓋音 /k/ の後に後舌母音(/u/)がくるといった舌の運動がなるべく小さい場合，話し手のニーズは満たされる．これらの2つの**言語運用に伴う制約**の妥協から，大部分の言語で用いられている"中核的分節音(core segments)"と，広範な音声学的調査でしかみられない"周辺的分節音(exotic segments)"を特定する音声学的な普遍性が導かれる．

　子どもが話すことを学習する場合，少ない数の構音動作をいろいろ組み合わせて繰り返して用い，**単一の音響パタン**に対応する構音の**運動譜面**(motor scores)の産生をする．つまり，様々な語のパタンや音節(/ti/, /tu/, /ki/, /ku/)を産生するために，同じ構音動作を繰り返し使うことによって"自己分節化"により音韻的に対立する音(/t/, /k/, /i/, /u/)の組織化を導くことになる．

生物学的モデルおよび自己組織化のモデルに対する論評

　他の領域の学習と同様に音韻領域の学習において課題解決がある役割を果たすことは明らかであるが，普遍性のある生物学的および言語学的制約の獲得が起こる範囲を限定するパラメータを決めることも確かである．いうなれば**成熟**(本来の生物学的発達と変化)と**練習**の両方が学習に影響を及ぼすということなのかもしれない．Locke のモデルと Lindblom のモデルは，初期のことばの*普遍的側面*を強調するという点で Jakobson のモデルと類似している．しかし両者とも喃語と発話が*不連続*であるとする見解は認めていない．

　Locke の見解における明らかな問題点は，喃語期において単一の言語環境にあった子どもの報告にみられる大きな**個人差**である(Vihman, Ferguson, and Elbert, 1986)．もし最も初期の言語発達が生物学的側面あるいは成熟によって比較的厳密に支配されているとすれば，この時期の乳児に共通するもっと大きな普遍性があるとみてよいのではないか．しかしながら種の中での個体間には遺伝的差異があるのが発達生物学における通例であり，それによって初期の音産生の差異は説明できるのかもしれない(Locke, 1988)．一方，周囲をとりまく特定言語の包括的な影響も10ヵ月頃の乳児の音声に検出されており(Boysson-Bardies, Hallé, Sagart, and Durand, 1989；Boysson-Bardies and Vihman, 1991 を参照)，音声"学習"が語彙獲得以前の時期にはじまるに違いないことを示唆している．

　遺伝学的な記述や言語入力から音韻体系の発達を説明しようとしても十分ではなく，両者の相互作用が子どもの内に現れるシステムの新奇性や複雑性を促進するのが自己組織化の原理の基盤

である．

非線状音韻論

　1980年代に成人の音韻に関する新しいタイプのモデルが広く注目されるようになり，受け入れられるようになった．**非線状音韻論**(nonlinear phonology)という用語が，ときにこの幾分異なったタイプのモデル全体を指すものとして用いられている．非線状音韻論に含まれるモデルは，連結した(線状の)分節音のつながりをもつ音韻規則とか音韻過程をあまり重視しないで，韻律の現象に新しい焦点を置くという共通の認識をもっている．*韻律*という用語は，個々の分節音のレベルで同定されるものではなく，次の2つの異なった現象に言及するものとして理解されている．①少なくとも語や音節全体に関わる強勢とか声調を含む単語のアクセントのようないわゆる**超分節的現象**(suprasegmental phenomena)　②特定の子音の連続，母音の連続，または音節の末尾の子音(Watersonの韻律モデルを参照せよ)といったような*音の配列*(phonotactics)，または音の配置という用語によって理解されている語全体を基盤においた現象である．これらの新しいモデルは，次のように表現されている．

　　連なった"1つの線の上の音符"というよりは，オーケストラの楽譜に似ている．オーケストラでは，それぞれの楽器が他の楽器と同調し，それぞれの楽器が弾く音符は同じ楽譜の中の一部をなしている．音韻の用語でいえば，ここでいう"楽器"は発語器官の様々な部分である(Anderson, 1985, p. 348)．

　非線状という一般的な標題の下にくる新しい様式としては，自律分節・韻律・語彙音韻論(autosegmental, metrical and lexical phonology)(Goldsmith, 1990)や韻律音韻論(prosodic phonology)(Nespor and Vogel, 1986, Watersonの初期のモデルと混同しないように)と構音音韻論(articulatory phonology)(Browman and Goldstein, 1992)がある．この見方の最近の有望な発展は最適理論(optimality theory)である．この理論では規則はすべて排除され，許容可能なパタンあるいは制約に取って代わられる(Paradis, 1988)．

　非線状モデルは発達のデータを説明するのには極めて有効である．Menn(1978)が指摘したように，自律分節の形式論は特に子どもの音韻システムを記述するのに適している．①音節とか単語のような分節音を超えて広がる音声学的な素性の応用範囲を特定化する可能性があり，②異なる層(tiers)または構成のレベルに位置づけることができるために素性の順序にとらわれずにすむ(図2.1を参照)．成人言語で，子音のみ(あるいは主に子音)に影響する特徴(例えば，声門音化や反り舌音化)あるいは母音のみに影響する特徴(例えば，母音調和や鼻音化)を個別的に特定することは，成人言語ではほとんどみられないが，子どもの音韻ではごく普通のパタンである子音調和を処理する自然な形式を提供してくれる．成人の分節音の再配列または明らかな音位転換(metathesis)は，子どもの形式に反映している．異なった層にある異なった素性を特定化するという考え方は，

異質の分節音の再配列化という現象に有力な説明を与える．

その後，子どものデータに非線状モデルが応用され，生得的モデルからきっぱりと決別してきた．例えば，Velleman(1992)は，表示の全体的なレベルが音韻の構成の最初の段階において，特に骨格のレベル(CV)または分節音のレベルで欠如しているかもしれないことを示唆している（図2.2を参照）．同様に子どもの表示は語のレベルでも（もし単音節の語だけが産生されているとすれば，図2.2の14ヵ月と15ヵ月を参照），または音節のレベル（子音結合，二重母音，または音節一語末子音が産生されていない．図2.1のmonkeyの第1音節と第2音節を比較せよ）でも枝分かれしていない．

平面的分離という考え方は子どもの資料を分析するのには極めて有効であることが判明している．この考えは素性は1つの面または層の中でのみ広がるので，したがって子音は子音に影響し，母音は母音に影響する（子音は子音で，母音は母音でそれぞれ調和するということになる）のであって，子音が母音に，母音が子音に影響することはないということである．これらの説明を支持するような特定のデータはまだ論争中であるが，素性の非指定やディフォルト的素性(default features)

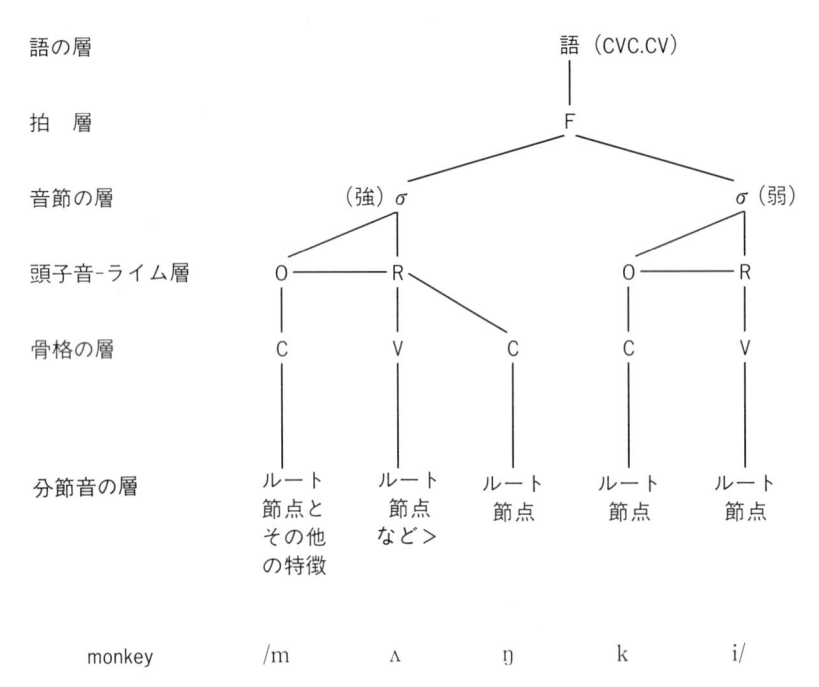

```
語の層              語（CVC.CV）
                        |
拍 層                   F
                       / \
音節の層          (強)σ     σ(弱)
                   / \     / \
頭子音-ライム層   O   R   O   R
                 |  / \  |   |
骨格の層         C V   C C   V
                 |  |   |  |   |
分節音の層      ルート ルート ルート ルート ルート
               節点と 節点  節点  節点  節点
               その他 など>
               の特徴

       monkey    /m    ʌ     ŋ     k     i/
```

記号   F＝拍（または韻脚）．これは強音節と弱音節から構成されている．
略語表 σ＝音節．
        O＝頭子音．これは音節の中のすべての母音前の子音(C)を含む．
        R＝ライム（韻）．これは音節の中の母音(V)と母音後の子音を含む．

図 2.1 語 monkey の非線状的内的表示
Bernhardt and Stoel-Gammon(1994), the American Speech-Language-Hearing Association. より許可を得て引用．

を辞書項目の表示に含めることも，このモデルが役割を果たしている(Spencer, 1986；Iverson and Wheeler, 1987；Stemberger and Stoel-Gammon, 1991)．つまり，平面的分離，素性の非指定，ディフォルト的素性という考え方は，子どもの初期の表示は複雑性が相対的に欠如していることを表現するのに適した方法である．

　非線状モデルは音韻習得に対する発達の生得主義的，機能主義的アプローチと矛盾しない．Chomsky(1981)の言語習得のパラメータ決定モデルを受けて，Bernhardt(1994)は生得主義的解

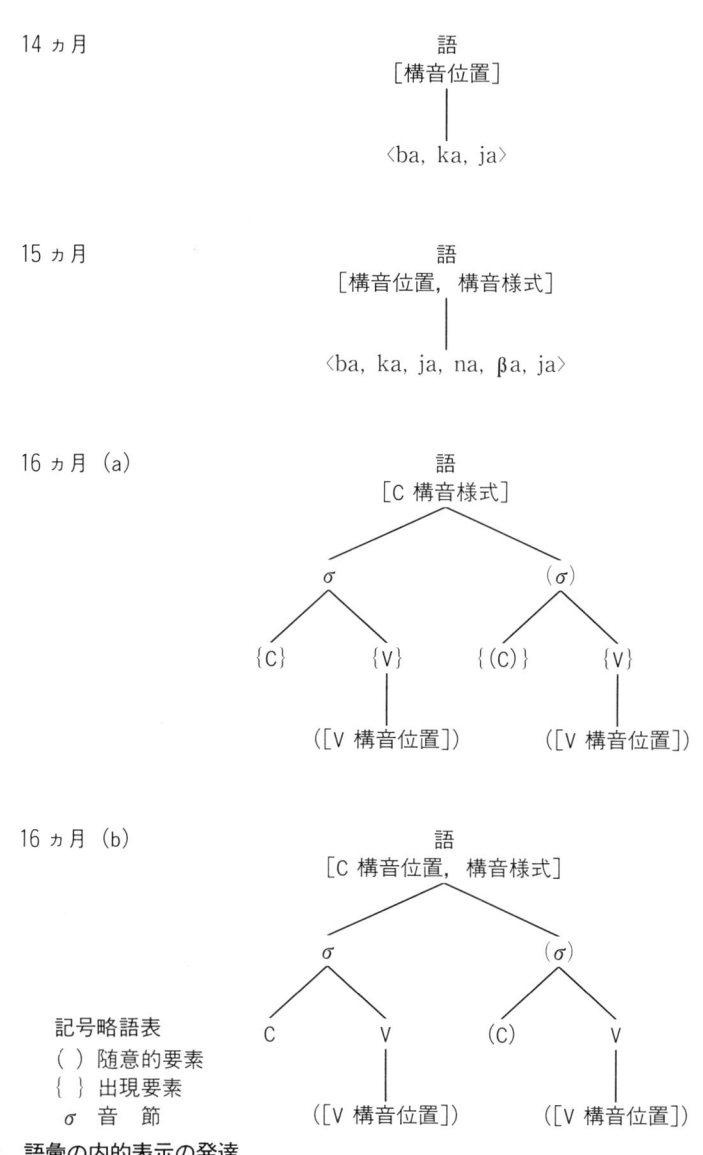

14ヵ月
　　　　　語
　　　[構音位置]
　　　　　|
　　⟨ba, ka, ja⟩

15ヵ月
　　　　　語
　　[構音位置，構音様式]
　　　　　|
　⟨ba, ka, ja, na, βa, ja⟩

16ヵ月 (a)
　　　　　　語
　　　　[C 構音様式]
　　　　／　　　＼
　　　σ　　　　(σ)
　　／＼　　　／＼
　{C}　{V}　{(C)}　{V}
　　　 |　　　　　 |
　　([V 構音位置])　([V 構音位置])

16ヵ月 (b)
　　　　　　語
　　[C 構音位置，構音様式]
　　　　／　　　＼
　　　σ　　　　(σ)
　　／＼　　　／＼
　C　　V　　(C)　　V

記号略語表
( ) 随意的要素
{ } 出現要素
σ 音　節

　　　　　　　　　　　　　　　　　　　　　　　　　　　　　　 |　　　　　　　　　 |
　　　　　　　　　　　　　　　　　　　　　　　　　　　　　　([V 構音位置])　　　([V 構音位置])

図 2.2 語彙の内的表示の発達
Vihman, M.M., Vellman, S., and McCune, L., 1994. In Yavas(Ed.), *First and Second Language Phonology.* Singular Publishing Group. より許可を得て引用.

釈を提唱している．

　　もし子どもが基底表示の枠組みや普遍的な原則を使って言語習得の場に向かうとすると"鋳型"が暗号の脱符号化や符号化に有用である．…入力言語に接すると，普遍的に決定されている表示(例えば，当該言語にCVという単位や破裂音などが存在する)を確認できるし，選択の余地がある場合にはパラメータ(例えば，当該言語に語末子音が存在するとか，第1音節に強勢が原則としてくるなど)をセットすることも結果として可能になるであろう．…(Bernhardt, 1994, p. 161)［非線状音韻論と音韻障害への応用についはBernhardt and Stoel-Gammon, 1994がすぐれた指導書なので参照のこと］．

　CV音節や破裂音の予測の確立についての機能主義的解釈も同様に説得力があり，生後1年間の音声の発達の性質から生じる当然の帰結である(下記を参照)．

　　生得的パラメータによって指定され，子どもの環境言語の諸特徴により決定され，個別的，知覚的，生理的，あるいは認知的な傾向，またはこれらの組み合わせに基づいて子どもが"選択する"ような，そういった選択があらゆる子どもに与えられているかどうかということは，広く論議されている問題である．いずれの場合も，音韻発達の過程はこれらの表示のいくつかまたはすべての面に複雑さが加わったものである(Vihman, Velleman, and McCune, 1994, p. 20)．

要約

　初期の行動主義学派および構造主義言語学派のモデルは20世紀中頃にアメリカおよびヨーロッパで優勢だった言語学派から発展したもので，経験に基づいているというよりは，かなり演繹的である．この20年間に行われた子どもの音産生の広範囲にわたる分析により，これら2つのモデルの見解の大半は否定されるに至った．残りのモデルも現在はより一層の議論の対象となっている．StampeとSmithは，普遍的制約と成人モデルへの組織的で滞りない進展を強調しており，子ども自身のシステムの実在を両者ともはっきり否定し，成人の形式の知覚がはじめから正しくできているとしている．一方Watersonは，成人の形式の不完全な知覚を土台にした個別あるいは固有の子どものシステムがあるとしている．Ferguson, Macken, Mennは，子どもの側の個別の方略，仮説の形成，課題解決など子どもの能動的役割を強調している．Locke, Kent, Lindblomの仕事は個々の子どもの言語だけではなく人類全般の言語の生物学的基盤に対する現在の新しい関心を反映しており，それは韻律モデルおよび認知モデルに対立するものではなくむしろ補足するものである．最後に，成人の音韻についての新しい形式のモデルである非線状モデルは，従来の分節音に基づく生成モデルより，子どもの音韻にさらに適切に応用できる発達構造についての新しい見方を提供している．

乳児の知覚：暗号の解読

　ここまでは正常な音韻発達の主要な理論を概観してきたが，ここからは乳児の知覚と産生について年齢にしたがって説明していきたい．成人の言語音の知覚は，論理的には，成人様の語音の産生に先立つと思われるので，まず，乳児の発話の知覚について述べる．知覚と産生は並行して発達するだけではなく，相互に関連して発達すると考えられている．ここで知覚と産生を別々に扱うのは単に記述上の問題である．

　乳児の知覚研究は1970年代の初期にはじまった比較的新しい領域である．それにもかかわらず，この領域における研究成果は豊富である．ごく幼い乳児が，発話で使用される大部分の音を弁別できることを実証するのに十分な資料がある．子どもの音韻習得の図式を構成しようとする場合，我々はこれらの研究成果からはじめなければならない．それはこれらの成果が，乳児が自分たちの周りにある"ごちゃごちゃとざわめいているもの"に耳を傾けはじめる知覚の能力についての手がかりを与えるからである．

子どもが直面する問題

　研究をはじめるにあたって，子どもが"発音を学習する"という困難な課題をどのようにしてはじめるかを考えなければならない．まず最初に，子どもは言語音をどのようにして聞きはじめるのであろうか．発話の流れは通常，音に区切られて耳に入るのではなく，むしろ重なり合った音の連続した流れとして耳に入ってくる．このことは乳児に**分節化**の問題を差し出すことになる．成人の聞き手は自分の言語学的な知識に照らし合わせて，単語や句と同様に対立する音節や分節音を取り出している．しかし，乳児の未熟な耳ではどうであろうか．子どもはどのようにして言語の音単位を取り出すのであろうか．

　同様に**知覚の恒常性**も問題である．子どもが発話を聴いて，音の物理的な特徴が異なっていても"同じ音"として処理するのはどのようにして決定するのであろうか．成人男子，成人女子，そして子どもによって産生される音響信号は，声道の大きさや形態が異なることによってまったく違ってくる．同様に音声環境(例えば，/i/の前の子音 対 /u/の前の子音)によっても重要な音響的な差が生じるし，音の位置(例えば，語頭 対 語末)や速度(例えば，速くすらすらとおしゃべりをする場合と，慎重に考えた談話をゆっくりためらいながら話す場合)によっても違ってくる．様々な話し手が，様々な文脈で，様々な速さで話したものを，子どもはどのようにして"同じ音"として知覚するのであろうか．

乳児の知覚研究で使用される研究法

　過去20年間に発展してきた精巧な研究法の成果として，乳児の知覚能力に関する検証の大部分は有用である．これらの研究法は単純な観察に基づいている．すなわち，成人のように乳児も自分の環境の中で知覚した変化に反応し，同じ事象の反復を受け入れていく（"慣れていく"）ことである．

　1971年にEimasらが，乳児の有声と無声の弁別および有気性の破裂音と無気性の破裂音の弁別を検査する**高振幅吸綴法**(high-amplitude sucking paradigm)として知られている方法を報告した．この方法は生後3～4ヵ月の乳児の弁別能力に関する資料を得るために用いられたものである．圧力測定器をつけた乳首を吸う速度によって発話の刺激の提示を乳児にコントロールさせる．まず，乳児の吸う速度のベースラインを決定してから，[pa pa pa]といった反復刺激を提示する．音の反復速度は乳児の吸う速度によってコントロールする．語音の提示が乳児にとって"随伴強化"として働くと仮定されている．吸う回数が増えるのは，音刺激を知覚し，関心をもったと解釈される．通常は，数分後に乳児の吸う速度の増加はなくなってきて（徴候がない状態になり），それから減少する．吸う回数が減少するのは乳児が刺激に慣れて，もはや刺激に関心がなくなったことを示している．その後，実験群の乳児に対して，異なった反復音節（例えば[ba ba ba]）に刺激を変化させ，統制群の乳児に対しては最初の音刺激をそのまま与える．

　刺激を変化させるという条件下の実験群の吸う回数と，実験中，単一の刺激を与えていた統制群の吸う回数とを比較した．もし第2の刺激に続いて実験群の吸う回数が増加し，統制群の吸う速度が変化しないか遅くなるようであれば，実験群の乳児は2つの刺激の間の差を知覚したと推論できる．

　乳児の知覚検査で最も頻回に使われる他の方法は**視覚的に強化した頭の回転**で，年長の乳児（6～12ヵ月）に最も適している．これは聴覚域値を評価するために開発された方法で，この定位法は一定時間反復する背景の音を提示し，ついで数秒間少し違った音を与え，さらにもとの背景の刺激音を反復する．2番目の音が導入されたときに頭を音源の方へ回転させたら，乳児が古い音から新しい音を弁別した"報酬"として，動物のぬいぐるみに光を当てる．もし乳児が**変化させた試行**（新しい音を導入した）のときに頭を回転させ，**統制した試行**（同じ音を継続して提示した）のときに頭を回転させなければ，乳児は2つの対立する音を弁別できたと結論できる．

　これらの方法には，それぞれ問題がある．特にすべての乳児が習慣化できるわけではないので，統計的に意味のある結果を得るためには多数の乳児を検査しなければならない．それにもかかわらず，様々な実験室で多くの研究者によって，繰り返し実験されたので，その結果は信頼できるように思われる．

カテゴリ知覚

　語音に関連する音響的な手がかり(有声性や有気性，構音位置など)は連続的なパラメータに沿って変化するが，成人はこれらの音響信号に対して，その連続体の特定の点ではっきりとした境界があるかのように反応する．例えば，音節の /pa/ や /ba/ を産生する場合に，話し手は(両唇を閉じることによって)声道の途中で呼気流を完全に止め，それからその後に続く母音を産生するために(口を開けることによって)閉鎖を開放する．/p/ と /b/ の差は口唇を開くタイミングと母音産生のための声帯振動の開始のタイミングによって決まる．もし声帯が口唇の閉鎖の開放*前*に振動をはじめると，フランス語の語頭の /b/ または英語の"母音間"の /b/ ではその破裂音は先行有声化(pre-voiced)になる．もし声帯振動が口唇の開放と*ほぼ同時*にはじまれば，英語の(語頭の) /b/ に聞こえ，声帯の振動が*遅れ*れば，英語の(語頭の) /p/ (有気性の /pʰ/)として聞こえる．パラメータは*有声開始時間*(VOT)として表される．

　英語の"先行有声化"(母音間)の /b/，語頭の /b/，語頭の /p/ に対応する VOT の範囲が存在する可能性がある．そして大部分の言語では音素体系の中でこれらの音の3つのうちの1つ，またはそれ以上が用いられているように思われる．**合成音声**(語音を人工的に産生する)を使用して，研究者たちは VOT に反応する音響的な手がかりに対する成人の知覚について研究してきた(Lisker and Abramson, 1964)．様々な値の VOT の一連の合成音声を提示すると，成人は通常，自分の言語で区別されている音声学的カテゴリの1つに属するものとしてその刺激を知覚した．したがって英語の話者はあたかも /pa/ と /ba/ の間にはっきりした境界があるかのように，すべての刺激をほとんど /pa/ か /ba/ に聞き取った．これは**カテゴリ知覚**として知られている．数年の間，これらの結果は成人が自分たちの言語のカテゴリについての経験を反映するものだと考えられていた．しかしながら乳児に関する研究は，どんな言語の語音についての経験がなくても，2〜4ヵ月の乳児がカテゴリの観点で聞いているという驚くべき結果を出した．乳児は成人のカテゴリ*内*の音響的に異なった刺激を弁別しているのではなく，カテゴリ*間*の類似性の高い音響的な差を弁別することができる．

　乳児は英語の /p/ と /b/ を，2つの音声学的なカテゴリがわかっているかのように弁別する．この結果を，最初は発話のカテゴリの認知のための人間の*生得的なメカニズム*に帰していた．その後の研究でこのカテゴリの境界は人間の乳児だけではなく，チンチラや猿も識別できることがわかった(Kuhl, 1987)．したがって，*発話の知覚に特定化された生得的な人間のメカニズムに関する議論は，それを強力に支持する証拠がない*．英語の破裂音の有声・無声のカテゴリは，英語にさらされていたかどうかに関わらず，乳児にとって，または人間に類似した聴覚的な偏向をもつある種の哺乳動物にとって，たまたま本来的に際だった*生物学的な境界*に対応していると考えた方がよいであろう．

　人間の聴覚システムは，破裂子音によってつくり出されるような音響的な流れにおける**急激な**

途切れまたは自然な途切れに対して特に適応しているようにみえる．こうした音声学的な素質は，連続した音響信号をカテゴリ化するというやり方で弁別する能力と一体になって，子どもに分節化の問題を解決させるのに決定的な力になっているのかもしれない．つまり，連続している発話の流れの中に埋め込まれている折り重なった音の暗号を解読する手がかりになるかもしれない．

普遍的な知覚：初期の能力

先に述べた様々な方法を用いて研究者たちは，子どもの周囲にある言語の種類がどんなものであれ，成人言語で使用されている広い範囲の音声学的な対立を乳児が弁別できることを証明してきた(Eilers, 1980, Kuhl, 1987 の概要を参照)．2〜3ヵ月の乳児は音節の頭位にある [b]，[d]，[g] の**構音位置**を弁別できる．2ヵ月の乳児は語中と語末の [d] と [g] を弁別できるが，成人でも必ずしも容易に同定できない対立する非開放性の(C)VC音節(例えば，*bat* [bæt] と *back* [bæk])の間の弁別(Householder, 1956)は，乳児の知覚能力を超えるものであることがわかった．**構音様式**の対立の研究で，乳児が破裂音を鼻音やわたり音，[ra] や [la] から弁別できることがわかってきた．

さらに，複数の言語の中で最も共通して対立する3つの母音([a] 対 [i] 対 [u])を1〜4ヵ月の乳児が弁別することが明らかにされている．母音を音節に埋め込んで [pa] 対 [pi] としても弁別することができた．さらに英語を話す環境で育った乳児は，口腔-鼻腔の対立が英語の母音で音素として用いられていなくても，**口腔母音**と**鼻腔母音**([pa] 対 [pã])を弁別することができた(Trehub, 1976)(フランス語やヒンズー語では音素として機能している)．最後に Kuhl(1987)の研究は，1〜4ヵ月の乳児に母音 [a] と [i] の刺激音を提示することによって知覚の恒常性を検査し，いくつかの論文にまとめている．刺激音はそれぞれ高低があるピッチと高低がないピッチで産生したもので，ピッチは様々に変化させてある．乳児は母音を弁別できたが，ピッチの違いは無視した．次は条件を逆にして [a] と [i] でピッチが違うものを提示すると，弁別ができなかった．したがって，乳児はピッチ曲線(高低があるピッチと高低がないピッチ)の次元よりも，もっと目立っているようにみえる母音の音色(例：[a] 対 [i])の次元への反応の方に一貫した知覚を示していた．成人男性，成人女性と子どもの声で母音の対立を検査すると，話し手が代わっても，母音の /a/ と /ɔ/ のように音響的に類似した母音であっても，乳児は基本的に弁別していることが示された．

いくつかの音の対立は，生後数ヵ月では弁別できないので，子どもが学習する必要があるという報告がある．この中に摩擦音における有声性と構音位置の対立(例えば，[sa] 対 [za]，[fa] 対 [θa]，[fi] 対 [θi])についての報告がある(Eilers and Minific, 1975；Eilers, 1977)．これらの結果が興味深いのは，/f/ と /θ/ の区別は子どもにとっては3〜4歳になっても極めて難しいことである(Lock, 1980b を参照)．そして，十分な聴覚的条件が整っていない場合には，成人でも

同様に困難であるということがわかっている．しかし，他の研究では自然に産生した音節の代わりに，コンピュータによる合成音声を使用して，2〜3ヵ月の乳児が［fa］と［θa］を弁別できることを示している(Jusczyk, Murray, and Bayly, 1979)．

　乳児の知覚能力では弁別できないもう1つのタイプは，多音節の発声の中に埋め込まれた，比較的短い音節の異なる破裂音(300ミリ秒以下，例えば［a+aba］対［a+apa］での［p］と［b］)の間の弁別である(Trehub, 1973)．この観察は，子どもが3歳までにみせる多音節単語の産生の難しさを反映する音節縮小や特有な母音の縮小方法を明らかにしていく上で興味がある．これらの産生の問題は構音の難しさと同様に知覚の難しさも関わっている．つまり，子どもは1音節や2音節の語を上手に産生するようになっても，長い語の中に埋め込まれた比較的短い音節を知覚し，十分に分節した状態で貯えることは難しい．養育者が子どもに話すときによくやっているように，対立する音節に誇張した強勢をつけることで"長い単語"の音声環境の中で弁別することの難しさを軽減していることが，その後の研究で示されている(Fernald and Simon, 1984；Karzon, 1985)．

　要するに，生後数ヵ月の間に，乳児は構音位置や構音様式の異なる子音やいくつかの母音の弁別ができるようになる．しかしながら，摩擦音のあるものや長い多音節の発話の中の破裂音の弁別は幼児にとっては難しい．

言語学的な経験の役割

　生後6ヵ月以内の*言語学的な経験*が子どもの知覚能力，特に有声性や破裂音の帯気の知覚能力に影響すると述べている研究者がいる．スペイン語(Eilers, Gavin, and Wilson, 1979)またはキクユ語(Streeter, 1976)にさらされた子どもは，有声性(無気性)の破裂音から先行有声化の破裂音を弁別するが，英語のみにさらされた子どもはこの弁別ができない．スペイン語やキクユ語には先行有声化の破裂音と有声性の破裂音の区別があるが，英語には区別がないので，子どもが置かれている環境の成人言語で使用されている音素対立が，生後数ヵ月の間に音声学的なカテゴリを弁別する子どもの能力に影響すると推論される．しかしながら，この推論は論理的な立場からも，方法論的な立場からも批判されてきた．特に，ある言語環境に置かれることによって特定の**音素カテゴリ**(phonemic category)または音素対立が知覚されるようになるとは保証できない(MacKain, 1982)．先行有声化の破裂音が，母音間ではあるが英語にも生じていることを想起して欲しい．したがって，英語の環境に置かれた子どもは対立的ではないとしても，先行有声化の破裂音を"経験して"いる．ある複数の言語の異なる音素カテゴリが音声として実現される中に置かれた幼児が，発達のこの段階で，どのようにして特異なカテゴリ的知覚を習得することができるのかは明らかではない．

韻律の役割

　乳児の知覚能力に関する最先端の研究は，より大きな発話の単位(単音節よりは文，節，句)や発話のシグナル(自分の母親や自分自身の言語 対 他の母親の言語や他の言語，乳児に向けられる発話，つまり"マザリーズ(motherese)"対 成人に向けられる発話)に対する乳児の注意に影響する条件に焦点が向けられている．こうした研究は，母親によって話されたり，特にピッチを広く変化させるマザリーズの特徴をもった話し方をされた場合に，乳児が自分が置かれている言語の中の音に強く惹きつけられているという証拠を与えるものである．韻律の変化が大きい発話の魅力は，感情的なトーンに関連していると考えられる．これは母親と乳児の間の結びつきの過程の一部である．さらに，乳児が養育者の発話にしっかりと惹きつけられることは，成人言語の**単位**を同定しはじめることを促進するのに重要な役割を果たしている．特に，乳児は6ヵ月までに**節**の単位を知覚できるようになっていると思われる．**句**の単位(主語の名詞や述語の動詞)は9ヵ月までに検知できるようである．孵化したばかりのガチョウが母親の後について歩いたり，その種独特の鳴き声に耳を傾けて練習しようとしているスズメのように，韻律の特徴は**内的に導かれる学習過程**を反映している(Jusczyk and Bertoncini, 1988)．

要約

　乳児はどんな知覚能力をもって誕生するのであろうか？　どのようにして発話の音響的な流れを区分するのだろうか？　そして乳児の周囲で使われている言語音にさらされて，年齢とともにどんな能力が発達するのだろうか？　生後数ヵ月の間に乳児は，あたかも成人言語で使用されている音のカテゴリを自分のものにしているかのように，様々な発話の刺激に対して区別して反応し，連続して変化している語音を処理する．これらの弁別は，人類を含めて哺乳類の聴覚体系の中にある生得的な傾向を反映しているのであろう．音の間にみられる自然の境界が，子どもがさらされている成人言語の音素対立と一致するかどうかは別として，乳児にとって普遍的に際だってみえるような語音の間の自然の境界があるように思われる．これらの本来的に備わった傾向によって，発話を構成している重なり合った語音の流れの中で，乳児はパタンを認識することができるようになる．

　言語の中で使用されている多くの対立，子音の構音位置(口唇/歯/口蓋)，構音様式(破裂音 対 鼻音またはわたり音，/ra/ 対 /la/)は，かなり早い時期に弁別される．その他の対立，特に様々な摩擦音の間の区別や非開放の語末の破裂音，また，多音節の発話の中に埋め込まれたこれらの音の対立は，成熟してその言語にさらされる長い期間を経て，はじめて弁別できるようになる．生後2〜3ヵ月の間に経験した音素体系の影響を検証する試みはまだ論争中であり，明らかにされていない．

まだ十分な資料が得られておらず，韻律の役割は十分に解明されてはいないが，発話における韻律の特徴は，言語の習得において重要な役割を果たしている．

乳児の音の産生：成熟と経験の関連

　乳児が語音の産生を学習する場合に直面する問題は，単なる発声から，成人の使用する音パタンまたは語を文脈の中でコミュニケーションとして使用するという複雑さを増していく一連の課題を克服していくことである(Menyuk, Menn, and Silber, 1986)．これらの課題には次のものが含まれている．①多様な音声の産生を学習する，②乳児のレパートリの中ですでに十分に使っている発声のパタンを成人が産生している音パタンに合わせていく，③成人の音パタンとそれらがよく産生されている場面を結びつけていく(場面と結びついた語使用の基盤)，④音パタンを産生することで，自分といっしょに同じものを注目させたり，要求したりする手段として使うことができることを理解する，⑤成人が使用している語を新しい場面でコミュニケーションの目的に役立つように配置する(意味と関連づけた語の使用または記号としての語の使用)．

　上に述べた課題の分析から話すことを学習するには，認知面で克服すべき課題があることが確認された．構音動作を習得するだけでも5年以上かかる．しかも，知覚の発達がこの過程で役割を果たしているであろう．しかしながら，この過程が十分に機能していなくても，子どもはコミュニケーションの発達の他の側面に働きかけをはじめる．例えば，規則的で，繰り返される，意味をもった反応を理解する(単語の理解とか，指さし，手をたたく，手を振るというようなコミュニケーションとしての身振りの理解の発達)．先に述べたように将来の言語の使い手である乳児の認知能力の問題は，自分自身の音の産生能力を成人言語の音パタンに適合させたり，それらを随意的に利用する能力を発達させたり，その場の文脈にはない事象に当てはめて言語を使用する能力を発達させていくことである．これらの課題の大部分は"移行期"と呼ばれる過程，つまり喃語からことばへ移行する発達段階の中で遭遇し，習得される．まず最初の課題である音声の産生について，様々な声や音の産生を学習することから説明していきたい．

様々な声や音の産生の学習

　乳児の声道は成人の声道のミニチュアではない，つまり成人の声道をそのまま小さくしたものではないということが重要である(図2.3参照)．乳児の声道が成人と異なる点は，①声道が極めて短い，②咽頭腔が比較的短い，③舌が口腔の比較的前方にある，④口腔咽頭の通路が直角ではなくゆるやかな角度である，⑤咽頭の位置が高い，⑥鼻咽腔と喉頭蓋が接近している(Kent and Murray, 1982)ことである．解剖学的な構造の違いは乳児が産生している音声の性質に影響している．例えば，喉頭と鼻咽腔が近い位置にあるということは，乳児の鼻呼吸や初期の鼻音化した音

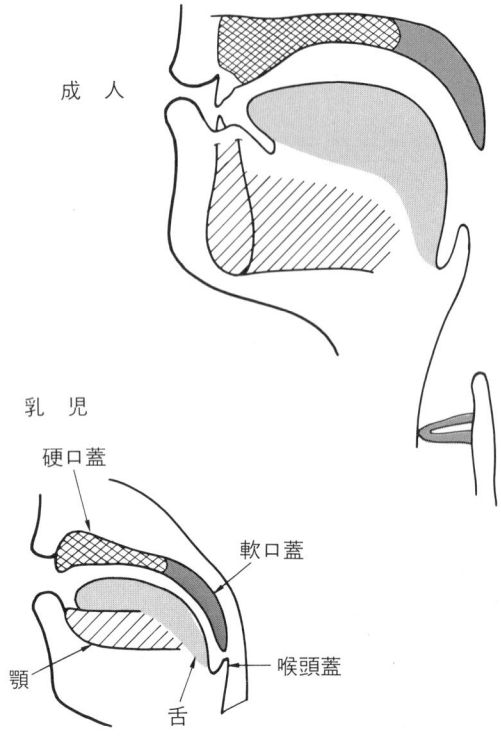

図 2.3　成人と乳児の声道
R.D. Kent and A.D. Murray, "Acoustic Features of Infant Vocalic Utterances at 3, 6, and 9 Months." *JASA*, 72(1982)：353-365. より許可を得て使用．

声を生じることになる．乳児が4〜6ヵ月になり，軟口蓋と喉頭蓋が離れるようになってはじめて，鼻音化しない音声がかなりみられるようになる．

産生の早期の段階

　Oller(1980)とStark(1980)は，生後1年の間にみられる声や音の産生について記述しているが，両者の記述は矛盾しない(Roug, Landberg, and Lundberg, 1989の中にもスウェーデンの乳児で同様の記述がある)．話しことばや言語という見方からは，**反射的**な発声(空腹や不快のような内部的または外部的な刺激に対する自動的な反応として生じる発声)は，乳児の発声に関する文献では除外されている．しかしながら，これらの中の1つは，ことばへの移行において意義があるものとしてここで記述されるべきである．これは"うーうー声(grunt)"といわれ，はじめは力を入れたりすることに伴う生理的変化によって生じる声門で発する短い音で，声門上の収縮を伴わない(McCune, Vihman, Roug-Hellichius, Delery, and Gogate, 1996)．Stark(1993)もコミュニケーションということでうーうー声を記述し，これは乳児が頭を立てた状態を保つために力を

入れることによって生じる生理的な声であるとしている．手を伸ばしたり(Trevarthan and Hubley, 1978)，はいはいをしたりする(Stark, Bernstein, and Demorest, 1993)ような動作に合わせて，同様の不随意的な声の産生があることが記述されている．このような発声は，意図的でもないし，コミュニケーションをしようとしているのではなく，恣意的でもないが，このような発声の中に産生における音と意味の結合の基盤をみることができる．

　Oller(1980)は，乳児の最初の6ヵ月を3つの段階，すなわち*発声の段階*(phonation stage)，*クーイングの段階*(cooing stage，訳注：あーうーの段階)と*拡大の段階*(expansion stage)に分けている．彼はまた，生後1年の後半を2つの段階，すなわち，*規範的喃語*(canonical babbling)と*多様化した喃語*(variegated babbling)に分けている．各段階はかなり重複しており，各段階に指定した年齢はおおよその目安である．さらに，規範的喃語の出現は指標となる事象であるが，多様化した喃語は年齢を分ける"段階"として区別することは難しいことがわかってきた．

1. **発声**の段階(0～1ヵ月)では，語音らしい音はほとんど出ない．反射的ではなく，不快を訴えているのではない．声の大部分は"疑似-共鳴核のある音声"で，Oller(1980)が正常な音声ではあるが，口唇を閉じて産生しているので，共鳴が十分ではない音声であると特徴づけているものである．これらは聴覚的には鼻音化した音節に聞こえる．

2. **グーイング**またはクーイング(gooing or cooing)の段階(2～3ヵ月)では，軟口蓋の子音様の音がしばしば産生されるようになり，"初期の音節化"がみられる(Zlatin, 1975)が，成人の音節のリズムの性質や成人の子音の構音動作のタイミングはまだ習得されていない．音響的にはクーイングの音は［u］のような円唇化の奥舌の母音に類似している．

3. **拡大**の段階(4～6ヵ月)では，喉頭と口腔の構音のメカニズムの両方のコントロールがうまくできるようになってくる．乳児は，きいきい泣く，うなる，叫ぶ，両唇を振るわせるといったことを通じて声のメカニズムを発達させていく．この段階で，十分な"共鳴の核"をもった音声(成人様の母音)の産生がはじまるが，子音様や母音様の特徴はあっても，標準的な喃語の特徴である成熟した規則的な音節がない"境界的な喃語"である．

　Stark(1978)は，生後6ヵ月の間の初期の発声行動と後期の発声行動の関連を強調している．最初は泣き声のときにだけみられた発声のコントロールが発達していって，クーイングが出現する．随意的な喉頭のコントロールが成熟し，声道の反射的な活動が持続するようになって，新たに，発声や息を吐くことと，子音様の閉鎖を同時に行うことができるようになる．この新しい行動の結合のコントロールは，新しい行動の練習の体験と成熟の相互作用により得られるであろう．この修正された結合は，さらに他の原始的な行動と結びついて容易に新しい結合を形づくりはじめる．このようにして，乳児は舌や唇，顎の活動をよりコントロールする声遊びを通じて，クーイングや快感の音がさらに盛んに産生されるようになっていく．

成人様音声の産生のはじまり：子音の出現

通常は，生後6～8ヵ月に規範的喃語が出現して，音の産生における成人言語の影響がはじめて明らかになる(Ollerの段階4，反復喃語としても知られている)．真の子音や"十分に共鳴する核"，すなわち，母音を含む明確な音節の産生は，しばしば(必ずではないが)[bababa]，[dadada]や[mamama]のように連鎖する形で突然現れ，これが生後1年の間の産生の主要な指標になる．この段階がはじまったことは，両親にも容易にわかり，子どもが喃語を話したとか，場合によっては"おしゃべり"をしたと報告するが，音と意味の一貫した関係が観察されることはたとえあったとしても少ない．

規範的喃語は，成人言語にさらされることによって影響されない生理的な成熟の結果として生じてくるものとみなされてきた．しかしながら，Ollerらは，健聴の乳児は少なくとも10ヵ月までに喃語がみられるが，聾の子どもは生後1年の間に規範的喃語を産生しなかったことを報告している(Oller and Eilers, 1988；Stoel-Gammon and Otomo, 1986を参照)．こうした最近の知見から，規範的喃語は聴覚的な刺激にさらされることによって生じるものであり，生理的な成熟と同時に成人言語の影響を受けていることが示唆されている．

規範的喃語は，発話が途切れるようにみえるかもしれないが，それは真の子音がはじめて使用されたことを示している．破裂音(鼻音または軟口蓋を下げた位置で構音する破裂音)が，子音の中で最も早く産生される子音であるという事実は，破裂音ではじまる音節の本来の知覚上の特徴と関連しているかもしれない．破裂音は母音と最も鋭い対立を示し，語音の音響的な流れの中で最も突出した途切れである．一方，破裂音の産生は比較的容易である．[ba] [da] [na] といった音節は下顎の運動だけで構音できる(Kent, 1992)．この産生の指標は，次のような進歩の過程を示している．①1歳までの成熟，または自然の生理的な発達に伴う運動のコントロール，②成人が連続の発話の中でみせる口の開閉や発声と沈黙の交代を聴覚的および視覚的に知覚して(経験に基づいて)統合する，③全体的な模倣を通じて成人の規則を表現する．つまり子どもは成人の発話の中の破裂音を聞くと同時に見て，成人の発話の印象を再現しながら，そのような音を自分で産生し，反復的な声の産生または音遊びを行う．

多様化した喃語と普遍的な産生のパタン

喃語の最後の段階(Ollerの段階5)は**多様化した喃語**である．これは単一の発声の中に多様な子音や母音が使用されるようになり，前の段階から続いている成人様の音節の中に加わっていく段階である(例えば，9ヵ月の女児の喃語に中に [ʔzmae:h]，[wʹtʊ]，[te:koe]，[hʹtapa] がみられた．Vihman, Ferguson, and Elbert, 1986)．Elbers(1982)は，1人の子どもの6ヵ月から12ヵ月の発話にみられた反復喃語から多様化した喃語への発達の過程を追跡した．Elbers(1982)は，

この時期の喃語をことばへの音声的な"跳躍板"となる組織的，継続的でかなり自発的な探索過程であるとしている(Elbers, 1982, p. 45)．多様化した喃語は規範的喃語が出たすぐ後にみられるかもしれない(Smith, Brown-Sweeney, and Stoel-Gammon, 1989；Mitchell and Kent, 1990)．多くの研究はそれぞれの言語を学習している子どもの多様な喃語の中に，音のレパートリを見出してきた．これらの分節音のレパートリは，実際，各言語の間で区別がつかなかった．Locke(1983)は，15の言語について，それを習得している乳児(9ヵ月から15ヵ月)にみられた喃語のレパートリについて述べている．彼は破裂音と鼻音が目録の基盤になっており，他の音の頻度は比較的低かったとしている．しかしながら喃語音声における音の産生の頻度を，(母音の)機器による分析と(子音の)音声表記による方法でいくつかの言語にわたって比較すると，まだ語の産生がようやくはじまったか，またはまだはじまっていない10ヵ月頃に最初のその言語特有の差がみられるようになることを明らかにした(Boysson-Bardies and Vihman, 1991)．

生後1年までの母音の産生

真の子音の使用の開始が成人様の発声のはじまりを示すようにみえるため，これまで我々は初期の子音の発達を中心にみてきた．しかし，生後1年間の子どもの発声はほとんどが母音の産生である．母音の表記の信頼性が高くないことと，母音の特徴を記述することが難しいことから，母音に関してはこれまで広範囲に研究されてこなかった．例えば，Lieberman(1980)は約3ヵ月から14ヵ月の子どもが産生した母音についての表記者間の信頼度は73％であったと報告している．これは英語の母音であると同定された母音についての出現頻度を報告したものである．以下にLiebermanの1人の子どもについての研究を示すが，数字の信頼性はかなり低いということを念頭に置いて欲しい．

Liebermanは音声表記の補助としてスペクトログラフ分析を用い，研究の対象とした期間の平均のフォルマント周波数にはほとんど変化がなかったと報告している．しかしながら4ヵ月間に表記した様々な母音は，フォルマント周波数にかなりの重複がみられた．その1ヵ月後，スペクトログラフ分析による基本的な母音三角形が同定された．音響上の母音空間は3歳まで徐々に分離が継続した(これは他の子どものデータに基づいている)．

この期間を通じて聴取される母音の中で最も頻度が高いのは弛緩性(lax)母音——[ɛ, ɪ, æ, ʌ, ʊ]——で，最も初期の段階からすでに存在している．[ɛ]は最も多く聴取される母音(表記された全母音の33％)で，その他の弛緩性母音はそれぞれ11％であった(データの17％)．残りの(緊張性(tense))母音はそれぞれ5％を超えることはなく，後方の円唇母音である[o]と[u]は最も少なかった(それぞれ1％)．

KentとMurray(1982)は，3ヵ月，6ヵ月，9ヵ月の乳児(各月齢7人)の母音発声の音響的特徴を研究した．彼らの結果はLiebermanの報告と類似していた．F_1とF_2の周波数の範囲はそれぞれ

の年齢を通じていくらか増加したが，9ヵ月の乳児が使用した母音の大部分は，3ヵ月と6ヵ月の乳児の母音とほぼ同じフォルマントパタンであった．成人と乳児では解剖学的に差があるので，乳児が母音産生で可能な範囲が成人の範囲より限られている（せまい）ことは驚くべきことではない．乳児の母音のフォルマントパタンは，成人の母音の前舌中母音または中母音の範囲に入る（図2.4）．

4つの言語圏（アラビア語，中国語，英語，フランス語）の10ヵ月の乳児の母音産生の研究で，Boysson-Bardiesら（1989）は，これら4つのグループで，母音のほとんどは**前舌低母音**および**中舌中母音**のカテゴリに属した．しかしながら，音響分析の結果から，上記の範囲内ではあるが，英語では前舌高母音はより前でかつより高く，中国語では後舌低母音はより後ろでかつより低いというように，それぞれのグループの母音産生の特徴パタンが明らかになった．乳児は成人の発話を手本にして語形を産生する以前であっても，自分の周囲にある言語に特有な様式で舌や口唇を動かすので，母音産生に差が生じるのだと彼らは説明している．

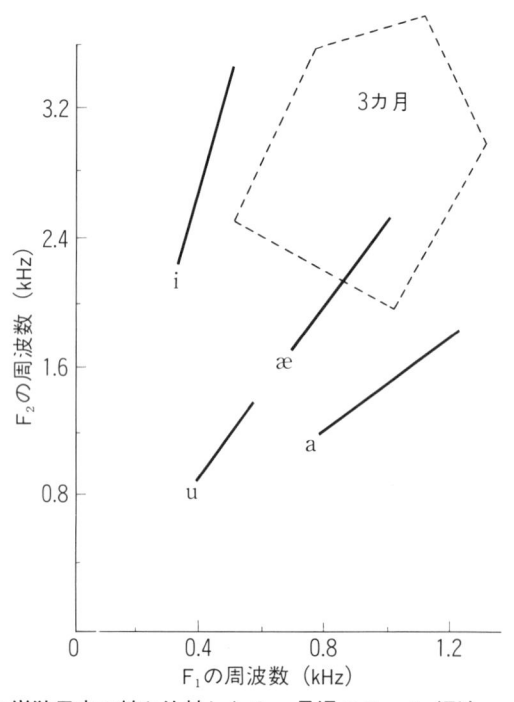

図 2.4 /i æ a u/ の単独母音の線と比較した3ヵ月児の F_1-F_2 領域
R.D. Kent and A.D. Murray, "Acoustic Features of Infant Vocalic Utterances at 3, 6, and 9 Months." JASA, 72(1982)：353-365. より許可を得て使用．

初期の音声産生における韻律の発達

　言語のイントネーションパタンの発達は，分節音や分節音の対立の発達に比べてあまり注目されてこなかった．これは成人言語における韻律の性質についても十分に理解されていないということの反映でもある．それにもかかわらず，文献上いくつかの結論が示されている．生後1年間の乳児の発声の音響分析から，この時期は下降のピッチが最もよくみられることが示されている（Delack and Fowlow, 1978；Kent and Murray, 1982）．KentとMurrayは，基本周波数の下降または**ピッチ曲線の下降**は，発声の過程での声門下圧の低下による自然の結果であるという生理学的な説明をしている．発声の終わりに喉頭の筋肉が弛緩すると，声帯の長さと緊張が減少して下降のピッチになる．上昇のピッチは発声の終わりに声帯の長さを増す，つまり緊張を増すか，または声門下圧を増すか，あるいはその両者によって得られる．したがって，上昇のピッチ曲線が，下降のピッチ曲線より遅れて発達するのは当然のことと思われる．こうした順序は習得する言語がどんなものであっても，一般的にみられる傾向である．

　多様化した喃語の段階になると，子どもはジャーゴンも産生するようになる．多様化した喃語のすばやく産生した多音節の連続に，成人のようなピッチの変動やリズムが加わった場合，この現象をOller（1980）は"意味はわからないが，何か話しているように聞こえる発話"と呼んでいる．英語を習得する子どもでは，この種の多音節ジャーゴンは，最後から2番目の音節で比較的低いピッチになり，最後の音節で中位または中位から低位のピッチへと上昇している．句の最後でピッチが上昇するのが，成人英語の特徴的なイントネーションパタンであることに注目したい．ジャーゴンは，個々の単語ではなく，句や文のような比較的長い発話の表面的な印象を子どもが再現しようとするものと考えられる．したがって，成人の聞き手にとって単語のない会話といった印象を与えることが多い（Menn, 1976；Boysson-Bardies, Bacri, Sagart, and Poizat, 1981；Vihman and Miller, 1988）．

要約

　幼児は自分の周囲にある言語を学習する過程で，一連の産生課題に直面する．彼らは言語音を随意的に産生するのに必要な正確さを発達させるために，まず最初に，喉頭のコントロールや構音動作を習得しなければならない．こうしたコントロールを発達させていくということは，喉頭や構音，知覚機構の成熟と，子どもに話しかけられる特定の言語音のパタンへの適応の両方が含まれる．したがって，幼児における音韻発達には，身体的な成熟と社会経験の相互作用が必要である．

　生後6ヵ月の間の随意的な音声行動は，次の3つの段階に分けられる．発声の段階，クーイングの段階，拡大の段階である．それぞれの新しい行動の組み合わせのコントロールの獲得は，成熟

と経験または新しい運動行動を使う練習の相互作用の結果である．

　6ヵ月から10ヵ月の間に，規範的喃語が産生されはじめる．この喃語は，生後1年間の乳児の産生における主要な途切れ，つまり大きな質的変化を構成する．これは成人言語を聴覚的に経験している影響を，最初に具体的に確認できる証拠である．喃語の最後の段階は多様化した喃語であり，子どもはここではじめて成人の単語を産生しようとする音声的な基盤の準備をする．この段階では子音のレパートリは，言語間でほとんど区別できないが，子音や母音の産生の発現頻度に子どもの言語経験の相違が反映されはじめる．

　最初の1年間は，乳児の母音の産生はほとんど変化しない．成人で乳児の音声を表記する人たちは，この原初的な母音を前舌中母音または中母音として聞き取る．生後1年の子どもには主として下降のピッチがみられ，これは恐らく（普遍的な）生理学的な理由によるものと思われる．子どもが一旦多様化した喃語を産生しはじめると，成人のような強勢パタンやイントネーションが用いられるようになり，これは内容や意味を伴わない，成人言語の表面的な影響がみられる．

移行期：喃語からことばへ

　ここまで，乳児の1年目の知覚と産生を概観してきた．乳児は非常に早い時期から言語音について驚くべき弁別能力を示す．しかし，我々はこのような能力がどのように言語知覚や成人言語における意味のある音のパタンを同定したり記憶したりするのに役立っているかについてはまだ解明していない．また，子どもは有意味語の産生を学習する中で，一連の課題に直面する．これまで我々は，これら課題の第1段階，つまり，様々な声や音を出すことを学習することについて検討してきた．生後1年目の終わり頃までに，子どもは喃語，つまり様々な子音や母音を含む成人と同じような連続した音節を産生する．さらに，子どもはもはや1回の発声の中で単独の子音とか単独の母音だけということはなくなってくる．これまで主としてみられた下降のピッチ曲線に，上昇のピッチ曲線が加わるようになる．

　ここで，喃語を話す子どもから，ことばを話す子どもになる移行期に目を向けよう．この時期の極めて重要な発達は，意味と音パタンを結合することで，最初は理解の中で，次に単語産生の中で行われる．理解の中での意味と音パタンの結合は，6ヵ月頃にぼつぼつみられるので，年齢を少し前に戻して，意味の使用やコミュニケーションにみられる子どもの最初のステップの軌跡を取り上げていきたい．

　この移行期は，ある発達上の事象によって定義するのが最もよい．成人言語を理解するようになったときに移行期がはじまり，喃語に代わって単語の使用が主になったとき，通常は子どもが自発的に約50単語を使用するようになったときに移行期が終わる．このような発達が起こる年齢の幅は，極めて多様である．正常に発達していて，2歳前に言語理解が極めて良好であることが証明されるような子どもの中に，了解できる単語の多くを産生できない子どもがいる．多くの子ど

も，あるいは，恐らくほとんどの子どもは，約9ヵ月から18ヵ月の間にことばへの移行が起こるであろう．

音パタンと意味との関係

　子どもが，成人言語の特定の単語や句に対してそれぞれ異なった反応をしはじめたとき，つまり理解を示しはじめたとき，それは音パタンの中の識別可能な違いと，それらのパタンの使用や機能の中の違いとを対応させはじめたということである．言語理解の最初の研究は，言語学者の両親による日記の中にみられるもので，理解の徴候が最も早くみられたのは4～5ヵ月であった．Hans Lindner は，20週の頃，チクタクと大きな音のする大きな壁掛け時計を見ることによって *Tick-tack*（ドイツ語では *tick-tock*）ということばに反応した（Lindner, 1898；Ferguson の報告，1978）．Deville の娘は6ヵ月で *bravo* ということばに反応して拍手し，7ヵ月でフランス語の *chut*（静かに！）に反応して，興味のあるものに触るのを我慢した（Deville, 1890, 1891；Lewis の報告，1936）．Lewis は自分の子どもが8～9ヵ月のとき，単語に最初に反応したことを観察した．特別な声の調子で発する *Cuckoo!* に対して微笑み，*No!* に対して動きを止め，*Say goodbye!* に対して手を振った（Lewis, 1936, p. 107）．それぞれの例において子どもは，その単語を文脈の中で繰り返し聞き，予測された行動（例えば，拍手やさよならで手を振るといった習慣化された適切な身振り）が多くの場面で明確になってくる．単語認識の最初の徴候は，孤立して出現するように思われる．子どもがどのくらい単語だけから理解しているか，また，どのくらい単語が使用される場面と関連させているかを正確に決めるのは難しいが，一般的には，10～11ヵ月頃までに言語理解ができるというかなりの証拠がある．

移行期における知覚：母国語への入口

　成人言語の理解のはじまりは，最初に学習した身振り（例えば，拍手や手を振ること）の使用と組み合わせて，子どもの発達の中で重要な新しい段階を示すものである．この時点で，子どもは成人言語から引き出した身近な音声のパタンのレパートリを発達させ，特定の意味と連結させていると思われる．残念なことに，移行期の子どもの単語パタンの知覚や音素対立（言語知覚）については直接検証されてこなかった．ある意味をもった音パタンが他の音パタンよりも容易に区別されるかどうかを知ることは，非常に興味深い．例えば，逸話での資料が示唆するように（Lewis, 1936），分節音の特性においてのみ異なっている語を弁別する前に，リズムとかピッチによって語や句を弁別するのだろうか？　音節型による違い（例えば，語末子音があるかどうか）は，特定の分節音によって示される違いよりも容易に認識されるのであろうか，または，子どもによって差があるのだろうか？　ある子どもが一貫して認知するパタンとその子どもの喃語にみられるパタ

ンのとの間に関連があるのだろうか？　知覚と産生の関係についての信頼できる実験結果があれば，次に述べる2つの見解のどちらを支持するのが適切かを決定するのに役立つであろう．1つはSmith(1973)とStampe(1969)によるもので，彼らは単語産生の最も早期から成人言語の完全で正確な表示の存在を前提としている．もう1つの見解はWaterson(1971)によるもので，初期の単語が産生される際に制約があるのは，知覚の不完全によるという前提に立っている(Schwartz and Leonard, 1982；Menn, 1983 参照)．

　生後1年目の終わり頃の乳児の知覚についての最近の研究は，単語の認知のはじまり，あるいは少なくとも充分に確立した文脈での言語の早期の理解とタイミングが一致するという重要な変化があることを報告している．Werkerら(Werker, Gilbert, Humpherey, and Tees, 1981；Werker and Tees, 1983)は，この時点で，音素対立の弁別についての乳児の幅広い能力が，語音に対する成人言語の固有の反応に置き換わる時点をみつけようとした(Trehub, 1976 参照)．彼らは，成人と4歳，8歳，12歳児にヒンズー語の音素で英語話者にはなじみのない2つの対立，すなわち，構音位置(歯音 /t/ 対 反転音 /ṭ/)と有声開始時間(VOT)(無声の有気音 /tʰ/ 対 気息性有声音 /dʰ/)を検査した．さらに，内陸サリッシュ北西インディアン語に使用されている，声門音化した軟口蓋音 /k'/ と声門音化した口蓋垂音 /q'/ の対立を検査した．成人と4歳児以上の子どもでは，これらの外国語の対立を弁別することができたのは半数以下であったのに対して，6〜8ヵ月児のほとんどが弁別できた．この研究を批判して，WerkerとTees(1984)は，乳児の年齢群を1年目の後半(6〜8ヵ月，8〜10ヵ月，10〜12ヵ月)に広げ，ヒンズー語とサリッシュ語の構音位置の対立を検査した．最も幼い群がやはり弁別できたのに対して，最も年齢が高い群は弁別できなかった．8〜10ヵ月の子どもはヒンズー語の対立の弁別は比較的できたが，ほとんどの子どもがサリッシュ語の対立を弁別できなかった．

　1年目の終わりに"普遍的な"知覚能力に明らかな減退がみられることは興味深いことであり，多くの議論を起こしてきた．乳児が言語音と(状況に基づいた)意味の(恣意的な)連合を理解して言語に注意を向けはじめたときに，乳児は自分たちの周囲にある言語の音素体系に"入り込んでいる"のだろうか(Werker, 1991)？　この早い時期に子どもがどのようにして知覚情報を組み立てることができたのかを知ることは難しい．さらに，子どもの最初の頃の単語の産生は，本格的な音素(分節音)対立より，むしろ幅広いあるいは全体的な音韻基礎を示しているように思われる．発話を開始するときの知覚の明白な再編成についての仮説は，それが子ども自身から出た産生(構音)能力によって媒介されたものであるということである(Locke, 1990；Vihman, 1991, 1993)．子どもが構音をコントロールし，自己モニタリングを通していくつかの十分に練習した構音動作の音に親しむと同時にその感触に親しむにつれ，成人言語の音パタンが知覚的に目立ちはじめる．それは子どもが繰り返し産生している発声パタンに合致するようにみえるからであると考えている．子どもの環境にある特定の言語からの影響がこの年齢の子どもの喃語に及びはじめているので，このような構音のフィルタが語音に対する子どもの初期の"先入観の入らない"反応を変化

させるのかもしれない．それはすべての言語に対する"普遍的な"レディネスを，子どもの養育者の言語により向きを変えたレディネスに置き換えることになる(Werker and Pegg, 1992)．

原初語

　子どもは，構音のコントロールを改善し，成人の音パタンを認知する能力が発達してくると同時に意図的なコミュニケーション能力が発達してくる．したがって，成人様の語を一貫して使う前に，身振りで意味を伝えようとすることがある．この年齢範囲の乳児を観察した多くの人たちは，**原初語**(protowords, **自分で造った語**)，つまり，見かけ上の用法が成人のモデルと同じではない，または同じ範囲ではない音声形式を乳児が使っていると報告している(Dore, Franklin, Miller, and Ramer, 1976；Ferguson, 1978．また，Vihman, 1996を参照)．音の形式は，声門音[ʔ]や[h]，または子音の位置に破裂音が入った単純なCV形式が一般的である．意味も同様に単純である．すなわち，その音声で，注意を惹きつけたり，興味を共有しようとしたり，要求したりする．また，興奮や嫌悪といった感情の表現や子どもの活動へ加わって欲しい(ある種の注視)といった表現，または単なる会話の満足感といった漠然としたサインである(Vihman and Miller, 1988)．この時期にみられるうーうー声は，物を目や手で探索したり，または目の前のできごとを見るときに，身体を動かさないで注意を集中する瞬間に起きるものであることがわかった(McCuneら, 1996)．このような短い音声による表現は，最初は明らかなコミュニケーションの意図をもたずに，典型的には中性母音[´]を伴った[ʔV]といった短い単音節，または成節的鼻音の形で静かに産生される．それらはその時期にもみられるが，もう少し早い時期にもみられるうーうー声に関連しているようにみえ，"注意を惹こうとしている"ことを反映しているのかもしれない(Porges, 1992；Richards and Casey, 1992．我々成人が，読んだり，聴いたりしているものに突然興味を惹かれたときに無意識に産生する"注意を惹く声"と比較せよ)．

　14〜16ヵ月の間に，新しい機能，典型的にはうーうー声または他の単純な声門音ではじまる声([ha]とか[aha]または[haha])が観察される．この新しい機能は注意の焦点や関心を共有することである．関連する機能は，要求の機能(大人に何かをさせたり，何かを準備させたりする)である．子どもは大人の方をずっと見ながら，声を出したり，物を指したりまたは見せようとしたりするかもしれない．これらの単純なコミュニケーションの形式は音声機能に対する子どもの理解が深まったことを反映している．うーうー声はもともと動作をしようとして生じ，二次的に注意を惹こうとするものになったので，まったく随意的なものとはいえないが，今や音声の形式で意味を表現できるようになったといえる．このように理解が深まることは，成人様の語を使用したり，異なる状況の条件の中で語を般化使用するための前提条件である．かなりな会話の語彙をもっている子どもたちでも，しばしば指さしといっしょにコミュニケーションとしてのうーうー声を数ヵ月は使用し続ける．

後期の喃語と初期の単語の音声的特徴

　生後1年目の終わり頃の発声は，子どもの環境にある特定の言語の音声学的構造による影響を受けはじめ，この発声は成人語を言おうとしている場合と大きな違いはない．単語の使用がはじまるこの時期に，典型的に用いられる発声の音声的特徴は何であろうか？　これらの発声は，同じ言語を学習している乳児の中でどのように類似しているのだろうか？

　この時期の発声の音声的特徴についてのいくつかの詳細な研究がある．KentとBauer(1985)は，13ヵ月の子ども5人が用いた音節構造，母音様分節音と子音様分節音，イントネーションについて記述した．Vihmanら(1986)は，9〜17ヵ月の子ども10人の縦断研究の中で，発声の長さ，音節形と子音について調べた．この2つの研究は，ほぼ同じ年齢の子どもの同じような現象を扱ったもので，類似した結果を報告している．Boysson-BardiesとVihman(1991)は，Vihmanらの研究(1986)をさらに3つの言語——フランス語，日本語，スウェーデン語(各5人ずつの被検児)——に広げ，4つの言語の間にみられる類似点と相違点を報告した．英語の学習者にとっては単音節(1音節)の発声は最も一般的な形であり，2音節の産生がそれに続くが，研究対象とした他の3つの言語のグループでは2音節の方が優位であった．子音では，どの言語の乳児においても破裂音が最も多く使われており，続いて鼻音と摩擦音であった．

　KentとBauer(1985)は，異なる音節構造の発声では，子音の使用に違いがあることを報告した．CVの発声の中での子音の使用としては破裂音が優位であったが，VCV発声では破裂音は子音の半数以下，VC発声では摩擦音や鼻音の方がはるかに多かった．口唇音や舌先子音はもっと多く使われていた．子音結合はほとんどみられなかった．KentとBauer(1985)は，基本的な子音と母音の対立は，CV音節の枠組みの中でまず学習され，あらゆる言語にみられるこのような音節が"最も単純な形式……あるいは発話の形式化におけるいわば原子"(Kent and Bauer, 1985, p.517)とみなされると結論している．

　KentとBauer(1985)は，最も一般的に使用される母音は，中舌母音，前舌中母音，そして前舌低母音([ʌ, ɛ, æ])であり，一方，高母音([i, u])はまれであったことを見出した．使用された様々なイントネーションのうち，下降と上昇下降が全発声の75%以上であった．単純な上昇は10%強であった．KentとBauerは，13ヵ月の子どもの発声は，すべての点で13ヵ月以下の子どもの発声とも連続しているし，2歳の子どもの発声とも連続しているという事実を強調した．

　DavisとMacNeilage(1990)は，英語を学習している1人の子ども(14ヵ月から20ヵ月)の母音産生を記述したが，喃語と初期の単語の間の連続性の証拠についてKentとBauerほどの印象を受けなかった．彼らは，特に喃語の発声において予測されていた比較的低舌の弛緩性母音が多いことを見出したが，また[i]が高頻度に，特に単語の第2音節で産生されていることも見出した．結局，喃語での母音が，発話の中でさらに正確に産生されることはなかったが，他の母音の置き換えとして使用される傾向があったと報告している．つまり，喃語で確立した母音は，発話の中

でよく使われたが，喃語であまり用いられなかった母音([i])も成人言語の影響を受けて，子どもの語の中でしばしば使われるようになった．

　DavisとMacNeilage(1990)のもう1つの主要な発見は，子音と母音の発声の相互作用であった．前舌後母音は歯茎音の後に，後舌高母音は(使用される場合はすべて)軟口蓋音の後に，そして中舌母音は口唇音の後に最も高頻度にみられたことを報告した．4つの言語——英語，フランス語，日本語，スウェーデン語——を学ぶ23人の子どもに基づいたこの分析の追試で，Vihman(1992)は，同じような音の結合がみられたことを報告している．軟口蓋音と後舌母音の産生はまれではあるが，産生されるときには必ずいっしょに産生された．数人の子どもの発声において，一般的に，口唇音の後に中舌母音がくることが多かった．歯茎音は前舌母音と結合することはほとんどなかった．DavisとMacNeilage(1990)は，構音動作にあまり差がないとうことを反映した機械的な理由で，歯茎音や軟口蓋音の後には構音位置が最も近い高舌母音がくることを示唆している．しかし，Vihmanは，これらのCV結合は，それぞれの成人言語の影響を受ける傾向(例えば，歯茎音)/Ci/は，英語では*daddy*，*pretty*，*lady*，*dolly*のようによくみられる連続であるが，一方，/ko/は子どもが使う日本語の単語に多くみられる)があることを報告し，これらの連続に頼ることは，単語を産生するための特別の方略であることも示唆している．口唇音と中舌母音の結合のみが，早い時期の生理学的な基盤，つまり舌は中立の静止した位置に保たれていて，口唇の動作によって構音が積極的に行われているのを反映しているように思われる．英語を習得しつつある18ヵ月，21ヵ月，24ヵ月の9人の子どもの統制した条件での研究で，後舌母音を伴う軟口蓋音の単語が選好される傾向や，後舌母音が軟口蓋音の後で正確に産生される傾向は認められたが，単語の産生においてC-Vの相互作用があるという証拠はほとんどなかったことを報告している(Tyler and Langsdale, 1996)．

共通の傾向

　Vihmanらは，早期の発声について，同じ言語を学習している子どもと異なる言語を学習している子どもの共通の傾向と個人差の範囲を調査した(Vihman et al., 1986；Vihman and Greenlee, 1987；Boysson-Bardies and Vihman, 1991；Vihman, 1993)．同じ発達段階の子どもにみられる多様性を評価するために，語彙の使用に基づいて，サンプルを引き出す時点を定義した．早期の評価の2点は，単語の使いはじめ(年齢範囲は8～15ヵ月)を選び，後期の評価の2点は，自発話で15語以上の異なる単語を使った30分のセッションの中から選んだ(母親からの報告によると，この後期の子どもたちは約30～50語の累積語彙をもっていた．年齢範囲は12～23ヵ月)．

　これらの研究から，分析された音声カテゴリの中で違いが最も大きかったのは，より早期の段階であったことを明らかにした．子どもの語彙が増えてくるにつれて，同じ言語を学習している子どもの間に均一化の傾向がみられるようになった．この早期の語彙の時期にみられた最も重要

な発見は，それぞれ特有の音声的選択においても，音声的選好の安定性の程度においても，同じ言語を学習している子どもの間にかなりの相違がこの時期にわたってみられたことである．

　我々は，移行期における様々な面で成人言語の影響が増してくるのをみることができる．すべての乳児は，規範的喃語がはじまると，子音の使用が増加する傾向がみられるが(Kent and Murray, 1982)，語彙の獲得がゆっくり進行する1年目の終わりには，子音の増加傾向は水平になる．一旦，語彙の獲得が進行しはじめると，初期の単語は，喃語の発声よりも真の子音(破裂音，鼻音，摩擦音，流音)を含むようになる．この結果は，成人言語についての知識が増加することが，この時期に子音の使用が増えることに重要な役割を果たしていることを示唆している．

　早期の語彙段階，子どもがせいぜい10語の語彙をもったときの口唇音の使用は変動が大きい．しかしながら，30から50単語を話す後期の段階では口唇音は子音産生全体の中の3分の1以上を占める．口唇音の使用は喃語の特徴というよりは単語の特徴であるが，しかも英語，フランス語，スウェーデン語の母親の発話の研究では，口唇音よりも歯茎音が多く使われていると報告されている(Vihman, Kay, Boysson-Bardies, Durand, and Sundberg, 1994)．したがって，乳児が口唇音を多用するのは，成人の口唇音使用により多くさらされるからではないことがわかる．それよりも，口唇音が不釣り合いに多いのは，口唇の構音動作が見えるということにも起因しているといえよう．*baby*や*bottle*のような単語で*b*を産生するのに必要な構音動作を見ることができるので，子どもにとっては，他の子音に比べて口唇音の産生のコントロールを得ることがはるかに容易なのであろう．興味深いことに，盲の子どもの早期の語彙に口唇音が"多用される"ことはない(Mulford, 1988)が，聾の子どもの発声の特徴は口唇音である(Stoel-Gammon and Otomo, 1986)．子どもが構音の産生について十分にコントロールできるようになると，視覚や聴覚が正常な子どもたちは，口唇音への選好が次第に減っていくことが予測される．

　要約すると，移行期の終わりまでに，子どもが約50語の累積語彙をもつと，子どもの発声の分節形式に，成人言語の影響を示唆する徴候がみられるようになる．子どもの発声パタンの特徴のいくつかは，真の子音が優勢になるといった成人言語の特徴の反映である．いくつかの言語の範囲内であるが，口唇音を含む単語の産生が選好される言語の発達段階があり，これは恐らく成人言語の形式を反映しているというよりはむしろ，学習過程の特徴——聴覚的手がかりだけではなく，視覚的手がかりが使える構音の習得——を反映しているのであろう．一方，特定の言語環境の影響を示す早期の特徴もこの時期までに明らかになる．例えば，語末子音が特に豊富な言語である英語を学習している子どもは，移行期の終わりまでに喃語や特に単語の中で語末子音を使用しはじめるが(Vihman and Boysson-Bardies, 1994)，一方，語末子音のあまりみられない言語を学習している子どもは，それらをほとんど使用しない．

韻律の発達

いくつかの通言語的研究は，韻律の体制化が50単語を習得するこの時期（通常はほぼ17～18ヵ月）にはじまることを示している．Halléら（1991）は，日本語とフランス語を学習している子どもたちそれぞれ4人について2音節の発声（単語も喃語もともに）を比較した．フランス語の乳児は，世界の言語でほとんど普遍的にみられる末尾の音節の引き延ばしに加えて，成人のフランス語の典型である上昇のピッチ曲線が優位であった（Cruttenden, 1986）．日本語の乳児は下降のピッチ曲線を多く使用し，第2音節に比べて，第1音節の韻を長くする．最終音節を急激に止める（声門破裂音を伴う閉鎖）のは日本語の乳児の典型であり，フランス語の乳児にはみられなかった．日本語の子どもの中の1人は，この急激な止めがみられなかったが，その子どもは最終音節を引き延ばしていた．これらの結果は，最終音節の長さは生理的な基盤によるという考え方を支持するものであり（Robb and Saxman, 1990），日本語の急激な声門での停止を学習した子どもは，自然な引き延ばしを抑制することを学習したのだと解釈されている

要約

喃語からことばへの移行期に乳児の知覚と産生に起こる変化を概観した．移行期（約9～18ヵ月）の開始までに，子どもは限られた文脈または基本的な文脈の中ではあるが，いろいろな単語を理解していることを示しはじめる．この時期に身近な物や事象に注意を向けたり興味を示すために身振り，うーうー声や特有な語を使って，コミュニケーション能力が増大していることを示す．移行期の終わりまでには特定の言語についての子どもの経験が産生と知覚の両方に反映するようになる．子どもが，特定の成人の音パタン（形式）と特定の場面（意味）を関係づけてコミュニケーションをするようになると，音韻の体制化がはじまる．

子どもの喃語の中で最もよく使われる音は，恐らくその子どもの初期の単語の中で使われる可能性がある．単語も喃語もともにこの時期に，単音節や2音節形式，破裂音そして開音節が高い割合でみられるのが特徴である．子音の使用は，成人言語の知識とともに増加し，比較的，口唇音が多く用いられるのが早期の単語の特徴である．英語の最終子音のような言語に特有の音素配列的特徴（phonotactic feature），フランス語の上昇ピッチや日本語の急激な停止のような韻律の特徴もこの時期に出現する．

音韻発達の大部分は，1歳から3歳までの年齢の間に起こり，そのとき子どもはまた，単語の知識の驚くべき成長を経験し，統語の獲得をはじめる．最大のハードル，つまりその言語の"知識の獲得"は，形式と意味との対応を理解し，結びつけ，貯蔵し，自在に再産生することであり，これらはすでに乗り越えてきたといってよいであろう．

個人差：2人の1歳の幼児のプロフィール

　生後1歳半までの子どもの発声が一般的にどのような順序で発達していくかについては同定されているが，個人差が著しい．その1つは，この時期の子どもは発声の量が非常に異なることである．9人の乳児が産生した発声についての研究を例に挙げると，30分間の発声の平均回数は97〜265とばらつきが大きかった（子どもと母親との相互のやりとりを1ヵ月ごとに収録したものである．Vihmanら, 1985）．

　個人差は音韻発達の他の側面にもみられた．乳児が産生する音（音の選好）や，産生した音をそのままずっと使っていくかどうかという点で，それぞれの乳児は異なっていた．したがって，乳児には音韻システムの体制化と音韻学習の仕方に相違がみられた．これらの個人差は，喃語からことばに移行するごく早い時期においてもみられる．この時期の音の選好と音韻の体制化にみられる個人差について，2人の女児の発達の記述を通して説明する．

音の選好と単語の選択

　MollyとDeborahは，2人とも，自分の子どもの発達に強い関心をもっている高学歴の両親のもとに第1子として生まれた女児である．もともと2人とも"おしゃべり"である（実際，Vihman (1985)が行った9人の子どもの研究の中でこの2人の発声量は多い方から1番目と3番目であった）．そして2人とも研究の最終時点でたくさんの語彙を習得していた（16ヵ月で50語以上）．

　MollyとDeborahは多くの点で似ていたが，音の選好，語の選択，語形の安定性という点では異なっていた（Vihman, Ferguson, and Elbert, 1986, Vihman and Greenlee, 1987）．早期の語彙獲得の時期に，Mollyは口唇音（66％，この群の使用平均は44％）と鼻音（41％，この群の使用平均は16％）に強い選好を示した．一方，Deborahはこの群の9人の子どものサンプルに非常に似ていた．後にMollyは語末の子音の発達が著しかったが（23％，この群の平均使用は12％），一方Deborahは予想に反して，摩擦音を非常に多く使用しはじめた（26％，この群の使用平均10％）．

　子どもは初期の単語を選択する場合，少なくとも一部は音声的特性に基づいて選択する（Ferguson and Farwell, 1975；Schwartz and Leonard, 1982）．子どもが初期の単語を選択する場合，語形とか，韻律，母音のパタンなどがある程度作用しているが（Stoel-Gammon and Cooper, 1984；Davis and MacNeilage, 1990を参照），子どもがある語を使うかどうかを決めるのに，語頭の子音が決め手になることが多い（Shibamoto and Olmsted, 1978）．Deborahの摩擦音に対する選好は彼女が言おうとした単語に反映しており，これらの単語は，*scratchy* [ti:ti]，*Sesame Street* [si:si]（14ヵ月）など [s]，[t] の音を含む傾向があった．一方Mollyは，語末が鼻音の単語を極めてたくさん選択していた（*bang, down, name, around*．Vihman and Velleman, 1989）．

2人の女児はまた音韻の体制化においても異なっていた．Mollyは使ってみるいろいろな子音の数を徐々に増やしていったが，初期の単語を使用した間は，ほとんどが破裂音と鼻音であった．1回の観察時間の中で，20以上の異なった単語を使用したが，それでも歯擦音や流音が入る単語を使おうとしなかった(15ヵ月)．一方Deborahは，はじめからいろいろな子音を使った．彼女はこの時期の終わりに，歯擦音や歯間音も入る単語を使うことによってレパートリを大きく広げていった．全体にDeborahは探索的な方法で進み，Mollyはもっと体系的に進んでいくように思われた．

　結局，2人の女児はいろいろなことばを使って1つの語を産生していたが，使われることばの多様性の程度が異なっていた．Mollyは1つの語を繰り返し使う傾向があり(例えば，彼女は1つの語のタイプを数多く使用する)，繰り返し使われることばの間の変動は，驚くほど変化が少なかった．それと反対にDeborahはある語についてはほとんど毎回，そのことばを言うたびに違った音形で産生した．これは多分英語の冠詞 a, the とか所有格 my の音を再生しようとして，単語のはじめに余分な音節をつけようと試みたために生じたのではないかと思われる(a baby, my baby, the glasses．Ramerの*前統語形式*についての討論を参照)．要するに，Mollyの非常に安定した語の産生は音韻学習に対する系統的なアプローチを反映し，一方Deborahは機能を十分に理解する前に新しい形式を探索しているように思える．この2人の女児の差は，Ferguson(1979)のいう分析的ではない，危険をおかすような(探索的)スタイルと，慎重で，分析的な(系統的)スタイルの違いを例証しているように思える．

　要約すると，これら2人の子どもは性，社会経済的地位，発声の量，語彙発達の条件は一致していたが，喃語の中で示した音の選好については非常に異なっていた．2人の音の選好は初期の語に対する子どもの選択にも影響を与えるようにみえる．各々の子どもが分節音の範囲を徐々に広げ，複雑な音節の形を増していくにつれて音韻構造がはじまると考えている．

要約

　我々は，言語獲得の早い時期の子どもに学習方法の差が認められることを指摘した．音の選好，単語の選択，語形の安定性と多様性に個人差がみられることを明らかにした．1人の子どもは慎重な系統的アプローチを示し，一方，もう1人の子どもは単語を選択するとき，喃語と最初の単語の両方にある音を幅広く探索し，1つの点からもう1つの点へと大胆に跳躍した．両方の例から子どもの音の選好は初期の単語の選択に影響することがわかった．

言語知覚：語音の表示

　音韻発達のはじまりについて述べる際に，どのような知覚能力あるいは生得的な傾向をもって，

幼児が発音を学んでいくか調べることからはじめた．移行期以後の音韻発達について述べる前に，音体系を習得しことばへ移行するこの急激な音韻発達の時期の知覚の発達について，どんなことが解明されているかを考えてみよう．近年のいくつかの音韻発達に関する理論は，知覚発達の時期に関しては顕著な違いがある．子どもがおよそ50語を獲得する以前に，言語知覚，つまり語彙項目の音形を同定し，貯える能力がほぼ完成していると考える学者もいる．この考え方によれば，子どもの誤った産生は，その大部分が運動のコントロールと音韻の体制化の困難に起因すると考えられる．一方，言語学的な知覚は，就学前さらにそれ以降も継続して発達していくと考える学者もいる．この考えによると，子どもの産生の誤りは，子どもが目標としている音形と成人語の間の知覚に基づく違いが存在するために生じる，つまり子どもの知覚とそのために生じた成人語の内的表示の不正確さやずれによって生じたと考えられる．

*言語知覚*という用語は様々な音の間の対立を聴覚的に知覚したりまたは同定したりするだけではなく，習得した言語における語や句を構成する特定の音パタンの*認知*のための*貯蔵*と*再生*を含んでいるということが重要である．前節では，子どもの聴覚能力について検討した．したがって，ここでは，語形式のレパートリを構築したり，音韻知識(母国語の音体系についての知識)の貯蔵から推定していくのに，子どもが聴覚能力をどのように用いていくのかについてみていきたい．

乳児の知覚に関する我々の説明では，生後2〜3ヵ月の乳児が段階的に差をつけた音響刺激に対して，範疇化して反応することを強調した．これらの範疇化した反応は，言語における音素対立(意味をもっている)の知識に基づく成人の反応に類似している．我々は，この乳児の驚くべき弁別能力を，人間(とその他の哺乳類)の聴覚のメカニズムにおける生来的な偏向であると考えた．乳児が幅広い様々な音素の違いに反応するとすれば，子どもが実際に独力で語彙項目の語を産生するようになる前に音形の知覚を正しく行うようになっていると結論した学者の考えも理解できる．しかし，子どもの知覚研究において検証された非言語的な感覚*能力*（異同を弁別する能力）と，異なる意味の語彙項目を区別したり，それらを蓄え，記憶する(**内的表示**)ためにこの弁別能力を*用いる*こととは同一ではないということを念頭に置くことが重要である．こうした研究で用いられる乳児の知覚課題は，基本的には刺激が変化したことに対する**受動的な反応**であり，それはこうした変化に対する聴覚的な感度を意味しているにすぎない．しかし，言語を使うための基礎としての音パタンの知覚は，それぞれ異なる語彙項目を同定し，貯蔵し，認識するために，語音や語音の連続を対立的にとらえることに**能動的な注意**を必要とする(Ferguson, 1975)．さらに，幅のある様々な音響信号に対して，単一の(抽象的な)言語学的範疇で反応するという学習された行動を含んでいる．ことばを話しはじめた子どもをみていくために，我々は，音の違いの知覚ということから，音素対立の知覚や，様々な語を認知し，その結果，言語を理解するためにその知覚を使用するということに視点を移していく．その結果，研究法も，当然言語知覚の研究に視点を移すことになる．

語音に対する子どもの知覚を，直接観察することはできない．したがって，研究に用いる課題

は，子どもの知覚に関するものが明らかになるような方法で子どもの反応を引き出すように工夫しなくてはならない．Locke(1980a)が指摘したように，これは非常に難しい挑戦である．なぜなら，言語知覚自体も課題によって引き出された行動反応もともに，いくつかの段階がある複雑な過程だからである．まず第1に，言語音刺激の特徴的な素性は，子どもによって*聞かれ*("対象者の耳に入る")なくてはならず，さらに*登録*され，*解釈*され("脳に到達し短時間そこに留まる"．Locke, 1980a, p. 433)なくてはならない．つまり，子どもの語音知覚は，聴覚刺激を受けとめ，成人言語の音素体系や語音の範疇によって聴覚的な手がかりを同定することが関与している．第2に観察者が子どもの知覚の"正確さ"を判定するために，あるいはその子どもの言語社会の成人の知覚と一致する程度を判定するために，子どもの知覚は解釈可能な反応に*翻訳*されなくてはならない．研究で使用するに足るような課題を工夫するためには相当な独創性が必要である．なぜならば，そうした課題は子どもの概念的な理解と行動反応のレパートリの範囲にあるだけではなく，子ども自身の内的表示と成人の表層形式を子どもに比較させなければならないからである．子どもの反応を導き出すのに決定的に働く聴覚的手がかりを知るためには，さらなる独創性が必要である．

　2つの語音の違いは，複数の聴覚的な手がかりの組み合わせに依存している可能性がある(Lisker, 1978)．この言語に本来的にある余剰性は，騒音でうるさい環境にあっても，発話が聞き取れることに役立っている．例えば，英語の語末破裂音の有声と無声の差は，先行する母音の長さ(有声子音の前では長い)，有声破裂音の有声性，有声破裂音と無声破裂音の開放の違いが手がかりとなる．したがって，対立する語音の弁別には，弁別自体とともに*特定の音素体系の知識*が関与している．特定の言語を流暢に操る人は，その言語の音素カテゴリには関係ない音の違いを無視する(先のカテゴリ的知覚の項を参照)．子どもの場合，聴覚弁別について複数の解釈が成り立つ．子どもがどの手がかりに注目しているかはよくわからない．例えば，それは先に挙げた有声・無声の対立の弁別において，母音の長さ，有声性，破裂性の開放のそのいずれが手がかりになっているのかは明らかではない(Greenlee, 1978)．

研究法上の留意点

　過去四半世紀にわたり，子どもの語音弁別力を検査するために多くの研究がなされてきた．そうした研究は，音声の知覚，子どもの発達，言語学や言語病理学といった異なる分野で進められてきた．そして，それぞれの分野での目標は，音素対立知覚の普遍的な獲得順位の確立から，幼稚園児や就学児の基準の確立までと広い範囲にわたっていた．年齢も1歳未満から青年期までを対象としていた．したがって，それらの研究法も様々であった．刺激は生の発話や録音された発話，合成音声が用いられ，また課題も絵の呼称から集中的な訓練後の無意味語で名付けた物品の呼称まで様々であった．ここで，研究結果の解釈に影響する，したがって，我々の知覚発達の概

念に影響する可能性がある研究法上の因子のうち，いくつかの主要な研究を概観する．

自然の刺激 対 合成音声の刺激

　一般に，研究方法の選択に際して，2つの相対立する要求を秤にかけなくてはならない．一方は，我々は常に"現実の世界"の行動，つまりここでは日常生活環境における発話の弁別に関心があるということである．この観点からは，実際の発話を生で提示するのが明らかに望ましい．一方，我々はまた対象とする能力を正確に測定していることを確認するために，その実験を注意深く統制していく必要がある．提示に関しては，生の発話を用いた検査は，録音した発話に比べて，はるかに統制が難しい．検者が対立する音を強調したり，子どもが選ぶべき対象物の方を見たり，検者が口唇音や歯音を産生するのを子どもに見せたりして，子どもに不用意に手がかりを与えてしまうことがある．それによって，課題が視覚的弁別検査なのか，聴覚的弁別検査なのか，またはその両者なのかが明らかでなくなる．最もよく統制できるのは，特定の基準に則した音響側面に沿って変化するようにつくられた合成音声を用いる方法である．生活環境における弁別課題に比べると，この方法は不自然に単純化されている．子どもは，自然の発話では関係のない刺激を無視しなければならないが，合成音声では基準に則した音響刺激に選択的に注意を向ける必要がない．さらに，様々な手がかりに対する知覚面の比重の置き方は生の発話の場合とは大きく異なる可能性がある．

有意味刺激 対 無意味刺激

　刺激として用いる実在語と無意味語(非実在語)には，それぞれ長所と短所がある．英語の音素対立の弁別ができるようになる年齢を調べようとする場合，音素対立のうちのあるものは実在語ではあまり現れなかったり，また最小対語が絵で表現しにくかったり，子どもの語彙にないものであったりという問題がある．例えば，/f/ と /θ/ の対立を最小限の違いで区別できる日常生活でよく使う対語(例：*fin-thin*)は非常に少ない．したがって，対象となる音素対立を検査するために，それに最も適した語音の連なり(無意味語)をつくり出す方が都合がよい．

　しかしながら，無意味語を使用することにより生じる問題もある．特に，子どもの語音の内的表示が関係しているかどうかを確認できないという問題がある．もし，語音を区別する純粋な聴覚能力と同時に，子どもの言語音に関する知識や語形の心的表示に関心がある場合は，その子どもの内的な語彙目録を知る何らかの工夫をする必要がある．無意味音節を用いるときは，子どもに2つの刺激が同じか異なるかを聞くことが多い．したがって，内的表示を参照することなく，2つの刺激の純粋な聴覚比較を行うことができる．つまり，*言語知覚が関与する必要はまったくない*．他方，実在語を用いるときは，子どもは2つの類似した音の語(例：*rake-lake*)を描いた絵を見せられ，2つの語の1つが呼称される．2つの絵のうち，どちらの絵がいま聞いた音パタンと合っているのかを決めるために，子どもはいくつかの関連語の内的表示を参照しなくてはならな

い．

　しかし，子どもにとって知らない語は，事実上，無意味語と少しも変わらない．提示された語を知らないと，子どもはそれに対する方略を考えるかもしれない．例えば，自分が知っている方の絵をいつも指したりする．そうなると目的とした弁別課題は回避されたことになる(Clumeck, 1982)．語の熟知度を統制した場合，弁別の誤り得点は熟知度の低い語で高くなることがわかった(Barton, 1976；Clumeck, 1982；Smit and Bernthal, 1983)．

年少児における研究

　年少児では研究法上の問題が最も重大である．生後10ヵ月または12ヵ月までに，子どもは言語を理解し産生するようになるので，そのときまでに，すでに子どもはいくつかの意味のある音パタンを内在している．子どもの語の内的表示が，子どもが産生できる語のパタンより，成人のモデルにより近いものかどうかを決定することは，非常に興味深いことである．しかし，この年齢の子どもの認知能力(例えば，注意の持続時間)や検査反応として使える行動様式は限られており，2～3歳以下の子どもから，呼称された絵を指さしたり実物を取ったりするといった指示に対する一貫した反応を得ることは困難である．3歳以下の子どもに使用可能な実験方法を開発するために様々な工夫がなされてきたが，残念ながらその結果はあいまいなままである．

完全な言語知覚 対 部分的な言語知覚

　完全な知覚が非常に早い段階で得られるかどうかを検査するために，Barton(1976)は2つの検査法を開発した．1つは2歳3ヵ月から2歳11ヵ月児用で，もう1つはそれをさらに年齢が小さい子ども用に改変したものである．第1の研究では，まずそれぞれの子どもの絵の同定能力を調べ，子どもの知らない名前は練習させた後，最小対立を含む2枚1組の絵カードを同時に繰り返し提示し，録音テープの聴刺激にしたがってそのうちの1枚を選ばせた．有声性，鼻音性や構音位置と同時に /l/ と /r/，/w/ と /r/，/tr/ と /tʃ/ といった広範な音素対立を検査した．全体の弁別正答率は80％で，2枚の絵のうちの1つを子どもが最初は知らなかった場合に誤りが多かった．

　Bartonの第2の研究では，Shvachkin(1948, 1973)とGarnica(1973)が，獲得が遅いあるいは弁別が難しいとした有声と無声の対立に焦点を当て，2つの最小対語(*pear-bear* と *coat-goat*)だけを用いた．Bartonは最初のセッションで，4つの検査語を表す小さな対象物で子どもにゲームをさせたが，最小対立の弁別はさせなかった．最低1日は間をあけて，対象物の名前の熟知度を確認してから，子どもに袋の中からそれぞれの対象物を取り出したり，袋に戻させたりして最小対立の検査を繰り返し行った．10人中8人の子ども(1歳8ヵ月から2歳)は，片方の弁別または両方の弁別ができた．課題がわからなくて答えが誤った場合と，調査対象である言語学的な弁別が難しいために誤った場合との区別は十分にできなかった．研究法上の問題があるにもかかわらず，

Barton(1976)は，この結果から，ごく幼い年齢で完全な知覚があると解釈した．彼は先行研究が報告しているほど2歳児にとって弁別は難しくはないと結論した．

子どもの弁別能力に語の熟知度が影響しているという事実を見落としてはならない．もし子どもが新しい語では音素対立の弁別でより多くの誤りをするなら，子どもは語を産生するとき，表層形式の正確な内的表示を描くことができると仮定することは誤りかもしれないからである．その代わり，子どもの内的表示は，数年の間，変化し続けるように思われる．はじめて語を産生しようと試みるとき，子どもは部分的に正しい内的表示を操作しているのかもしれない．そしてその後，成人の形式にさらされる機会にめぐまれるにつれて，この内的表示はより正確なものになる．しかし，子どもは自分の最初の内的表示が成人の表層形式と差異があることに気がつかないと，知覚の誤りに基づいた誤りはしばらく続くことになる．

このような内的表示の変化の例を，系統的あるいは実験的な方法で得ることは難しいが，縦断的な資料を注意深く分析することにより明らかになるかもしれない(Macken, 1980)．特に，子どもが今まで置き換えていた音(例えば /f/)を新しく成人の音(例えば /θ/)で産生しはじめたとき，この音素を含む語のみに，そしてそのすべての語に"一律に"(Smith, 1973)この変化が起きているのかどうかに注意する．もしそうであれば，それらの語がまだ正しく産生されていなくても，その内的表示は正しいということになる．一方，子どもがこの新しい音(/θ/)を以前は正しく産生していた語にも使用した場合(*wife*, *frosty* を /waiθ/, /θrɔsti/)，この /θ/ の語は以前は /f/ で誤って表していたことになり，子どもは今，どれが /θ/ の語で，どれが /f/ の語かの弁別の困難に直面していると考えられる．この過程は数ヵ月間のこともあれば数年に及ぶこともある(このような誤りの説明は Vihman, 1982 を参照)．

知覚と産生の相互作用

子どもの内的表示が成人の表層形式を正しく反映しているか否かという問題を解決するために，語彙目録の獲得の最も初期の段階から，同一の対象児についての知覚と産生に関する資料が必要である．健常児について，このような研究がいくつか報告されている．

EilersとOller(1976)は，特に，音素対立の知覚の容易さとその対立が関与する産生の誤りの出現頻度の関係を調べようとした．EilersとOllerは，Vincent-SmithとBricker夫妻の方法(1974)を応用し，実在語と無意味語の両方を用いて，14人の2歳児を検査した．EilersとOllerは，fish (/fiʃ/)のように子どもがよく知っている名前のおもちゃと，/θiʃ/ のように最小対立を含む名前のおもちゃを組み合わせた．弁別を検査するために，子どもは特定のおもちゃを取るように指示される．ごほうびは名前を言われたおもちゃの下に隠されていた．この組み合わせには3つのタイプがあった．それらは，①子どもの産生の中で第1の音が第2の音に置き換わっている典型的な組み合わせ [kʰ]-[k], [pl]-[p], [θ]-[f], [Vŋk]-[Vk], [r]-[w]，②そのような置き換えの関係が典型的ではない組み合わせ [pʰ]-[tʰ], [pl]-[pʰ]，③最小対立ではない組み合わせ，であっ

た．EilersとOllerは，置き換えの誤りが知覚の混乱に基づくものであれば，子どもにとっては①のタイプの組み合わせが②や③のタイプの組み合わせより難しいと考えた．この仮説は，部分的には確認された．①の組み合わせのいくつか([θ]-[f]，[Ṽŋk]-[Vk])は，どの子どもも弁別できなかったが，1つの対([kʰ]-[k])だけは，予想に反してほとんどの子どもが弁別できた．③の組み合わせは予想通り最も簡単であった．子どもに検査語を産生させたものを音声表記すると，予想通り①の組み合わせの区別が最も困難であった．要約すると，EilersとOllerは，ある産生の誤りは知覚の難しさによって生じており，他の産生の誤りは運動の制約によって生じている(例えば，有声性の対立または有気性の対立)可能性があることを示した．

StrangeとBroen(1980)は，2歳11ヵ月から3歳5ヵ月までの21人の子どもに対して，語頭の/w/, /r/, /l/の知覚と産生の両方を慎重に検査した．産生は，模倣課題を用いて調べ，子どもの反応を音声表記した．個々の音素は，"正しい産生"，歪み，近似音による置き換え，近似音の音類以外の音による置き換えとして採点した．子どもたちは/w/に関しては実質上誤りはなかったが，/r/と/l/を合わせた反応から子どもを次の3つのグループに分けた．すなわち，①習得している，②わずかな誤りがある，③多くの誤りがある，の3つのグループである．生の音声，録音した音声，合成音声を用い，*rake-lake*, *wake-rake*と(コントロールとして)*wake-bake*の3つの組み合わせで知覚を検査した．音響刺激は，目標音素を弁別する1つの基準面ではなくいくつかの基準面で異なるようにつくられているが，脚韻部分(*-ake*)は同一になっている．子どもは2つの絵の一方を指すように言われた．刺激は，生の音声，録音した音声，合成音声の順に提示した．

全体の正答率は90％以上であり，/w/-/r/が最も難しい対立で，/w/-/b/が最も容易な対立であった．合成音声はある組み合わせでは誤りが多くなったが，刺激の種類による誤りに特定の傾向はみられなかった．同定の正確さは明らかに/r/と/l/の産生能力に関係していた．産生の誤りが最も多かった③のグループの8人の子どもは，他のグループの子どもよりはるかに知覚の誤りも多かった．しかし，この子どもたちの反応は変動が大きく，全員が3つの対立のすべてにおいて，1つまたはそれ以上の検査で偶然の一致以上の正反応をしていた．StrangeとBroenは一応，音素の知覚と産生の発達は徐々に進み，通常，知覚が産生に先行すると結論した．しかし，この検査法が二者択一であること，同一の刺激を用いた長いシリーズの検査であるため，対立の訓練になってしまった可能性があることから，この検査法には限界があることも強調した．したがって，この研究は日常生活で要求されるような"意図的に調整された知覚"を反映していない．つまり，話し手が何を言おうとしているかを決定するために，聞き手である子どもが複雑なひとかたまりの刺激から関連のある音声学的な手がかりを引き出すことに積極的に関わっている知覚を反映していない．

Locke(1980b)は，子どもの語音知覚の評価は，産生の誤りが生じる**特定の音声環境**に注目して，その子どもの置き換えパタンに基づいて行うべきであると述べている．Lockeは，子どもの産生について予備検査を行い，それに基づいて知覚刺激を決める*発話の産生・知覚課題*を開発した．

誤り構音(*刺激音素*)と置き換えている音(*反応音素*)，ならびに対照音として知覚上類似した音の3種類を検査した．検者は子どものそばに座り，生の声で3種類の音をそれぞれ6回ずつ提示し，物品か絵を同定する課題を施行した("これは○○ですか？")．検査項目やさらに詳細を知りたい場合には第5章を参照して欲しい．

　Locke は3～9歳(平均年齢5歳3ヵ月)の131人の子どもを検査した．ほとんどの子どもに音の置き換えを認めたが，必ずしも構音障害があるというほどではなかった．誤って産生している対立の約3分の1は，知覚でも誤っていた．しかし，知覚の誤りがすべての産生の誤りに平等に起こっているわけではなかった．特に，産生の誤りの49%は無声摩擦音が他の音に置き換わるものであり，しかもこの置き換えは誤って知覚された対の89%を占めていた．知覚の誤りのうち最も多かった組み合わせは，/f/-/θ/ であった(知覚の誤りの出現率は67%)．産生で /θ/ を /f/ で置き換えている子ども52人のうち，年少の26人(平均年齢3歳7ヵ月)は年長の子ども(平均年齢6歳2ヵ月)よりこの対立の知覚を誤ることがはるかに多かった．

　最後に，Velleman(1988)が仮説を立証するために行った研究について述べる．その仮説とは，産生の誤りが多い英語のいくつかの音素の中(例えば /s/)に，知覚は容易なものがあり，そういった音素の獲得が遅れるのは主として構音の難しさによるというものである．Velleman は，/s/ に関しては，産生の誤りは知覚の誤りがない場合にも起こり得ると予測した．他の音素に関しては，特に，/θ/ と /f/ のように音が比較的弱く，両者が混同し易いような対立では，産生の問題は知覚の問題に関連している可能性があると考えた．この場合 Velleman は，産生は知覚に依存しているとし，「知覚の成績のよい子どもだけが，産生の成績もよい」と予想した(Velleman, 1988, p. 223)．

　Velleman は3～5歳の12人の英語を話す子どもを検査した．音声資料は，自発話，絵カードとおもちゃの呼称，無意味音節の復唱により得た．語頭の摩擦音についてそれぞれ独立に音声表記したものを基準に判定し，さらに詳細な音響分析を行った．知覚を検査するために，Velleman は検査語の熟知度を調べた後，生の音声を用いて実生活にあるものの絵の同定課題を実施した．検査した対語は，*thumb-some*，*thumb-fum*(*fee*, *fi*, *fo* に続く *fum*)(訳注：「ジャックと豆の木」の大男が発する無意味語)，*some-fum* であった．

　この結果は，Velleman の仮説を裏付けた．/s/ の産生と知覚には相関がみられなかった．/s/ の産生がうまくできない子どもでも，/s/ が含まれる音素対立の知覚が良好であり，全体として /s/ の知覚の誤りは少なかった．これとは対照的に，/θ/ の産生と知覚の相関は非常に高く，知覚の得点が80%以上の子どもは産生が良好であった．/s/ より /θ/ の方が，産生，知覚とも誤りが多かった．

　以上をまとめると，同じ子どもについて産生と知覚の両面を調べたいくつかの研究結果は，すべて以下のような一致した結論を示している．音素対立の中には，3歳以上になっても知覚的に弁別することが困難なものもあり(例えば，/θ/-/f/，/r/-/w/)，こうした音の組み合わせを含んだ

産生の誤りは，幼稚園の年長レベルでもよく起こる．特に /f/ と /θ/ の誤りは，成人にとっても難しいことが知られていることを忘れてはならない．他の産生の誤りは知覚(2歳での有声性の弁別，3〜5歳での /s/ の弁別)との明らかな関連はみられない．

内的表示

我々はここで，先に挙げた内的表示に関しての疑問を再考したい．まず第一に，語彙産生のごく初期の段階(12ヵ月〜18ヵ月)では，言語知覚についてはまだ十分には検証されていないということに留意しなくてはならない．日誌による研究からの逸話的な資料はあるが，それらの情報は希薄で，一度だけ起きたことに基づいており，また表記者の信頼性やその他の統計処理が欠けているために評価するのが困難である．この時期の産生のデータから，喃語期に好んで発せられる音形(例：CV音節)に関しては，知覚と貯蔵またはそのいずれかの偏向があるように思われる(Locke, 1983；Vihman, 1991)．2歳頃までに，ある程度の語彙項目はもっているが多くの産生の誤りがある場合，その子どもは成人の表層形式とよく似た語形で語を知覚していると考えることができる．しかし，音によっては(例えば，摩擦音，子音結合や /r/)成人とは異なる知覚が依然として支配的であり，まさにこれらが幼稚園の年長段階や就学期の多くの子どもにとって産生が困難な音類である．子どもたちの中には，成人の語形を不正確に貯蔵しているために，いくつかの音を誤って産生し続けている子どもがいる可能性がある．そのような誤りは，子どもがそれに関連した構音運動を行うことができなかったり，音素対立を弁別して表示する(貯蔵する)ことができないごく初期の段階に生じている．この産生の誤りは，構音運動上の問題が解決された後も長く続くことがある．これは，子どもの自己モニタリングの欠如や，自分が不正確に貯蔵した形式と成人の形式との違いに対して十分注意を払っていないことによる．

子どもは自分自身が表出している形式をどのように知覚しているのかという子どもの音韻面の影響については，ほとんど関心がもたれてこなかった．Straight(1980)は，聴覚過程と構音過程をはっきり二分することを主張しているが，子どもによっては子ども自身の単純化した産生や歪んだ産生が，非常に不正確な内的表示を導き，それが子どもの次の自発話の基礎となる可能性もあることを示唆している．Vihman(1982)は，子ども自身の産生から自分の内的表示へのこのような"フィードバック"に関して2通りの説明をしている．音声学的または音素レベルにおける子どもの知覚，構音の誤りと自己モニタの間にみられる複雑な関係についての論議は，Locke(1979)を参照して欲しい．

要約

子どもは，様々に異なる語音に対して，それらを区別した反応をすることがわかってきた．しかし，言語知覚では，語彙項目を同定し，貯蔵し，認識するために，語音の対立に積極的に注意

を払う必要がある．語音の対立に様々な聴覚的手がかりを与えられたら，言語の音素体系の中では対立の役割を担わないものは無視しながら，関係のある手がかりを選択し，統合することができなくてはならない．

　子どもの言語知覚を検査するのは，研究法上，多くの問題がある．例えば，研究者は，検査の妥当性を確保する*統制*の必要性と*自然*な資料の必要性とのバランスをとらなければならない．その結果，年少の子どもの研究では，実在語と無意味語の両方，音声も生，録音，合成音声が用いられてきた．さらに単語で検査を行う場合は，比較的熟知度の低い単語では同定の誤りが多くなるため，子どもがよく知っている単語を使うことが重要であることもわかってきた．

　子どもの語彙項目の知覚が，発話のはじまりの段階から正確なものであるか否かという問題は，近年理論上の争点として関心をもたれている．2歳以下の子どもを検査することも試みられてきたが，その数は少なく内容的にも十分な結果を得るに至っていない．それにもかかわらず，ある産生の誤りは知覚の誤った解釈，つまり，成人のモデルとは一致しない内的表示から派生しているので，語の熟知度が重要であることが証明されてきている．それは，新しい語のはじめての産生はあまりよく知らない語の知覚に基づいた内的表示を反映せざるを得ないからである．同一の子どもにおける産生と知覚について調べた研究結果は，特定の音素対立，例えば /f/ 対 /θ/ や /w/ 対 /r/ に関しては，不完全な知覚が産生の誤りを生むという考えを支持している．知覚の困難さが関与していると考えられる産生の誤りは，幼稚園の年長レベルや就学後にまで及ぶことも少なくない．

体系化と再体制化：単語から分節音へ

　子どもが産生の目標とする最も初期の単位は，分節音や音節というよりは語全体のパタンであることが示唆された（Ferguson and Farwell, 1975を参照）．この見解を支持する少なくとも3つの異なった証拠が提示されてきた．第1の証拠は，それぞれの目標語に対する子どもの産生には多様性があること，第2は成人モデルに対する子どもの特殊な語形との関係，第3はある時点での子どもの形式間の相互関係である．

語彙の特異性

　同じ音声環境の中でも個々の分節音は単語によって変化する．例えば，子どもの形式において，*baby* は語頭が [d] で産生されるかもしれないが，一方 *bye-bye* は語頭が [b] で産生されるかもしれない．同様に，ある語は比較的はじめから形式が安定している（例えば，Hildegard Leopold の *papa*：[papa〜baba]）のに，他の語は発話によって大きく変化する（例えば，Hildegard の *mama*：[mama-ma〜bama〜maba]）．この種の資料は，その子音が生起している成人語のパタンとは関係なく，子どもが語頭の /b/ または /m/ を目標としているのではないことを示唆している．

韻律的現象

ある場合には子どもの形式が全体として成人語に合致しているようにみえることがあるが，分節音を単位とした連続が成人形式と対応しているという保証はない．Ferguson と Farwell は，*shoe*：[gutçi]，[gutʃidi]；*feet*：[ˈfiʔ] という2つの例を出している（Waterson, 1971 を参照のこと）．これは子どもが個々の分節音の連続ではなく，全体のゲシュタルトを目標としていることを強く示唆している．

音韻の慣用形

いくつかの初期の単語は，極めて進んだ形式，例えば成人のモデルのように子音結合を含んだ形式で産生されることが報告されている（特に Moskowitz, 1973 を参照）．最もよく知られている例は Hildegard の最初にみられた成人語で，10ヵ月で *pretty* を [prəti] と発音している．これは難しい成人の形式がうまく再生産された比較的まれな例であるが，これは分節音を対応させて産生したものではないようである．数ヵ月後，Hildegard は彼女の他の語形とより適合している [pɪti] と [bɪdi] にその構造を単純化した．これら後期の産生はその発達段階での Hildegard の音韻体系へ統合されたものであるように思われ，産生に先だって少なくとも部分的に分析した（いわば2音節）とみなされるかもしれない．それは Hildegard 自身のレパートリにある他の音パタンと無関係なので，より複雑な初期の形式は，臨時の体系あるいは"前体系"のようなものであるように思われる．

子どもが急速に新しい語彙を獲得するにつれ，通常は単語の数が50またはそれ以上になると，音韻表象と語の産生をスムーズに機能させるような音韻表示と産生の決まった手順を"体系化"するような力が働く（Chiat, 1979；Menn, 1983 を参照）．この時期に生じる変化は，統語論や意味論のような言語獲得の他の領域に生じているように内的な再体制化の過程を反映している（Slobin, 1973；Bowerman, 1982 を参照）．英語の形態論に古典的な例がある．子どもは最初（規則性，不規則性を問わず）正しい複数形と過去時制（*shoes*, *feet*, *walked*, *broke*）を明らかに正しく産生するが，後になって，子どもは不規則な複数形や過去時制の形式の語に，規則的な語末の語形変化（*foots*, *breaked*）を応用しはじめるであろう．これは一般的には子どもが規則的な複数形と過去時制に注目し，語形変化した接尾辞を"分析した"あるいは"発見した"例証として受け取られている．このような"過剰に規則に当てはめた"形式は新しい知識と再体制化を反映している．一般的な形態学の規則の例外として，新しい位置づけをもつ不規則形を子どもが再び正しく使用しはじめるのはずっと後のことである．

音韻の再体制化の例証は間接的であり，特定の段階に沿ってたどることは困難である．それにもかかわらず言語を学習する子どもの幅広い資料があり，内的な分析と体系化に基づいてこのような再体制化が生じることを示唆している（Vihman, Velleman, and McCune, 1994 を参照）．この再体制化は子どもの音韻体系の基本的な単位に影響するであろう．最も早い段階の初期の単

位は単語であるように思われるが，再分析によって，子どもは，より効率的な分節音に基づいた体系で操作するようになる．我々は再体制化の過程の3つの特徴を考え，同時に音韻への挑戦にみられる子どもの様々な反応を説明する．

明らかな退行

Hildegard Leopold の *pretty* の産生は，最初は成人の形式に似てより複雑であったが，後に単純化された形式となったのは，明らかな退行を示すよい例である．つまり，これは，子どもの音韻体系全体を，より進歩するもの，または一貫性があるものとすると，個人の語彙形式においては後退の段階である．英語とドイツ語のバイリンガルで育った Hildegard の音韻発達についての広範囲の資料は，/l/ の獲得に関して，この退行の過程を十分に説明している（Leopold, 1947．我々の説明は Ferguson と Farwell(1975) の分析に基づいている）．*hello* という語は1歳5ヵ月のとき [ʔəlɔ] という形式で出現し，1歳10ヵ月まで変化がなかった．1歳10ヵ月で Hildegard は [jojo] という表面的にはより原始的な形式を使いはじめた．Hildegard はいくつかの単語では /l/ を硬口蓋の半母音 [j] に置き換えていたが，単語によっては /l/ を使っていた（表2.1）．本来の語である *hello* は音韻の慣用形と考えられる．語レベル以下の分析を行ったという証拠はないが，[jojo] という形式は，Hildegard にとってやっかいな分節音である語中の *l* の"発見"と，その結果の流音規則の適用を反映しており，Hildegard の音韻において，*hello* の用法ではじめて流音規則が役割を果たしはじめたことになる．これは"退行"あるいは"非直線的な進歩"の古典的な例であり，体系化における初期の試みは——それ自体がより洗練された音韻へ向かう進歩の徴候であるが——，以前には成人と同じように発音された語がより原始的な子どもの形式として表れたものである．

表 2.1　2歳児における Hildegard の側音化 /l/ の発達

	hello	alle "all"	bottle	lie	Loch "hole"	Löscher "eraser"
1歳5ヵ月	ʔəlɔ					
1歳6ヵ月			baːɪ			
1歳7ヵ月		ʔatə	baːɪ			
1歳8ヵ月		ʔajə	baɪu			
1歳9ヵ月			balu			
1歳10ヵ月	jojo	ʔalə	baju		lok'/jok'	
1歳11ヵ月	jojo		balu	jal		loko/joke

出典：Vihman, M.M., C.A., Ferguson, and M. Elbert, "Phonological Development from Babbing to Speech：Common Tendencies and Individual Differences." *Applied Psycholinguistics*, Vol.7(1986), 3-40, © Cambridge University Press. から許可を得て使用．

創造的な方略

　Virve Vihman は第1言語としてエストニア語を獲得したが，同時に英語にもさらされていた（Vihman, 1978 を参照）．多音節の形式は彼女にとって難しかった．初期の 50 単語のうち 2 音節以上の成人モデルの語はわずか 2 つであった．17ヵ月のとき，最初の 3 音節形が /ˈap:elsin/ → [ˈap:ɛsi] "オレンジ" として表出された．同じ月齢で，特徴的な長い語の産生方略を使いはじめた．3 音節の成人モデルから出発して，（強勢のない）語末の 2 音節はいつも同一の 3 音節の形式で産生した．音節の数と成人語の全体的音節構造は保持されているが，3 音節のすべての分節音を正確にしようとはしなかった．代わりに彼女の分節音の選択は，韻律に基づいた方法を反映しているようにみえる．そこでは，成人語のある素性が採用され，1 音節以上に拡大される一方，他の分節音または素性は無視されている．例えば以下の通りである．

　　/ˈtakasi/ → [ˈtasisi] "帰る"（1歳5ヵ月）
　　/ˈlen:uk:it:/ → [ˈnanunu] "飛行機（目的語）"（1歳6ヵ月）
　　/ˈporkanit:/ → [ˈpɔnini] "人参（目的語）"（1歳6ヵ月）
　　/ˈra:mat:ut:/ → [ˈma:nunu] "本（目的語）"（1歳6ヵ月）

　Virve は，自分が創造したパタンを使って新しい長い語を 5ヵ月間産生し続けた．Ferguson(1978) は，子どもの産生システムでは統制できない複雑な語に対処するときに使う，このような創造的方略を *独特の縮小法* と名付けた．ここで再び成人様の形式の使用（[ˈap:əsi]）が，より原始的なタイプ（[ˈtasisi]）の産生の後に使われている．しかし，後者は仮説の形成または体系の構築を反映しており，より複雑な音韻に向かう 1 つのステップとみることができる．

変化する仮説

　Macken(1979) のスペイン語を話す子ども，Si の音韻についての記述は，語を基盤とした体系から分節音を基盤とした体系への発達を示している．子どもの記録は 1 歳 7ヵ月～2 歳 5ヵ月まで毎週 1 回である．最初の 6ヵ月間，Si は最初が両唇音で次が歯音からなる CVCV の語パタンを強く好んだ．この時期，初期のパタンの拡大を通して下位のパタンが発達した．すなわち 1 つの新しい語のパタンが支配的になると，いくつかの語がパタンを変化させていく．最も驚くべきことは，"唇音-歯音" という好みのパタンに一致した表出形式を達成するために子どもは成人モデルを様々な方法で，例えば *Ramon* と *elefante*（"象"）の語頭音節を省略，*manzana*（"りんご"）と *Fernando* は語中を省略といった選択的な形で再構築した．例えば以下の通りである．

　　manzana → [mən‿na] "りんご"（1歳7ヵ月）
　　Fernando → [man‿nə-wan‿no o-nan‿no]（1歳8ヵ月）
　　Ramon → [mən]（1歳8ヵ月）

elefante → ［bat̮te］"象"（1歳9ヵ月）

　Siは6ヵ月にわたって，複雑さをある程度コントロールしつつ，1つの語の中の対立する子音を操作しながら，音や音節形のレパートリを徐々に増やしていった．Smith(1973)が彼の息子の発達を説明するために提供した厳密な音素の分析にみられるように，Siの形式を成人モデルに分節音ごとに対応させる試みは，Siの表出が現在の語のパタンのレパートリに強く依存しているために非常に困難であることを示している．データ収集の最後の4ヵ月でSiの音のシステムは急速に成長し，成人のスペイン語のほとんどの音韻を含むようになった．そして子音の同時生起が抑制されるにつれて，それによって惹き起こされていた初期の通常ではみられない置き換えのパタンは消失した．

要約

　成人語の産生の最も初期に目標とされる最初の単位は，分節音というよりは語全体パタンであると思われる．このことは，様々な語にわたってみられる個々の分節音の取り扱いに典型的にみられる多様性や，成人モデルに対する幼い子どもの形式にみられる形態的な対応によって，また，ときどき生起するシステム外の形式または音韻の慣用形によって示唆される．この早い時期を過ぎると，急速に成長する語彙によって徐々に再体制化へと導いていく．この過程の間接的な例証は，非直線的な進歩の現象にみられる．つまり，発達の進んだ時期にみられる子どもの産生は，表面的には成人の形式から遠くなるが，これは子どもの音韻形式のレパートリへ統合されたものであり，規則的な音韻過程の操作を反映しているように思われる．

文　献

Anderson, S. R., *Phonology in the Twentieth Century: Theories of Rules and Theories of Representation*. Chicago: University of Chicago Press, 1985.

Atkinson, F., B. MacWhinney, and C. Stoel. "An experiment on the recognition of babbling." *Language Behavior Research Laboratory Working Paper, 14*. Berkeley: University of California, 1968.

Barton, D., "The role of perception in the acquisition of phonology." Ph.D. thesis, University of London, 1976. (Reprinted by the Indiana University Linguistics Club, 1978).

Bernhardt, B., and C. Stoel-Gammon, "Nonlinear phonology: Introduction and clinical application." *Journal of Speech and Hearing Research, 37* (1994): 123–143.

Bernhardt, G., "The prosodic tier and phonological disorders." In M. Yavas (Ed.), *First and Second Language Pathonology*. San Diego: Singular Publishing Group, 1994.

Bowerman, M., "Reorganizational processes in lexical and syntactic development." In E. Wanner and L. R. Gleitman (Eds.), *Language Acquisition: The State of the Art*. Cambridge (UK): Cambridge University Press, 1982.

Boysson-Bardies, B., de, N. Bacri, L. Sagart, and M. Poizat, "Timing in late babbling." *Journal of Child Language, 8* (1981): 525–539.

Boysson-Bardies, B., de, P. Hallé, L. Sagart, and C. Durand, "A crosslinguistic investigation of vowel formants in babbling." *Journal of Child Language, 16* (1989): 1–17.

Boysson-Bardies, B., de, L. Sagart, and C. Durand,

"Discernible differences in the babbling of infants according to target language." *Journal of Child Language, 11* (1984): 1–15.

Boysson-Bardies, B., de, and M. M. Vihman, "Adaptation to language." *Language, 61* (1991): 297–319.

Braine, M. D. S., "Review of N. V. Smith, *The Acquisition of Phonology: A Case Study.*" *Language, 52* (1976): 489–498.

Browman, C. P., and L. Goldstein, "Articulatory phonology: An overview." *Phonetica, 49* (1992): 155–180.

Chiat, S., "The role of the word in phonological development." *Linguistics, 17* (1979): 591–610.

Chomsky, N., "A review of B. F. Skinner's *Verbal Behavior*" (New York: Appleton-Century-Crofts, 1957). *Language, 35* (1959): 26–58.

Chomsky, N., *Lectures on Government and Binding.* New York: Foris Publications, 1981.

Clumeck, H., "The effects of word-familiarity on phonemic recognition in children aged 3 to 5 years." In C. E. Johnson and C. L. Thew (Eds.), *Proceedings of the Second International Congress for the Study of Child Language*, Vol. 1. Lanham, MD: University Press of America, 1982.

Cruttenden, A., *Intonation.* Cambridge: Cambridge University Press, 1986.

Davis, B. L., and P. F. MacNeilage, "Acquisition of correct vowel production: A quantitative case study." *Journal of Speech and Hearing Research, 33* (1990): 16–27.

Delack, J. B., and P. J. Fowlow, "The ontogenesis of differential vocalization: Development of prosodic contrastivity during the first year of life." In N. Waterson and C. Snow (Eds.), *The Development of Communication.* New York: John Wiley, 1978.

Deville, G., "Notes sur le développement de l'enfant." *Revue de Linguistique, 23* (1890): 330–343; *24* (1891): 10–42, 128–143, 242–257, 300–320.

Donegan, P., and D. Stampe, "The study of natural phonology." In D. Dinnsen (Ed.), *Current Approaches to Phonological Theory.* Bloomington: Indiana University Press, 1979.

Dore, J., M. B. Franklin, R. T. Miller, and A. L. H. Ramer, "Transitional phenomena in early language acquisition." *Journal of Child Language, 3* (1976): 13–28.

Edwards, M. L., and L. D. Shriberg, *Phonology: Applications in Communicative Disorders.* San Diego, Calif.: College-Hill, 1983.

Eilers, R. E., "Context-sensitive perception of naturally produced stop and fricative consonants by infants." *Journal of the Acoustical Society of America, 61* (1977): 1321–1336.

Eilers, R. E., "Infant speech perception: History and mystery." In G. Yeni-Komshian, J. Kavanagh, and C.A. Ferguson (Eds.), *Child Phonology*, Vol. 2. *Perception.* New York: Academic Press, 1980.

Eilers, R. E., W. Gavin, and W. R. Wilson, "Linguistic experience and phonemic perception in infancy: A cross-linguistic study." *Child Development, 50* (1979): 14–18.

Eilers, R. E., and F. D. Minifie, "Fricative discrimination in early infancy." *Journal of Speech and Hearing Research, 18* (1975): 158–167.

Eilers, R. E., and D. K. Oller, "The role of speech discrimination in developmental sound substitutions." *Journal of Child Language, 3* (1976): 319–329.

Eimas, P., E. Siqueland, P. Jusczyk, and J. Vigorito, "Speech perception in infants." *Science, 171* (1971): 303–306.

Elbers, L., "Operating principles in repetitive babbling: A cognitive continuity approach." *Cognition, 12* (1982): 45–63.

Ferguson, C. A., "Sound patterns in language acquisition." In D. P. Dato (Ed.), *Developmental Psycholinguistics: Theory and Application.* Georgetown University Roundtable, 1–16. Washington, DC: Georgetown University Press, 1975.

Ferguson, C. A., "Learning to pronounce: The earliest stages of phonological development in the child." In F. D. Minifie and L. L. Lloyd (Eds.), *Communicative and Cognitive Abilities—Early Behavioral Assessment.* Baltimore: University Park Press, 1978.

Ferguson, C. A., "Phonology as an individual access system: Some data from language acquisition." In C. J. Fillmore, D. Kempler, and W. S.-Y. Wang (Eds.), *Individual Differences in Language Ability and Language Behavior.* New York: Academic Press, 1979.

Ferguson, C. A., "Discovering sound units and constructing sound systems: It's child's play." In J. S. Perkell and D. H. Klatt (Eds.), *Invariance and Variability of Speech Processes.* Hillsdale, NJ: Lawrence Erlbaum, 1986.

Ferguson, C. A., and C. B. Farwell, "Words and sounds in early language acquisition." *Language, 51* (1975): 419–439.

Ferguson, C. A., and O. K. Garnica, "Theories of

phonological development." In E. H. Lenneberg and E. Lenneberg (Eds.), *Foundations of Language Development*. New York: Academic Press, 1975.

Ferguson, C. A., and M. A. Macken, "The role of play in phonological development." In K. E. Nelson (Ed.), *Children's Language*, Vol. 4. Hillsdale, NJ: Lawrence Erlbaum, 1983.

Ferguson, C. A., L. Menn, and C. Stoel-Gammon, *Phonological Development: Models, Research, Implications*. Parkton, MD: York Press, 1992.

Ferguson, C. A., D. B. Peizer, and T. A. Weeks, "Model-and-replica phonological grammar of a child's first words." *Lingua, 3* (1973): 35–65.

Fernald, A., and T. Simon, "Expanded intonation contours in mothers' speech to newborns." *Developmental Psychology, 20* (1984): 104–113.

Francescato, G., "On the role of the word in first language acquisition." *Lingua, 21* (1968): 144–153.

Fry, D. B., "The development of the phonological system in the normal and the deaf child." In F. Smith and G. Miller (Eds.), *The Genesis of Language: A Psycholinguistic Approach*. Cambridge, MA: M.I.T. Press, 1966.

Garnica, O. K., "The development of phonemic speech perception." In T. Moore (Ed.), *Cognitive Development and the Acquisition of Language*. New York: Academic Press, 1973.

Goldsmith, J. A., *Autosegmental and Metrical Phonology*. Oxford: Blackwell, 1990.

Greenlee, M., "Learning the phonetic cues to the voiced-voiceless distinction: An exploration of parallel processes in phonological change." Ph.D. thesis, University of California, Berkeley, 1978.

Grunwell, P., "The development of phonology." *First Language, 2* (1981): 161–191.

Hallé, P. A., B. de Boysson-Bardies, and M. M. Vihman, "Beginnings of prosodic organization: Intonation and duration patterns of disyllables produced by French and Japanese infants." *Language and Speech, 34* (1991): 299–318.

Householder, F. W., "Unreleased PTK in American English," In M. Halle (Ed.), *For Roman Jakobson*. The Hague: Mouton, 1956.

Ingram, D., *Phonological Disability in Children*. London: Edward Arnold, 1976.

Iverson, G., and D. Wheeler, "Hierarchical structures in child phonology." *Lingua, 73* (1987): 243–257.

Jakobson, R., *Child Language, Aphasia and Phonological Universals*, A. R. Keiler (Tr.). The Hague: Mouton, 1968. [Original title *Kindersprache, Aphasie und allgemeine Lautgesetze*. Uppsala: Almqvist and Wiksell, 1941.]

Jusczyk, P. W., and J. Bertoncini, "Viewing the development of speech perception as an innately guided learning process." *Language and Speech, 31* (1988): 217–238.

Jusczyk, P. W., J. Murray, and J. Bayly, "Perception of place of articulation in fricatives and stops by infants." Paper presented at Biennial Meeting of Society for Research in Child Development, San Francisco, 1979.

Karzon, R. B., "Discrimination of polysyllabic sequences by one-to- four-month-old infants." *Perception and Psychophysics, 39* (1985): 105–109.

Kent, R. D., "The biology of phonological development." In C. A. Ferguson, L. Menn, and C. Stoel-Gammon (Eds.), *Phonological Development: Models, Research, Implications*. Parkton, MD: York Press, 1992.

Kent, R. D., and H. R. Bauer, "Vocalizations of one-year-olds." *Journal of Child Language, 13* (1985): 491–526.

Kent, R. D., and A. D. Murray, "Acoustic features of infant vocalic utterances at 3, 6, and 9 months." *Journal of the Acoustical Society of America, 72* (1982): 353–365.

Kiparsky, P., and L. Menn, "On the acquisition of phonology." In J. Macnamara (Ed.), *Language Learning and Thought*. New York: Academic Press, 1977.

Kuhl, P. K., "Perception of speech and sound in early infancy." In P. Salapatek and L. Cohen (Eds.), *Handbook of Infant Perception*, Vol. 2. *From Perception to Cognition*. New York: Academic Press, 1987.

Leopold, W. F., *Speech Development of a Bilingual Child*, Vol. 2. *Sound-Learning in the First Two Years*. Evanston, IL: Northwestern University Press, 1947.

Lewis, M. M., *Infant Speech: A Study of the Beginnings of Language*. New York: Harcourt Brace, 1936.

Lieberman, P., "On the development of vowel production in young children." In G. Yeni-Komshian, J. Kavanagh, and C. A. Ferguson (Eds.), *Child Phonology*, Vol. 1, *Production*. New York: Academic Press, 1980.

Lindblom, B., "Phonological units as adaptive emergents of lexical development." In C. A. Ferguson, L. Menn, and C. Stoel-Gammon (Eds.), *Phonological*

Development: Models, Research, Implications. Parkton, MD: York Press, 1992.

Lindner, G., *Aus dem Naturgarten der Kindersprache*. Leipzig: Th. Grieben's Verlag, 1898.

Lisker, L., "Rabid vs. rapid: A catalogue of acoustic features that may cue the distinction." Haskins Laboratories Status Report on Speech Research (SR-54). New Haven, CT, 1978.

Lisker, L., and A. S. Abramson, "A cross-language study of voicing in initial stops: Acoustical measurements." *Word, 20* (1964): 384–422.

Locke, J. L., *The Child's Path to Spoken Language*. Cambridge, MA: Harvard University Press, 1993.

Locke, J. L., "The child's processing of phonology." In W. A. Collins (Ed.), *Minnesota Symposium on Child Psychology*, Vol. 12. Hillsdale, NJ: Lawrence Erlbaum, 1979.

Locke, J. L., "The inference of speech perception in the phonologically disordered child. Part I: A rationale, some criteria, the conventional tests." *Journal of Speech and Hearing Disorders, 4* (1980a): 432–444.

Locke, J. L., "The inference of speech perception in the phonologically disordered child. Part II: Some clinically novel procedures, their use, some findings." *Journal of Speech and Hearing Disorders, 4* (1980b): 445–468.

Locke, J. L., *Phonological Acquisition and Change*. New York: Academic Press, 1983.

Locke, J. L., "Variation in human biology and child phonology: A response to Goad and Ingram." *Journal of Child Language, 15* (1988): 663–668.

Locke, J. L., "Structure and stimulation in the ontogeny of spoken language." *Developmental Psychobiology, 23* (1990): 621–643.

Locke, J. L., and D. Pearson, "Vocal learning and the emergence of phonological capacity: A neurobiological approach." In C. A. Ferguson, L. Menn, and C. Stoel-Gammon (Eds.), *Phonological Development: Models, Research, Implications*. Parkton, MD: York Press, 1992.

McCune, L., M. M. Vihman, L. Roug-Hellichius, D. B. Delery, and L. Gogate, "Grunt communication in human infants (*Homo sapiens*)," *Journal of Comparative Psychology, 110* (1996): 27–37.

MacKain, K. S., "Assessing the role of experience on infants' speech discrimination." *Journal of Child Language, 9* (1982): 527–542.

Macken, M. A., "Developmental reorganization of phonology: A hierarchy of basic units of acquisition." *Lingua, 49* (1979): 11–49.

Macken, M. A., "The child's lexical representation: The 'puzzle-puddle-pickle' evidence." *Journal of Linguistics, 16* (1980): 1–17.

Macken, M. A., and C. A. Ferguson, "Cognitive aspects of phonological development: Model, evidence and issues." In K. E. Nelson (Ed.), *Children's Language*, Vol. 4. Hillsdale, NJ: Lawrence Erlbaum, 1983.

MacNeilage, P. F., and B. F. Davis, "Acquisition of speech production: Frames, then content." In M. Jeannerod (Ed.), *Attention and Performance XIII: Motor Representation and Control*. Hillsdale, NJ: Lawrence Erlbaum, 1990.

Maxwell, E. M., "On determining underlying phonological representations of children: A critique of the current theories." In M. Elbert, D. A. Dinnsen, and G. Weismer (Eds.), *Phonological Theory and the Misarticulating Child*. ASHA Monographs, 22. Rockville, MD: ASHA, 1984.

Menn, L., "Pattern, control, and contrast in beginning speech: A case study in the development of word form and word function." Ph.D. thesis, University of Illinois, 1976. (Reprinted by the Indiana University Linguistics Club, 1978).

Menn, L., "Phonological units in beginning speech." In A. Bell and J. B. Hooper (Eds.), *Syllables and Segments*. Amsterdam: North-Holland, 1978.

Menn, L., "Theories of phonological development." In H. Winitz (Ed.), *Native Language and Foreign Language Acquisition*. New York: Academy of Sciences, 1981.

Menn, L., "Development of articulatory, phonetic, and phonological capabilities." In B. Butterworth (Ed.), *Language Production*, Vol. 2. London: Academic Press, 1983.

Menyuk, P., L. Menn, and R. Silber, "Early strategies for the perception and production of words and sounds." In P. Fletcher and M. Garman (Eds.), *Language Acquisition: Studies in First Language Development*, 2nd ed. Cambridge (UK): Cambridge University Press, 1986.

Mitchell, P. R., and R. D. Kent, "Phonetic variation in multisyllable babbling." *Journal of Child Language, 17* (1990): 247–265.

Moskowitz, A. I., "The acquisition of phonology and syntax: A preliminary study." In K. J. J. Hintikka, J. M. E. Moravcsik, and P. Suppes (Eds.), *Ap-*

proaches to Natural Language. Dordrecht: Reidel, 1973.

Mowrer, O., *Learning Theory and Symbolic Processes.* New York: John Wiley, 1960.

Mulford, R., "First words of the blind child." In M. D. Smith and J. L. Locke (Eds.), *The Emergent Lexicon: The Child's Development of a Linguistic Vocabulary.* New York: Academic Press, 1988.

Nespor, M., and I. Vogel, *Prosodic Phonology.* Dordrecht: Foris Publications, 1986.

Oller, D. K., "The emergence of the sounds of speech in infancy." In G. Yeni-Komshian, J. Kavanagh, and C. A. Ferguson (Eds.), *Child Phonology*, Vol. 1, *Production.* New York: Academic Press, 1980.

Oller, D. K., and R. E. Eilers, "The role of audition in infant babbling." *Child Development, 59* (1988): 441–449.

Olmsted, D., *Out of the Mouth of Babes.* The Hague: Mouton, 1971.

Paradis, C., "On constraints and repair strategies." *The Linguistic Review, 6* (1988): 71–97.

Porges, S., "Autonomic regulation and attention." In B. A. Campbell, H. Hayne, and K. Richardson (Eds.), *Attention and Information Processing in Infants and Adults.* Hillsdale, NJ: Lawrence Erlbaum, 1992.

Priestly, T. M. S., "One idiosyncratic strategy in the acquisition of phonology." *Journal of Child Language, 4* (1977): 45–65.

Ramer, A. L. H., "Syntactic styles in emerging language." *Journal of Child Language, 3* (1976): 49–62.

Richards, J. E., and B. J. Casey, "Development of sustained visual attention in the human infant." In B. A. Campbell, H. Hayne, and R. Richardson (Eds.), *Attention and Information Processing in Infants and Adults.* Hillsdale, NJ: Erlbaum, 1992.

Robb, M. P., and J. H. Saxman, "Syllable durations of preword and early word vocalizations." *Journal of Speech and Hearing Research, 33* (1990): 583–593.

Roug, L., I. Landberg, and L. J. Lundberg, "Phonetic developoment in early infancy: A study of four Swedish children during the first eighteen months of life." *Journal of Child Language, 16* (1989): 19–40.

Schwartz, R., and L. B. Leonard, "Do children pick and choose? An examination of phonological selection and avoidance in early lexical acquisition." *Journal of Child Language, 9* (1982): 319–336.

Shibamoto, J. S., and D. L. Olmsted, "Lexical and syllabic patterns in phonological acquisition." *Journal of Child Language, 5* (1978): 417–456.

Shvachkin, N. K. H., "The development of phonemic speech perception in early childhood." In C. A. Ferguson and D. I. Slobin (Eds.), *Studies of Child Language Development.* New York: Holt, Rinehart & Winston, 1973. [Original title "Razvitiye fonematicheskogo vospriyatiya rechi v rannem vozraste." *Izvestiya Akademii Pedagogicheskikh Nauk RSFSR, 13* (1948): 101–132.]

Skinner, B. F., *Verbal Behavior.* New York: Appleton–Century–Crofts, 1957.

Slobin, D. I., "Cognitive prerequisites for the development of grammar." In C. A. Ferguson and D. I. Slobin (Eds.), *Studies of Child Language Development.* New York: Holt, Rinehart & Winston, 1973.

Smit, A. B., and J. Bernthal, "Performance of articulation-disordered children on language and perception measures." *Journal of Speech and Hearing Research, 26* (1983): 124–136.

Smith, B. L., S. Brown-Sweeney, and C. Stoel-Gammon, "Reduplicated and variegated babbling." *First Language, 9* (1989): 175–189.

Smith, N. V., *The Acquisition of Phonology: A Case Study.* Cambridge (UK): Cambridge University Press, 1973.

Spencer, A., "Towards a theory of phonological development." *Lingua, 68* (1986): 3–38.

Stampe, D., "The acquisition of phonetic representation." Paper presented at the Fifth Regional Meeting of the Chicago Linguistic Society, Chicago, Illinois, 1969.

Stark, R. E., "Features of infant sounds: The emergence of cooing." *Journal of Child Language, 5* (1978): 379–390.

Stark, R. E., "Stages of speech development in the first year of life." In G. Yeni-Komshian, J. Kavanagh, and C. A. Ferguson (Eds.), *Child Phonology*, Vol. 1. *Production.* New York: Academic Press, 1980.

Stark, R. E., "The coupling of early social interaction and infant vocalization." Paper presented at Biennial Meeting of Society for Research in Child Development, New Orleans, 1993.

Stark, R. E., L. E. Bernstein, and M. E. Demorest, "Vocal communication in the first 18 months of life." *Journal of Speech and Hearing Research, 36* (1993): 548–558.

Stemberger, J., and C. Stoel-Gammon, "The underspecification of coronals: Evidence from language acquisition and performance errors." In C. Paradis and J. F. Prunet (Eds.), *Phonetics and Phonology*, Vol. 3. *The Special Status of Coronals.* New York: Academic Press, 1991.

Stoel-Gammon, C., and J. A. Cooper, "Patterns of early lexical and phonological development." *Journal of Child Language, 11* (1984): 247–271.

Stoel-Gammon, C., and K. Otomo. "Babbling development of hearing-impaired and normally hearing subjects." *Journal of Speech and Hearing Disorders, 51* (1986): 33–41.

Straight, H. S., "Auditory versus articulatory phonological processes and their development in children." In G. Yeni-Komshian, J. Kavanagh, and C. A. Ferguson (Eds.), *Child Phonology*, Vol. 1. *Production.* New York: Academic Press, 1980.

Strange, W., and P. A. Broen, "Perception and production of approximate consonants by 3-year-olds: A first study." In G. Yeni-Komshian, J. Kavanagh, and C. A. Ferguson (Eds.), *Child Phonology*, Vol. 2. *Perception.* New York: Academic Press, 1980.

Streeter, L. A., "Language perception of 2-month-old infants shows effects of both innate mechanisms and experience." *Nature, 259* (1976): 39–41.

Thevenin, D. M., R. E. Eilers, D. K. Oller, and L. La Voie, "Where's the drift in babbling drift? A cross-linguistic study." *Applied Psycholinguistics, 6* (1985): 3–15.

Trehub, S. E., "Auditory-linguistic sensitivity in infants." Ph.D. thesis, McGill University, Montreal, 1973.

Trehub, S. E., "The discrimination of foreign speech contrasts by infants and adults." *Child Development, 44* (1976): 466–472.

Trevarthan, C., and P. Hubley, "Secondary intersubjectivity: Confidence, confiding and acts of meaning in the first year." In A. Lock (Ed.), *Action, Gesture and Symbol: The Emergence of Language.* New York: Academic Press, 1978.

Tyler, A. A., and T. E. Langsdale, "Consonant-vowel interactions in early phonological development." *First Language, 16* (1996): 159–191.

Velleman, S. L., "The role of linguistic perception in later phonological development." *Applied Psycholinguistics, 9* (1988): 221–236.

Velleman, S. L., "A nonlinear model of early child phonology." Paper presented at Linguistic Society of America, Philadelphia, 1992.

Vihman, M. M., "Consonant harmony: Its scope and function in child language." In J. H. Greenberg (Ed.), *Universals of Human Language*, Vol. 2. *Phonology.* Stanford, CA: Stanford University Press, 1978.

Vihman, M. M., "A note on children's lexical representations." *Journal of Child Language, 9* (1982): 249–253.

Vihman, M. M., "Ontogeny of phonetic gestures: Speech production." In I. G. Mattingly and M. Studdert-Kennedy (Eds.), *Modularity and the Motor Theory of Speech Perception.* Hillsdale, NJ: Lawrence Erlbaum, 1991.

Vihman, M. M., "Early syllables and the construction of phonology." In C. A. Ferguson, L. Menn, and C. Stoel-Gammon (Eds.), *Phonological Development: Models, Research, Implications.* Parkton, MD: York Press, 1992.

Vihman, M. M. "Variable paths to early word production." *Journal of Phonetics, 21* (1993): 61–82.

Vihman, M. M. *Phonological Development: The Origins of Language in the Child.* Oxford: Blackwell, 1996.

Vihman, M. M., and B. de Boysson-Bardies, "The nature and origins of ambient language influence on infant vocal production and early words." *Phonetica, 51* (1994): 159–169.

Vihman, M. M., C. A. Ferguson, and M. Elbert, "Phonological development from babbling to speech: Common tendencies and individual differences." *Applied Psycholinguistics, 7* (1986): 3–40.

Vihman, M. M., and M. Greenlee, "Individual differences in phonological development: Ages one and three years." *Journal of Speech and Hearing Research, 30* (1987): 503–521.

Vihman, M. M., E. Kay, B. de Boysson-Bardies, C. Durand, and U. Sundberg, "External sources of individual differences: A cross-linguistic analysis of the phonetics of mother's speech to one-year-old children." *Developmental Psychology, 30* (1994): 652–663.

Vihman, M. M., M. A. Macken, R. Miller, H. Simmons, and J. Miller, "From babbling to speech: A reassessment of the continuity issue." *Language, 61* (1985): 395–443.

Vihman, M. M., and R. Miller, "Words and babble at the threshold of lexical acquisition." In M. D. Smith and J. L. Locke (Eds.), *The Emergent Lexicon: The Child's Development of a Linguistic Vocabulary.*

New York: Academic Press, 1988.

Vihman, M.M., and S. Velleman, "Phonological reorganization: A case study." *Language and Speech, 32* (1989): 149–170.

Vihman, M. M., S. Velleman, and L. McCune, "How abstract is child phonology? Towards an integration of linguistic and psychological approaches." In M. Yavas (Ed.), *First and Second Language Phonology*. San Diego: Singular Publishing Group, 1994.

Vincent-Smith, L., D. Bricker, and W. Bricker, "Acquisition of receptive vocabulary in the toddler-age child." *Child Development, 45* (1974): 189–193.

Waterson, N., "Child phonology: A prosodic view." *Journal of Linguistics, 7* (1971): 179–211.

Waterson, N., "A tentative developmental model of phonological representation." In T. Myers, J. Laver, and J. Anderson (Eds.), *The Cognitive Representation of Speech*. Amsterdam: North-Holland, 1981.

Werker, J. F., "Ontogeny of speech perception." In I. G. Mattingly and M. Studdert-Kennedy (Eds.), *Modularity and the Motor Theory of Speech Perception*. Hillsdale, NJ: Lawrence Erlbaum, 1991.

Werker, J. F., J. H. V. Gilbert, K. Humphrey, and R. C. Tees, "Developmental aspects of cross-language speech perception." *Child Development, 52* (1981): 349–353.

Werker, J. F., and J. E. Pegg, "Infant speech perception and phonological acquisition," In C. A. Ferguson, L. Menn, and C. Stoel-Gammon (Eds.), *Phonological Development: Models, Research, Implications*. Parkton, MD: York Press, 1992.

Werker, J. F., and R. C. Tees, "Developmental changes across childhood in the perception of non-native speech sounds." *Canadian Journal of Psychology, 37* (1983): 278–286.

Werker, J. F., and R. C. Tees, "Cross-language speech perception: Evidence for perceptual reorganization during the first year of life." *Infant Behavior and Development, 7* (1984): 49–63.

Zlatin, M., "Explorative mapping of the vocal tract and primitive syllabification in infancy: The first six months." *Purdue University Contributed Papers, 5* (1975): 58–73.

MARILYN MAY VIHMAN

3
後期の音韻発達

　幼児期後半の音韻発達(以下後期の音韻発達)に関する研究では，2つの研究方略が一般に用いられており，それらはやや異なった結果をもたらしている．**縦断的研究**では，ある特定の子どもについて異なる年齢段階で広範囲に詳細なデータを収集する．この方略は，主に言語学者によって用いられているが，ある一時点で，しかもある期間にわたり1人の子どもの語音産生にみられる多様性，また子どもたちの間にみられる多様性を浮き彫りにする．個々の違いを詳細に分析することにより，学習過程への知見を得ることができる．しかし，そのような詳細なデータの分析はごく少数の子どもに対してのみ行えるものであり，特定の語音の獲得過程を一般化し得る正当性を裏づけることはできない．子どもの発達の専門家や言語病理学の専門家は，障害をもった子どもと比較するために正常な音韻発達の研究に関心を示し，もう1つの方略，**横断的研究**をしばしば用いる．この方略では，1人の子どもを継時的に追跡することはせず，むしろ年齢の異なる子どもたちの語音の産生能力をある1つの時点で評価し，そのデータを合成し，プロフィールを推定する．

　まずはじめに，よく知られている大規模な研究のいくつかを概観し，後期の音韻発達について議論をはじめたい．これは少数の子どもがたどる特定の音韻発達をより詳細にみるのに必要な背景となると思われる．さらに，年長児の連続発話の知覚に関する問題についても，成人と比較しながら考察する．最後に，音声学的および音韻論的な多様性や変化が，幼児期の初期以降どのように持続するかについても再検討する．

基準の確立：大規模な研究

　1960年代に子どもの言語獲得の研究が急速に発展しはじめるずっと以前から，大多数の子どもが，自国語のそれぞれの音素を正確に産生できるようになる年齢を特定することに，実用的な意味で多くの関心がもたれていた．すなわち発達の基準を確立する必要性があった．しかし，その

表 3.1 アメリカで行われた音産生の主な横断的研究
(I＝語頭，M＝語中，F＝語末)

発表年	研究者	被検児数	年齢	語内位置	自発/復唱	基準
1931	Wellman ら	204	2;0-4;0	I, M, F	自発, 復唱	75%
1934	Poole	140	2;5-8;5	I, M, F	自発	100%
1957	Templin	480	3;0-8;0	I, M, F	自発, 復唱	75%
1963	Snow	438	6;5-8;7	I, M, F		
1967	Bricker	90	3;0-5;0	I	復唱	
1971	Olmsted	100	1;3-4;6	I, M, F	自発	
1972	Sax	535	5;0-10;0	I, M, F	自発	93%
1975	Prather ら	147	2;0-4;0	I, F	自発, 復唱	75%
1976	Arlt and Goodban	240	3;0-5;6	I, M, F	復唱	75%
1990	Smit ら	997	3;0-9;0	I, F	自発, 復唱	75%

ような企画にはそれに伴う方法論的および理論的な問題がある．音素産生の基準を確立するためには，まず多数の子どもを検査しなければならない．また，1人の子どもについても語音を対立的に産生する能力を十分に評価するには，時間と忍耐が要求される．復唱法を用いると，自発とは異なる結果が生じるかもしれない．また，成人にみられるように，単語と連続発話では語音の産生に違いがあるかもしれない．少数例について多くの詳細な研究(例：Ingram, Christensen, Veach, and Webster, 1980)が行われ，その結果ごく初期に行われた日誌研究の注意深い分析結果が示唆した事実が確かめられた．すなわち，子どもにみられる個人差は，ある領域，例えば摩擦音の獲得では非常に大きいので，意味のある年齢基準を確立することは不可能に近いと思われた．しかしながら，そのような標準値に関する情報の必要性は否定できない．さらに発達基準に関する研究は，広い範囲の年齢(2～10歳)の子どもの評価に基づいているので，語彙獲得のごく初期以降の発達を概観するのに役立つ資料を提供している．

表3.1は20世紀にアメリカで行われた主な音産生の横断的研究にみられる特徴を示している．このような多数例の研究では，通常，以下に示すような同一のモデルを用いている．

対象児の選択

第1に，人口全体の社会経済的分布を反映するようにサンプルをとらなければならない．Templin(1957)は，研究のパラメータを詳細に報告しているが，彼女のサンプルは低い社会階層に片寄っており(父親の職業に基づくと，70%の子どもが低い社会階層に含まれる)，また地方の子どもだけが選ばれていた．第2に聴力損失や言語発達遅滞のある子どもを除外するために，聴力スクリーニング検査と両親からの報告を通常用いる．

サンプルの収集

子どもに目標語を表した絵を通常は1回呼称させる．自発で語を産生できない場合は，復唱により引き出す．子音および子音結合は，語頭，語中および語末，あるいはこれらの条件の一部で検査をする．いくつかの研究では，母音および二重母音についても検査を行っている．

分析

グループ全体の"獲得年齢"を決定する基準が設定される．Templin は，75％の子どもが3つの語内位置で正しく産生することを基準とした．Prather ら(1975)は，75％の子どもが2つの語内位置で正しく産生することを基準とし，得点は2つの位置での平均とした．母音および二重母音は，通常3歳までに獲得されることが明らかになっており，ここではそれ以上の検討は加えない．

これらの研究ではグループとしてのデータのみが用いられた．個人の反応結果は示されていないので，同一年齢の子どもの間でみられる違いや音の実際の誤り方は明らかにされていない．子どもが，ある特定の音を成人の基準に合致して産生できるだろうと両親，教師および臨床家が期待してよい年齢を確定することが基本的な目標である．

Sander(1972)は，表3.1に示した初期の研究に基づいて広く引用されている語音獲得年齢が，もし"平均"の値を示していると考えられたり，厳密な基準として用いられたりすると，誤解を招くことになると指摘した．むしろ，この値は語音獲得の上限年齢を示しているのだと理解しなければならない．Sander は，より標準的なプロフィールを引き出そうと，Wellman ら(1931)のデータと Templin のデータを再分析し，"習慣的な産生"(50％の子どもが3つの語内位置のうちの2つで正しく産生)時期と"習熟"(90％の子どもが3つの語内位置すべてで正しく産生)時期の範囲を明らかにした．Prather ら(1975)もこの方法を用いて同様の手続きで標準データを示し，Sander の再分析との比較を行った(p. 272, 図6.1を参照するとよい)．

図6.1は，グループとして収集したデータによって習慣的産生と習熟の間の相違を明確に示している．例えば，/k/ の獲得は，2歳で習慣的な産生(すなわち，サンプル対象児の半分が産生)がはじまり，4歳近くですべての子どもが正しく産生した．/t/ の産生に関するデータは，2つの研究間で驚くほどの不一致を示した．Prather らは，/t/ の習慣的な産生は24ヵ月以前にはじまり，習熟は32ヵ月であったと報告したのに対し，Wellman ら，および Templin のデータを Sander が再分析した結果では，24ヵ月から48ヵ月以上であった．しかし，Sander は Templin の結果において，/t/ の獲得年齢(6歳)が遅いのは，年少の子どもが語中で無声の [t] を産生できないことが大きく関与していると指摘している．実際，アメリカ英語の /t/ は，通常(*skating* のように)語中で強勢のある母音の後に来る場合は(有声の)弾き音として産生される．イギリス英語では語中の真の [t] を用いることから，この誤りの判定はアメリカの使用基準に基づいたものではなくイギリスでの使用基準，すなわち非現実的，理想的基準に基づいた判定結果を反映している．

方法論におけるわずかな差が，獲得年齢に大きく影響を与えているかもしれない．Smit(1986)は，臨床家が最もしばしば参照するTemplinの研究と，Pratherら(1975)およびArltとGoodban(1976)の最近の研究を比較し相違を分析した．Pratherら，およびArltとGoodbanは，それぞれの研究で，大多数の音で獲得年齢が低かったと報告し，Pratherらの研究ではその傾向がより顕著であった．ArltとGoodbanは20年以上前の研究と比べて，子どもがより年少で語音を獲得していることを示唆した．子どもの音(恐らく摩擦音あるいは流音)の産生が，報告されているデータに基づいた期待値に合致しないとすれば，この最近の基準を用いることにより，より低い年齢の子どもの獲得年齢に関心が寄せられるようになるであろう．

　Smitは，相違をもたらしているいくつかの方法論的理由，特に分析における違いを指摘した．Templinは，75%の子どもに3つの語内位置の各々で正しく産生することを求めているのに対し，Pratherらは3つの語内位置ではなく2つの位置の産生で決定していること，および語内位置の得点を*平均*していることである．さらにTemplinは，すべての音を検査できた子どものデータのみを報告したのに対し，Pratherらは，低い年齢の子どもについて*部分的*なデータを報告した．これらの欠落したデータは，産生の困難な音を誤って産生したくないという気持ちを反映しているので，この相違だけでも結果に有意な影響を与える可能性がある．

　これらの大規模研究における大まかなサンプルの収集(各語内位置の分節音につき1つの産生)や分析方法の違いを考慮すると，各々の音素を正しく産生できるだろうと期待される年齢に多大な信頼を置くことは明らかに誤りをおかすことになる．しかし研究結果は，音韻体系全体を習得するまでの英語子音の獲得順序についての一般像を確かに与えてくれる．鼻音，破裂音，わたり音は比較的早期に獲得され，摩擦音，破擦音は比較的遅くに獲得される．子音結合もまた獲得が遅く，2音の子音結合(例：/kl/ と /st/)より3音の子音結合(例：/str/ と /spl/)が遅い．ほとんどの子音および子音結合が，7～8歳までに獲得されるのは明らかである．Locke(1983)が指摘したように，早期に獲得される子音は一般に世界中の言語において高頻度に使用される音である．

　大規模な3つの研究がアメリカで行われ，これまで述べてきた研究よりも質的なデータを提供した．Snow(1963)は，1年生438人に検査を行い，3つの語内位置で各子音について2つの検査語を用いた．Templinと異なり，Snowは個々の音の誤りについても詳しく報告した．Bricker(1967)は3～5歳の子ども90人に対して，無意味音節語の語頭子音を復唱で検査し，最も誤り易い10子音の置き換えについて報告した．最後にOlmsted(1971)も，1歳3ヵ月から4歳6ヵ月の100人の子どもから様々な長さの自発話サンプルを集め，最も"誤り易い"10子音の置き換えを報告した．

　これら3つの研究は，それ以前の大規模な研究よりも"方法および解釈がより洗練されている"ということに注目して，Ferguson(1975)はこれら3つの研究を概観し，摩擦音に関するデータの比較をした．その結果，摩擦音は3つの研究すべてにおいて誤りが最も多かったと指摘した．検査の手続き，分析，そして結果の報告は異なっているにもかかわらず，Fergusonは3つの研究に

基づいて，英語における8つの摩擦音の獲得順序を3つのグループ(グループ内での順序は定まっていない)にまとめた．第1に /f, s, ʃ/，次に /v, z/，最後に /θ, ð, ʒ/ であり，この順序はJakobson(1941, 1968)の予測とほぼ一致している．一方，これらの摩擦音について報告された特定の置き換えは，/v/(>/b/)や /ð/(>/d/)を除いてJakobsonが予測した破裂音への置き換えが典型的ではなく，他の摩擦音の /s/ への置き換え，/θ/ の /f/ への置き換え，そして /ʒ/ の破擦音 /dʒ/ への置き換えが最も一般的であった．/ʒ/ は，英語において境界的地位にある音であり，成人でさえもしばしば語末では /dʒ/ に置き換える．このような摩擦音の破裂音への置き換えパタンと摩擦音の他の摩擦音への置き換えパタンが生起することについて，それが，発語器官系の生理学的条件，心的過程の性質，英語の音韻構造に基づいているのか，あるいは，英語圏における社会の異なるメンバーによる音韻の使用法に基づいているのかについて，言語学者は，説得力のある，あるいは広く受け入れられる説明を提供しなければならない．

　Smitら(1990)は，アイオワとネブラスカで行ったこれまでよりも大規模な研究を報告した．この研究では，2歳児の多くは検査をすべて行えなかったり，検査語のいくつかについては語の産生に応じなかったため，2歳児のデータは除かれた．2歳以外の子どもでは，Smitらは4歳，4歳6ヵ月，6歳で有意な性差がみられたことを報告した．全体の結果をTemplinと比較すると，Smitらは*男児*の語音の発達曲線が3歳6ヵ月と4歳あるいは4歳6ヵ月の間でプラトーに達しているのに対してTemplinは，6ヵ月遅れてプラトーに達している．検査語音についての詳細な分析の結果，子音結合の発達に関して性差がみられ，男児では多くの子音結合の発達が3歳6ヵ月でプラトーに達するか，あるいは下降するかがみられた．この発達の差異について現時点ではまだ明らかな説明がなされていない．

要約

　方法論的な困難さにもかかわらず，研究者たちは異なる年齢の多くの子どもの検査を通じて年齢基準を確立しようとしてきた．100人以上の英語を話す子どものいくつかの横断的な研究が行われた．多くの報告は，75%の子どもが3つの語内位置で正しく産生できるというような基準を用いている．習慣的産生(3つのうち2つの語内位置で51%が正しく産生)の年齢と習熟(3つのすべての位置で90%が正しく産生)の年齢の間には大きな開きがあることに留意しなければならない．習慣的産生の視点から分析を行うと，獲得年齢はより低くなる．その他の方法論上の変数，例えば，目標音を産生しようとしなかった子どものデータを含めるか否かも獲得年齢に強く影響する．

　大規模な研究は，一般的な点では一致がみられている．鼻音，破裂音，わたり音は早期に獲得され，摩擦音，破擦音，子音結合の獲得は遅い．結果の質的内容(例：各音の誤りの詳細な記述)を報告することは，横断的研究の価値を増す．発達基準に関する研究は，多くの子どもに関する情報を提供するよう企画されており，その結果から音韻発達を概観することができる．そのよう

な研究の限界は，個々の子どもの発達過程を明らかにできないことであるが，広範囲のデータを提供するので，狭い範囲の日誌研究や小グループの縦断的研究を補うのに有効である．

音韻プロセス：産生の誤りの系統性

　理論的背景はどうであれ，言語学者の音韻発達に関する意見が一致している1つの事実は，子どもにみられる成人語の単純化(simplification)と再構成(restructuring)の**系統的**な性質である(Macken and Ferguson, 1981)．Oller(1975)が明快に述べているように，「子どもの言語に生じる置換，省略，付加はたまたま起こった誤りではなく，むしろ一連の系統的な性向によるものである」(Oller, 1975, p. 299)．目標とする成人語とその目標に対する子どもの再現との間には，系統的な関連がある．それは言語学者が"書き換え(rewrite)"あるいは"実行規則(realization rule)"，

$$X \rightarrow Y/Z$$

あるいは"Xは環境ZでYに'なる'(置き換わる，あるいは実行される)"と表現しているものである．例えば，3歳児が can't を [tænt], 'cause を [tɔz], cow を [taᵘ], okay を [oᵘ't′eˡ] とするような一連の語の産生に対して，言語学者は観察された規則性を表すために，規則 [k]→[t] をつくる．この場合，置き換えは広い範囲の文脈に生じているので，"環境の条件"すなわち文脈は与えられていない．また，その子どもが get を [dɛt], go を [doᵘ], gophers を ['doᵘfɚs], green を [di:n] と産生する場合には，より一般的な規則，"軟口蓋破裂音の歯(あるいは歯茎)破裂音への置き換え"を適用することができる．

　音韻の置き換えは，通常語彙獲得の最も初期の段階を過ぎた子どもの言語において顕著な規則性を示す．言語学者は，その規則性を音韻規則によって表す．それは子どもの言語に関する文献では"音韻プロセス"として知られている．これらのプロセスの理論的立場――および心理的実在――にはかなり議論の余地がある．音韻対立の知覚が就学後も発達するならば，子どもが用いていると思われる音韻プロセスは，厳密には産生の規則ではないかもしれない．むしろそれらは知覚の規則，あるいは"解釈"の規則といった方がよいかもしれない．子どもと成人の形式の違いを生じさせる誤りは，目標語に対する子どもの内的表示に存在していることを意味している．恐らく様々な種類の音の誤りは，知覚と産生の両方において生じ，語の情緒的特性や子どもが連想する語彙項目間の相互関係のような個人の特異性を含む様々な要因によって生じるのかもしれない．いずれにしても，我々の音韻発達に関する理解は，異なる言語を習得するそれぞれの子どもが用いる共通のプロセスを徹底して集めることから得られてきたのは確かである．子どもが，言語を実際に処理する過程に関して我々が現在もっている知識によれば，音韻プロセスは，子どもの心的行為を直接反映させているというより，子どもの音韻を簡便に記述できるために用いられている．

　子どもが成人語を産生しようとするときにみられる最も一般的な音韻プロセスについて詳しく

みてみよう．成人の言語構造が子どものプロセスを使用する頻度に影響を及ぼすかもしれないが，通常これらのプロセスは子どもが学習している言語の種類に関係なく用いられているようにみえる(Ingram, 1986；Vihman, 1978, 1980)．単語獲得の初期段階ではほとんどすべての子どもがプロセスをある程度用いているが，ある子どもは，困難なこと(例えば，軟口蓋音や摩擦音や閉音節の産生であり，それはその子どもの音の選好およびその子どもがこれまでにどんな語を使おうとしてきたかによって決まる)を短期間に克服し，その結果その他のプロセスは依然として使用し続けているのに，困難であった音に対応するプロセス(軟口蓋音の前方化，破裂音化，語末子音の省略)は必要ではなくなるのであろう．最後に，1つ以上のプロセスが，子どもの産生する1つの単語の中に含まれることもある(例えば，前述したように green を [di:n] と産生する場合は，軟口蓋音の前方化と子音結合の単純化という2つのプロセスで説明される)．

　音韻プロセスは機能的に異なる2つの範疇に分類される．1つは**語全体プロセス**(whole-word processes)で，語構造あるいは音節構造や語内の分節の対立を，一般的には縮小あるいは同化を通じて単純化するものである．もう1つは**分節音変化プロセス**(segment change processes)で，音節の位置や語の位置に関係なく，特定の分節音あるいは分節音のタイプに文脈の条件に関係のない変化をもたらすものである．最も一般的なプロセスのいくつかを簡単に説明しよう．さらに正常な音韻獲得に関する研究から例を挙げ，説明を進める．一般的な音韻プロセスのより詳細なリストは第6章を参照するとよい．

語全体プロセス

強勢のない音節の省略(unstressed syllable deletion)：目標語に含まれる強勢のない音節の省略．
　　Ramon → [mən] (Si：Macken, 1979)
語末子音の省略(final consonant deletion)：目標語の語末子音の省略．
　　because → [piʹkʌ]
　　thought → [fɔ] (Vihman and Greenlee, 1987)
同音反復(reduplication)：目標語に含まれる1つあるいはそれ以上の音節を2回産生する．
　　Sesame Street → [si:si] (Deborah：Vihman ら, 1986)
　　hello → [jojo] (Hildegard：Leopold, 1947)
子音調和(consonant harmony)：目標語に含まれる対立する子音のうちの1つがもう一方の子音の素性をもつ．
　　duck → [gʌk]
　　tub → [bʌb] (Daniel：Menn, 1971)
子音結合の単純化(consonant cluster simplification)：子音結合がいくつかの方法で単純化され

る．
　　cracker → [kæk]（Molly：Vihman ら，1986）

　子音調和のような同化プロセスは語全体を領域とみなすが，子音省略あるいは音節省略を含む縮小プロセスは音節数を減少させ，音節形式を単純化し，成人モデルの音素配列構造(phonotactic structure)あるいは統語関係構造(syntagmatic structure)を変化させるものである．縮小プロセスの2つのタイプがしばしばいっしょに取り扱われ，"音素配列規則(phonotactic rules)"（Ingram，1974），"音節構造プロセス(syllable structure processes)"（Ingram，1986：第6章も参照），"構造の単純化プロセス(structural simplifying processes)"（Grunwell，1981），"統合的プロセス(syntagmatic processes)"（Nettelbladt，1983），"連続する構造に影響するプロセス(processes affecting sequential structure)"（Magnusson，1983）と様々に呼ばれている．上に挙げたプロセスの順序にしたがい，まず最も一般的な2つの縮小プロセス，音節省略と子音省略，次に2つの同化プロセス，同音反復と子音調和，最後に分節音変化プロセスに密接に関連する子音結合の単純化について述べる．

縮小プロセス

　Vihman(1980)は，5種類の言語を習得している11人の子どもたち（1歳〜2歳9ヵ月）の"多音節語の縮小"について調べた．彼女は，3音節あるいは3音節以上の成人語に限定して分析した．その結果，多音節語の占める割合は，言語によって厳密に決められていることを明らかにした．その割合は，2人のスペイン語を話す子どもたちの約25%から3人の英語を話す子どもたちの約3%にわたっていた．多音節語を話そうとするときに生じる音節の省略は，特定の言語に関係なくみられ，英語とドイツ語を話す Hildegard Leopold の90%からチェコ語を話す Jiri の26%にわたっていた．

　音節の省略は，しばしば強勢のない音節でみられる．特に3音節あるいはそれ以上の音節の第1音節では，強勢音節でも省略されることもある．子どもの場合，強勢があってもなくても語末音節は保たれる傾向が強い．恐らく，語末は，知覚的に目立つからであろう．Klein(1981)は，音節省略の多くの例を示している．以下は省略プロセスを中等度に使用した子ども，Jason の例である．

　　alligator → [ˈægejʌ]
　　banana → [ˈnænæ]
　　butterfly → [ˈbʌfaɪ]
　　watermelon → [ˈmõmĩn]（強勢のある語頭の音節の省略）

　Vihman と Greenlee(1987)の研究対象であった3歳児の1人は，多くの語で音節省略を長期間にわたって使用していた．

　　animals → [ˈæml̩z]

ambulance → [ˈæmʌns]

dessert → [ɜrt]

　子音省略は，語頭や語中子音で生じることもあるが，多くは語末子音で生じる．Berman(1977)は，娘 Shelli が，ヘブライ語と英語を習得していた生後 18～23 ヵ月では，語頭子音と語末子音の両方を含む語を産生できず，子音省略をしばしば用いたと報告した．個々の音の難しさにしたがって省略する音が選択されたようである．破裂音と鼻音，特に破裂音は維持され，摩擦音，流音は省略された．研究中にみられた音韻発達の主な特徴は，省略されていた子音が産生されるようになったことと縮小のない新しい CVC 語が産生されるようになったことである．Berman(1977)より子音省略の例を示す．

1．語頭

/ˈruti/ → [ˈuti] "Ruthie"（母親の名前）

/ʃaˈlom/ → [ˈalom] "hello"

/xam/ → [am] "hot"

2．語末

peach → [pi]

spoon → [pu]

/tov/ → [to] "good"

語中子音の省略は Vihman と Greenlee(1987)の 3 歳児の例がある．

mommy → [mãi]

同化プロセス

　ある研究者たちは，**同音反復**をすべての子どもが通過する発達段階の指標であると考えている(Moskowitz, 1973；Fee and Ingram, 1982)が，他の研究者たちは，他の音韻プロセスと同様に同音反復は同じ発達時点で必ずしもすべての子どもを特徴づけるものではなく，一部の子どものことばを特徴づける個別的な方略であると主張している(Schwartz, Leonard, Wilcox, and Folger, 1980；Schwartz and Leonard, 1983 も参照)．同音反復の機能も論争の的である．それは，多音節の成人語を産生するための方略，すなわち対立する要素の数を減少させながら音節数を維持する，あるいは語末子音の産生を避けるための方略と考えられる．

　Schwartz らは，1 歳 3 ヵ月から 2 歳の(英語を母国語とする)12 人の子どもたちから自発話を集めた．半数の子どもは，録音した語彙の 20% あるいはそれ以上で，"完全または部分反復を用いた子ども"であることが明らかとなった．Fee と Ingram は，1 歳 1 ヵ月から 2 歳 6 ヵ月の子どもたちについての 24 の異なる種類のデータ(大部分は両親の日記)を用いた．Schwartz らの同音反復例(1980)は，以下の通りである．

Christmas → [dzɪdzɪ]

kitten → ［kɪkɪ］

water → ［wɔwɔ］

Schwartzらは，彼らが研究を行ったごく狭い年齢範囲では年齢や言語発達の段階と同音反復の使用には関連がみられなかったと報告し，FeeとIngramは，同音反復を用いた子どもは同音反復を用いない子どもより年齢が低かったと報告した(ただし彼らは言語発達の段階を評価していない)．同音反復は，多音節語の複雑さを減少させるために主に用いられるということが，両者の研究で明らかにされた(単音節語へのプロセス適用，例えば，ball →[bʌbə] はまれである)．同音反復と語末子音との関連は明らかではない．さらに，同音反復を多く用いるのは，発達の遅れの指標であるという見解(Ferguson, Peizer, and Weeks, 1973)も，まだ大規模な研究では検証されていない．

Ferguson(1983)は，同音反復は喃語においてだけでなく，2～5歳児のことば遊びにおいても"遊び"あるいは"ことばの練習"の機能を果たしていることを指摘した(Ferguson and Macken, 1983を参照)．さらに，同音反復は，子どもが音韻として明らかに異なる音節や音を産生することを理解し，学習する手助けとなる．また，成人語の音節形態の1つを反映する同音反復パタンの産生は，子どもの音韻体系が語全体から分節化された音中心へと移行するためのうまくしつらえられた道筋を提供しているように思われる(Macken, 1978；Lleó, 1990を参照のこと)．

子音調和，あるいは隣接しない子音の同化は"部分反復"と本質的には同じである(子音の調和と同様に母音の調和はあるが，子どもの言語データではほとんど注目されない)．残念ながら，SchwartzらもFeeとIngramも，完全反復と部分反復(すなわち，同化)の割合を明らかにしていない．Vihman(1978)は，6種類の言語を習得中の1歳から2歳9ヵ月の13人の子どもに行ったやや規模の大きな研究の結果，異なる子音を含む成人語に関して子音調和の使用は1％から32％，平均は14％であったと報告した．子音調和を使用する割合の相違は，言語の違いによるものではないと思われる．

Smithは，子音調和は"子どもが自国語を学習するために，そこから抜け出さなければならない，どの言語にも普遍的な鋳型の部分"であると述べている(Smith, 1973, p.206)．しかし，ある子どもにおいては子音調和はまれであり，ごく初期にそれが使用される場合は，もっと以前には成人モデルにより近い形で産生されていた語の単純化として子どもの語彙に入り込むことが多い．子音調和の使用は，自分の産生を体系化しようという子どもの努力を反映していると考えることができる．さらに具体的には，子音調和は流音，摩擦音のような難しい分節音を避ける方法，あるいは全体の複雑さを減少することにより，新しい分節音や多音節語を産生しやすくする方法と考えられる．英語を習得している子どもの大規模なサンプルにみられる子音調和のパタンに関する最近の研究については，Stoel-GammonとStemberger(1994)を参照するとよい．

子音調和もまた，子どもが表出した形式にしたがって，"完全調和"あるいは"部分調和"と記述する．完全調和の場合は，成人モデルの語形では対立する子音が，子どもの語形では同一の子

音となり，部分調和の場合は，子どもの語形ではまったく同一とはならないが，成人モデルにより近い子音となる．Vihman(1978)からいくつかの例を挙げる．

1. 完全
   Amahl Smith　　tiger → [gaigə]
   Virve Vihman　　tuppa → [pup:a] "into the room"
2. 部分
   Virve Vihman　　suppi → [fup:i] "some soup"

ここに記された成人と子どもの形式の違いのすべてが1つの弁別素性で記述されることに注目しよう．すなわち，tiger では，歯茎性が軟口蓋性になり，さらに自動的に語頭の有声化が加わり，tuppa, suppi では，歯茎性が口唇性，または唇歯性になる．完全調和，部分調和というのは，成人と子どもの違いの程度を示すのではなく，単に表出された形式を記述しているにすぎない．

Grunwell(1981)の音韻変化の観察によれば，同音反復も子音調和も，通常では3歳まで続いて使用されることはないとしている．完全反復は，Vihman と Greenlee(1987)の3歳児のサンプルにはみられず，子音調和はまれであり(3時間のサンプルで2～3例)，かつ少数の子どもにのみ生じていた．

1. 完全
   yellow → [ˈlɛlou]
   mailboxes → [ˈmeɪlmaksɪz]
2. 部分
   slimy → [ˈsnaɪmi]

子音結合の単純化

縮小プロセスと同様，子音結合の単純化は音節構造を変えるが，分節音変化プロセスとも密接な関係にある．そのプロセスで省略されたり変化する子音は，単独音として産生することが一般的に難しい音である．子音結合の単純化は，言語を使いはじめる最初の年に生じ，その後もほぼ常に存在し，かつ最も長く持続するプロセスの1つである．Vihman と Greenlee(1987)が経過観察を行った10人の子どもたちにおいても，子音結合の単純化は3歳でみられる音韻の誤りの主要な割合を占めていた．またそれは，標準化された検査項目における5歳児の誤りの10%以上を占めていた(Haelsig and Madison, 1986；Roberts, Burchinal, and Footo, 1990)．

Vihman(1980)が行った11人のより年少の被検児では，子音結合の単純化は子音結合を含む目標語の52～100%(平均80%)に影響を及ぼしていた(子音結合を含む単語は，平均すると子どものことばの約3分の1である．スラブ語を学んでいる3人の子どもでは，子音結合を含む単語が平均して38%にみられた)．この研究からいくつかの一般的な関連性が明らかにされた．流音に別の子音を加えてつくる子音結合では，流音は通常省略される．さらに破裂音と摩擦音が結合してい

る場合は，破裂音の方がより維持され易い．鼻音と破裂音の結合は，子音結合として維持され易い．しかし，そのような音結合の縮小において有声破裂音の前の鼻音は維持され易く，無声破裂音の前の鼻音は省略され易い．鼻音は母音と同様に有声の阻害音の前では長くなり，したがってその音声環境の中でより容易に知覚される可能性があるので，ここでは構音の要因よりも知覚的な要因が作用しているかもしれない(Braine, 1976).

　Greenlee(1974)は，破裂音に流音を加えた音結合の獲得に関する研究で，研究対象とした6つのすべての言語に非常に類似した発達過程を見出した．彼女は3つの段階を明らかにした．①流音の省略，②流音の置き換え(通常はわたり音に置き換わる)，③正しい産生，である．Greenlee(1974)より例を提示する．

　　Amahl Smith：*bread* → [bɛd]，[blɛd]

Edmond Grégoire(フランス語を習得しているベルギー人の子ども)の例を示す．

　　bras → [bwa] "腕"

　　croute → [tut] "パイの皮"

　　grillé → [dije] "トーストした"

　　tram → [kam]，[tʃam] "路面電車"

英語を母国語とする3歳の子ども(Vihman and Greenlee, 1987)の例を示す．

　　flower → [ˈfawr]

　　monster → [ˈmãtr]

　　stinker → [ˈsɪʃkr]

　　thread → [sɛd]

分節音変化プロセス

　軟口蓋音の前方化(velar fronting)：軟口蓋音が歯茎音または歯音に置き換わる．

　　/kikeriki:/ → [titi:] (Virve：Vihman, 1976)

　破裂音化(stopping)：摩擦音が破裂音に置き換わる．

　　sea → [ti:]

　　say → [tʰei] (Amahl：Smith, 1973)

　わたり音化(gliding)：流音がわたり音に置き換わる．

　　lie → [jaɪ] (Hildegard：Leopold, 1947)

一般的にみられる変化プロセスのうち，**軟口蓋音の前方化**は破裂音に影響を与える唯一の変化プロセスであり，恐らく成長に伴って最初に消失する一般的変化プロセスであろう(Preisser, Hodson, and Paden, 1988). Berg(1995)は，第1言語としてドイツ語を学んでいる彼の娘の症例研究において，3歳から4歳の間に軟口蓋音の前方化が消失していくこと，すなわちより正確に

は(単音としてまた子音結合として)軟口蓋破裂音を獲得していくことについて非常に詳細な説明を行っている．日々の記録に基づくこの研究は，語頭の軟口蓋音がはじめて産生できたことにはじまり，軟口蓋音の産生が事実上の習熟に達したことで終わっている．すなわち，そのプロセス(軟口蓋音の前方化)は，まる15ヵ月続いた．VihmanとGreenleeの文献では，10人の3歳児のうち1人だけが一貫して軟口蓋音の前方化を示した．統語的に十分発達し，しばしば長い複雑な文を産生している子どもが，軟口蓋音の前方化を習慣的に用いることは，その子どもの発話が不明瞭になる一因である．例を提示する．

 called → [tald]
 cow → [taʊ]
 gophers → [ˈdoufɚs]

わたり音化のプロセスは，破裂音＋流音の音結合の獲得に関与し，その後長期に持続する．このプロセスの例は，多くの言語でみることができる．しかし，Ingram(1986)は，このプロセスはフランス語の習得に関するデータではみられないと主張している．英語を母国語とする3歳児にみられたわたり音化のプロセスの例を示す(Vihman and Greenlee, 1987)．

 love → [jʌv]
 red → [wɛd]

摩擦音の獲得

摩擦音に影響を与える最も一般的なプロセスは，**破裂音化**である．しかし，破裂音への置き換えは誤りのタイプの1つにすぎない．特に歯間音は，英語を話す子どもにとって獲得することが最も難しい音であり(/r/の巻き舌音を有する言語の場合の/r/に匹敵する)，しばしば別の摩擦音に置き換えられる(/θ/は/f/または/s/に，/ð/は頻度としてはやや少ないが/v/または/z/あるいは/l/に置き換えられる)．喃語では摩擦音の出現が少ないので，摩擦音は多くの子どもに構音の問題を生じさせることを示唆しているが，先に述べたように，知覚の難しさが，摩擦音と流音の両者を含む産生面の誤りに関係している．英語を話す3歳児の破裂音化の例を示す(Vihman and Greenlee, 1987)．

 move → [muːb]
 shoes → [ʃuːt]
 some → [tʌm]

摩擦音の獲得に関する広範囲な文献から知り得た最も重要なことは(例：Moskowitz, 1975；Edwards, 1979；Ingram, Christensen, Veach, and Webster, 1980)，各々の摩擦音は，それぞれ個別的な発達の道筋をたどって獲得されるということである．"摩擦性"または"持続性"の素性が，関連の分節音に急速に拡大することはない(Ferguson, 1975)．Fergusonは，別の興味ある

点を次のように指摘した．①摩擦音は，語頭位で獲得される前に母音の直後，語末または母音間で獲得される，またこれらの語内位置では，破裂音の獲得に先行するかもしれない，②特定の摩擦音の出現頻度や出現の自由度は，それぞれの言語で特有の制約があるので，そのことが獲得順序に影響を及ぼすかもしれない(例えば，英語の /ʒ/ はまれであり，ほとんどが単語の語中に限られ，結果的に獲得が遅い傾向を示す)．

有声の獲得

Ingram(1986)は，母音前の子音の有声化(the voicing of prevocalic consonants)は，主として英語において報告されてきたと述べた．このことは英語を母国語とする音の表記者が**帯気の欠如**を"有声化"として誤って聞いてしまったのではないかという疑問を生じさせる．子どもの産生における有声開始時間(VOT)の音響的な研究は，子どもが帯気すなわち"長いラグ(long lag)"と先行有声化(pre-voicing)すなわち"先行的有声化(voicing lead)"の両方を習得するのが難しいということを示唆した(Gilbert, 1977 ; Barton and Macken, 1980 ; Macken and Barton, 1980 ; Clumeck, Barton, Macken, and Huntington, 1981 ; Eilers, Oller, and Benito-Garcia, 1984 ; Allen, 1985)．どのような言語の習得においても子どもは，はじめに無声非帯気破裂音のみを産生する．破裂音類の対立はその後に獲得されるだろう(Macken, 1980)．

Smit と Bernthal(1983)は，正常発達の英語を母国語とする4歳児11人が，語頭で十分に有声化した破裂音を使用することは成人よりも少ない傾向にあることを見出した．しかし，これらの子どもは，語頭において有声無声の対立を維持している．彼らは，語頭で無声破裂音を産生する際に，過度に長い有声開始時間(VOT)，または大量の帯気を用いた(すべての産生には"the___away"という導入句を用いた)．

Smith(1979)は，英語における**語末**の子音の無声化についての研究で，2歳と4歳の被検児は，ともに成人よりもすべての音声環境において有声破裂音を用いることが少ないことを明らかにした．彼は，成人では語末における(部分的な)無声化は50%であるが，2歳児と4歳児では90%以上みられたと報告している．Smith は，これらの結果は，子どもが破裂音の閉鎖の間ずっと有声化を維持するために必要とする生理的なメカニズムのコントロールが難しいことによるのではないかと考えた．

音響分析の結果は，初期にみられる破裂音の語頭位での有声化と語末位での"無声化"との間で観察される対立が，子どもの単一の音声タイプ，すなわち無声非帯気破裂音に対する成人の(誤った)解釈に由来することを示唆している．英語では，語末の破裂音は必ずしも帯気音化する(または開放音化する)とは限らないので，(いつも目標語において無声破裂音と同じように有声破裂音を産生していた)無声非帯気音は，有声音の無声化として観察者に聴取される．一方，帯気が英語音韻における有声無声の対立の重要な手がかりである語頭では，(目標とする無声破裂音と同じよう

に有声破裂音を産生していた)同じ子どもの音が,有声音として聴取される.子どもが,一般に許容されるような語末の有声破裂音を産生しようとする際によく用いる,変わった方略の例は,FeyとGandour(1982),ClarkとBowerman(1986)を参照するとよい.

要約

　語彙獲得のごく初期の段階以降にみられる音韻の置き換えにおける規則性は,便宜上,音韻規則または音韻プロセスの形式で表される.通常プロセスは機能的な立場から,2つのタイプに分類される.語全体に関するプロセスは,語または音節構造,および語内の分節的な対立を単純化する.分節音変化プロセスは,特定の分節音の困難さに関連した誤りを説明する.語全体に関するプロセスは,通常音韻発達の初期の段階で典型的にみられる.これらには同化プロセス(同音反復と子音調和)と子音結合の単純化が含まれる.最も一般的な分節音の変化は,軟口蓋音の前方化,わたり音化,摩擦音に影響を及ぼす様々な置き換えである.どのような言語の習得においても,音韻発達のごく初期の段階では,無声非帯気破裂音のみが用いられる.成人言語にみられる,破裂音の対立する音類がその後徐々に加わっていく.

就学前の子どものプロフィール:個人差について再考

　成人言語における個々の音素を獲得する基準の確立を目的とした大規模な研究結果について,また少人数の子ども(あるいはたった1人の子ども)の詳細な研究が明らかにした高頻度に適用される音韻プロセスについてその概要を述べてきた.どちらの場合も,その分析は*関係分析*(relational analyses)とよばれる分析法が用いられている.すなわち,それらは子どもの産生と成人の形式との間にある関係性に関わっている(Stoel-Gammon and Dunn, 1985).一方"独立分析(independent analyses)"は,子どもが産生した音や音節構造を成人の形式と照合せずに,独自のものとしてその特徴を記述する.2歳または3歳の子どもの正常発達を特徴づけると考えられる音韻産生に関する知識を得るために,自然な会話から得られたデータの音韻分析の結果を報告した2つの研究を考察したい.最初の研究は,2歳児の研究であり,関係分析と独立分析の両方の手法を用いている.第2の研究は,3歳児の小グループでみられた誤りの種類についての詳細な考察である.さらに,2つの縦断的研究の結果も考察する.その1つは第2章で概要を述べた2人の女児の1歳と3歳における音韻の状態の比較であり,もう1つは2人の男児の2歳,3歳,6歳における音韻プロセスの比較である.

2歳児の音声学的な傾向

　Stoel-Gammon(1987)は，英語を習得している2歳児33人の"音韻能力"の特徴を述べた．被検者はシアトル地域に住んでいる新生児の両親への手紙を通じて募集され，9ヵ月から24ヵ月まで3ヵ月ごとに観察が行われた(Stoel-Gammon, 1985も参照)．データは，あらかじめ選択された目標語を引き出そうとするのではなく，子どもと観察者との会話を含む2時間半にわたる遊びの場面より得られた．Stoel-Gammonは，Wellmanら(1931)やSander(1972)，Pratherら(1975)の"大規模な"研究では，多数の子どもが目標語の多くを産生できなかったので，実際はむしろ少数(10人または20人以下)の2歳児によって行われたと指摘した．彼女は，自然な状態での会話を録音することにより2歳児の音韻能力を適切に評価することができると主張した．

　Stoel-Gammonは，2歳児の分析における発話サンプルの基礎的な評価基準として1時間の録音中に得られた少なくとも10個の成人語を用いることにした．彼女は，各被検者について各々のサンプルの完全な発話または部分的に明瞭な発話から最初の50語を選び出し，資料とした．どのようなタイプの単語も同じ単語を*表現する言い方*(tokens)は，多くて2つである(例：shoeに対して［su］と［du］)．分析された単語数は，1人の子どもにつき20語から50語(平均36語)であった．3つの異なった分析が行われた．

子音と母音の同時生起に基づいた単語と音節の形態

　すべての子どもは，少なくとも2つの異なった開単音節(open monosyllables, CV)を産生し，ただ1人の子どもだけが2つの異なる閉単音節(closed monosyllables, CVC)を産生できなかった．2音節語の形態(disyllabic word shapes, CVCV[C])はサンプルの半数以上に生じ，語頭の子音結合も同様であった．語末の子音結合が産生されたのは，子どもの48％であり，語中の子音結合が産生されたのはわずか30％であった．

音声学的目録

　語頭子音の目録は，通常3種類すべての構音位置の破裂音を含んでいた([t, k, b, d, g]は少なくともサンプルの50％に生じた)．加えて，鼻音([m, n])，摩擦音([f, s, h])とわたり音([w])も通常語頭に生じた．語末では，3つの無声破裂音，1つの鼻音([n])，1つの摩擦音([s])，1つの流音([r])が通常用いられた．語頭音の種類の多い子どもは，語末においても音の種類が多いという特徴的な傾向がみられた．語頭または語末のどちらででも半数以上の子どもが用いた子音結合(例えば[sp-, pl-])は，1つもなかった．

子音の産生における正確さ

　正しい子音の平均の割合は，ShribergとKwiatkowski(1982)の手続きに基づくと，70％(43％

～91％の範囲)であった．大きな目録をもつ子どもは，小さな目録をもつ子どもよりも成人語の形式を正確に実現しようとする傾向がみられた．Stoel-Gammon は，彼女の研究において成人語と"典型的な"2歳児の英語では目録の大きさが異なっていることは無視できないと指摘した．また正確さのレベルが 70％ に達した子どもは，子どもが産生できる範囲の子音を用いて単語を産生しようとする．産生可能な子音の種類と成人の分節音に合致した子音の使用が関連しているということは，音声学的能力と音韻能力が互いに平行して発達することを示唆している．

3歳における音韻プロセスの使用

3歳以降，単純化の音韻プロセスの大半は，ほとんどの場合に習慣的に適用されることはもはやない．ここで述べるデータは，36ヵ月児 10 人と子どもの母親(30分)，親しい仲間(30分)，観察者(音韻，文法，認知面の調査に関わる．Vihman と Greenlee, 1987)との間の自然なやりとりの3時間にわたる録音から得られた．対象児は，カリフォルニアの中流家庭から選ばれており，ことばに移行するまでの 7ヵ月間，1週間ごとに観察した子どもである(Vihman ら, 1985)．サンプルは社会経済的側面が同質であったにもかかわらず，発話明瞭度，用いられた特定のプロセス，音韻の体制化において大きな相違がみられた．

発話明瞭度

すべての子どもの発話の半分以上が明瞭に理解された．平均すると，彼らの発話の 73％ は，その子どもを知らない3人の評価者によって明瞭と判定された．しかし評価は，54％～80％ とばらつきがあった．予想されたように，最も明瞭と判定された子どもは，音声学的誤りあるいは音韻の誤りが少なかった．しかし，構音の誤りと音韻プロセスの使用が，この年齢では不明瞭な発話をもたらす唯一の要因ではなかった．複文を最も高頻度で用いた子どもが，比較的理解されにくかった．これらの子どもが産生した複文の例は，以下の通りである．

It's sort of necklace, but it's a string where you put beads on.

It hurts when I crash into something.

I can buckle 'em when people say that's alright, and then when they say that's not alright, I don't do it.

3歳児の多くは，明らかに複文の産生はできず，なじみのない成人に容易に理解されるほど十分に明瞭に話すことはできなかった．

歯間摩擦音が他の子音(破裂音あるいは他の摩擦音)に置き換わるプロセスのみが，すべての被検児で習慣的に用いられていた．その他の2つのプロセス，すなわちわたり音化と硬口蓋音の前方化は，被検児の半分以上で習慣的に用いられていた．残りのプロセスは，被検児3人のうちのただ1人が用いていたにすぎない．音の連続構造に影響するプロセスのうち子音結合の単純化は，

3人の被検児が習慣的に用いていた．しかし，1歳児に典型的にみられる韻律プロセスに関しては，3歳児のうちの1人，あるいは子音や音節の省略の場合は2人が習慣的に用いていた．

音韻の体制化：3歳女児2人のプロフィール

　第2章で，我々はDeborahとMollyというおしゃべりで第1子である2人の女児について述べた．2人とも16ヵ月までに語彙が非常に増加したが，音の選好は異なり，また音韻の体制化にも相違がみられ，我々はDeborahのスタイルを探索的スタイル，Mollyのスタイルを系統的スタイルと特徴づけた．3歳時に2人の女児の間でみられた違いはどの程度であろうか？

　2人の女児は大変なおしゃべりであった．3歳時の(母親とのやりとりに基づく)おしゃべりの平均的な長さは，Mollyは第1番目に，Deborahは第4番目にランクされた．2人はまた語彙の面でも発達していた．語彙の多様性の尺度(母親とのやりとりで用いられた単語の数)では，Deborahは第1番目に，Mollyは第2番目にランクされた．音韻に関しては，2人に差のある状態が続いた．Deborahはこの研究における10人の子どものうちで最も明瞭であると判定され，用いられている音韻プロセスが2番目に少なかった(すなわち音韻の誤りが2番目に少なかった)．一方Mollyは，発話明瞭度の順位と音韻の誤りの得点がともに10人の子どものうち最後から3番目であった．

　DeborahとMollyは，それぞれの誤りパタンが異なっていた．Deborahの誤りは，語全体プロセスと分節音変化プロセスの間で極めて公平にバランスがとれていた．Deborahだけが，分節音の順序の入れ替えである**音位転換**(metathesis)を3歳で比較的高頻度に用いていた．またDeborahは，多くの3歳児がよく用いる分節音変化プロセス(**硬口蓋音の前方化，歯間摩擦音の置き換え**)を習慣的に用いていた．Deborahは，流音をわたり音に置き換えることがなかった4人のうちの1人でもあった．Mollyにみられた語全体にわたる誤りは散発的であり，またはまれであったが，それはグループ全体にも当てはまり，Mollyは，Deborahよりもより多くの子音結合と分節音の誤りを示した．Mollyは一貫性がなかったが，しばしばClの子音結合の縮小を用いた3人のうちの1人であった．

　DeborahとMollyが1歳で示した特定の音の選好について，どのような比較ができるだろうか(第2章を参照されたい)．1歳でみられた音の選好のいくつかは，もはや3歳では現れなかった．例えば構音位置の誤りはこの年齢ではまれであり，DeborahやMollyにおいてもみられなかった．Deborahは1歳で摩擦音を非常に広範囲に用いていたが，3歳で正確な摩擦音を高頻度に用いることができたのは，DeborahではなくMollyであった．一方，Mollyが1歳で語末子音を高頻度に使用していたのは例外的であり，3歳で語末子音を省略する傾向がみられたのはDeborahではなくMollyであった．通常1歳でみられた特定の音声学的傾向は，3歳でみられる音韻の誤りとは関連していないようである(Vihman and Greenlee, 1987)．

　音韻の体制化についての疑問に戻ると，3歳でDeborahとMollyの間にみられた主な相違は，Deborahは個々の子音を比較的正確に産生することができたにもかかわらず，好んで語を短縮し

たり，音を続けて1つに発音したり，分節音の順序を変えたりする(例えば，*Ruldolfo's* が [ˊdalfoz]，あるいは [duˊralfoz] になる)ことであった．Molly は語全体の構造に影響するような誤りは比較的少なかったが，彼女は多くの子音(特に /l/，/r/，/ʃ/)の産生が困難であったため，ときどき不明瞭な発話になった．Molly の音韻学習に対する系統的なアプローチは以下の通りである．①Molly の語の好みは非常に偏っていた．特に摩擦音の産生はまれだった(一方 Deborah は，多くの音パタンを使用していた)，②同じ語をいろいろなことばで表現することが通常の子どもより少なかった．一般的には Molly のように1歳で語の選択パタンが比較的制約されている子どもは，3歳で語全体プロセスを用いることが少ないようである．すなわち，Deborah のように1歳で広い範囲から音を探すことができる子どもは，3歳で子音や音節を省略したり，子音を同化させたり，語の分節音の順序を変化させようとする．さらに1歳の時点でより様々な語形を示す子どもは，3歳では音韻プロセスをより一貫性なく使用する傾向がみられた(Vihman and Greenlee, 1987)．要約すると，1歳と3歳における Deborah の音韻スタイルは，"多様性に対する寛容度"(Kamhi, Catts, and Davis, 1984)が高い，より探索的な子どもの典型例である．一方 Molly の音韻スタイルは，多様性に対する寛容度が低く，それゆえより系統的アプローチをとる子どもの典型例である．

男児2人の2歳，3歳，6歳時のプロフィール

Klein(1985)は，Jason と Joshua という男児2人の音韻プロセスについて継時的研究の結果を報告した．まず Jason と Joshua は，1歳8ヵ月と2歳時に，研究者が同席した自由遊びの場面で4時間の録音が行われた(Klein, 1981 参照)．結果の分析は，単音節と多音節の産生についての比較を中心に行われた．子どもたちは，少なくとも半数以上の単語で多音節語を産生しようとしていた(Jason 60%，Joshua 51%)，また産生の大部分で成人モデルの音節数に一致させようとするなど，多くの点で2人は類似性を示した．しかし，彼らは特定の産生方略では違いを示した．Joshua は，子音調和と同音反復を用いる傾向があり，Jason は，強勢のない音節の子音を声門音またはわたり音のどちらかで置き換える傾向が強かった．さらに Jason は Joshua よりも音節の省略を多く用いており，また多音節語の産生方法においてもより多様性を示した．最初の録音で男児2人が産生した単語の例である．

成人のモデル	*Joshua*	*Jason*
bunny	[babi]	[bʌɪ]
tiger	[tada]	[daɪja]
pocketbook	[bababuk]	[paʔəwu]
motorcycle	[mumulalak]	[modaɪʔu]

3歳時と6歳時に，彼らが2歳時に使用した遊具と同じ遊具を用いた遊びでの**連続発話**と*写真構*

音検査(the Photo Articulation Test)(Pendergast, Dickey, Selmar, and Soder, 1969)で産生した単語の両方についてそれぞれ約1時間の録音を行った．これらのデータは，主として単語と連続発話における音韻プロセスの使用の比較(子どもの産生において音韻プロセスが起こり得る機会の総数に対して実際に生起した例数)を中心に分析が行われた．"語全体の正確さ"の得点は，誤りのない語数を聞き取れた語の総数と比較することによって得られた．Schmittら(1983)が報告した基準にしたがうと，語全体の正確さについて，Joshuaは3歳と6歳でともに同年齢の平均より上位の1標準偏差内にあった．一方，Jasonは同年齢の平均の下位1標準偏差より少し低かった．3歳および6歳において，彼らは単語よりも連続発話で誤りが多かった．事実，Joshuaは6歳では構音検査において誤りを示さなかったし，Jasonが示した誤りは，**破裂音化**と**非破擦音化**(deaffrication)のみであった．連続発話においては2人ともときどき語末子音を省略し，/ð/を破裂音化し，子音結合を単純化していた．

　2歳における声門より上で産生される子音の使用と，3歳と6歳における音韻産生の相対的な正確さとの関連性は注目すべきである．Jasonは，破擦音(あるいは英語においては**分節単位**である子音結合)と一般的な子音結合の産生が，特に連続発話で難しかったが，Klein(1985)は，このことは**構音のタイミングの要因**により説明できるかもしれないと述べた(後に論じるGilbertとPurves, 1977を参照されたい)．Kleinが指摘したような構音のタイミングの難しさは，Jasonが初期に声門音とわたり音を多く用いていたことからも説明できる．つまり，これらの音は，その他の子音に比べてそれほど正確な構音のコントロールが要求されない．VihmanとGreenlee(1987)が，"真の子音"を使用する頻度の低さ(あるいは声門音とわたり音の濫用)は，3歳での音韻発達の遅れを1歳代で予測し得る最もよい音声指標となることを明らかにしたのは，興味深い．

要約

　英語を母国語とする2歳児の自然な会話の分析結果から，開単音節がこの時期の産生形態として優勢であり，次に閉単音節，そして開2音節語あるいは閉2音節語へと続くことが明らかになった．語頭の子音結合もしばしば用いられた．その後も継続してみられた最も一般的な子音は，破裂音と鼻音であった．流音を除けばすべての子音の範疇では，語末で使用される子音の種類よりも語頭で使用される子音の種類の方が豊富であった．子音の種類が不十分であったにもかかわらず，子どもは予想以上に子音を正確に産生していた．

　英語を母国語とする3歳児10人の自然な会話の分析結果から，子どもたちの発話の半分以上は，彼らに直接関わりのない人にとっても明瞭であったことが明らかになった．特定の音韻の誤りと複文の高頻度の使用の両方が，不明瞭さを助長しているように思われた．すべての子どもは歯間性摩擦音の誤りを示した．わたり音化と硬口蓋音の前方化もまた一般的にみられた．

　第2章で1歳における音韻発達について報告した2人の3歳児が示した音韻の誤りパタンを比

較したところ，彼らが1歳で示した特定の音声学的な傾向は，3歳で示した誤りと関連性がなかった．一方，音韻学習に対する異なったアプローチ，すなわち系統的アプローチと探索的アプローチはどちらの年齢においてもみられた．

2歳，3歳，6歳の3つの時期にわたり2人の男児を比較した研究の結果は，構音のタイミングの難しさが，音韻発達をやや遅らせる原因になっているかもしれないことを示唆した．そして，構音のタイミングの難しさは，声門音とわたり音を高頻度に使用すること，すなわち声門より上で産生される構音の獲得が比較的遅いことから，1歳，あるいは2歳のような早い時期に見分けられる可能性のあることが示唆された．

幼児期初期以降の知覚発達：連続発話の理解

子どもが，語彙形式のレパートリと言語の音体系に関する知識の両者を組み立てる時期に関連した知覚の問題についてはすでに議論された．子どもが流暢に話すようになり，友達だけではなくなじみのない成人とおしゃべりをするようになると，子どもは連続発話を理解する複雑な課題に挑戦する．どんな要因がその課題に加わるのだろうか．子どもは，成人と異なる方法でことばを処理するのだろうか．

日常のやりとりでは，聞き手は発話の流れから個々の単語を同定するのではなく，メッセージをくみ取ろうとする．最近，成人と同様に子どもについても連続発話の知覚に影響を与える要因についての研究がはじまった．何が聞こえたかを確認したり，可能性のある語の辞書を調べたり，またある単語のもっともらしさや他の単語に対する解釈を比較する時間をとらずに"今話されている"ことばを聞き手が解釈する複雑な過程を調べるために，多様な研究方法が考えられてきた．

自然な連続発話の理解に焦点を当てた研究では，2つの研究方法のどちらかが用いられてきた．①反応時間の速さに関する課題：これは聞き手が入力された発話を追唱する（Marslen-Wilson, 1985），発話の中の特定の語を聴取する（同定聴取）または語の範疇の出現を聴き取る（Tyler and Marslen-Wilson, 1981），あるいは文や物語に故意に入れられた誤り音を聴き取ることを求められる（Cole, 1981）．②ゲーティング課題：これはGrosjean（1980）によって開発された．聞き手は，（単独であるいは文中で）語を一部の構成音から徐々に音を増やして聞かせ，提示ごとに語が何であるかを推測させる．

話されたことばを聞いて認知することは，2つの異なる情報源を統合していると考えられている（Tyler and Frauenfelder, 1987）．①**感覚入力**，あるいは"ボトムアップ"（音声学的な）情報：これは，発話信号自体から引き出される情報である．②**文脈的な制限**，あるいは"トップダウン"情報：すでに何が話されたか，あとに続く可能性のあるのは何か，どんな意味論的また統語論的な構造がその言語として認められるのか，語の内容が展開するとしたらその言語はどんな言語が使えるかについて，話し手の知識から引き出される情報である．

音パタンのみで1語を除いた他のすべての語を排除できるのに，音響的・音声学的情報が十分に利用できる*以前*に，概して(常ではないが)語が同定されるということを実験結果は示している(Marslen-Wilson, 1987)．例えば"はじめの選択"とは，語の認知が知覚と同様に情報に基づいた推測によっていることを意味している．すなわち聞き手は，入ってくるメッセージを絶えず解釈している．その語が置かれている文や句に先行してその時点までに会話があって，その特定の語を予測できる可能性が高いほど，聞き手は短い音声学的手がかり，例えば語の最初の音または音節を聞いて，その語を推定する，または"認知する"ことがより速くできる．

　語の認知における文脈の重要な役割に加えて，語の頻度もまた考慮に入れるべきである．高頻度語と低頻度語の最初の音声学的形態が等しく，またそれぞれの語が文脈の中で妥当と思われるように操作した実験では，高頻度語は低頻度語よりも速く認知されることが示された．

　子どもが連続発話で語を認知する仕方は，どの程度成人に類似しているのだろうか？　成人の単語認知に関わる要因のそれぞれ，すなわち音響的，音声学的信号の継続的な分析，また意味論的，統語論的，語用論的文脈に基づいた予測，および関連した語彙の熟知度などが発達の長い期間を反映しているのかもしれない．*言語経験*の増加や*言語処理能力*の変化は，子どもが連続発話を理解する複雑な課題を遂行する能力に影響を与えているかもしれない．

語の認知における成人と子どもの相違

音声信号の分析

　Elliott ら(1987)は，限られた音響情報のもとでよく知っている単音節の名詞を認知する進行的ゲーティング法を用いて，小児群(5～7歳)，青年群(15～17歳)，および高齢者群(70～85歳)を対象に検査を行った．被検者は次々に与えられるそれぞれの刺激に反応する(もし語がまだ認知されていなかったら推測する)ことが求められた．青年群は小児群や高齢者群のどちらよりもこの課題については上手にこなした．青年群は，より多くの語をより速く認知した．彼らは，聞き取った音を音声学的に矛盾しない実在の語で推測することが多かったが，彼らの反応はときどき音声学的な刺激に合致していなかった．これらの結果は，Walley(1984)の仮説，すなわち小児群は刺激を同定するために青年群や高齢者群よりも多くの音響情報を必要とするという仮説に一致する．

　Cole ら(Cole and Jakimik, 1980；Cole and Perfetti, 1980)は，誤り音を見つけ出す課題を用いて幼児や成人が連続発話を処理する仕方を比較した．被検者の反応時間は，以下のそれぞれの課題をこなすための時間を反映していると仮定される．①意図されたあるいは目標とされた語(例：*pajamas*)を同定するのに要する時間，②音響的な不適合(例：/pədaməz/または"padamas")に気づくのに要する時間．語と文脈の両者を操作することによって，Cole は，文脈の中で語を認知する処理過程に関するいくつかの仮説を検討した．その結果，Cole は，連続発話における語の解読，あるいは認知の過程に関する3つの主な仮説を支持した．

1. 語は，音の知覚と言語学的，語用論的知識の*相互作用*によって認知される．
2. 語は，一般的には*順番*に認知される．語を認知するごとに聞き手は語の境界線を確立する．次に解読された語は，後に続く語に統語的な，かつ意味的な制約を加えていき，それにより聞き手は可能な解釈の範囲を徐々に狭めていくことができる．

   例えば，単語 *picnic* を解読すると *basket* のような単語に対する聞き手の準備がしっかりできている．そうではない音声学的パタン［pʰæskət］が聞こえると，音の誤りにすぐ気づく．例えば *plastic* のような *basket* とはあまり結びつきそうもない語の後に［pʰæskət］が続くと，音の誤りに気づくことは遅くなる．
3. 先行する音によって語の候補をしぼり込みながら，語は順に解読される．成人は，第2音節の誤りの方が第1音節の誤りよりも速く気づくと言われている．恐らく誤った第2音節を聞き取ったとき，目標語がすでに同定されているのであろう．同様にあまりみられない第1音節(*sham-*)ではじまる単語の第2音節の誤りは，一般によくみられる第1音節(*com-*)ではじまる単語の第2音節の誤りよりも速く認知される．恐らくそれに当てはまる語彙項目がより速く1つに限定されるからであろう．一方，語末子音の誤りは語頭子音の誤りよりも気づかれにくいようである．これは語末への注目が少ないことを反映しているらしい．それはたとえ音の誤りを見つけ出す課題という特別な状況においても同様のようである．

Cole(1981)は4歳と5歳の幼児，および成人に対して3つの実験を行い，語内位置，子音の置き換え，および音素配列論的な構造，すなわち許容される子音結合対許容されない子音結合が，連続発話で音の誤りを見つけ出すことにどのように影響するかについて調べた．幼児はよく知っている歌やわらべ歌で検査をされた．主な結果は以下のようであった．

1. 幼児が誤りに気づいた割合の平均は，語頭で約50％，語中では約25％であったが，語末では12％に減少した．成人の割合は，3つの語内位置についてそれぞれ95％，86％，71％であった．幼児も成人と同様に語頭に最も注意を払い，語末への注意が最も少なかった．
2. 語頭では，幼児は破裂音の構音位置の変化，破裂音の鼻音への変化，有声破裂音の無声破裂音への変化に最も敏感であった．鼻音，摩擦音あるいは流音の中における相互の置き換えには，最も気づきにくかった．最も容易に気づいたのは，通常よくみられる摩擦音の破裂音への置き換えであった．追跡研究において，Bernthal ら(1987)もまた，構音の誤りがある場合も正常発達の場合も4〜6歳児は，成人と同じように発達途上にみられない置き換えよりも**発達途上でみられる置き換え**により容易に気づくことを見出した．

Cole と Perfetti(1980)は，幼児と成人における重要な相違の1つを報告した．成人と同様に幼児も文脈から予測できる語ではより容易に誤りを発見した(すべての年齢にわたって約14％の優位)にもかかわらず，幼児は第2音節の誤りを第1音節の誤りよりも早く見つけることはできなかった．この相違は，成人と違って幼児はいくつかの音節を聞いた後にその語を決定していることを

意味するかもしれない．そのような方略は，語を知覚する能力に自信がない聞き手には当然のことであろう．言い換えれば，もし成人との会話ではなじみのない語がまだかなり多いとすれば，幼児の語彙解釈の決定が成人より遅い理由が容易に理解される．

文脈的効果

TylerとMarslen-Wilson(1981)は，5歳，7歳，10歳の子どもが連続発話を理解する際の談話や統語的文脈の役割を調べた．子どもが行った課題は，2つであった．**同定聴取**(identical monitoring)，すなわち特定の語が話されたらすぐにそれを書きとる課題と**範疇聴取**(category monitoring)，すなわち特定の範疇(身体部位，くだもの，家具)に属する語を聞いて同定する課題である．目標語は，2つの文からなる3種類の文章の2番目の文の終わりの方に置かれた．正常な課題文では，はじめの文が2番目の文に正常な談話的文脈を与える．統語的課題文では，文が統語的には正しいが意味的にはおかしい．ランダムな語の配列では，意味的構造そして統語的構造の両者についてでたらめで，語の認知を文脈的に助けるものを何も提供していない．

例を提示する(太字が目標語)．

John had to go back home. He had fallen out of the swing and had hurt his **hand** on the ground.(正常)

John had to sit on the shop. He had lived out of the kitchen and had enjoyd his **hand** in the mud.(統語的)

The on sit shop to had John. He lived had and kitchen the out his of had enjoyd **hand** mud in the.(ランダム)

その結果，5歳児でも談話文脈と統語文脈を十分に活用していることがわかった．平均の反応時間は年齢に伴って有意に減少した．しかし3群すべてが正常な談話から顕著な促進効果を受けており，正常な統語だけでは，効果はより小さかった．範疇聴取課題は，子どもにとって，同定聴取課題よりかなり難しかった．正常な談話文脈はこの課題でも認知を助けたが，意味的におかしく"統語的"には正しい文の連続はこの課題では効果的な働きをもたらさなかった．

子どもが**意味的な知識**を活用する能力が15歳位までは発達し続けることを示唆する研究もある．Elliott(1979)は，大勢が会話している状況での文理解について，4つの年齢段階(11，13，15，17歳)の子ども，各24人に検査を行った．検査文は，**高い予測度**と**低い予測度**の2群に分けられた．この分け方には，単音節の名詞と決まっている文末の(目標の)語を同定する手がかりを聞き手に与える2，3の意味的に関連した"指針となる"語が存在するか否かが作用する．検査は，各タイプ25文から構成されていた．8音節よりも長い文はなかった．課題は，文末にある語を復唱するというものであった．

一連の状況のもとで，目標文がノイズと同じ音の強さで示されたとき，年齢による有意な差がみられた．11歳児と13歳児は15歳児と17歳児に比べて予測度の高い文で成績が悪かった．15歳

児と 17 歳児は，以前に書字反応で検査を行った若い成人とほぼ同様の結果を示した．静かな環境の場合，または予測度が低い文の理解については年齢の差はみられなかった．その後の 9 歳児の検査では，11 歳児よりも有意に低い結果だった．予測度の高い文のみが年齢の高い子どもにとって容易であると証明できたので，年齢に関連した差は，直接的な聴覚の影響とはいえない．むしろその違いは，異なる年齢の子どもが聞きとりにくい文末の目標語を推測する際の手がかりとして，指針となる音節の中にある意味的情報をどの程度用いることができるかどうかを反映しているようである．

語彙の熟知度

　Cole と Perfetti(1980) は，簡単な物語が明瞭に話されるのを聞いて音の誤りを見つけ出す課題では，子どもと成人に有意な差があったと報告した．平均すると，就学前の幼児(4〜5 歳)は誤り音を含む単語の約 50％，幼稚園児から 5 年生の子どもは約 60％，そして成人は 95％ を見つけ出した．Cole と Perfetti は，子どもは，音を誤っている語をよく知らない語とみなす傾向にあるようだと指摘している．「子どもは，知らない単語を黙認する(あるいは積極的に無視する)ことを学習しているらしい．そのため知らない語が出てきても理解の過程が中断されないのだろう」(Cole et al., 1980, p. 313)．

　子どもが，流暢な発話でよりも単語で音の誤りを容易に見つけ出した(95％)ことは注目するべき重要な点である．単語での高い発見率は，ゆっくりとした構音や検査語を表した絵によって与えられた手がかりに依存している．この方法は，一般に臨床の音声弁別検査に用いられているので，これらの検査から得られる結果は，子どもが会話の中で音声学的な誤りに気づく能力を過大に評価しているかもしれない(Cole, 1981)．

　語の熟知度についての議論それ自体もまた注目されてきた．Walley と Metsala(1990) は，音の誤りに気づく課題について 5 歳児と 8 歳児で検査を行った．習得年齢の主観的な評価によって，検査語を"早い""現在""遅い"の範疇に分類した．熟知度が重要な要因であることが証明された．すなわち 5 歳児は，早い習得語や現在習得している語では音の誤りを見つけ出すことが簡単であったが，遅い語(5 歳児にとっては遅い習得語と現在習得している語の両方)について，正しく発音されている語("完全な"語)まで音が誤っているとみなしてしまう傾向があった．それゆえ，Cole と Perfetti(1980) は，彼らの研究対象児は，音の誤っている語をよく知らない語とみなしているとした．それに対して，Walley と Metsala は，被検児が知らない語を完全なものとして扱うようなことはしないで，むしろ知らない語を音が誤っていると分類する傾向があることを"見せかけの警報"の分析を通じて示した．これらの結果は，第 2 章(Barton, 1976；Clumeck, 1982)で述べられた，言語知覚に関する初期の検査でみられた熟知度が知覚を偏らせる役割に注目することを思い起こさせる．それらはまた，Vihman(1981, p. 248) が報告したいくつかの逸話を思い出させる．例えば，幼児は彼らの解釈が談話の文脈に反している事実を無視して，知らない語を

より知っている語として誤って認めてしまったりする．

要約

　語の認知は複雑な過程であり，感覚入力(音響—音声信号)，文脈情報(入ってくるメッセージの要点に関する語用論的ならびに一般的な知識に基づいた推理)と言語コードの音素配列論的，統語論的ならびに意味論的制限に関連した特定の構造的効果を統合している．聞き手の語彙的予測は，語の頻度によってもまた影響される．

　概ね，学齢児は，文脈の助けを借りて音響信号を解釈している成人と同様の方法で連続発話を処理する．また発達途上でみられる音の誤りは，成人と同様に4歳の子どもにとっても他の子音の置き換えよりも認知されやすい．しかし，いくつかの点において子どもは成人と異なっている．子どもは，語を同定する決定を下すのに成人よりも多くの音響情報を必要としているようだ．なぜなら，少なくとも13歳頃までは非常に多くの語を知らないままでいるからである．さらにメッセージを理解する手がかりとして意味的な知識を用いることが十分に発達するのは，13〜19歳頃までかかる．最後に，学齢児は，幼児と同様に知らない語よりも知っている語をより正確に知覚し，また連続発話での明らかな音の誤りに慎重にアプローチする．

学齢児の産生：継続する変化

　3歳児の音韻産生の特徴として，子音結合がしばしば縮小され，ある分節音のタイプ(特に摩擦音や流音)が他の分節音に置き換えられることが続いているにもかかわらず，単純化の音韻プロセスの多くは，もはや生じないことを挙げた．図6.1に示してある正常構音のデータにしたがえば，検査を行った子どもの半数が4歳までに該当するすべての音を正しく産生したが，子どもの90%が摩擦音と流音を正しく産生できるようになったのは，4歳以降であった．HodsonとPaden(1981)は，詳細な検査の結果より正常発達の4歳児60人の構音が成人の構音に非常に類似していたと報告した．

　正常に発達している子どもの多くが，学齢に達するまでに音声獲得や音韻獲得を完成させているかどうかの疑問はもっともである．基本的な構音獲得と家庭の外での発話明瞭度に関しては，恐らく完成しているといってよいであろう．しかし，多くの点において，音声学的，および音韻的多様性と変化が，幼児期の初期からずっと生涯を通じて続くことに注目するのは重要である．我々は変化が続く3つの領域を簡潔に論じることによってこの点を明らかにしたい．それは，①発話産生の時間的調整，②読み書き能力の影響を受けた音韻の再体制化，③同年齢の集団から受ける音声学的，音韻論的影響，である．

発話産生の時間的調整

　Smith(1978)は，2歳児と4歳児にみられる分節音と語の産生が，同じ形式の成人の産生より一貫して遅いことを持続時間の測定から推論した．しかし，分節音間の相対的な関係は，子どもと成人では非常に類似していた．例えば，語末音節と強勢音節の持続時間は，語末でない音節や非強勢音節より長い傾向がみられ，無声破裂音の持続時間は有声破裂音より長いが，(より長い)無声破裂音の前では母音の持続時間がより短い．Smith は，子どもが(反応時間全般，音節反復の最高速度，指によるタッピングの最高速度のような他の運動能力について報告されているように)神経筋制御能力がまだ未熟であるにもかかわらず，非常に洗練されたタイミング制御機構をもっていると結論づけている．

　Hulme ら(1984)は，加齢に伴って構音の速度が徐々に増すことを報告した．彼らは，1音節，2音節，3音節，4音節語の反復の最高速度について，3〜4歳，7〜8歳，10〜11歳児を成人と同様に検査した．彼らは，加齢に伴って発話速度が増し，音節数が少ない単語を音節数が多い単語よりも速く反復する傾向があるが，年齢の低い子どもでは音節数が違っても速度にあまり差がないことを発見した．Hulme らは，発話速度自体にははじめは興味をもたなかったが，発話速度，すなわちことばの*復唱*(verbal rehearsal)の最高潜在的速度と短期記憶の間に存在するかもしれない関係に興味をもった．彼らの結果は，言語の短期記憶の増加と発話速度の間に密接なつながりがあることを示した．彼らはこの結果を，言語の短期記憶は「貯えておけることばの量によって制限される時間に基づくシステムである」(Hulme et al., 1984, p. 251)という仮説を強く支持する見解であると考えた(Baddeley, Thomson, and Buchanan(1975)；Baddeley(1986)を参照).

　子どもの発話産生に関する多くの研究は，子音結合，音節，単語に埋め込まれた個々の分節音のタイミングについて疑問を投げかけた．語頭の子音結合は，最初，子音結合している両者の子音の特徴を単に結びつけた1つの子音として表示されているかもしれないという証拠がある(例えば，Menyuk, 1972 を参照)．子音結合から個別の分節音を"取り出す"ことは，発達的にもう少し遅れるであろう．Gilbert と Purves(1977)は，子どもが，子音結合をどのレベルで，すなわち知覚のレベルで，産生企画のレベルで，あるいは実行のレベルで1つの分節音として表象するのかは明らかでないことを指摘した．例えば，もし子どもが，子音結合を知覚しているが連続して分節音を産生できないとしたら，問題はただ単に構音の問題(分離した構音動作のタイミングおよび運動制御の困難さ，あるいはどちらか一方の困難さ)であるか，または適切な"分節化の規則(segmentalization rules)"を適用することの困難さ，あるいは適切な連続産生を達成するために重なり合う構音動作を(企画段階で)区分けする困難さを反映しているだろう．子どもは，初期には厳密なタイムスケジュールにしたがって構音動作の実行が支配される**タイミング支配システム**(timing-dominant system)による制約を受けているという仮説が立てられていた(Ohala, 1970；Hawkins, 1973 を参照)．タイミング支配システムは**構音支配システム**(articulation-dominant system)に徐々に置き換わるので，時間制限の制約は弱まり，ゆっくりではあるが，より正確な発話産生に移行する．

　子どもの産生の詳細な分析結果からは，そのような発達順序を支持する傾向が認められる．Hawkins(1973)は，4～7歳の子ども7人の産生を基に子音の持続時間を測定した．成人について報告された結果と彼女の結果の比較から，Hawkinsは，子音結合において /l/ は子どものことばの中で長くなる傾向があることを見出した．しかし，彼女のデータには，特定の年齢の傾向はみられなかった．Hawkinsは，子どもは特定の音や音の連続を"必ずしも完成した音とはいかないまでも許容可能な音"として，一度産生することができると，ことばの産生は数年間(恐らく思春期頃まで)は，本質的には変わらないかもしれないと示唆している(Hawkins, 1973, p.204)．

　GilbertとPurves(1977)は，5歳児，7歳児，9歳児，11歳児各5人の4群と成人5人について /s/, /f/, /l/, /w/, /sl/, /fl/, /sw/ ではじまる閉単音節を産生させ，単音ならびに子音結合の一部として摩擦音，流音，わたり音の持続時間を測定した．彼らは，年齢の低い子どもほど産生における持続時間が様々であることを見出した．Hawkins(1973)と同様に，GilbertとPurvesも，年齢による持続時間の有意な差は，/l/ の子音結合のみにみられた，と述べている．成人の産生においては，子音は子音結合として結びついたとき，より短くなる．5歳児は，/l/ を適切に短くすることができなかった．彼らは，摩擦音の後ではより長い /l/ を産生した．他の年齢群は，持続時間が成人の持続時間とほぼ同じになる11歳まで，単独の /l/ に比較して子音結合における /l/ の持続時間は徐々に減少した．しかし位置による持続時間に有意な差はなかった．

　GilbertとPurvesの見解によれば，これらの結果は，遅い段階での子音結合の獲得を反映している．はじめ，/l/ は省略され易く，その後，*blue*(/blu/)を [bəlu] と産生するように子音結合を"分けて"発音した子どもたちもいた．これはタイミング支配システムの制約を回避しようとする子どもの試みを反映しているのであろう．ある子どもは，単音節単位の中で子音結合を産生するのに必要な構音コントロールが欠けているので付加的な音節を産生する．GilbertとPurvesのデータは，/l/ を引き伸ばすことは /l/ を分ける過程の進んだ段階を表していると示唆している．子どものタイミングコントロールが上達すると，/l/ を延長することの必要性はもはやなくなる．

　タイミングに関する他の研究において，GilbertとJohnson(1978)は(*ambulance, ridiculous* のような)音節 C/jul/ を含む73の多音節語について，(模倣的)産生で6歳児11人を検査した．ほとんどの語は子どもになじみがなかったので，それらは無意味語と同等のものと考えてよい．

　C/jul/ 分節音の正しい産生(例えば *folliculous* において)は，産生語の14%だけであった．残りの言い方には，概ね4つの誤りパタンのうちのどれかがみられた(重複可)．①母音の [ɪ] または [ə] への非円唇化(円唇化の減少)(13%)，②わたり音の省略([kɪ], [kəɪ]：24%)，③音位転換([klɪ]：23%)，④母音の省略([kl]：7%)．成人の産生では，はじめの2音節の持続時間は，最後の2音節の持続時間よりわずかに短い(全体の持続時間の43% 対 57%)．この比率は，最後の2音

節に重複する誤りタイプがあるときには，持続時間が著しく短くなる傾向がみられるにもかかわらず，概して，子どもの産生でも同様に保たれていた．最後の誤りタイプの場合には，比率は逆になる(54% 対 46%)．

すべての被検者は，C/jul/ の連続を構成している分節音を単独では産生できるにもかかわらず，多音節語として課せられた音連続の中で，しかも時間的制約の中でこれらの分節音を産生するのは難しいことが明らかとなった．Gilbert と Johnson は，子どもが新しい多音節語のための構音プログラムを学習するときに修正されなければならないのは，音節の持続時間の間にみられる関係であると主張した．

要約すると，子音結合における，また多音節語における子音の産生に伴うタイミングの問題の研究は，学齢児が成人語に近い，聞き手に通じることばが産生できていても，複雑な音連続の企画と産生にみられる流暢性の発達は，まだ続いていることを示している．

音韻の再体制化：読み書き能力の影響

20世紀における言語理論は，書字言語に対立する音声言語の優位性を強調している．したがって当然の帰結として，産生言語の基盤となる意識化されていない系統的な知識は，ごく早い幼児期の音声言語の学習から派生してきていると考えられている．しかし，書字社会においては，個人は読んだり，書いたり，スペリングやアルファベットを習得することに長い年月を費やしている．実際，Ferguson(1968)が指摘しているように，音声言語は，社会が書字社会になるにつれて微妙に変化してきている．例えば，forehead を /ˈfɔrɪd/ と言わずに /ˈfɔrˌhɛd/ と言ったり，often を /ˈɔfən/ と言わずに /ˈɔftən/ と言ったりするように，スペリング上にみられる発音をすることがしばしばある．子どもたちが学校で習得したことが，「心理学的な構造を再形成する…以前に構成されているので，書字を習得した話し手にとって心理的に実在するものは自分たちの言語に関して教えられてきたものの一部を少なくとも含んでいるのである」(Jaeger, 1984, p. 22)．音韻知識を再体制化させようとする書字の役割については3つのタイプの研究がある．これらの研究は，①英語のスペリングの体系を部分的に反映している母音の交替の知識，②知覚と産生に及ぼすスペリングの影響，③子どもと成人の語彙体系の差，について焦点を当ててきた．

母音交替の知識

Chomsky と Halle(1968)は，"*The Sound Pattern of English*" という非常に有名な著書の中で，*divine-divinity*(/ai/ 対 /ɪ/)，*serene-serenity*(/i/ 対 /ɛ/)，*profane-profanity*(/ey/ 対 /æ/)，*cone-conical*(/ow/ 対 /a/)，*lose-lost*(/u/ 対 /ɔ/, /a/)，*profound-profundity*(/aw/ 対 /ʌ/)といった単語の対にみられる母音間の系統的な関係をとらえる音韻規則の存在を仮定している．Chomsky と Halle の説明に用いられているこれらの音韻規則や他の音韻規則は，心理的に

実在するパタンを反映しているといわれている．つまり話し手は，同じパタンに合うように新しい単語を無意識のうちにこれらの規則に当てはめていると考えられている．しかし，英語の大母音推移(the Great English Vowel Shift，14世紀から17世紀)として知られている歴史的な音の変化を反映しているこの一連の特殊な規則は，もはや今日の英語では生産的ではなく，わかり易くもない．なぜなら，多くの語は推移が起こった後に語彙項目になっていたり，今は他の交替(例：*retain-retention*(/e/ 対 /ɛ/)，*genteel-gentility*(/i/ 対 /ɪ/)が生じているからである．Jaeger(1984)は，英語の話し手にみられる母音推移規則(vowel shift rule)の心理的な実態を検証しようとして，成人と子どもを対象に実施された心理言語学的な一連の検査を再度調べた．

Moskowitz(1973)は，9～12歳の子どもを対象に母音推移の知識を検査するのに概念形成の課題を用い，肯定的な結果を得た．しかしながらMoskowitzは，これらの結果は彼らにとってはまだあまりなじみのない派生語を用いて得られ，音韻規則の知識というよりも*スペリングの規則*に関する知識が基盤になっていると結論している．Jaeger(1984)は，母音推移に基づいた反応か，スペリングの規則に基づいた反応かを区別するように注意深く企画された概念形成の課題を用いて，Moskowitzの示唆を追跡調査した．決定的なパタンは /aw/-/ʌ/ の対を含んでいる．この交替は，同じ文字で綴られるのではない．また /u/-/ʌ/ の交替は，(*reduce-reduction* のような)同じ文字 *u* で綴られるが母音推移規則に基づいてはいない．Jaegerは，母音推移を反映する英語の単語には反応して，他の音韻関係を示す派生的に関連した語の対，例えば張り－ゆるみ(*retain-retention*，*peace-pacify*)あるいは同じ母音(*promise-promissory*)には反応しないように15人の成人を訓練した．それから彼女は2つの決定的な範疇(/aw/-/ʌ/ または /u/-/ʌ/)に属する対と，同様にこれら2つのタイプの関係を示す新しい語の対でこの対象者に検査を行った．結果は明らかであった．スペリングに基づいた決定的な対 /u/-/ʌ/ を含む語の対は一般に受け入れられ，一方，不規則な母音推移 /aw/-/ʌ/ を含む語の対は一般に受け入れられなかった．その後行われた対象者への面接によって，対象者1人が，訓練した範疇を"同じ母音の長い型または短い型"と表現していたことから，対象者にスペリングの規則に依存する傾向があることがさらに確認された．「ある実態は，教育の一部として話し手が意識的な注意が向けられるようになったり，あるいは言語のスペリングの体系から直観的に認識されたかのどちらかの理由で，心理学的実在となる」(Jaeger，1984，p.34)とJaegerは結論している．

知覚と産生に及ぼすスペリングの影響

Ehri(1984)は，読むことやスペリングの学習が子どもの発話の産生や知覚に関する能力に影響していることを明らかにする様々な方法について概観している．Ehriによれば「印刷された言語によって提供された完全な表象体系は習得され，その習得過程において記憶の中に蓄積される」(Ehri，1984，p.123)．その体系は，個々の語を特徴づける語全体としての("語彙的な")ゲシュタルトと分節的な("音声学的")文字と音の対応の両方を含んでいる．特にEhriは，読みの学習の過

程において単語の"アルファベットの"イメージまたは"スペリングの"イメージが，心的語彙の個々の項目と連合する情報の蓄積に加えられると主張している．スペリングのイメージは，印刷された語が文脈の中で読まれ，理解されるときに，その語についての他の情報と統合される．スペリングの表象は，語の形式だけでなく語の意味を徐々に表すようになり，音韻論的，意味論的，統語論的な面での同一性をもつ語としての緊密な結びつきが生じる(読むことを通じて後から獲得される語は，実際の発音を知る以前に語彙のイメージがすでに確立されている)．

　知覚と産生に及ぼすスペリングの影響に関する Ehri の実験研究は，多くの興味深い結果をもたらした．Ehri は，スペリングの知識が，子どもに単語に埋め込まれた音を発見させ，正確に分節化する助けとなることを発見した．例えばスペリングを通じて子どもは，*different*，*comfortable*，*decimal* のような語に埋め込まれた追加音節に気づくようになる．反対に，スペリングの知識は，知覚を誤らせるよう影響するかもしれない．例えば，英語の歯茎の弾き音である /D/(*latter* または *ladder*)のように，子どもは弾き音を含む語の多くは t でつづられることを学習するまでは /d/ として聞き取ってしまう．驚くべきことに /t/ または /d/ として弾き音が産生される(*sit-sitting*, *ride-riding*)ような語の関連についての知識は，知覚に影響しない．

　年長の子どもに関する一連の研究の中で Templeton(1979, 1983；Templeton and Scarborough-Franks, 1985)は，次のことを明らかにしている．Moskowitz と Jaeger によって研究されたように，派生関係にある英語の単語間にみられる複雑な音韻交替の知識は，少なくとも 10 年生までは増え続けており，これらの単語間のよりわかり易いスペリングの関係を先に学習し，それを通して習得されるのが普通である．Templeton と Scarborough-Franks は，口頭での産生を通じてよりもスペリングを通じて複雑な英語の派生語の関係を知る方が，より容易であることを次の 2 つの理由から明らかにした．すなわち，派生語の語幹は，表層の音声よりもスペリングにおいて安定しており，語の基本形と派生した形を関係づけるために適用される音韻過程もまたそれほど複雑ではない(例えば，*incline* と *inclination* を関係づけるために必要なスペリングと発音の推移を比較するとわかる)．これらの著者たちは，彼らの研究での被検者たち(スペリングが良好な者も悪い者もいる 6 年生から 10 年生の子どもたち)は，語とスペリングの関係は小学校の最終学年までに分離したが，語と発音の関係は最終学年でまだ分離の途上にいると結論している(したがって，子どもたちは新しい形式の産生に自動的に応用することが可能であろう．例えば，Jaeger(1986)を参照されたい)．

語彙体系における差異

　ことばの誤用(malapropisms，例：*condiments* の代わりに *ornaments* または *monuments*)の研究，すなわちある単語の代わりに他の単語を誤って産生することについての研究は，心的語彙の構成に光を当てるものである．Aitchison と Straf(1981)は，680 のことばの誤用を分析した．その 3 分の 1 は子どもが産生したものである(12 歳またはそれ以下)．ことばの誤用について成人

と子どもを別々に分析し，目標語と比較をした．分析は，音節数，強勢パタン，語頭子音と語末子音，強勢が置かれた母音の同一性について行い，成人と子どもの結果が比較された．子どものことばの誤用は，成人のことばの誤用と同じように目標語に近いことがわかった．成人も子どもも音節数，語頭子音，強勢が置かれた母音についてはすべて目標語にほぼ相応していた．この3つがともに維持されていない場合でも，成人は同じ語頭子音を産生し易い（例えば，*acupuncture* が *acapulco* となるのは 77％）のに対して，子どもは音節数を維持し易く（*multi-story* [*carpark*] が *naughty story* となるのは，子どもが 84％ に対して成人は 68％ である），また最も維持されにくいのは語頭の子音であった（57％）．成人も子どもも強勢パタンは音節数と関連していた．語末の子音は，成人の場合も（*conjugal* が *jungle* となるのは 72％），子どもの場合も（*fête* が *faint* となるのは 68％），おおよそ同じくらいに維持されているけれども，成人のデータにおいては，語頭子音は語末子音よりもより多く維持されていた．一方，子どもでは語頭子音よりも語末子音をわずかではあるが多く維持していた．多音節語の語末子音は，成人と子どもの両方で特に維持され易いようであった．それは恐らく，派生語の接尾辞が目標語と誤用された語で合致していたためと思われる（特に成人のデータでは誤用された語の 50％ が接尾辞を含んでいる．*condiments* の誤りを思い出して欲しい）．

　Aitchison と Straf(1981)は，語彙の回収と貯蔵についての成人と子どもの差を説明する5つの関連因子を示している．

1. 子どもは，リズムのように語の知覚上際立つ側面により注意を払う（*wriggle* に対して *giggle*，*vaccination* に対して *fascination*）．
2. 子どもは，語の終わりにより注目し（Slobin, 1973 を参照），恐らく結果として語頭子音に注目することが少ない．
3. 子音の調和，開音節を好む傾向，強勢のない音節が変化する傾向が，年長の子どもがなじみのない語を記憶する場合，影響するように思われる．そして恐らく同じ理由で，より年少の子どもでは語の産生に影響する（Aitchison と Chiat(1981)を参照されたい．彼らは，記憶への負荷が大きすぎることに加えて，"誤った知覚"または不完全な表象が年少の子どもや年長の子どもにおける音韻プロセスの役割を説明することを示唆している）．
4. 成人にとって読み書きや辞書の経験が，語頭子音の重要性を高めている．
5. 語彙の増加に伴って語頭の重要性が増す．なぜなら，より洗練された英語の語彙では派生した接辞の頻度が高いので，語を識別する方法として比較的有効ではない語末へ注意を向けることが少なくなる．

　要するに成人と子どものことばの誤用についての分析は，心的語彙目録にある語を特徴づける顕著な性質のいくつかを明らかにしている．なぜなら，これらの特性は語の回収に関係しているからである．ごく幼い時期からリズム構造や語の終わりの部分は目立っている（Vihman, 1981）．授業で辞書や図書の課題を経験し，より抽象度の高い語彙が多くなるにつれて語頭の子音の重要

性が増す．5〜9歳の子ども90人の実験的研究によれば，この時期にはまだ強勢のある音節の子音が語頭子音よりもより想起され易い(Aitchison and Chiat, 1981)．語頭子音への優位的依存の移行が，語彙の回収に影響しはじめるのは何歳頃なのかは，はっきりしない．

仲間からの影響

　第2章の序論で述べたように，子どもが家族以外の人にも十分理解されるほど明瞭にことばを話す時期までには，彼らの発話パタンは彼らが住んでいるコミュニティの言語の音声学的な弁別特徴を身につけているであろう．しかし音声学的発達と音韻発達は，この時点で終わらない．Payne (1975, 1980)は，広範な社会言語学的研究で，幼児期の初期以降に音声学的レベルと音韻レベルの両方に与える仲間の影響を証明している．

　継続してみられる言語の変化を研究するために，Payneはある方言の地域から他の方言の地域に移住した多くの子どもたちの発話を研究した．子どもが，新しいコミュニティへ移動した年齢とそこに留まった期間を記録することによって，彼女は両親の影響と仲間の影響の差を大まかに分けることができた．

　Payneは，キング オブ プロシアで研究を行った．ここは新たに移住する多くの人々を引きつけ，産業の中心として繁栄するフィラデルフィアの郊外にある小さな中産階級のコミュニティである．彼女は，その区域で遊んでいる子どもや教会のリーダーを通じて接触した約200家族に面接し，最終的にはそのうちの50グループの子どもがいる学校まで調査を広げ，その中の10人は家族の背景まで調べることのできた最初の子どもたちであった．Payne(1975)は，5年前にニューヨークから移住してきた1家族の4人の子どもについてフィラデルフィアの方言の習得に関して詳細に紹介している．4人の子どもは，当時それぞれ8，10，11，13歳であった．

　Payneは，フィラデルフィアの方言の"安定した中心の核"を特徴づける7つの特定の母音パタンを分析対象とした．これらのパタンは，英語の他の方言との3つの音韻的な差異(音素的に明らかに異なる母音の音類の分離または融合，例えば *merry-Murray*, *ferry-furry* の強勢のある母音が融合する)，および音韻構造は影響を受けない4つの音声学的な差異(例えば，/oy/ の核が[u]に上がる)を含んでいる．

　Payneは，すべての音声学的な変化がすべての子どもによって習得される一方，音韻的な変化は十分に習得されないことを見出した．さらに3人の年長の子どもたちに関して，フィラデルフィア方言の習得の程度とキング オブ プロシアの仲間の影響を受けた年数の間に相関があることがわかった．3歳で移住してきた最も幼いMikeが受けた影響は，最も年長のRichard(移住当時8歳)が受けた影響と同じ程度であった．Liz(移住当時6歳)が受けた影響はもっと大きく，Dan(移住当時5歳)は，音韻的変化も音声学的変化も完璧に習得した．Payneは，この方言の変化のパタンを新しい方言の地域で過ごして子どもの仲間から影響を受けた年数(約4年から14年まで)の割合

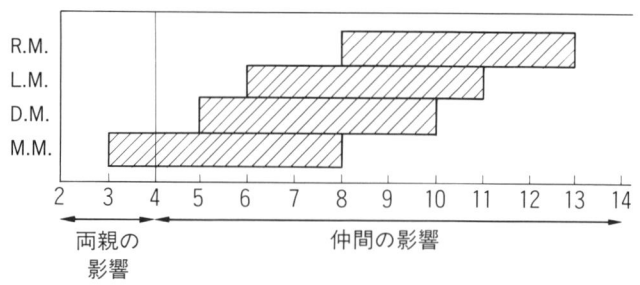

図 3.1 Morgan 家の子どもたちが，キング オブ プロシアの仲間の影響を受けて過ごした年数とニューヨーク市および両親の影響下で過ごした年数との比較
A. Payne, "The Reorganizaition of Linguistic Rules : A Preliminary Report." *Pennsylvania Working Papers on Linguistic Change and Variation, 2,* 1975. から認可を得て引用.

で説明している(図 3.1 を参照されたい). Liz と Dan は, フィラデルフィアの人々と同じように発音していることで, Richard よりもキング オブ プロシアの仲間の影響を受ける期間の割合が大きかったことを示した. Mike は, この研究を行った時期にこの地域で過ごした 5 年間のうちの 2 年間は, 恐らく幼すぎたので仲間の影響を受けることができなかったと考えられる.

　Payne(1975)の報告は 1 家族のみであるが, コミュニティ全体の観察から報告されたこれらの結果のパタンは, 普遍性と一貫性があるとしている. Payne の研究は, 子どもが自分の両親から学習した方言はその後の仲間の影響によってほぼ完全に変化し得るものであることを示唆している(反論については, Deser, 1991 を参照のこと).

要約

　音声学的ならびに音韻的な変異や変容は少なくとも学童期まで継続する. 連続的な構音動作の正確なタイミングをとる難しさが解消するのに数年かかる. 書字言語の学習は, 記憶の中に表象体系としてとどめられることばのための視空間的モデルを供給する(Ehri, 1984). 子どもは, 一旦, 読みや語のスペリングを学習すると, 言語の処理や使用の多くの面に微妙に影響を与える言語の重要な付加的側面を身につける. 語彙の選択の誤りにより明らかにされたように, 語彙体系も読み書きの技能によって, また教育に関連した派生語の語彙の増加によって影響される. 最後に, 学童期の言語は仲間の影響を強く受ける. この時期に両親の方言と仲間の方言とが異なっている場合には, 仲間の基準の方が優勢になるようである.

文　献

注：第2章，第3章双方で引用されている文献については，第2章にのみ収録してある．

Aitchison, J., and S. Chiat, "Natural phonology or natural memory? The interaction between phonological processes and recall mechanisms." *Language and Speech*, 24 (1981): 311–326.

Aitchison, J., and M. Straf, "Lexical storage and retrieval: A developing skill?" In A. Cutler (Ed.), *Slips of the Tongue and Language Production*. Amsterdam: Mouton, 1981.

Allen, G. D., "How the young French child avoids the pre-voicing problem for word-initial voiced stops." *Journal of Child Language*, 12 (1985): 37–46.

Arlt, P. B., and M. J. Goodban, "A comparative study of articulation acquisition as based on a study of 240 normals, aged three to six." *Language, Speech, and Hearing Services in Schools*, 7 (1976): 173–180.

Baddeley, A., *Working Memory*. Oxford: Clarendon Press, 1986.

Baddeley, A. D., N. Thomson, and M. Buchanan, "Word length and the structure of short-term memory." *Journal of Verbal Learning and Verbal Behavior*, 14 (1975): 575–589.

Barton, D., and M. A. Macken, "An instrumental analysis of the voicing contrast in word-initial stops in the speech of four-year-old English-speaking children." *Language and Speech*, 23 (1980): 159–169.

Berg, T., "Sound change in child language: A study of inter-word variation." *Language and Speech*, 38 (1995): 331–363.

Berman, R. A., "Natural phonological processes at the one-word stage." *Lingua*, 43 (1977): 1–21.

Bernthal, J. E., M. Greenlee, R. Eblen, and K. Marking, "Detection of mispronunciations: A comparison of adults, normal speaking children and children with articulation errors." *Applied Psycholinguistics*, 8 (1987): 209–222.

Bricker, W. A., "Errors in the echoic behavior of preschool children." *Journal of Speech and Hearing Research*, 10 (1967): 67–76.

Chomsky, N., and M. Halle, *The Sound Pattern of English*. New York: Harper & Row, 1968.

Clark, E. V., and M. Bowerman, "On the acquisition of final voiced stops." In J. A. Fishman, A. Tabouret-Keller, M. Clyne, Bh. Krishnamurti, and M. Abdulaziz (Eds.), *The Fergusonian Impact*, Vol 1. *From Phonology to Society*. Berlin: Mouton de Gruyter, 1986.

Clumeck, H., D. Barton, M. A. Macken, and D. A. Huntington, "The aspiration contrast in Cantonese word-initial stops: Data from children and adults." *Journal of Chinese Linguistics*, 9 (1981): 210–224.

Cole, R. A., "Perception of fluent speech by children and adults." In H. B. Winitz (Ed.), *Native Language and Foreign Language Acquisition*. New York: New York Academy of Sciences, 1981.

Cole, R. A., and J. Jakimik, "A model of speech perception." In R. A. Cole (Ed.), *Perception and Production of Fluent Speech*. Hillsdale, N. J.: Lawrence Erlbaum, 1980.

Cole, R. A., and C. A. Perfetti, "Listening for mispronunciations in a children's story: The use of context by children and adults." *Journal of Verbal Learning and Verbal Behavior*, 19 (1980): 297–315.

Deser, T., "Dialect transmission and variation: An acoustic analysis of vowels in six urban Detroit families." Ph.D. thesis, Boston University, 1990. (Reprinted by the Indiana University Linguistics Club, 1991).

Edwards, M. L., "Patterns and processes in fricative acquisition: Longitudinal evidence from six English-learning children." Ph.D. thesis, Stanford University, 1979.

Ehri, L. C., "How orthography alters spoken language competencies in children learning to read and spell." In J. Downing and R. Valtin (Eds.), *Language Awareness and Learning to Read*. New York: Springer-Verlag, 1984.

Eilers, R. E., D. K. Oller, and C. R. Benito-Garcia, "The acquisition of voicing contrasts in Spanish and English learning infants and children: A longitudinal study." *Journal of Child Language*, 11 (1984): 313–336.

Elliott, L. L., "Performance of children aged 9–17 years on a test of speech intelligibility in noise using sentence material with controlled word predictability." *Journal of the Acoustic Society of America*, 66

(1979): 651–653.

Elliott, L. L., M. A. Hammer, and K. E. Evan, "Perception of gated, highly familiar spoken monosyllabic nouns by children, teenagers, and older adults." *Perception and Psychophysics*, 42 (1987): 150–157.

Fee, J., and D. Ingram, "Reduplication as a strategy of phonological development." *Journal of Child Language*, 9 (1982): 41–54.

Ferguson, C. A., "Language development." In J. A. Fishman, J. Das Gupta, and C. A. Ferguson (Eds.), *Language Problems of Developing Nations*. New York: John Wiley, 1968.

Ferguson, C. A., "Fricatives in child language acquisition." In L. Hellman (Ed.), *Proceedings of the Eleventh International Congress of Linguists*. Bologna: Mulino, 1975. (Also in V. Honsa and M. H. Hardman-Bautista (Eds.), *Papers on Linguistics and Child Language*. The Hague: Mouton, 1978.)

Ferguson, C. A., "Reduplication in child phonology." *Journal of Child Language*, 10 (1983): 239–243.

Fey, M. E., and J. Gandour, "The pig dialogue: Phonological systems in transition." *Journal of Child Language*, 9 (1982): 517–519.

Gilbert, J. H. V., "A voice onset time analysis of apical stop production in 3-year-olds." *Journal of Child Language*, 4 (1977): 103–110.

Gilbert, J. H. V., and C. E. Johnson, "Temporal and sequential constraints on six-year-olds' phonological productions: Some observations on the 'ambliance' phenomenon." *Journal of Child Language*, 5 (1978): 101–112.

Gilbert, J. H. V., and B. A. Purves, "Temporal constraints on consonant clusters in child speech production." *Journal of Child Language*, 4 (1977): 417–432.

Greenlee, M., "Interacting processes in the child's acquisition of stop-liquid clusters." *Papers and Reports on Child Language Development*, 7 (1974): 85–100.

Grosjean, F., "Spoken word recognition and the gating paradigm." *Perception and Psychophysics*, 28 (1980): 267–284.

Haelsig, P. C., and C. L. Madison, "A study of phonological processes exhibited by 3-, 4-, and 5-year-old children." *Language, Speech, and Hearing Services in Schools*, 17 (1986): 107–114.

Hawkins, S., "Temporal coordination of consonants in the speech of children: Preliminary data." *Journal of Phonetics*, 1 (1973): 181–217.

Hodson, B. W., and E. P. Paden, "Phonological processes which characterize unintelligible and intelligible speech in early childhood." *Journal of Speech and Hearing Disorders*, 46 (1981): 369–373.

Hulme, C., N. Thomson, C. Muir, and A. Lawrence, "Speech rate and the development of short-term memory span." *Journal of Experimental Child Psychology*, 38 (1984): 241–253.

Ingram, D., "Phonological rules in young children." *Journal of Child Language*, 1 (1974): 49–64.

Ingram, D., "Phonological development: Production." In P. Fletcher and M. Garman (Eds.), *Language Acquisition: Studies in First Language Development*, 2nd ed. Cambridge (U.K.): Cambridge University Press, 1986.

Ingram, D., L. Christensen, S. Veach, and B. Webster, "The acquisition of word-initial fricatives and affricatives in English by children between 2 and 6 years." In G. Yeni-Komshian, J. Kavanagh, and C. A. Ferguson (Eds.), *Child Phonology*, Vol. 1, *Production*. New York: Academic Press, 1980.

Jaeger, J. J., "Assessing the psychological status of the vowel shift rule." *Journal of Psycholinguistic Research*, 13 (1984): 13–36.

Jaeger, J. J., "On the acquisition of abstract representations for English vowels." *Phonology Yearbook*, 3 (1986): 71–97.

Kamhi, A. G., H. W. Catts, and M. K. Davis, "Management of sentence production demands." *Journal of Speech and Hearing Research*, 27 (1984): 329–338.

Klein, H., "Productive strategies for the pronunciation of early polysyllabic lexical items." *Journal of Speech and Hearing Research*, 24 (1981): 389–405.

Klein, H., "Relationship between early pronunciation processes and later pronunciation skill." *Journal of Speech and Hearing Disorders*, 50 (1985): 156–165.

Lleó, C., "Homonymy and reduplication: On the extended availability of two strategies in phonological acquisition." *Journal of Child Language*, 17 (1990): 267–278.

Macken, M. A., "Permitted complexity in phonological development: One child's acquisition of Spanish consonants." *Lingua*, 44 (1978): 219–253.

Macken, M. A., "Aspects of the acquisition of stop systems: A cross-linguistic perspective." In G. Yeni-Komshian, J. Kavanagh, and C. A. Ferguson (Eds.), *Child Phonology*, Vol. 1. *Production*. New York:

Academic Press, 1980.

Macken, M. A., and D. Barton, "The acquisition of the voicing contrast in English: A study of voice onset time in word-initial stop consonants." *Journal of Child Language*, 7 (1980): 41–74.

Macken, M. A., and C. A. Ferguson, "Phonological universals of language acquisition." In H. B. Winitz (Ed.), *Native Language and Foreign Language Acquisition*. New York: New York Academy of Sciences, 1981.

Magnusson, E., *The Phonology of Language Disordered Children: Production, Perception, and Awareness*. Travaux de l'Institut de Linguistique de Lund, 17. Lund: CWK Gleerup, 1983.

Marslen-Wilson, W. D., "Speech shadowing and speech comprehension." *Speech Communication*, 4 (1985): 55–73.

Marslen-Wilson, W. D., "Functional parallelism in spoken word-recognition." In U. H. Frauenfelder and L. K. Tyler (Eds.), *Spoken Word Recognition*. Amsterdam: Elsevier-Science Publishers, 1987.

Menn, L., "Phonotactic rules in beginning speech." *Lingua*, 26 (1971): 225–251.

Menyuk, P., "Clusters as single underlying consonants: Evidence from children's production." *Proceedings of the Seventh International Congress of Phonetic Science, Montreal, 1971*. The Hague: Mouton, 1972.

Moskowitz, A. I., "The acquisition of fricatives: A study in phonetics and phonology." *Journal of Phonetics*, 3 (1975): 141–150.

Nettelbladt, U., *Development Studies of Dysphonology in Children*. Travaux de l'Institut de Linguistique de Lund, 19. Lund: CWK Gleerup, 1983.

Ohala, J. J., "Aspects of the control and production of speech." *U.C.L.A. Working Papers in Phonetics*, 15 (1970).

Oller, D. K., "Simplification as the goal of phonological processes in child speech." *Language Learning*, 24 (1975): 299–303.

Payne, A., "The reorganization of linguistic rules: A preliminary report." *Pennsylvania Working Papers on Linguistic Change and Variation*, 2 (1975).

Payne, A. C., "Factors controlling the acquisition of the Philadelphia dialect by out-of-state children." In W. Labov (Ed.), *Locating Language in Time and Space*. New York: Academic Press, 1980.

Pendergast, K., S. Dickey, J. Selmar, and A. L. Soder, *Photo Articulation Test*. Danville, Ill.: Interstate, 1969.

Poole, E., "Genetic development of articulation of consonant sounds in speech." *Elementary English Review*, 11 (1934): 159–161.

Prather, E., D. Hedrick, and C. Kern, "Articulation development in children aged two to four years." *Journal of Speech and Hearing Disorders*, 40 (1975): 179–191.

Preisser, D. A., B. W. Hodson, and E. P. Paden, "Developmental phonology: 18–29 months." *Journal of Speech and Hearing Disorders*, 53 (1988): 125–130.

Roberts, J. E., M. Burchinal, and M. M. Footo, "Phonological process decline from $2\frac{1}{2}$ to 8 years." *Journal of Communication Disorders*, 23 (1990): 205–217.

Sander, E., "When are speech sounds learned?" *Journal of Speech and Hearing Disorders*, 37 (1972): 55–63.

Sax, M., "A longitudinal study of articulation change." *Language, Speech, and Hearing Services in Schools*, 3 (1972): 41–48.

Schmitt, L. S., B. H. Howard, and J. F. Schmitt, "Conversational speech sampling in the assessment of articulatory proficiency." *Language, Speech, and Hearing Services in Schools*, 14 (1983): 210–222.

Schwartz, R., and L. B. Leonard, "Some further comments on reduplication in child phonology." *Journal of Child Language*, 10 (1983): 441–448.

Schwartz, R., L. B. Leonard, M. J. Wilcox, and K. Folger, "Again and again: Reduplication in child phonology." *Journal of Child Language*, 7 (1980): 75–88.

Shriberg, L., and Kwiatkowski, J., "Phonological disorders III: A procedure for assessing severity of involvement." *Journal of Speech and Hearing Disorders*, 47 (1982): 256–270.

Smit, A. B., "Ages of speech sound acquisition: Comparisons of several normative studies." *Language, Speech, and Hearing Services in Schools*, 17 (1986): 175–186.

Smit, A. B., and J. Bernthal, "Voicing contrasts and their phonological implications in the speech of articulation-disordered children." *Journal of Speech and Hearing Research*, 26 (1983): 486–500.

Smit, A. B., L. Hand, J. J. Freilinger, J. E. Bernthal, and A. Bird, "The Iowa articulation norms project and its Nebraska replication." *Journal of Speech and Hearing Disorders*, 55 (1990): 779–798.

Smith, B. L., "Temporal aspects of English speech production: A developmental perspective." *Journal of Phonetics*, 6 (1978): 37–67.

Smith, B. L., "A phonetic analysis of consonantal devoicing in children's speech." *Journal of Child Language*, 6 (1979): 19–28.

Snow, K., "A detailed analysis of articulation responses of 'normal' first grade children." *Journal of Speech and Hearing Research*, 6 (1963): 277–290.

Stoel-Gammon, C., "Phonetic inventories, 15–24 months: A longitudinal study." *Journal of Speech and Hearing Research*, 28 (1985): 505–512.

Stoel-Gammon, C., "The phonological skills of two-year-olds." *Language, Speech, and Hearing Services in Schools*, 18 (1987): 323–329.

Stoel-Gammon, C., and C. Dunn, *Normal and Disordered Phonology in Children*. Baltimore: University Park Press, 1985.

Stoel-Gammon, C., and J. P. Stemberger, "Consonant harmony and phonological underspecification in child speech." In M. Yavas (Ed.), *First and Second Language Phonology*. San Diego: Singular Publishing Group, 1994.

Templeton, S., "Spelling first, sound later: The relationship between orthography and higher order phonological knowledge in older students." *Research in the Teaching of English*, 13 (1979): 255–264.

Templeton, S., "The spelling-meaning connection and the development of word knowledge in older students." *Journal of Reading*, 27 (1983): 8–14.

Templeton, S., and L. Scarborough-Franks, "The spelling's the thing: Knowledge of derivational morphology in orthography and phonology among older students." *Applied Psycholinguistics*, 6 (1985): 371–390.

Templin, M. C., *Certain Language Skills in Children*. Minneapolis: University of Minnesota Press, 1957.

Tyler, L. K., and U. H. Frauenfelder, "The process of spoken word recognition: An introduction." In U. H. Frauenfelder and L. K. Tyler (Eds.), *Spoken Word Recognition*. Amsterdam: Elsevier-Science Publishers, 1987.

Tyler, L. K., and W. D. Marslen-Wilson, "Children's processing of spoken language." *Journal of Verbal Learning and Verbal Behavior*, 20 (1981): 400–416.

Vihman, M. M., "From pre-speech to speech: On early phonology." *Papers and Reports on Child Language Development*, 3 (1976): 51–94.

Vihman, M. M., "Sound change and child language." In E. C. Traugott, R. Labrum, and S. Shepherd (Eds.), *Papers from the Fourth International Conference on Historical Linguistics*. Amsterdam: John Benjamins B.V., 1980.

Vihman, M. M., "Phonology and the development of the lexicon: Evidence from children's errors." *Journal of Child Language*, 8 (1981): 239–264.

Walley, A. C., "Developmental differences in spoken word identification." Ph.D. thesis, Indiana University, 1984.

Walley, A. C., and J. L. Metsala, "The growth of lexical constraints on spoken word recognition." *Perception and Psychophysics*, 47 (1990): 267–280.

Wellman, B. L., I. M. Case, E. G. Mengert, and D. E. Bradbury, *Speech Sounds of Young Children*. University of Iowa Studies in Child Welfare, 5. Iowa City: University of Iowa Press, 1931.

NICHOLAS W. BANKSON, JOHN E. BERNTHAL

4 音韻障害に関連する要因

はじめに

　音韻障害の研究で，語音の障害に関係する可能性のある要因を検証することは，依然変わらぬ関心事である．音韻障害をよりよく理解するために，言語学的要因，心理社会的要因，発話のメカニズムに関わる要因，語音知覚に関わる要因など多様な要因について研究が進められてきた．研究者たちは，音韻面の成熟や発達の様々な時期に生物学的要因と環境的要因がもつ影響力に対して，関心を示し続けている．

　音韻障害の子どものことばの遅れに関係する原因となる因子を探り当てることは不可能ではないにしても困難なことが多い．しかしながら，少ない割合ではあるが遅れの原因となる因子が容易に確認できるものがある．言語病理学の専門家が音韻を評価する際に医学のモデル(障害の原因を確定すること)を用いることがあるので，音韻障害の本に音韻障害と関連する原因論についての現在の知見を含めることは重要である．

　本章の各所で述べるように，いくつかの**原因となる因子**は，音韻/構音障害を引き起こしたり，持続させるかもしれない．その原因となる因子の多くは，発話と聴覚のメカニズムに関わる器官の構造および機能の障害である．原因となる因子が突き止められるクライアントの比率は比較的低いために，研究者は音韻障害と同時に存在することのある**原因相関**(causal correlates)と呼ばれる変数に関心をもち続けてきた．1930年代から1970年代にかけて原因相関に関連する膨大な研究が行われた．1980年代末に病因論的研究への関心が再燃した．1990年代に入ると音韻障害の家系集団に焦点が当たるようになってきた．これらの因子についての知識は，我々が音韻障害に関係する原因を理解するのに役立つ．

　音韻能力とある特定の変数の関連を探るのに相関研究が主な方法として用いられてきた．もっと簡単に言うならば，そのような研究は1つの変数(例えば構音の状態)がもう1つの変数(例えば

知能)と関係があるかどうかを明らかにすることを目的とする．2つの変数の間に高い相関があるということは，その2つの変数は相互に関係し合っていることを意味している．例えば構音の評価結果と知能の評価結果との間に高い相関があるということは，構音の正反応が多いことと知能得点が高いことがともに起こり，構音の正反応が少ないことと知能得点が低いことがともに起こることを示している．それに対して，相関が低いということは，構音評価の得点と知能得点とはともに変化することがなく，お互いの間に組織的な関係がないことを示している．相関が高いときには，1つの変数の状態からもう1つの変数の状態を予測できることがある．しかし，このことは2つの変数の間の因果関係を示すものではなく，単に2つの変数が相互に関係することを示しているに過ぎない．しばしば引用される"相関関係は因果関係を意味するものではない"という警告はまさにこの点を明確に表現している．単一の変数と構音の状態との関係を探る相関研究によって，音韻能力に影響を与える要因の解明につながる可能性のある今後の研究課題が明らかにされた．

　構音関連因子の相関研究では，単一変数(例えば年齢あるいは知能)と構音の状態との関連をみる研究が主流であった．一部の研究者は構音の状態と多数の変数との関係を同時に調べるために**多変量解析**を用いた．Winitz(1969)は「複数の独立変数を個別にではなく集合的に検定するならば，構音と他の独立変数との関連性の実態に手が届く可能性が大である」と考えた(Winitz, 1969, p. 216)．Arndtら(1977)とPrins(1962a)は，構音に誤りのある子どもの同じ性質をもつ下位グループを識別し記述するために多変量解析を用いた．2つの研究ではともに，構音と潜在的に関連する変数の数値の類似性によって下位グループが識別された．

　音韻障害の潜在的関連因子を検証するのに用いられている第3の方法は，音韻発達の遅れている子どもと正常な子どもの比較である．この種の研究を論評するに当たって忘れてはいけないことがいくつかある．第1点は，ある特定の変数(例えば言語理解)について正常群と音韻障害群との間にみられた統計的有意差は，その変数と構音との因果関係を示すものではないということである．正常群と構音障害群間にみられる差異は他の変数によるものかもしれない．第2点は，統計的有意差は2つの理由から臨床上重要な意味をもたない．①グループが示す傾向は個人の成績を反映していないことが多く，②結果として統計的有意差を生じさせるような比較的小さな量的差異は臨床にあまり役に立たないのである．DuboisとBernthal(1978)が行った研究では，2つのタイプの構音測定尺度(絵カードの自発呼称と遅延模倣による文の産生)の間に小さいが統計的には有意な差が見出されたが，20項目の課題で平均得点に差がみられたのは2項目以下であったと報告されている．その差はわずかなので，そのようなグループとしての知見の臨床的意義には疑問の余地がある．

　原因相関を検証するために用いられる第4の方法は，発達性音韻障害を示す子どもたちの記述的プロフィールを示すことである．ShribergとKwiatkowski(1994)は，発達性音韻障害を示す子どもたちの話しことばと言語，韻律，音声の特徴について最新の包括的な調査研究を報告してい

る．彼らは，一般的な6つの領域を含む評価バッテリー(すなわち，聴覚，発語のメカニズム，語音の産生，言語理解，言語表出，および生育歴と行動)に基づく178人の子どもたちの記述的プロフィールを示した．多数の標準化されている課題や評価尺度，および標準化されていない課題や評価尺度を用いた評価に基づく原因相関のプロフィールでは，6つの主なカテゴリ各々において変数の幅広いばらつきがみられた．

Winitz(1969)は，構音障害との関連で調べられたいくつかの変数は**マクロ変数**(macrovariables, 異なるいくつかの変数からなる変数群)と考えるのが最も適切であるのかもしれないと述べている．例えば，年齢という変数は身体的成熟，運動の協調性，認知面および言語面の成熟のような構成要素から成り立っていると理解してよい．Winitzが指摘したように，ある1つのマクロ変数と構音との相関が見出されたとしても，その相関関係の基になる個別の構成要素を同定するのは難しいかもしれない．

選択された因子と音韻との結びつきの状態を検証することに加えて，研究者たちは，あるいくつかの変数と音韻測定尺度との間で同時に起きる可能性のある変化を探り当てようとしてきた．改善との関係には，①1つまたはそれ以上の変数が変わることにより，その関数として構音が変化する，②構音が変化することにより，その関数として1つまたはそれ以上の変数が変化する，の2つのタイプがある．例えば，WilliamsとMcReynolds(1975)は，構音の改善の結果，語音弁別の成績が改善したと報告した．1つまたは複数の変数の改善の結果，構音が改善することを実証する相関研究は臨床応用の可能性を秘めている．

本章では，因果関係にある変数それ自体ではなく，原因相関に第1の焦点を置いている．しかしながら，いくつかの変数は音韻障害の原因となる因子として明確に確認されており，本章でもそのように論を進めている(例えば聴力損失)．現在確認されている原因となる因子の大半は，発語および聴覚のメカニズムの構造と機能の領域に属するものである．これらの因子のあるものは，外科的治療を必要とする可能性があり，口蓋裂はその例である．その外科的処置は言語治療計画を左右する重要な部分である．最初に，個々の音韻産生を阻害する恐れのある発語および聴覚のメカニズムの構造と機能の欠陥，すなわち，聴力損失，構造の異常，神経運動系の病変について述べ，次に認知言語学的要因，最後に心理社会的要因について述べる．

発話と聴覚のメカニズムに関わる構造と機能

音韻の状態を評価する際に，発話と聴覚のメカニズムの構造面ならびに機能面に問題があるかもしれないことを，当然考慮に入れなければならない．それらの変数と関係する治療の決定は，クライアントの音韻獲得を最大限達成されるよう援助していく上でしばしば重要な要素になる．

聴力損失

　構音に関連する変数の中で，聴力ほど重要なものはないであろう．Lundeen(1991)は，平均純音聴力が25 dB以上の学童が2.63％いたと報告している．聴覚を通して，自分自身の発話を話し手としてモニタすることができ，外界から入ってくるメッセージを聞き手として受け取ることができる．話し手はまた，自分が発したことばを聴き，それを言おうと意図したことばの心的に貯蔵している言語形式と比較照合する．産生したことばと意図した形式の間に不一致が起こると，産生したことばは意図した形式に一致させるために修正される．フィードバック聴取に歪みがあると，産生されることばが不明瞭で歪んだものになってしまう．

　ことばの産生と理解の根底にある最も重要な要素の1つは，聴覚のメカニズムが完全であること，すなわち多くの語音が分布する周波数領域(500 Hzから4,000 Hz)の聴こえが鋭敏であることである．聞き手は，ことばの音韻および音声学的な特徴を示すわずかな差異を聞き取ることができなくてはならない．重度の聴力損失がある場合，入力した音信号を解読することが難しく，正常な聴覚のメカニズムをもつ人とは異なった語の知覚をしてしまう．

　聾児は，語音が話している人の顔面でどのように見えるか，語音が振動を通してどのように感じられるか，さらに歪んだ聴覚信号から知覚し得ること，これらに注意することを通してことばの産生を学習していくという難しい課題に直面している．正常なことばの産生の習得と維持のためには，ある聴力レベルが必要とされる．Ling(1989)は，聴力レベルが正常に近いほど自然なことばになり易いと記してこの関係を概括している．

　ことばの知覚と産生に影響を与える聴力損失の諸側面が明らかにされてきた．それには聴力レベル，語音認知能力，聴力損失の型が含まれる．聴力損失は軽度から重度(70 dB以上)まで幅がある．*難聴*(hard of hearing)や*聾*(deaf)という名称は聴力障害の程度の違いに応じて使い分けられることが多い．

　聴力は周波数によって多少異なるのが普通で，この周波数の型と聴力損失の大きさの違いによって，話しことばや言語に異なった影響を及ぼす．オージオグラムに記録されている情報は，ことばの受容能力を予測する有用な指標であるが，純音測定のみに基づく予測は必ずしも的確ではない．類似したオージオグラムを示す2人の子どもが同じように語音を知覚するとはいえない．純音オージオグラムでは周波数を聞き分ける，すなわちフォルマント遷移を探り当てる能力(語音知覚にとって決定的な能力)を評価することはできない．類似したオージオグラムを示す個々人の言語理解が著しく異なることがあり得るのは，このような理由およびその他の理由(例えば，補聴器の装用年齢および終日装用年齢，付随する条件，早期指導プログラムの質)による．

　音韻獲得とその維持にとって重要な第2の聴覚関連因子は，聴力損失が生じた年齢および発見された年齢である．誕生時より重度の聴力損失があれば，音韻，構文，意味の諸側面を含む言語獲得が困難となり，話しことばと言語を発達させるために特別の指導が必要である．その指導は，

対象児の残存聴力に頼るだけでなく，視覚，触覚，運動覚による手がかりに依存することもある．乳幼児の音韻発達における聴力損失の影響を議論するためには，Stoel-Gammon と Kehoe(1994) の研究を参照されたい．言語獲得後に重度の聴力損失を生じた子どもや成人の場合，しばらくは構音のパタンが維持されるが，構音技能は悪化することが多い．補聴器で補償を得ている人でも以前の構音能力レベルを維持することは難しい．

話しことばへの影響

語音産生に及ぼす聴力損失の影響を探る研究がなされてきた．Levitt と Stromberg(1983)の観察によれば，聴力障害者には次のような母音パタンがある．①多数の母音の置き換え(例えば，[ɪ] に対する[i]のような張りとゆるみの置き換え，母音四辺形(vowel quadrilateral)における近接母音への置き換え，あるいは遠隔母音への置き換えなど)，②母音の二重母音への置き換え(二重母音化)，および二重母音の母音への置き換え，③意図した母音または二重母音の省略，④あいまい母音(schwa vowel)またはあいまい母音様の母音への置き換え(中性化)．Tye-Murray(1991)は，聾者には，母音を出し分けようとするとき，正しい舌運動を行わずに過度の顎運動をしてしまう人がいることを報告している．柔軟性に欠ける舌運動が，母音の識別に必要な音響上の母音フォルマント(特に第2フォルマント)の形成を妨げることになる．

子音の誤りは，有声音と無声音の弁別の困難，置き換え(有声音と無声音，鼻音と口腔音，摩擦音と破裂音)，語頭子音と語末子音の省略，歪み，子音の不適切な鼻音化，語末子音の省略などが一般的に認められているようである(Paterson, 1994)．

分節音の問題に加えて，聴覚障害者の超分節パタンは健聴者と異なっている．聴覚障害者は子音母音とも持続時間が長いため話す速度が健聴者に比べ遅いのが普通で，また，ポーズが多く，構音上のわたりも遅い．多くの聴覚障害者で強勢の置かれる音節と強勢のない音節の持続時間の違いが明瞭でないため，強勢パタンが適切でない傾向がある．さらに，聴覚障害者の話声のピッチが高すぎたり低すぎたりすることが多く，適切でない抑揚パタンを用い，声質が耳障りであったり，気息性であったり，鼻音性が不足あるいは過剰であったりする(Dunn and Newton, 1986)．

聴覚障害者のことばのパタンにはそれぞれ大きな差がある．話しことばの分析の結果みられた複雑さのために，聴覚障害者の話しことばと言語の包括的描写はまだ存在しない．重度の聴力障害者についてよりも，軽度から中等度の聴力障害者についての情報が少ないのは興味深い．

Calvert(1982)の報告によれば，聾児に共通する構音の誤りは個々の音素の産生に限局するものではなく，音が埋め込まれている音声環境が原因で誤りが生じることもある．Calvertは，聴覚による日常のコミュニケーションが困難な，あるいはそれに近い状態の聾者(言語音域の聴力域値が92 dB以上の者を聾者と定義)のことばに共通する構音の誤りを次のように記述している．

1. 省略の誤り
   a．すべての音声環境における /s/ の省略

  b．語末子音の省略
  c．語頭子音の省略
 2．置換の誤り
  a．無声子音の有声子音への置換
  b．口腔音の鼻音への置換
  c．フィードバックの不足による置換(触覚，運動覚を通してフィードバックしにくい音をし易い音へ置き換える．例えば /r/ の /w/ への置き換え)
  d．母音間の置換
 3．歪みの誤り
  a．力の程度(破裂音や摩擦音の産生で力が強すぎたり弱すぎたりする)
  b．母音産生に伴う鼻音性の過剰
  c．母音の構音が正確でなくあいまいである
  d．母音の持続時間(聾者の産生する母音は持続時間の違いがはっきりしない傾向があり，一般的には持続時間が長くなる)
  e．二重母音の時間的要素(聾者の産生する二重母音の第1または第2母音の持続時間が適切ではないことがある)
 4．付加の誤り
  a．子音間への余分な母音の挿入(例：/snoʊ/→/sʌnoʊ/)
  b．語末子音に生じる不必要な開放(例：[stopʰ])
  c．母音の二重母音化(例：*mit* →[mɪʌt])
  d．母音の前の余分な息

 Calvert はまた，話しことばと言語を獲得した後で聾になった人たちでは，/s/，/ʃ/，/tʃ/，/f/，/θ/ のような小さいインテンシティーと高い周波数を特徴とする語音に歪みや省略が起こることを報告した．さらにそのような人たちでは，語末子音が聞き手に聞き取れないほど弱くなることがある．

 聴力損失のレベルおよびタイプと構音の誤りパタンとの一対一対応はない．しかし，一般的には聴力損失の程度が軽ければ軽いほど話しことばや言語への影響も少ない．子音，特に高い周波数域にエネルギーのある子音(例えば歯擦音)は，母音に比べ産生時のインテンシティーが本来小さいので，子音が最も頻繁に誤って構音される傾向がある．

 中耳疾患を繰り返す子どもにみられる比較的軽度の変動性のある聴力損失でさえも，子どもの話しことばと言語の獲得に影響する可能性がある．滲出性中耳炎の既往のある子どもは，既往のない子どもより構音検査成績が低かったとする研究者もいる．中耳炎と音音知覚や音韻との関係についての文献をすべて概観するためには，Roberts と Clarke-Klein(1994)を参照されたい．また他の研究者は，滲出性中耳炎に伴い変動する聴力低下があると，3歳時およびそれ以後の年齢で

話しことばと言語の遅れがよくみられると報告している．音韻および構音の障害を示す多くの子どもに中耳疾患の既往があり，また，中耳疾患の既往のある子どもは，その子どもの音韻パタンによって中耳疾患の既往のない子どもと鑑別できるという報告がある(Shriberg and Smith, 1983；Shriberg and Kwiatkowski, 1982)．ShribergとKwiatkowski(1982)は，中度から重度の音韻発達の遅れのある子どもの3分の1に中耳疾患の既往があるかもしれないと報告した．

ShribergとSmith(1983)によれば，中耳疾患の既往のない音韻発達の遅れのある子どもに比べ，既往のある子どもには鼻音と語頭子音の変化(誤り)が多くみられたという．語頭子音では省略(例：*got* →[at])，[h]への置き換え(例：*tie* →[haɪ̃])，声門破裂音への置き換え(例：*to* →[ʔu])がみられた．鼻音では①他の鼻音または破裂音への置き換え(例：*not* →[ma]，*my* →[baɪ̃])，②非鼻音化(例：*knee* →[ñi:])，③破裂音付加が鼻音に先行または後続する(例：*no* →[ᵈnoʊ̃])などがみられた．ShribergとSmith(1983)は，中耳疾患の既往のある子どもとない子どもを，ことばの音韻パタンに基づいて識別し得る可能性を示唆している．Churchillら(1985)は，粗擦性の省略は中耳疾患の子どもを識別する特徴であったと報告した．

Padenら(1987)は，中耳疾患が頻回あるいは持続的にあって，後に音韻の訓練が必要になった子どもとそうではない子どもの違いを明らかにしようとした．彼らが用いた中耳疾患の既往のある対象児の中には，その区分を特徴づけるような音韻パタンはなかったと報告した．彼らは，聴力域値と中耳疾患罹患期間が類似している子どもの音韻技能の習得には，大きな個人差があると結論した．彼らはまた，軟口蓋音の誤り，母音に続く阻害音の省略，流音の持続時間について年齢段階正常値から逸脱した比率，中耳疾患と最初に診断された年齢，中耳疾患の持続期間，聴覚障害の重症度のようないくつかの変数に基づいて，中耳疾患の既往があって音韻に問題が生じるリスクのある18〜36ヵ月の子どもを識別するのに役立つようなガイドラインが開発される可能性を示唆した．Padenら(1989)はその後の研究で，音韻発達に遅れがあり，滲出性中耳炎に罹患している19〜35ヵ月の子どもについて，鼓室チューブが挿入される時点でまだ音韻の遅れが持続しているリスクのある子どもを識別しようと試みた．彼らが研究対象とした子どものうちの24％は，積極的に医学的治療を行っても4歳までに正常な音韻発達は得られなかった．この知見は，積極的医学治療を行うことにより，中耳疾患に罹り易い子どもの多くが訓練なしで同年齢の仲間に追いつくが，約25％の子どもは訓練が必要なことを示しているといえる．*判別分析*と呼ばれる統計的手法により，4歳までに音韻が正常に発達する子どもと正常に発達しない子どもの間の最良の予測因子は，次の4つの変数であることが示された．

1．軟口蓋音の誤り
2．子音結合の縮小
3．チューブ挿入後4ヵ月の再テストの得点
4．中耳炎と最初に診断された時期と中耳炎が最初に確実に軽快した時期との間が6ヵ月あるいはそれ以上であること

Roberts ら(1988)は55人の子どもについて縦断的研究を行い，3歳までの中耳炎とその後の音韻プロセスの使用および就学前の時期における子音の誤り，あるいはそのいずれかとの間に有意な関係は認められなかったと報告した．彼らは「幼児期早期の中耳疾患のことばへの悪影響は顕著ではないが，学齢期になって影響が明らかになることがあるかもしれない」と結論づけている(Roberts et al., 1988, p. 431). 早期の中耳疾患がことばの発達に対して果たす役割については文献上見解の相違があるが，中耳疾患の既往はその後のことばの問題に影響する一因となるかもしれない．中耳疾患はことばの発達に不利に働く潜在的可能性をもっているので，中耳炎を繰り返す子どものことばは定期的に観察すべきである．

RobertsとClarke-Klein(1994)は，滲出性中耳炎とその後の話しことばの処理と産生に関する文献を総括して，これらの研究には結果が相反するという特徴がみられ，幼児期の中耳炎の既往とその後の音韻発達との関係についてさらに研究が必要であると結論づけている．彼らは，これら被検児の音韻発達は乳児期早期から学童期まで経過観察を行うべきであると述べている．

発話明瞭度

聴覚障害者の発話明瞭度を評価するときには，聞き手，刺激材料，検査の文脈について考慮しなければいけない．聞き手が聴覚障害者の話しことばに慣れるにつれて了解度が改善し，その上この慣れはほとんどの聞き手において短期間に生じる．

また，発話明瞭度の評価の材料に何を用いるかによって結果が変わることも示されている．例えば，文形発話で得られる言語の余剰情報は一音節語では得られない．自発話に基づく判定と音読あるいは質問に対する応答に基づく判定では，異なる結果が出てもおかしくない．また，生の音声と録音を用いるのでは判定結果に差が出る可能性もある．

Monson(1983)は，聴覚障害の青年10人について研究し次のように報告している．

1. 被検者は子音結合および多音節語の少ない簡単な文を用いていた．そして，構文が複雑な文を用いるときより，複雑でない文を用いるときの方が明瞭度がよい．
2. 経験のある聞き手の方が経験のない聞き手より了解がよい．
3. 話の文脈の中で示された文の方が文脈なしの場合より明瞭度がよい．
4. 話し手を見ながら聞く方が聞くだけの場合よりも文を了解し易い．

WolkとSchildroth(1986)は，聴覚障害者の発話明瞭度に関する研究で，聴力損失が大きくなるほど，明瞭度が低下することを示した．しかし，彼らはさらに，生徒のコミュニケーション方法を考慮すると，この関係が当てはまらないことも示した(すなわち，口話法を用いるものは明瞭度73％，手話を用いるものは明瞭度4.8％，両者を用いるものは明瞭度24.7％であった)．

語音の知覚

　言語病理学の専門家は，語音の知覚（しばしば聴覚弁別といわれる）と産生の間に存在し得る関係に，長い間関心を寄せてきた．音韻知覚とは，聞き手や話し手が言語で用いられている音の対立を弁別する聴知覚の1つの形である．言語学的知覚あるいは音韻知覚は，聞き取った単語の知覚に必要な音の貯蔵や取り出しを含んでいる．臨床的な立場からみると，この能力はその言語の中にある音とこれらの音の置き換えである誤り音との間の差を見つけ出す能力を含んでいる．臨床家は産生された誤りが語音の知覚の誤りに関連しているかどうか決定することに関心を示してきた．正常な音韻発達をしている子どもと音韻発達に遅れがみられる子どもにおける産生と知覚の関連を確かめようとした研究が多く行われてきている．

　音韻の習得に関する項ですでに論じたように（第2章 p. 99 を参照），正常に発達した子どもが最初の50語を習得するまでに，音韻知覚が本質的に完了しているという見方をとっている学者もいる．しかし，もしこの仮説が正しいとすれば，子どもの語音産生における誤りは知覚よりもむしろ運動（構音）の調整と音韻の体制化の両者，またはそのいずれかが困難なために生じるということになる．しかしながら，他の学者が主張するように，語音知覚の習得と発達が少なくとも就学前まで続き小学校低学年までも持ち越すとすれば，ある産生の誤りは，成人語の形式と子どもの知覚や基底表示（貯蔵）間の不一致の結果であるかもしれない．つまり，子どもの産生の誤りのあるものは音韻知覚に関連している可能性がある．結局，聴覚弁別課題が成人の音韻システムを学習するのに役立つという仮説に基づいて，多くの治療プログラムは聴覚弁別の課題を含めている．

　産生と知覚の関係の研究について論じる前に，正常な乳児と幼児の聴知覚に関してすでに論評したいくつかの研究を想起することは有意義なことである．第2章では，乳児が話しはじめる時点で，自国の言語の音韻で使われている大部分の音の対立を知覚できるという証拠を示した．実際，1歳以下の乳児が語音を弁別できるという実験が示されている（Eimas, Siqueland, Jusczyk, and Vigorito, 1971：Butterfield and Cairns, 1974）．確かに，乳児は生後数ヵ月の間に，音響シグナルの差異を，成人言語で音韻の対立として働くものと類似したカテゴリの違いとして知覚するようになる．語音の知覚実験は，子どもが単語を話しはじめた時点で，関連する音韻の対立のすべてを知覚することはないことも示している．この結果については，言語学的知覚あるいは音韻知覚では，辞書項目を明確に同定し蓄積し認識するために，語音や語音の連続を対立的にとらえることに積極的に注意を向けなければいけないのに対して，乳児の知覚に関する研究では，対象児が音響的なシグナルの変化に気づくことのみを要求するという事実によって，恐らく最もよく説明できるであろう．乳児の知覚の研究で検査されている非言語的な弁別（異同弁別）に要求される能力は，辞書項目を弁別し，蓄積するのに要する能力とはまったく異なったものである．

　ほぼ2歳から就学前までの子どもの知覚弁別の実験では，幼児は英語における大部分の音韻を

弁別できることが示されている．正常な2歳児が完全にまたは部分的に言語学的知覚をしているかどうかについて実験したBarton(1976)は(第2章p.103参照)，子どもは実験で要求された知覚に関する課題のすべてができたわけではないが，産生していない音を知覚できたと報告している．彼は，対象児の知覚が産生に先行していると結論づけ，こうした早い年齢に知覚が完全かまたはほとんど完全になっていた可能性があることを示唆している．彼はまた，単語になじみがあるかどうかが知覚に関する課題の子どもの成績に影響していることを指摘している．つまり，子どもは充分に知っている単語より新しいなじみのない単語の知覚で誤りが多かった．

　第3章で述べたように，知覚の誤りは，不完全な内的表示が原因で起こり得るが，これは成人の話しことばのモデルに接することが増すにつれて正確になっていく．もし子どもが自分の最初の内的表示と成人形式との違いに気がつかないと，知覚に基づいた誤りが起こり得るかもしれない．

　幼児の知覚能力の研究は，臨床家と研究者の両者がともに興味をもち続けてきた．正常な知覚能力および産生能力をもった子どもに基づいた知見が，どの程度まで音韻発達に遅れがある子どもに応用されるかは明らかではない．なぜなら，正常な子どもから，音韻面に遅れがある話し手に適応し得る推論をひき出せるかどうかわからないからである．Locke(1980)は，音韻の誤りの獲得における知覚の役割と音韻障害の持続における知覚の役割では差があることを示唆している．

　語音の知覚と構音障害の関係についての臨床的研究では，①両者に関連性があるかどうか，②外的モニタリングと内的モニタリングの関連性とともに，音素を特定しない場合と音素を特定した場合の弁別と産生との関係，③知覚訓練と産生との関係，を明らかにしようとしてきた．

音韻障害と語音弁別の関係

　構音障害と語音の(聴覚的)知覚との関連性に関する最初の研究は，1930年代に行われた．語音弁別の研究といわれるこの初期の知覚研究は，検者によって口頭で提示された単語または無意味音節の対が同じか異なっているかを被検者に判断させる語音弁別の一般的な測定法を主として用いていた．被検者が示す特定音素の産生の誤りと特定の知覚の誤りとを比較することは，一般的には行われていなかった．

　TravisとRasmus(1931)は366対の無意味音節項目の弁別検査を行い，構音が正常な被検者グループは，軽度の構音障害をもつグループよりも成績が有意によかったとしている．正常な話し手と構音障害をもつ話し手の弁別能力を比較して，同様の結果すなわち正常な話し手は有意に良好な能力をもっていることを報告した研究者もいる(Kronvall and Diehl, 1954；Clark, 1959)．また，何人かの研究者は構音検査の成績と語音弁別検査の成績の間に正の相関があったとしている(Reid, 1947b；Carrell and Pendergast, 1954)．

　しかし，弁別と語音の産生との間に関連がないという研究もたくさんある．TravisとRasmusの研究に類似したHall(1938)の研究では，正常な話し手と軽度と重度の構音障害をもつ2つのグ

ループとの間に有意な差がなかったことを報告している．大学生について弁別と構音の関係を研究した Hansen(1944) も，2 つの変数間にほとんど関係がなかったことを報告している．Mase(1946)，Prins(1962b)，Garrett(1969)，Veatch(1970) も，構音障害をもつ子どもと正常な子どもとの間に語音弁別の能力に有意な差がなかったとしている．

　Sherman と Geith(1967) は，矛盾した結果が出た理由の 1 つに次のことを挙げている．実験群が語音の弁別成績ではなく構音の成績に基づいて選択されており，その結果，構音障害の原因検索の対象が構音の弁別能力の低い個人に限定されなかった可能性がある．Sherman と Geith は，知覚能力を統制するために，529 人の幼稚園児に 50 項目の語音弁別検査を実施し，このグループから弁別得点が高い 18 人と，低い 18 人を選んだ．そして，これらの 2 グループに 176 項目の絵画構音検査を行い，語音弁別得点が高い子どもたちは，弁別得点が低いグループよりも構音検査の成績が有意に高かったと報告している．彼らは語音弁別能力の低さと構音能力の低さに因果関係があり得ると結論づけている．

　Schwartz と Goldman(1974) は，弁別課題のタイプが幼児に及ぼす影響を研究し，刺激語を対にして比較する形式(例：*goat* and *coat*；*coat* and *boat*)で提示されたときの方が，目標語が導入句や文の中に含まれる場合(例："The man brought a *coat*")よりも一貫して誤りが多いことを見出した．また，刺激が提示されている間に暗騒音があると成績が悪く，特に単語を対にして比較した場合に成績が悪いと報告している．著者らは，子どもにとって意味があり親しみのある課題で，子どもが自分の身の回りでよく遭遇するような聞き取り条件の下で弁別検査を行うことを言語臨床家に勧めている．

　Weiner(1967) は構音と弁別に関する文献を再検討し，それらの見解に相違のある原因を次のようにまとめた．①弁別課題のタイプが異なる，②年齢が異なる被検者が用いられている，③被検者の構音障害の程度が研究により異なっている．さらに彼は語音の弁別能力はほぼ 8 歳を天井とする発達的なもので，9 歳以下の年齢では，聴覚弁別の問題と重度の構音障害との間に正の相関があると結論した．さらに最近，Winitz(1984) は聴覚弁別と構音能力の関連性に関する研究を総括した後で，ほとんど例外なく，機能性構音障害の子どもは構音障害をもたない子どもよりも，弁別課題の得点が低いということを報告している(Winitz, 1984, p.22)．また，彼は構音能力と語音の弁別の測定結果において正の相関を示す一貫した報告がないことを説明する因子として，①弁別テスト項目の適切性の欠如，②子どもの特定の構音の誤りに対する配慮の欠如，③産生の誤りが生じる音声環境への配慮の欠如，を挙げている．

全般的な音素と特定音素の測定の関係：外的モニタリングと内的モニタリング

　これまでに引用した研究のほとんどで，弁別は全般的な語音の弁別テストで検査されていた．つまり，課題は広範な音の対比(例：*sun-bun*，*key-tea*，*shoe-zoo*)からのサンプリングによる項目から構成されており，多様な音声環境の中で多くの語音を弁別する全体的な能力を検査する

ようにつくられている．研究者たち(Spriestersbach and Curtis, 1951；Locke, 1980)は，構音障害をもつクライアントの語音の知覚を検査する場合に，重大な問題は，彼らが誤って構音している音または分節音を弁別する能力であることを指摘している．クライアントは語音の弁別に関して全般的な問題はもっていないかもしれないが，自分が誤って構音している音については，特定の音素に限定して知覚が困難である可能性がある．知覚の検査は子どもの産生の誤りに焦点を当てた刺激が含まれていなければならない．

Locke(1980)はさらに一歩進めて，音の知覚検査は音素を特定するというだけではなく，音声環境をも特定して行うことを勧めた．彼は知覚の課題は子どもの産生の誤りを反映すべきであるし，また誤りの産生が生じる音声環境(単語)を反映し，誤り音の産生と目標音の産生の両方を含むものでなければならないとしている．

Locke は，子どもが誤って産生した音を成人の検者がもう一度産生した音と成人が産生した正しい音とを対比させる方法で子どもの弁別能力を研究した．具体的にいうと，131人の子どもが自分の誤り音を検者が模倣して産生した音を知覚する課題で検査され，検者の産生した音が目的の単語を正しく産生しているかどうかを判断させられた．Locke は子どもたちの70％が目的の単語が正しいか正しくないかを正確に判定したことを報告し，この結果により，多くの子どもたちが，自分が誤って産生している音を成人が模倣した場合，それを正確に弁別することができたと指摘している．誤って産生された音の対比の約3分の1が誤って知覚されたが，この知覚の誤りはすべての産生の誤りに均等にみられたわけではない．ある無声摩擦音の他音への置き換えの誤りは産生の誤りの49％であったが，この対の知覚の誤りは，誤り全体の89％を占めた．

14人の2歳児の研究で Eilers と Oller(1976)は，産生時に1つの分節音が他の分節音に置き換えられている単語や無意味音節の対の間で，いくつかの知覚上の混同がみられたと報告している．しかし，それ以外の共通にみられた産生の誤りは大部分の被検者が弁別していた．彼らは，産生の誤りのあるものは知覚の難しさと関連し，またあるものは運動上の制約に関連しているのであろうと結論した．

Strange と Broen(1980)は，2歳から11歳までの21人の子どもについて単語の語頭音 /w/，/r/，/l/ の産生と知覚を比較した．彼らは自分たちのデータから音素対立の知覚と産生はともに徐々に発達し，また対立の知覚は，一般的に産生に先行すると結論づけた．

Velleman(1983)は，遊びの場面における絵や事物の呼称，および無意味音節の復唱を含む産生の課題について，3歳から5歳の子どものデータを集めた．彼女はさらにその子どもの /s/ と /θ/ の知覚について検査した．/s/ は知覚され易いが，/θ/ は"音響学的に特徴がない"ので比較的知覚が困難という理由からである．そして2つの課題の間の相関を求めた．そのデータによって，子どもの話しことばに頻繁にみられる産生の誤りのあるものが，他の誤りより知覚し易いという彼女の仮説が確認された．/s/ が含まれる対立は比較的容易に知覚されるので，Velleman は /s/ の習得の遅れは運動の難しさによるものであると推論している．逆に /θ/ と /f/ の対立は弁別が困

難であった．彼女が予測したように，これらの音素に関しては知覚の得点が高い（80％以上）子どもたちだけが産生に関して高い得点を示した．/s/ の場合は知覚と産生の両方で誤りが多く，2つの測定値の間に有意な相関はなかった．

要するに，正常に発達した子どもであっても，ある語音の対立は，3歳またはそれ以降まで弁別が難しい．しかしながら，子どもにみられる産生の誤りの多くと語音の知覚の測定値の間に相関はみられないようである．

音素を特定した弁別検査でしばしば考慮しなければならない検査上の変数は，被検者が判断を求められる語音の音源である．他者の発話または録音された刺激のような外的な音源から提示された刺激を弁別する場合は，**外的弁別**（external discrimination）または**外的モニタリング**（external monitoring）と呼ばれる．例えば，自分自身のことばを録音したスピーチサンプルを聴いて判断するような**外的自己弁別**（external self-discrimination）も外的弁別に加えてよい．

弁別または知覚の課題が，自分の生の話しことばや，今話している語音の産生の判断を含む場合に，**内的弁別**（internal discrimination）または**内的モニタリング**（internal monitoring）と呼ばれる．内的な弁別では話し手は気導と骨導の両方の聴覚的な手がかりを使っている．

音韻発達が遅れた幼児の語音の弁別能力に関する研究では，被検者が多くの場合，自己の誤り音を含む音の対立に外的な判断をすることができることが示されている（Locke and Kutz, 1975；Chaney and Menyuk, 1975）．音素を特定した弁別課題を用いた研究で，AungstとFrick (1964) は，/r/ の産生と語音弁別の4つの測定方法との関係を研究するために，58の /r/ の産生が得られる *構音の掘り下げ検査*（the Deep Test of Articulation）(McDonald, 1964) を用いた．弁別課題のうちの3つは，1組30単語の中で被検者自身が産生した /r/ 音の弁別を評価する目的で研究者たちによってデザインされた．これらの弁別課題はそれぞれの被検者に，①個々の単語を言った後に自分の産生した /r/ 音が正しいか誤っているかを即座に判定させる，②自分が産生した音を録音，再生して聴かせ正しいか誤っているかを判定させる，③録音したテープを通して提示された検者の正しい産生とそれに続いて自分が産生した /r/ 音で異同弁別をする，という課題である．

4番目の弁別課題は一般的な外的弁別検査である*テンプリン聴覚弁別検査*（the Templin Test of Auditory Discrimination）(Templin, 1957) を行った．被検者は /r/ 音のみ誤っている8歳以上の子どもたちである．著者らは3つの弁別検査の間の相関は極めて高かったが，これらの検査とTemplinの全般的な弁別検査との間の相関は低かったと報告している．音素を特定した3つの弁別課題と /r/ 音の*掘り下げ検査*（the Deep Test）との間には 0.69，0.66，0.59 と中等度の相関がみられた．それとは対照的にTemplinの弁別検査（一般的な弁別検査）の得点と構音検査の結果との相関があるとはいえなかった．これらの結果は，*掘り下げ検査*の成績と音素を特定した弁別検査結果との間に相関はあるが，*掘り下げ検査*と全般的な弁別検査との間には相関がないことを示している．

LapkoとBankson (1975) は，/s/ 音を誤っている25人の幼稚園児と1年生の子どもについて，

*構音の掘り下げ検査*によって測定された構音の一貫性と外的モニタリングおよび内的モニタリングを比較した．すべての検査は /s/ 音素に特定して行った．子どもが自分で産生した /s/ を弁別する能力と，/s/ を誤って産生する一貫性との間には有意な相関(r＝0.55)がみられたと報告している．つまり，*構音の掘り下げ検査*で正しい産生の数が多い子どもたちは，内的弁別の成績でも高い得点を示していた．こうした相関は，外的モニタリング課題と*構音の掘り下げ検査*で得られた構音の一貫性との間にはみられなかった．

　Wolfe と Irwin(1973) と Stelcik(1972) は，さらに構音能力と誤り音の自己モニタリング(内的モニタリング)の間に正の相関があるという証拠を示している．しかし，他の研究(Woolf and Pilberg, 1971；Shelton, Johnson and Arndt, 1977)では，これらの研究結果が，誤り構音の一貫性，内的モニタリングを検査するのに用いた弁別課題のタイプ，刺激項目の性質といった因子によって影響された可能性があることを示している．

　自己モニタリングと /r/ 音産生の相関についての Aungst と Frick(1964) の研究結果や，/s/ 音についての Lapko と Bankson(1975) の研究結果を再検討した後に，Shelton ら(1977) は「一般に行われている自己弁別の検査方法は，それ自体では個々の被検者の構音行動の正確な予測を与えるものではない」と結論している(Shelton et al., 1977, p.715)．つまり，自己モニタリングの弁別検査結果と掘り下げ検査の成績が有意に関連しているという研究成果は，臨床上の指導が自己モニタリングの能力に焦点を当てるべきであるということを必ずしも意味するのではない．

　ある研究者たちは，適切な自己モニタリングの課題を開発する前に外的モニタリングについての情報がさらに必要であると感じている．Hoffman ら(1983) は，現行の音素を特定した外的な弁別課題は，構音の誤りをもつ子どもたちが知覚する異音的な変異に敏感ではないかもしれないと指摘している．例えば，構音の誤りがある子どもが知覚し産生する母音の前にある有声無声の対立は，成人の音素の知覚境界内になく，したがって成人には知覚されない．子どもが成人の /z/ の異音の対立として知覚するものは，成人に知覚されない．なぜなら，両方の異音は成人の /z/ 音の知覚境界内にあるからである．このような音の違いを成人は対立的な形式として用いていないのに，子どもは対立的な形式として用いることがある．その結果，成人である検者は，このような対立を子どもの産生と成人の標準との間の不一致として評価している．著者らは「構音の誤りをもった子どもたちの中に，音素下特徴(subphonemic)，つまり異音的な音響学的手がかりを標準的ではないやり方で操作している下位グループがあって，彼らはそれによって構音の誤りがあると同定されているかもしれない」(Hoffman et al., 1983, p.214) と示唆している．

弁別能力の改善と構音産生

　研究者たちは，産生に及ぼす弁別訓練の影響についても検討を行ってきた．歴史的にみると，臨床家は産生訓練に先立ってあるタイプの弁別訓練すなわち「耳の訓練」をルティンに行っていた．しかし，現在ではルティンに行うとは限らない．研究者たちは構音と弁別の間に機能的な関

係が存在するかどうか，そしてとりわけ弁別訓練が産生に影響するかどうかを確かめようとしてきた．

　Sonderman(1971)は，①構音能力に及ぼす語音弁別訓練の効果，②語音の弁別能力に及ぼす構音訓練の効果，を評価するためにデザインした研究を報告している．前方化リスプ(frontal lisp)を示す6歳から8歳の10人の子どもからなる2つの照合群に対して，Hollandの語音弁別プログラム(1967)と *S-Pack* (Mowrer, Baker and Schutz, 1968)(訳注：米国で市販されている /s/ の指導プログラム)を順序を変えて施行した．それぞれの子どもについて訓練前と訓練後のプロフィールを得るために4つの検査を行った．すなわち，①ウェップマン聴覚弁別検査(the Wepman Test of Auditory Discrimination，全般的な外的モニタリング検査)，②/s/ を特定した弁別検査，③検者がデザインした全般的な構音検査，④*S-Pack* からの標準検査(/s/ の掘り下げ検査)である．2つのタイプの訓練の順序の如何にかかわらず，弁別訓練と構音訓練の両方から構音と弁別両方の成績の改善が得られた．構音の改善が，必ずしも語音の誤りが直ったことを意味しているとは限らないので，これらの結果の解釈は慎重にしなければならない．むしろ，誤り方のある型が他の型に変わることは(省略から置換へ，置換から歪みへなど)，改善の証拠とみなされたのである．

　Williams と McReynolds(1975)は，Sonderman と同じ問題を調べた．2人の被検者は最初に産生の訓練を受けて，その後で弁別掘り下げ検査を受け，さらに弁別訓練を受けその後に産生掘り下げ検査を受けた．他の2人の被検者は，最初に弁別訓練を受け，次に産生訓練を受けた．ある様式に起こった変化が他の様式の訓練の後で起こったかどうかを判断するために施行された掘り下げ検査では，産生訓練が構音と弁別の両方に効果があったことを示していた．しかし，Sonderman(1971)とは異なり，Williams と McReynolds(1975)は，弁別訓練は弁別のみに変化をもたらす効果があり，産生には般化しなかったとしている．

　Shelton ら(1977)は，弁別能力に及ぼす構音訓練の影響を調べた．1つの群は /r/ の構音訓練を受け，もう1つの群は /s/ の訓練を受けた．ともに訓練前後に誤り音に関連して特別に作成した40項目の弁別に関する検査を行った．その結果，両群とも構音能力は上がっていたが，弁別能力は改善がみられなかった．著者らは彼らの結果と他の研究者たちの結果の不一致は，恐らく被検者や手続きに関するいくつかの特定できない変数によって説明され得るであろうと示唆している．

　Rvachew(1994)は，従来の語音産生訓練と同時に行われる様々なタイプの語音弁別訓練の影響について研究した．/s/ に誤りがある音韻障害をもつ27人の就学前の子どもたちを無作為に3グループに分け，各グループに以下に述べるタイプの弁別訓練のうち1つを受けさせた．①単語 *shoe* を様々な形の正しい産生，または誤った産生で聴かせる，②単語 *shoe* および *moo* を聴かせる，③単語 *cat* および *Pete* を聴かせる．週1回，全6回の訓練後に，タイプ①，②の訓練を受けた子どもたちは，タイプ③の訓練を受けた子どもたちと比較して，目標音の構音能力が優位となった．Rvachew(1994)は，「語音の知覚訓練は，語音の産生訓練と同時に行うのがよいと思われる」と述べている(Rvachew, 1994, p.355)．

他の研究者たち(Koegel, Koegel, and Ingham, 1986；Koegel, Koegel, Van Voy, and Ingham, 1988)は関連する論題に目を向け，自己モニタリング能力と自然な環境への反応の般化との関係を調べた．学童に語音の産生について自己モニタリングの特別な訓練を行った．自己モニタリングの課題が治療プログラムの中で行われるまでは，目標音の正しい構音の般化が起こらなかったと彼らは報告している．彼らは，自然な環境の中で目標音の般化が起こるために，こうした自己モニタリングが要求されると結論している．

　GrayとShelton(1992)は，これらの結果を追試する目的で研究を行っている．彼らは8人の小学生に対して，Koegelら(1986, 1988)が研究で用いたのとは若干異なった自己モニタリングの手続きを用いた．彼らの研究結果は，Koegelら(1986, 1988)が得ていた有効な訓練効果を裏づけるものではなかった．著者らは，異なった結果は被検者，治療法，環境などの変数の違いによるものであろうと指摘している．

要約

　音韻障害をもつ人々には，語音の知覚と構音との間にある関係が存在すると思われるが，その関係の性質はまだ正確に把握できていない．誤り音産生の自己モニタリングは，正常構音のためには重要な能力であると思われるが，こうした能力を評価する手段がない．弁別の誤りと構音障害の関係をより深く理解するためには，さらに資料が必要である．産生訓練に先行するものとしての語音の弁別訓練の効果はまだ立証されていないが，知覚面で欠陥がある場合には，知覚訓練は適切であるように思われる．また，産生訓練に並行して知覚訓練を行うことには価値があるとする指摘もある．

発話のメカニズムにおける微細な構造的変異

　言語臨床家は，しばしば口唇，歯，舌，口蓋の構造および機能についての判定を求められる．これらの口腔の構造は，個人間でかなりの差異があり得る．研究者たちは，構音の状態と口腔機構の構造的な変異との関係を検証しようと試みてきた．この変異には微細な変異から大きな構造的な異常までが含まれる．構音の異常と口腔器官の微細な構造的変異との因果関係は確認されていないが，口腔顔面領域に重大な変形をもつ人(例えば，切除術を受けた患者の場合)は，構音への影響を受けるかもしれない．構造的な異常により直接的に関係すると考えられる構音の異常については，本章の後半で検討する．

口唇

　両口唇を近づけることは，/b/，/p/および/m/の両唇音素の産生に必要とされる．口唇のまるめは，様々の母音や子音/w/，/hw/において必要とされる．口唇の近接やまるめを妨げる障害が

あると，これらの構音を誤る可能性がある．FairbanksとGreen(1950)は，子音の構音成績の上位30人と下位30人の成人話者の口唇について種々の測定を行った結果，2グループ間の口唇の測定値に相違がなかったことを報告している．

歯

英語の子音の中には，正確な音産生のために正常な歯列を必要とするものがある．唇歯音(/f/と/v/)は，音産生のためには，歯と下唇の接触が必要となるし，また舌歯音 /ð/, /θ/ については，舌を歯間に置くことが必要となる．舌尖を使う歯茎音(/s/, /z/)は，呼気流が切歯の切縁を通過することで産生される．

歯の異常と子音産生との関係について調べてきた研究者たちは，歯の有無，歯の位置，**咬合**(occlusion)について調査を行ってきた．**咬合**は顎を閉じ合わせたときの歯の配列状態を意味しており，**不正咬合**(malocclusion)とは，顎を閉じ合わせたときの歯の不完全あるいは不規則な位置関係を意味している．咬合の種々の型を説明する一般的な用語には開咬(open bite)やオーバージェット(overjet，水平的被蓋)などの用語がある．咬合の種々の型の例を，図 4.1 に示す．

正常咬合
Normal Occlusion

遠心咬合(上顎前突症)
Overjet

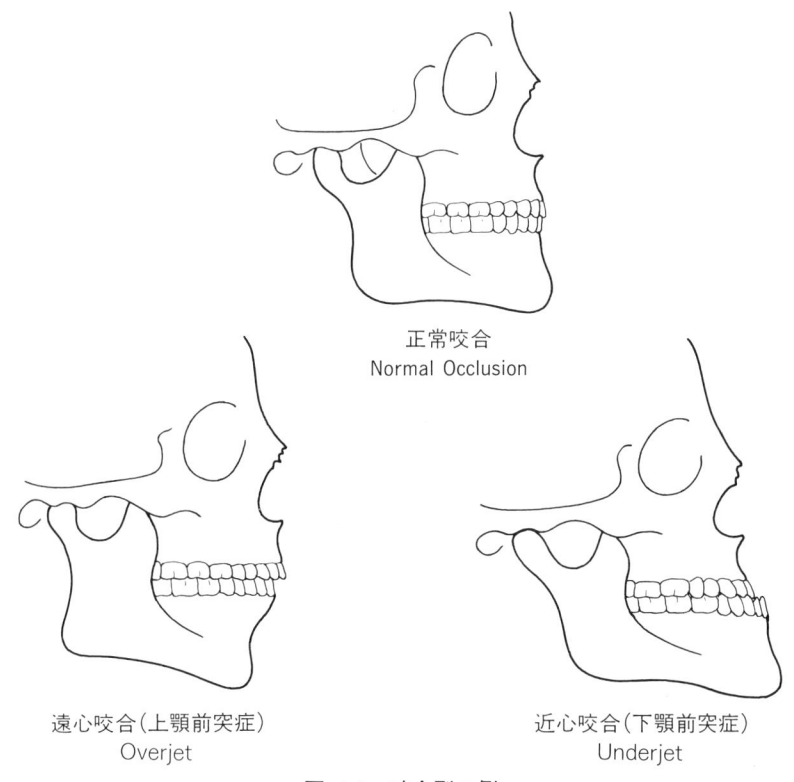

近心咬合(下顎前突症)
Underjet

図 4.1　咬合型の例

Bernstein(1954)は，正常構音の子どもと構音障害の子どもの不正咬合について検証したが，正常構音の子どもより構音障害の子どもに不正咬合の発生率が高いということはなかった．彼は，構音障害は一般的に不正咬合とは関係しないが，開咬の例を除くとしている（開咬とは，片側の第1あるいは第2大臼歯から反対側の同部位までの歯が咬み合わないことである）．FairbanksとLintner(1951)は，構音能力がよいと判定された30人と劣ると判定された30人，計60人の成人について臼歯部の咬合，前歯部の咬合と前歯部の空隙歯列について調べた．彼らの調査では，中性咬合(neutrocclusion，前方部にわずかの不正咬合をもつほぼ正常な顎関係)は，構音成績が上位の話者群において優勢を占める傾向があり，遠心咬合(distocclusion，下顎の後退を伴う不正咬合)や近心咬合(mesiocclusion，下顎の前突を伴う不正咬合)は，産生を誤る話者群に多い傾向があった．被検者のデータは次のように分類された．①特記すべき歯科的な異常がない，②1つ以上の特記すべき歯科的な異常がある．著者らは，特記すべき歯科的な異常が，構音成績が上位の話者よりも下位の話者において有意に高頻度で起こることを見出している．開咬は，構音成績が上位の話者群にはいないが，下位の話者群には存在した．

　正常な構音能力をもつ話者は，構音障害の話者より不正咬合の率が低い傾向があるとしても，不正咬合それ自体が正常な構音を妨げるわけではない．Subtelnyら(1964)は，不正咬合は正常構音および異常構音のどちらにも存在することを見出した．また，彼らは不正咬合(遠心咬合)をもつ正常構音の話者は，正常咬合で正常構音の話者と比べて，/s/音の構音時に舌尖を下顎切歯の後に軽くつける傾向があると指摘している．

　Starr(1972)は，歯列弓の相互関係と語音産生能力について臨床的な観察を報告している．彼は構音上の問題が，短いあるいは狭い上顎歯列弓と正常な下顎歯列弓をもつ人に高い確率で起こり得ると述べている．そのような状態で影響を受け易い子音は，/s, z, ʃ, tʃ, f, v, t, d/である．さらに彼は，一般的には捻転歯や過剰歯が重大な構音の問題を引き起こすことはないと指摘している．

　研究者たちが関心をもってきたもう1つの分野が，構音における*喪失歯*の影響である．BanksonとByrne(1962)は，喪失歯の影響について幼稚園児と小学校1年生を対象に，/s/, /ʃ/, /f/の産生については単語の語頭，語中，語末で，/z/の産生については単語の語中で調べた．まず，被検者は全歯が揃って正常構音の子どもと全歯が揃って異常構音の子どもに分けられた．4ヵ月後に構音能力が再評価され，喪失した中切歯と側切歯の数を表に示した．歯の有無と/s/の正しい産生との間に有意な相関がみられたが，/f/, /ʃ/, /z/との間にはみられなかった．しかし，切歯の欠損があっても/s/の正しい産生が保てる子どもたちもいた．

　Snow(1961)は，小学校1年生を対象に，喪失歯が子音の産生に与える影響について調べた．被検者は2群に分けられた．正常な切歯をもつ群と欠損した切歯あるいはかなり異常な切歯をもつ群である．調べた子音は，/f/, /v/, /θ/, /ð/, /s/, /z/である．Snowは，歯科的な異常をもつかなり多くの子どもたちが子音を誤って構音することを見出したものの，歯に異常のある子ど

もたちの4分の3が，これらの音を誤って構音していないことも同時に見出した．/s/ 音のみが，有意な差となることを指摘した Bankson と Byrne とは対照的に，Snow はすべての音素について有意な差を見出した．Snow は歯科的な状態が，一部の子どもには語音の産生にあたり決定的な因子になるかもしれないが，多くの子どもにとって重大なものとはならないことを指摘している．

舌

舌は一般的に語音産生にとって最も重要な構音器官と考えられている．語音産生時における舌の運動は，舌尖の挙上，溝をつくること，突出などである．舌は出生時には比較的短いが，成長に伴い長くなり先端がより薄くなっていく．

舌小帯短縮症または舌癒着症(ankyloglossia または tongue-tie)は，制限された舌小帯を記述する用語である．かつては，舌の動きをよくし，舌尖音の構音を改善させるため，舌小帯短縮症のある幼児や子どもは舌小帯を切ってもらうべきであると一般的に考えられ，舌小帯伸展術(舌小帯を切ること)は，かなり頻繁に行われていた．しかし，McEnery と Gaines(1941)が構音障害をもつ1,000人の患者を検査した結果，異常に短い舌小帯であったのは4人だけであった．この症例のうち，舌小帯短縮症の最も重い症例は，10歳の少年であったが，彼の唯一の構音の誤りは，/r/ を /w/ に置き換えるものだけであり，この誤りは，口頭指示で修正された．著者たちは，出血，感染，組織への侵襲の可能性があることを理由に舌小帯短縮症に対する手術に反対を主張した．これらのデータにより，舌小帯短縮症が構音障害の要因になることは，まれにしかないと推察することができる．

Fletcher と Meldrum(1968)は，舌小帯の長さと構音との関係について調べた．6年生の2群で，20人は舌運動に制限があり，他の20人はより大きな舌運動が可能であった．その結果，舌運動に制限のある被検者は，構音検査で正常範囲の得点であるが，より大きな舌運動が可能な群に比べて，構音の誤りがより多い傾向がみられた．

大きすぎる舌(**巨舌症**，macroglossia)あるいは小さすぎる舌(**小舌症**，microglossia)は，構音技能に影響を与える可能性が予測されるが，これらの変数が十分に調査されているとはいえないものの，舌の大きさと構音にはほとんど関連性がないように思われる．舌は，長さや幅がかなり変化し得る筋肉組織であるため，大きさにかかわらず，一般的に正しい音の産生のために必要な可動性をもっている．

硬口蓋

構音障害と硬口蓋の形・大きさの違いとの関連性には，あまり関心が払われてこなかった．Fairbanks と Lintner(1951)は，子音の構音成績の上位群と下位群の青年の硬口蓋を測定した．彼らは，犬歯幅径，臼歯幅径，口蓋の高さ，最大開口量について有意な差がなかったと報告している．Bloomer と Hawk(1973)は，上顎骨のどの部分の切除でも，外科的あるいは補綴的に再建されな

ければ，話者として重大な問題を引き起こすことになると指摘している．口蓋の構造的な異常に関連する構音上の問題は，次節で論じる．

発話のメカニズムにおける主要な構造的変異

　言語臨床家は，口腔の構造の重大な異常は，しばしば特定の発話の問題と関係していることを認識していなければいけない．口腔の構造的な異常は先天性の場合もあり，後天性の場合もある．口唇口蓋裂または口蓋裂は，恐らく，口腔顔面領域に最もよくみられる先天的な異常といえる．後天的な構造上の欠陥には，外傷が口腔顔面領域に及ぶもの，あるいは口腔癌により口腔器官を外科的に切除したものなどがある．口腔顔面の異常をもつ人に対するハビリテーションやリハビリテーションの経過には，多くの場合，外科的治療および補綴的治療あるいはそのいずれかが行われることになるので，言語臨床家は医科や歯科の専門家たちと緊密な連携をとって仕事をしていかなければならない．舌切除やその他の口腔または口腔咽頭の切除術を受けた話し手の特徴に関する情報については，Leonard(1994)を参照されたい．

口唇

　口唇裂に対する外科的治療により，比較的短く動きの悪い上唇になる可能性がある．これは構音技能に悪い影響を与えることが予測されるが，この変形が多くの話者に話しことばの問題を引き起こすという証拠はほとんどない．BloomerとHawk(1973)は，癌の治療のために鼻の外部および内部組織の外科的切除を受けた患者の唇音の産生に対する切除手術の影響について報告した．手術により，比較的動きが悪く短い上唇になったものの，この患者は全体的には，良好な発話明瞭度を保ち，すべての両唇子音を唇歯による近似音で産生していた．音響的に許容される語音を産生するために，代償構音の動きができてくるのは，構造的な異常をもつ多くの患者に極めて一般的にみられることである．

舌

　小さな構造的変異を扱ったときに述べたように，舌は長さと幅がかなり変わり得る筋肉組織である．舌はそのように順応性がある器官なので，話者は多くの場合，舌の欠損が広範囲に及んでも，これを代償し明瞭度の高い発話を保持することができる．臨床の研究者たちは，舌の部分切除(舌の外科的切除)後の明瞭な語音の産生を再度報告してきた(Leonard, 1994を参照)．そのような一例として，舌尖と舌左半側の切除術後，舌が小さくなった10歳の少年の発話パタンが報告された(Backus, 1940)．当初，この少年の構音には多くの子音の置換がみられたが，一定の治療期間を経てほとんど気づかれないような歪みはあるものの，すべての子音を産生することが可能となった．

しかし，多くの患者にとって，舌が部分的に切除されると，語音の産生は様々な程度に影響される．Skellyら(1971)は，25人の舌切除患者(14人は全摘，11人は部分切除)の治療前後の明瞭度得点を報告した．明瞭度の判定は，単語の産生をオーディオテープに録音し，聴取者に再生して聴かせて行った．舌部分切除術を受けた者の明瞭度は，治療前検査では6〜24%，治療後検査では24〜46%に分布していた．舌全摘術を受けた患者の明瞭度は，治療前は0〜8%，治療後では18〜24%に分布していた．研究者たちは，この2群における代償構音のパタンは異なっていることを指摘した．舌部分切除患者では，残存舌を使って構音の修正を行っていた一方，舌全摘出患者では，下顎，口唇，頬，口蓋で構音の調整を行っていた．

Massengillら(1970)は，3人の患者について，舌の切除量が増えるほど発話明瞭度が低かったと報告した．その患者たちは，話しことばに歪みがあるものの話しことばでのコミュニケーションにわずかな困難しか示さなかった．Skellyら(1971)は，片側の舌切除は舌尖部の切除に比べ構音上の調整をよりわずかしか必要としないと報告している．

Leonard(1994)は，様々なタイプの舌切除術を受けた50人が産生した子音を聴取者が評価した研究を報告している．その結果は，摩擦音および破裂音が最も高頻度に不正確と判定されており，鼻音や半母音については聞き取りが損なわれにくいようであると示唆している．

硬口蓋

口腔癌では，病変した組織を外科的に切除しなければならないことがしばしば起こる．上顎骨のいかなる部分の切除であっても，外科的あるいは補綴物で修復されなければ，話者にとって深刻な問題を引き起こすことになる．Majidら(1974)は，外科的に上顎骨を切除し補綴物で閉鎖した後の発話明瞭度を調べた．6人の成人(女性3人，男性3人)に対して，上顎の補綴物を装着，未装着の状態で発話を記録した．歯科的な補綴物なしでは，発話明瞭度の平均は40%から80%であったが，装着した状態では92%から98%であった．著者らは，後天的に上顎を欠損した者にとって，正常な発話明瞭度が現実的な治療目標であると結論づけている．

硬口蓋裂は，通常生後12〜24ヵ月の間に外科的治療が行われる．外科手術に伴う瘢痕が，音の産生に悪影響を及ぼすとはいわれていない．

軟口蓋

構音と軟口蓋の関係は，膨大な研究が行われてきているテーマであり，その多くは，**鼻咽腔閉鎖機能**(velopharyngeal competence)と鼻咽腔閉鎖機能が構音に及ぼす影響について焦点を当てている．鼻咽腔閉鎖機能とは，非鼻音の産生時に鼻腔を口腔から分離する働きをする弁機能を意味する．不十分な鼻咽腔閉鎖では，①母音，母音性の子音，わたり音，流音の鼻音共鳴過剰，②口腔内圧を要する子音(すなわち摩擦音，破裂音，破擦音)産生時の口腔内圧の減衰，③口腔内圧を要する子音産生時の呼気鼻漏出，がしばしばみられる．鼻咽腔閉鎖機能不全は，軟口蓋に裂が

ある患者にみられることが多いが，裂をもたない話者もまた，鼻咽腔閉鎖機能不全を示すことがある．それは，例えば鼻咽腔閉鎖機能に関与する筋群の神経性の不全麻痺や麻痺に関連した運動性構音障害(dysarthria)をもつ者などである(Johns and Salyer, 1978).

　咽頭摩擦音と声門破裂音は鼻咽腔閉鎖の問題に関連した代償的な構音動作の2例といえる．声門破裂音は呼気流の阻害を声門で行うことを特徴とし，声門の吸着音あるいは咳様の音になる．通常，破裂音，特に軟口蓋破裂音ならびに摩擦音，破擦音が声門破裂音に置換される．また摩擦音や破擦音は咽頭領域で産生される咽頭摩擦音に置き換えられることがある．開鼻声，呼気の鼻漏出，子音の弱音化，声門破裂者および咽頭摩擦音は，すべて鼻咽腔閉鎖の問題を示す徴候といえる．

　例えば，口蓋瘻孔(palatal fistulae)を通じて，あるいは切除手術後や鼻咽腔閉鎖機能不全などで，口腔と鼻腔が何らかの状態で通じていると，結果として様々な程度の開鼻声が起こる．一方で，閉鼻声(hyponasalityまたはdenasality)は，語音産生時に鼻咽腔や鼻腔に障害物があると起こり得る．鼻腔粘膜の炎症や鼻中隔の変形もまた，閉鼻声の原因になり得る．

鼻咽腔

　咽頭扁桃(アデノイド)は，上咽頭領域に位置する．肥大したアデノイドは，短いあるいは動きの不十分な軟口蓋の機能を補償することにより鼻咽腔閉鎖を助けることがある．したがって，これを切除すると開鼻声が生じるかもしれない．しかし，アデノイドが肥大化して鼻咽腔の大きな障害物になると，閉鼻声が起こることもあり得る．また，肥大化したアデノイドが耳管機能を妨げることもある．

要約

　口腔の構造に異常があれば構音上の問題を経験することが多いものの，構造上の欠陥と構音技能との関連性は，必ずしも厳密に予測し得るものではない．文献では，構造に異常がありながら，音響的に許容される語音を産生するための代償的な運動を獲得している数多くの症例が報告されている．人によっては比較的大きな異常を代償することができるのに，より小さい欠陥を代償することのできない人もいる理由については，まだ解明されていない．口腔の形態異常をもつ人々を評価，治療する言語臨床家は，スピーチ・ハビリテーション，あるいはリハビリテーションにおいて，多くの医科や歯科の専門家たちと協力して仕事を進めていかなければならない．舌切除やその他の口腔/口腔咽頭の切除後の語音の特徴やその治療については，卓越した概説がされているLeonard(1994)を参照されたい．

口腔感覚機能

　クライアントの注意を感覚的な手がかりに向けさせる練習をする治療法もある．例えば，McDonald(1964)の感覚運動法では，クライアントに発話中に起こる口腔内の接触や運動について確認させる．Bordon(1984)は，治療中に*筋感覚*(kinesthesis，動きや位置の感覚)を意識化する必要性を指摘している．語音を教えるために用いられる構音位置づけ法であればどの方法でも，通常，目標音の産生のために必要な構音上の接触や動きを説明する．口腔感覚や筋感覚フィードバックが，構音運動の発達と運動中のモニタリングにある役割を果たしていると考えれば，口腔感覚機能と語音産生とは，臨床的に密接な関係をもち得る可能性がある．

　身体感覚(somesthesis，運動，位置，接触の感覚および筋緊張への意識)の研究では，①語音産生時の感覚喪失の影響を調べるための口腔感覚麻酔(神経ブロック麻酔)の間の一時的な感覚喪失，②2点弁別あるいは口腔形態弁別のような口腔感覚知覚と構音技能の関連の評価，に焦点を当ててきた．口腔感覚機能に対する数多くの研究が1960年代に行われ，感覚課題と構音成績との間に関連性が存在するのか否かを調べる目的で，口腔触覚感度を評価する様々な方法が用いられた．後の研究では，一時的に感覚を喪失した間の構音について調べ，ときにこれは**口腔感覚遮断**(oral blockade)と呼ばれた．

　Netsell(1986)は，成人は連続発話の間，特定の発話運動に意識的になることはないと考えられると指摘した．また，彼は子どもたちも構音習得の時期に構音運動に意識的になることはないと推測している．Netsellが正しいとすれば，連続発話をモニタするときに身体感覚を用いようとしている言語臨床家は，クライアントに対し，教示なしでは意識することができない情報に反応するように求めていることになるかもしれない．

口腔触覚感度

　口腔感覚機能の初期の研究者たちは，種々の刺激に対する口腔器官の感度または口腔器官の意識閾値を調べようとした．RingelとEwanowski(1965)は，口腔触覚の感度を，2点弁別を測定する装置である触覚計を用いて調べた．彼らは，正常群について様々な器官の弁別感度を調べ，2点刺激感度(刺激を2点に感じる)の階層は，最大から最小へ舌尖，指先，口唇，軟口蓋，顎堤の順であり，器官の中央部が側方部に比べて感度が高いことを見出した．

　Fucciら(Arnst and Fucci, 1975；Fucci, 1972)は，正常構音の者と構音障害をもつ者の口腔器官の触振動刺激に対する閾値を測定した．これらの研究で，構音障害をもつ者は，正常な話者に比べて口腔感覚能力が劣っている傾向が見出された．

口腔感覚による形態認知

　口腔感覚機能はまた，形態認知の課題を通して広範に研究されてきた．Ringelら(1970)は，形

態の識別(**口腔立体認知能力**)は神経機構の損傷の有無についての情報をもたらすのではないかと考えた．なぜならば，口の中に入れられた物体の形態を認知するには，中枢の統合過程とともに触覚や運動覚の末梢受容器にも損傷があってはならないと考えられるからである．ほとんどの形態認知課題は，口腔に入れられた物体の形態が絵で示された形態のうちのどれと一致するか，あるいは2つの形態が同一であるか否かを被検者に問うものである．これらの課題の成績は，加齢に伴って改善する傾向があり，青年期に上限に達する．このような検査の刺激として用いられる典型的なものは，三角形，長方形，楕円，円など形が少しずつ異なる小さなプラスチック製の三次元の形態である．

　口腔形態認知と構音能力との関係を調べた研究者たちの報告の結果は一致していない．Arndtら(1970)は，3年生を対象とした検査で口腔形態認知と構音能力との間に有意な相関を見出せなかった．しかし，Ringelら(1970)は，口腔内の形態マッチング課題で，正常発話の小学生と誤り構音のある小学生とで有意差があったと報告している．彼らによれば，構音障害が軽度な子どもより重度の子どもの方が形態認知の誤りが多かったという．

　特定の音素の産生と口腔感覚機能との関係を調べた研究者もいる．McNutt(1977)は，/r/を誤って構音している子どもたちは，口腔形態認知課題において正常構音の子どもたちほど成績がよくなかったことを報告している．しかし，/s/を誤っている子どもたちと正常構音の子どもたちの間には，有意差がなかったという．

　Bishopら(1973)は，聾学校の高校生を口話法群(発話の使用を教えられている)と手話法群(手話の使用を教えられている)に分けて，口腔形態認知能力を比較した．彼らは口話法群の能力の方が高かったと述べ，「口腔知覚の機能不全は構音障害をもたらす可能性があるが，また一方，発話活動のために口腔機構を使っていないと，たとえ正常な口腔感覚能力が備わっていても口腔知覚課題の成績が低くなる可能性がある」(Bishop et al., 1973, p.257)と推論した．

　Locke(1968)は，別の側面から構音技能と口腔形態認知得点との関係を調べた．誤り構音のある子どもと正常構音の子どもを比較する代わりに，形態認知得点の高い正常児10名と形態認知得点の低い正常児10名の構音学習課題における反応を比較した．各対象児は，ドイツ語を母国語とする人が録音したテープを聞いて，3つのドイツ語の語音を模倣して産生した．Lockeは3つのうち2つの子音に関して，形態認知得点の高い群で低い群より有意に高い産生得点が得られたことを発見した．

　McDonaldとAungst(1970)は，人は口腔形態認知得点が低くても良好な構音技能をもつことができることを指摘している．彼らは，構音は正常であるが神経学的障害がある21歳の男性が，口腔形態の同定と舌上の2点弁別において困難を示したことを例に挙げている．

口腔麻酔
　語音産生と口腔感覚機能との関係を，感覚を喪失させることによって調べることも行われてき

た．発話中の口腔感覚の役割を調べるため，研究者たちは口腔神経ブロックや局所麻酔を用い，口腔感覚の喪失状態を一時的に引き起こした．彼らは，正常な状態での発話と麻酔下の発話を，全体的な明瞭度，母音や子音の構音，発話速度，音素の持続時間や物理的音響特性など，様々な側面から比較した．

　Gammonら(1971)は，8名の成人に30の文を4つの条件下で音読させ，その構音技能を調べた．4つの条件とは，①正常，②マスキングノイズ下，③神経ブロック麻酔下，④神経ブロック麻酔とマスキングノイズ下，であった．その結果，4条件下のいずれにおいても母音の歪みはほとんどみられず，麻酔下と，麻酔とノイズ下で20%の子音が誤って構音された(特に摩擦音と破擦音)．ScottとRingel(1971)は，2名の成人男性に24の2音節語を正常な状態と麻酔下で産生させて構音を調べた．その結果，感覚喪失によって生じる構音の変化の多くは音素的性質のものではなく，そり舌や口唇のまるめが欠けたり，摩擦音の摩擦性が弱まったり，構音位置が後方化するなどであった．

　ProsekとHouse(1975)は，4名の成人が正常な条件下と麻酔条件下で，20の2音節語を単独あるいは文の中で音読したものを研究した．その結果，麻酔下でも明瞭度は維持されていたが，発話速度が遅くなり，わずかながら構音が不正確になった．彼らは，正常時に比べ麻酔下で子音を産生する場合に，被検者の口腔内圧がやや高くなり音の持続時間もやや長くなったと報告している．

　要約すると，麻酔を用いた研究によって，被検者は麻酔下では正常時と同じようには正確に話せないものの，発話明瞭度は保たれていることがわかった．しかし，これらの研究の被検者は感覚喪失前には構音が正常な成人話者であった．したがって，口腔感覚のフィードバックの減少がことばの獲得を阻害したり治療に影響するか否かは明らかではない．

口腔感覚機能と構音学習

　Jordanら(1978)は，構音学習におけるフィードバック機構としての触覚の影響について調べた．この研究の被検者は1年生の男児で，構音技能の高い子ども9名と，低い子ども9名であった．被検者は電極タッチセンサーのついた口蓋床を装着し，一時的な麻酔下と非麻酔下で，4ヵ所の舌と硬口蓋の接触を模倣するよう教示された．構音成績の低い子どもは，高い子どもに比べ，正確に舌を位置づける技能が低かった．構音成績の低い子どもも，舌の位置づけ課題の特別な訓練を受けると，当初低かった成績を改善することができた．

　Wilhelm(1971)とSheltonら(1973)は，ともに口腔形態認知の素材を用いて構音障害の子どもたちに形態認知を教えたが，結果は異なるものであった．Wilhelmは，口腔形態認知が向上するにしたがい構音も改善したと報告している．一方，Sheltonらの結果はこれを支持するものではなかった．Ruscello(1972)は，構音訓練を受けている子どもで形態認知得点が向上したと報告している．

要約

　発話産生の発達や維持における，正常な口腔感覚機能や身体感覚的フィードバックの役割は複雑である．口腔感覚の状態と構音能力との関係を明らかにするための努力にもかかわらず，まだ最終的な結果を得るには至っていない．しかし，文献考察により以下の知見が得られている．

1. 口腔感覚知覚の測定には様々な方法が用いられてきた．それらは，形態認知，接触圧閾値，2点弁別，口腔振動触覚閾値である．
2. 口腔感覚による形態認知は，加齢に伴い青年期まで向上する．
3. 音韻体系の獲得における口腔感覚情報の果たす役割は未だ不明である．
4. 構音成績の低い子どもは，正常構音の子どもに比べて形態知覚課題の得点が若干低い傾向にある．しかし，形態同定能力の低い子どもの中に良好な構音を示す者もいる．
5. 口腔器官に麻酔をかける実験を行った研究者たちは，感覚を喪失しても一般に発話明瞭度は保たれているが，構音は不正確になると述べている．
6. 過去の研究から，構音障害を示す者の中には口腔感覚障害を合わせもつ者もいると思われるが，感覚情報を構音に生かす際の基底となる神経学的メカニズムは，実験条件下と現実の連続発話では異なる可能性がある．
7. 口腔感覚機能に関する情報には，未だ臨床応用や治療に結び付けられるほどの知見はない．
8. すでに良好な発話産生技能を獲得した者と構音障害のある者とでは，感覚喪失の影響について区別して考えることが重要と思われる．
9. 長期的な感覚喪失の影響は，未だ調査されていない．

運動能力

　発話は運動行為の1つなので，研究者たちは，口腔顔面運動課題ばかりでなく一般的な運動課題への反応を調べて，構音と運動技能の関係を調査してきた．

一般運動技能

　一般運動技能と構音能力の関係に焦点を当てた研究の結果は，一貫しておらず結論は出ていない．しかしながら，構音障害のある者が一般的な運動発達において明らかに遅れるということは，これまでに示されてこなかった．

口腔顔面運動技能

　発話は，口腔筋系の正確な協調を必要とするダイナミックな過程である．発話の産生が進行しているときは，口唇，舌，口蓋，顎の筋の微細運動により口腔の容積が常に変化している．クライアントの口腔運動技能の評価は，普通，構音の評価の一部となっている．ディアドコキネシス

速度あるいは最大反復速度(音節の速い反復)の検査は，口腔運動技能の評価のために最も頻繁に用いられてきた．ディアドコキネシス速度は，*所定の時間内に産生された音節数を検者が数える測定方法か，または一定の数の音節を産生するのにかかった時間を測定する方法*のいずれかによって求められる．一定数の産生に要した時間を測定する方法の長所は，実施が簡単なことである．それは，検者は産生される音節を聞きながら数え，所定の数の音節が産生されたときにストップウォッチを止めればよいからである．そして結果は標準値と比較される．ディアドコキネシス速度検査で最もよく用いられる音節は，単音節では /pʌ/, /tʌ/, /kʌ/，連続音節では /pʌtʌ/, /tʌkʌ/, /pʌkʌ/, /pʌtʌkʌ/ である．ディアドコキネシス速度は年齢に伴って向上する．Fletcher(1972)は，所定時間内の産生数を数える方法で，6〜13歳までの子どものディアドコキネシス速度を調べた．その結果，7〜13歳の間では年齢が上がるにしたがい一定時間内で産生する音節数が多くなった．CanningとRose(1974)のデータは，最大反復速度が9〜10歳で成人の値に達することを示しているが，Fletcher(1972)のデータでは15歳過ぎである．言語臨床家は，明らかな神経学的な問題のない人々の口腔運動技能と構音との関係に興味をもっている．それは，構音障害があっても口腔運動課題では良好な反応を示す人が少なくないからである．

　McNutt(1977)とDworkin(1978)は，特定の構音を誤っている子どもと正常構音の子どものディアドコキネシス速度を調べた．McNuttは，正常構音児と /s/ の構音障害のある子どもと /r/ の構音障害のある子どもに，/dʌgə/ のように音節を交互に反復させてその速度を測定した．構音障害のある2つのグループはともに，正常構音児に比べて音節産生速度が遅かった．Dworkinは /tʌ/, /dʌ/, /kʌ/, /gʌ/ の音節を使って，7〜12歳の正常構音児と前方化リスプ(frontal lisp)の子どもの舌のディアドコキネシス速度を調べた．その結果，音節の平均産生速度は前方化リスプ群で有意に遅かった．

　音節反復速度課題の有用性や，その構音技能との関係に疑問を抱いている研究者もいる．構音運動は，対抗する筋肉を交互に収縮させるというより，異なるグループの筋群を同時に収縮させることにより成立しているというのがその理由である(McDonald, 1964)．Winitz(1969)もまた，正常構音の者が構音障害のある者よりディアドコキネシス課題で有利なのは，それまで語音に関して問題なくできてきたという理由によるのではないかと指摘している．Tiffany(1980)は，ディアドコキネシス課題の得点の重要性についてはほとんどわかっていないことを指摘し，「このような尺度は確固たる理論的根拠に欠けると思われる」(Tiffany, 1980, p. 895)と述べている．この一般法則の1つの例外は，発達性発語失行(developmental verbal dyspraxia，本章で別に論議されている(p. 191))を示すと思われる子どもたちの場合である．ディアドコキネシス課題の低得点は，他の発話課題で明らかな音節連続の問題の反映であることが多い．

要約

　構音障害のある者が一般的な運動課題で運動協調の有意な低下を示すということが，これまで

明らかにされたことはない．機能性構音障害における口腔運動技能と構音技能との関係はあいまいなままである．正常構音の者と比べ構音障害のある者のディアドコキネシス課題の成績がよくないことがわかってきたが，この結果を正しく解釈するためには，ディアドコキネシス課題と文脈の中で構音する能力との関係が明らかにされなければならない．発達性発語失行の子どもたちは，いわゆる"機能性"構音障害の下位グループの1つであり，問題を確認するという観点からディアドコキネシス課題の低得点が診断的に重要である．

舌突出

舌突出(tongue thrust)という用語は，習慣的あるいは頻繁に舌を切歯や犬歯の舌側面に置いたり押しつけたりすること，あるいは上下の前歯の間から突出させることを意味する(Hanson, 1994)．Proffit(1986)は，舌突出は一種の誤称であると指摘した．それは，この表現では舌が強く前方に押し出されていることを意味するが，実際には舌突出のある者がない者に比べ，舌を歯列に対してより強く押しているとは思われないからである．どちらかといえば，*舌突出嚥下*(tongue thrust swallow)の方が嚥下時の舌の動きの方向性を示している．このような動作を表す他の用語としては，*逆嚥下*(reverse swallow)，*異常嚥下*(deviant swallow)，*乳児嚥下*(infantile swallow)などがときとして用いられる．これらの用語にはそれぞれに誤った意味が賦与されているので，使用は避けるべきである(Mason, 1988)．MasonとProffit(1974)によれば，舌突出嚥下パタンの最も顕著な特徴は，以下の条件が1つ以上認められることである(Mason and Proffit, 1974, p. 116)．

1. 嚥下開始時，舌先が下唇に接触するような前歯間における舌の前方への動き．
2. 発話産生時，顎関節が開いた状態で，舌を前歯の間で，あるいは前歯に当てて前方化させる(音声環境からはそのような構音位置が必要ないにもかかわらず)．
3. 安静時，下顎を若干開口させて，舌が口腔内で前方に進み，舌先が前歯に接触するか前歯間にある．

誰でも生まれたときには，舌が口腔を埋めてしまい舌の前方化が避けられないため，人生のはじめは舌突出者としてスタートする．それからしばらくしてほぼ5歳前で，たいていの子どもが嚥下時に，舌と歯茎/歯で前方の閉鎖を行う代わりに舌背と口蓋とで上方の閉鎖を行うようになる(Hanson, 1988b)．

嚥下時の舌突出や安静時の舌の前方化は，ふつう視覚的な観察で確認できる．Mason(1988)は，2つのタイプの舌前方化を区別しなくてはならないと指摘した．第1のタイプは**習慣**と表現されるもので，形態構造上の制限要因がないにもかかわらず，みられるものである．第2のタイプは**必然的**なもので，気道の障害物や扁桃肥大などの要因が関与している可能性があり，嚥下時に食塊を通過させる気道の大きさを保つために舌の突出が必要となる場合である．Shelton(1989)は，訓

練による変化が少なく予後がよくないという理由で，第2のタイプの舌前方化を改善するために口腔筋機能訓練を行うことを疑問視している．

Hanson(1988a)は，このような舌の位置や動きは"口腔筋パタン障害"と記述した方がよいと述べている．矯正歯科医や言語病理学の専門家は舌突出と安静時の舌の前方化に興味を抱いてきたが，それは舌機能が ①不正咬合，②顔面形成の発達異常，③構音障害，のあるタイプのものの原因になり得るという認識があったためである．舌突出と不正咬合に伴う構音障害のタイプは前方化リスプであり，/s/ と /z/ の産生時に舌を前方に位置づけることが特徴である．舌突出を示す子どもの中にも構音の誤りを示す者がいる．舌突出を示す子どもではそうでない子どもよりリスプの数が多い．ときには舌突出が /ʃ/，/tʃ/，/dʒ/，/ʒ/，/t/，/d/，/l/，/n/ の産生時に構音位置の前方化を伴うこともある．

舌突出の歯列への影響

最近は，舌の安静時の構えは，嚥下時(舌突出)や発話中の舌機能に対してよりも，歯列や顎の位置に対する影響が大きいと考えられている(Proffit, 1986)．安静時に舌が前方に位置する場合は，舌突出が歯列異常に影響を及ぼしたりそれを維持する役割を担う可能性がある．もし安静時，舌位が前方(前方安静位)にあり前歯の間に位置するならば，この状況，すなわち舌の突出が歯の正常な萌出を妨げ前歯部開咬をもたらし得る．しかし舌が前方安静位をとらない舌突出患者は，不正咬合になることはないと考えられている．発話中および嚥下時の舌突出に伴う歯列への圧力は，ごく短時間続くだけであり不正咬合の原因となるほどの力が歯列にかかることはない．Mason(1988)は，舌突出パタンと舌前方位のある者は，不正咬合へ発展する可能性のある形態的な状況をつくり出していることになり，舌突出のみがみられる者より不正咬合となる確率がずっと高いことを指摘している．

舌突出と構音障害

研究者たちは，舌突出のある子どもはそうでない子どもより，歯擦音の歪みを主体とする誤り構音が高頻度にみられると報告してきた．Fletcher ら(1961)は，1,615 名の 6〜18 歳までの生徒を調査した結果，舌突出嚥下パタンを示す子どもはそうでない子どもに比べ，歯擦音の歪みを示す傾向が強いことを発見した．さらに，正常な嚥下パタンの対象児では年齢とともに歯擦音の歪みが顕著に減少していく傾向がみられたが，舌突出の対象児では減少がみられなかった．

Palmer(1962)は，明らかな舌突出で紹介されてきたクライアントでは，ほとんど常に歯擦音の"軽度の歪み"がみられたが，その歪みは軽度のリスプとして感じられる程度のものであったと述べている．こうした歪みは /t/，/d/，/n/ にも起こったという．

Jann ら(1964)は小学校低学年の子どもたちを対象に，発話の障害と舌突出と不正咬合の関係を調べた．その結果，舌突出嚥下パタンの子どもには /s/，/z/，/l/ の様々な変容が多くみられたと

述べている．

　Subtelny ら(1964)は，レントゲン検査で /s/ 産生と口腔形態の正常，異常との関係を調べた．対象は81名の青年と成人であり，①正常咬合で発話が正常，②重度不正咬合で発話が正常，③重度不正咬合で発話が異常，の3群に分けられた．それまでの研究者たちとは対照的に，彼らは正常発話を示した者における舌突出と不正咬合の出現率が異常発話を示した者における場合と同程度であることを発見した．この知見は，逆嚥下パタンが発達に伴い減少するという報告とも矛盾しない．

　Dworkin と Culatta(1980)は，141名の子どもで舌の突出力と開咬と構音の関係について調べた．その結果，舌の突出力に関して対象児の間で有意差はなかったと報告している．

治療

　Hanson(1994)が舌突出治療の効果を調べた15の研究の文献考察を行った結果，そのうち14の研究が，嚥下時と安静時のパタンが改善を示したと報告している．ほとんどの研究が，治療終了後少なくとも1年は経過観察を行っている．5例を対象とした1つの研究(Subtelny, 1970)だけが，治療は障害を直す効果がなかったと報告している．

　この他にも舌突出治療を支持する臨床報告が，口腔筋機能訓練を行っている臨床家からしばしば出されている．例えば，Hilton(1984)は「自分の経験では，初期に感覚刺激訓練やストレッチ訓練などの筋機能訓練を受けずに構音訓練を開始する舌前方化の子どもたちの多くは…不必要なハンディをもったまま訓練をはじめていることになる…私はすべての舌前方化の構音障害例に，構音位置－素性に基づく構音訓練に先立ち，まず口腔を意識し制御し自由に動かす訓練を行う…」(Hilton, 1984, p. 51)と述べている．

　ASHA(American Speech-Language-Hearing Association)の規約委員会(Legislative Council)で採択された口腔筋機能障害の評価と治療における言語病理学の専門家の役割に関する公式声明には(ASHA, 1991)，「口腔筋機能障害の研究，評価，治療は言語病理学の範囲に含まれる」という声明が含まれている(ASHA, 1991, p. 7)．この声明は，以下に示す他の声明と同様に，舌突出と口腔筋機能訓練に対する ASHA の見解が，1974年の ASHA，米国歯科学会，米国矯正歯科学会の共同声明にみられるこの種の障害に対する懐疑的な立場から，大きく変化したことを示している．

1991年の立場表明

　ASHA の立場は以下の通りである．
　1. 安静時および嚥下時の舌の異常な前方化(舌突出)，口唇の機能不全，そして吸啜習慣を含む口腔筋機能徴候は確実に同定できる．このような現象が構音の誤りとともに起こる患者もいる．

2. 舌の前方化は，学習された行動，身体的条件，あるいはその両方を反映するものである．
3. 口腔筋機能療法が，舌および口唇の位置や動きの障害を修正するのに効果的であることを示す研究が発表されている．
4. 口腔の筋機能障害の検査，評価そして治療は言語病理学の範囲内にある．
5. 口腔の筋機能に関するサービスを行おうとする言語病理学の専門家は，質の高い治療を提供するために必要な知識と技能をもっていなければならない．口腔筋機能療法は，それに興味をもち訓練によって適格とされた個々の言語病理学専門家が任意に実施するものである．
6. 評価と治療は学際的であり，かつ個人に合わせて調整されるべきである．口腔筋機能療法を行う言語病理学の専門家は必要に応じ，矯正歯科医，小児歯科医あるいは他の歯科医，そして耳鼻咽喉科医，小児科医，アレルギー専門医など医療の専門家たちと共同で働くべきである．
7. 口腔筋機能療法の目的とするところは，口唇や舌の安静時および運動時のパタン(発話時を含む)の再訓練である．言語病理学の専門家が治療目的を説明するにあたっては，歯の位置や咬合の変化による治療効果を予測するようなことは避けるべきである．
8. 口腔の筋機能の本質や評価，およびその障害の治療に関して，基礎研究および応用研究が必要である (ASHA, 1991, p.7)．

口唇―舌の構えに関する機能についての特設委員会報告(ASHA, 1989)が上記の声明を作成したのは，コミュニケーション障害に関連した口腔の筋機能徴候に関する以下の概念に基づいている．

1. 乳児はすべて，正常な行動として舌突出嚥下を行う．
2. このパタンは成長および成熟とともに大きく変化し，乳児期から成人期までの間に多くの異なる嚥下パタンを確認することができる．
3. 発達のある時期になると舌突出嚥下はもはや正常なものではなくなり，望ましくないものとみなされたり，不正咬合やリスプあるいはその両方の原因や維持因子とみなされたりする．
4. 不正咬合にさらに強い関連をもつ状態は，安静時の舌が前方に位置することである．このことは歯科矯正理論と一致しており，歯に長期的に働く力の効果で歯が動くのに対し，短期的に働く(断続的)力は歯の動きを起こしにくいという研究とも一致している．
5. 口腔筋機能療法を受けている間に，患者によっては舌突出嚥下や前方安静位を改善あるいはコントロールするという記述的な証拠がある．
6. 患者に舌突出嚥下と舌の安静時前方位が共存しているかどうかを確認することに，診断上の注意を向けるべきである．このような状態が同時に起こっていれば，舌突出嚥下が単独でみられるときよりも不正咬合へのより強い関与が予想される．しかしながら，舌

の前方位と舌突出嚥下が，舌の安静時前方位単独に比べより有害であることを示すのに十分な証拠はない．舌の安静時前方位あるいは舌突出嚥下とリスプが，同時に起こる人々がいるという証拠もある．舌の機能や位置の正常化が，リスプあるいは /t/, /d/, /n/, /l/ などの音素の歯間化の改善を促すこともあり得る．

7. 安静時口唇がわずかに開いている状態（"口唇機能不全"）は，正常な発達の途上にある子どもに認められる．成長に伴い，典型的には13歳から19歳の間に安静時の口唇閉鎖が獲得されるようになる．しかし，口唇閉鎖が可能になる時期を過ぎても口唇が開いている状態が残る人がいる．このような人は治療の対象となり得る．

8. 口唇の訓練によって口唇閉鎖位が促進されることがあるという証拠がある．

9. 吸啜習慣（例えば，指，親指，舌，口唇など）が歯の発達に影響を及ぼすことがある．舌突出と親指の吸啜が歯の問題と同時にみられるときは，親指，指などの吸啜習慣が終わるまで，発達に伴ってみられる舌突出の改善は期待できないであろう．

10. 学習に加えて，他のいくつかの条件が舌の位置に影響を与える．それらには，気道後方の障害物，つまり扁桃，アデノイド，鼻腔の障害物，小顎症に伴う舌の後高位置，または長い軟口蓋などが含まれる．多くの形態学的特性あるいはそれらの組み合わせが口腔の峡部を狭くすることがあり，安静時に舌を前方に置かざるを得なくさせるのである．診断の過程で，このような患者を，他の舌前方位，舌突出嚥下の患者から区別すべきである．このような必然的な結果としての舌前方位グループは，医学的治療を行わずに筋機能療法の対象になることは考えられない．筋機能療法を考慮する前に，何らかの医学的な治療を行うのが普通である．

要約

1. 口腔の筋機能障害の取り扱い方のみでなく舌突出の臨床的実在についても，1991年の立場声明に示されたASHAの現行の立場は，1974年の声明からは大きく修正されている．

2. 安静時や嚥下時の舌の異常な前方化（舌突出）や，口唇の機能不全，吸啜習慣などの異常な口唇―舌の構えに関する機能を同定できるという考えを支持するデータがある．

3. 安静時の舌の前方位は，嚥下時の舌突出の有無にかかわらず，不正咬合と関連する可能性がある．

4. 安静時の舌前方位あるいは嚥下時の舌突出が，リスプと同時に起こる人々がいるという証拠がある．

5. 口腔筋機能療法は，舌や口唇の位置や動きの障害を修正するのに有効なことがある．

6. 発話を対象としない治療を含む口腔筋機能障害の評価や治療は，言語病理学の領域内にあるが，学際的な提携も行うべきである．

7. 口腔筋機能の本質と評価，およびその障害の治療に関する研究が必要とされている．

神経運動障害

　運動レベルの発話の産生には，筋力，運動の速さ，適切な範囲の可動域，運動の正確さ，複数の運動の協調，動きの安定性，そして筋緊張が必要とされる(Darley, Aronson, and Brown, 1975)．これらの神経筋機能のうちの1つ，あるいはそれ以上が損なわれる障害は，発話産生運動に影響を及ぼすであろう．運動性の発話障害では，構音の障害だけではなく，発声，呼吸あるいは鼻咽腔閉鎖機能など，発話産生の他の構成要素にも障害が及んでいることが多い．神経運動発話障害は，脳卒中やその他の型の脳損傷に伴って起こることが多いので，子どもより成人に，より典型的に出現する．脳性麻痺は，子どもにおいて神経運動性の発話障害をもたらす状態の1つの例である．

　神経学者や言語病理学の専門家は，神経学的障害のある人々に認められる臨床的(行動上の)反応と神経学的病変(脳損傷)の位置や大きさとの間にあり得る関係を，理解しようと努めてきた．このような探求をする理由は，特定の脳損傷とそれに付随する認知言語面の障害を示す患者たちが，潜在的に共有する属性を明らかにするためである．

　運動性の発話障害に関する成書が出版されてはいるが，以下この話題に関する簡単な紹介を行う．

運動性構音障害

　運動性構音障害(dysarthria)は，神経筋系の障害による発話の問題である．それは，発話のメカニズムに関与する経路を含む中枢あるいは末梢神経系の病変に由来するといえる(Darley, Aronson, and Brown, 1969)．この障害は，脳内の異なる部位の異なるタイプの病変によってもたらされるいろいろな特徴をもつため，恐らく *dysarthrias* という用語が *dysarthria* よりも正確である．

　運動性構音障害は，発話に関与する筋系の麻痺，筋力低下あるいは協調不全によって起こり，それらは神経系の局在した損傷，種々の炎症性変化，毒物代謝障害，脳血管障害，神経系の退行性障害に由来し，あるいは脳腫瘍に随伴することもある．運動性構音障害の発話の最も重要な特徴は明瞭度の低下である．その発話は，呼吸，発声，構音，共鳴そして韻律の障害を示す可能性がある．自発話で誤って構音された音素は，音読や模倣課題など他の状況でも同様に誤って構音される傾向がある．

　表4.1は，運動性構音障害の7つのタイプと，それぞれのタイプにおいて最も顕著な逸脱を示す発話特徴を表にしたものである．これらの特徴のうち最もよくみられるものは，不正確な子音の産生である．

表 4.1 運動性構音障害と関連する発話特徴

タイプ	神経学的分類	言語症状の特徴
弛緩性構音障害 (下位運動ニューロンの障害)	球麻痺	1. 開鼻声 2. 不正確な子音 3. 気息性(持続的)
痙性構音障害 (上位運動ニューロンの障害)	仮性球麻痺	1. 不正確な子音 2. 単調な声の高さ 3. 強勢の減弱
失調性構音障害 (小脳系の障害)	小脳病変	1. 不正確な子音 2. 過剰で一様な強勢 3. 不規則な構音の障害
運動低下性構音障害 (錐体外路系の障害)	パーキンソニズム	1. 単調な声の高さ 2. 強勢の減弱 3. 単調な声の大きさ
運動過多性構音障害 (錐体外路系の障害)	舞踏病	1. 不正確な子音 2. 間隔の延長 3. 発話速度の変動
運動過多性構音障害 (錐体外路系の障害)	ジストニー	1. 不正確な子音 2. 母音の歪み 3. 粗糙性の声質
片側性上位運動ニューロン (右側あるいは左側の障害)	仮性球麻痺	1. 不正確な構音 2. 開鼻声 3. 遅くて努力性の発話
混合性構音障害	筋萎縮性側索硬化症 仮性球麻痺や 球麻痺の特徴を伴う	1. 不正確な子音 2. 開鼻声 3. 粗糙性の声質

出典:F. Darley, A. Aronson, and J. Brown, *Motor Speech Disorders* (Philadelphia:W.B. Saunders, 1975)に準拠.

失行

　失行(apraxia)も脳損傷によって起こる運動性発話障害だが,運動性構音障害とは区別され,別個の臨床的な実体をもつものとされる.発語失行は,発話筋系の筋力低下や麻痺,協調不全を伴わない運動性発話企図障害として特徴づけられる.運動性構音障害がしばしば運動性の発話過程のすべて(呼吸,発声,構音,共鳴,韻律)に影響を及ぼすことがあるのに対し,失行は,主に構音能力に影響を及ぼし,二次的に韻律の変化を伴うものである.

　Darleyら(1975)が,この障害のいくつかの臨床特徴を記述している.

　　発語失行の特徴は,必要な構音の構えをつくるために試行錯誤をすることによって遅くなり努力性となった発話パタンに埋め込まれた,非常に変化の大きい構音の誤りである.目標と

ずれて産生された音は，たいてい構音操作が複雑なもの，すなわち置換(それらの多くは目標音素と関連がない)，付加，反復そして引き延ばしである．歪みや省略など単純化する誤りの頻度は低い．誤りは語頭子音で最もよく起こり，特に，より複雑な筋肉の調節が必要な音素や音素結合で起こることが多い．単語の長さや，文における語の言語学的，心理学的な"重さ"の増大によって誤りは悪化する．聴覚的，視覚的あるいは教示上の条件によって大きな影響を受けることはない．流暢で誤りのない発話がときどき認められるので，効率のよい自動的で反応的な産生と効率の悪い意図的で目的的な産生との間の顕著な差異が際立ってみえる(Darley et al., 1975, p. 267).

発語失行(apraxia of speech, verbal apraxia)を呈する患者の中には，口腔の意図的な非言語課題においても同様の困難，つまり**口腔失行**(oral apraxia)といわれる行動を示す者がいる(Darley, 1970；De Renzi, Pieczuro, and Vignolo, 1966)．例えば，摂食中には舌を突き出すけれども，それを自発的に行うことはできない．口腔失行と発語失行はしばしば併発するが，単独で起こる場合もある．

JohnsとDarley(1970)は，"自分で選んだ速度"と速い速度で行う自発話と音読の課題について，失行の患者と運動性構音障害の患者を比較した．彼らは ①失行患者は運動性構音障害患者に比べ構音の誤りの一貫性が低かった，②失行患者は，遅い速度より速い速度の音読で構音の誤りが少なく明瞭度が高かった，③失行患者は，音読課題より自発話課題の方が得意である，④運動性構音障害患者は，速い速度より遅い速度の発話で誤りが少なく明瞭度が高かった，⑤運動性構音障害患者の誤りの65％は歪みであったが，失行患者の誤りでは10％のみであった．失行患者の誤りの50％は置換であるが，運動性構音障害患者の誤りでは10％のみであった，と報告した．失行にみられる語音の誤りは，たいてい音の置換の誤りと同定され，それによって運動性構音障害にみられる語音の歪みとは区別される．しかし，ItohとSasanuma(1984)は，失行にみられる置換の中には歪みと表現された方がよいものがあり，したがって失行は置換と歪みの誤りの両方によって特徴づけられると主張した．LapointeとWertz(1974)は，失行と運動性構音障害の発話特徴を合わせもつ"混合性の"構音障害を呈する患者について報告した．

発達性発語失行

語音産生障害の1つに発達性発語失行があり，それは神経系に由来すると考えられることが多い．この障害は"発達性音韻障害"に分類されている子どもたちの一部を占めるとみられている．このような障害は，運動性構音障害のない，あるタイプの先天的な神経運動障害と結びつけられることが多かった．**発達性発語失行**(developmental verbal dyspraxia：DVD，またはdevelopmental apraxia of speech：DAS)の用語が，この下位区分の子どもたちを同定するのにときどき用いられる．この領域の文献は，ほとんどすべてが子どもに焦点を当てているが，Haynesら(1978)は，この障害に共通する症状が成人期まで持続するかもしれないと述べている．

音韻障害児のこの特異な下位グループについての記述が行われている．Morley(1957)は他のヨーロッパの研究者とともに，このタイプの発達性発話障害に注意を喚起し，構音障害のある子どもたちのこの下位グループを最初に記述した1人である．1970年代に，**発達性失行**(developmental apraxia/dyspraxia)という診断名がアメリカで多く用いられるようになった．これは，伝統的には"機能性"構音障害(原因不明の障害)をもつと判断されるが，臨床家がその音韻の誤りに微細な運動性あるいは神経性の基盤があると疑ったある特殊な下位カテゴリの子どもたちを同定するために使われた診断名であった．

先に述べたように，成人の失行は神経系の損傷に伴い，また発話筋系の筋力低下，麻痺，協調不全のない運動性発話企図(すなわち運動パタンを選択し，計画し，組織化し，開始する)の障害によって特徴づけられる運動性の発話障害とみなされる(Darley, 1970; Darley, Aronson, and Brown, 1975)．成人の文献から*失行*(apraxia)という用語を借り，子どもにみられる行動学的にはいくらか類似しているものの病因論的には類似していない現象を同定するのに用いてきた．このように*発達性発語失行*，あるいは*発達性失行*という用語は，構音の誤りがあり，また語音やその連続の意図的あるいは模倣的産生にも困難を示す子どもたちを指して使われるようになったのである．これらの徴候には口腔失行の徴候を伴うこともあるし，そうでないこともある．

DVDについては広く論議され，その記述，評価および治療について書かれた一群の文献が出てきたにもかかわらず，そのような障害の存在自体を論議してきた歴史がある．この症候群に属する徴候は発現が一貫せず，このような名称をあえてつけるほど独特なものではないため，DVDを音韻障害の子どもたちの1つの"診断像"とみなすことは適切でないと示唆している研究者もいる．しかしこのような論議にもかかわらず，ほとんどの臨床音韻学者はこのような診断的カテゴリの存在を認めている．

DVDの特徴

RosenbekとWertz(1972), YossとDarley(1974)は，DVDの特徴を記録するための初期の研究を行った．さらに最近になってVellemanとStrand(1994)が文献を要約し，以下に示す諸特性を提示した．これらの特性の存在が，しばしば診断の根拠になると思われる．

1. 発話困難と不明瞭さ，またはそのどちらかが持続するが，これには母音構音の誤り，子音産生の不十分さ，あるいは減少，発話の長さや複雑さが増大するにつれて増加する誤り，2～3の音韻素性の誤りなどが含まれている．
2. 誤りの発生をある程度自覚している一貫性のない誤り．
3. 音素を連続して言うことが難しい，特にディアドコキネシス課題において困難がある．
4. 口腔運動やその連鎖の意図的運動を実行するのに際して，探索したり声を発しない構えをしたり，困難さがあったりする．
5. 鼻音性と韻律のタイミングとコントロールが一貫しない．

6．訓練による改善が遅い．

加えて以下に示す特性がしばしばDVDを描写するのに使われている．

　　1．明らかな器質性の疾患がない．
　　2．筋力低下がない．
　　3．知能が正常範囲にある．
　　4．言語理解が正常範囲にある．
　　5．正常聴力である．

　GuyetteとDiedrich(1981)は，DVDに関する文献について早い時期に広範な概観を行い，①この障害の診断において，どの症状あるいは行動が重要であるかについて意見の一致がほとんどみられない，②意見の一致した症状を支持するデータはわずかである，③たとえデータが得られたとしても，子どもたちを同定するためにこれらのデータをどのように用いればよいかについて明確に記述したものはない，と結論づけた．

　DVD症候群の妥当性に対する論争にもかかわらず，この診断は臨床家や研究者から支持されている．彼らの中には，神経学的な基盤をもつコミュニケーション障害に第一の関心をもつ人々が含まれている．失行の特徴を示すと認められた子どもたちを対象とする臨床家にとって，専門的な行動の指針として役立ついくつかの概念がある．

　　1．Jaffe(1986)は，DVDはこの障害を診断するのにある症状や徴候がすべてそろう必要はなく，また診断を確定するための典型的な徴候や症状もない症候群であると思われることを指摘した．
　　2．VellemanとStrand(1994)は，この障害に関する論争はDVDの特徴をいくらかの言語症状を伴う純粋な運動障害とみるか，あるいは発話に影響を与える言語障害とみるかという点に集中していることを指摘した．彼らはさらに，「多数の構音の誤り，努力性の発話，治療の進みにくさなどを示す音韻障害児の下位グループの存在はほとんど疑いようがないが，この障害の性質，病因，予後，治療については1世紀にわたってずっと論争の対象となってきた」と述べている(Velleman and Strand, 1994, p.110)．
　　3．臨床家は，発語失行の子どもたちにみられる障害の基本的な運動特性をさらによく記述するよう努めるべきであるといわれてきた(Crary and Towne, 1984)．言い換えれば，言語的および非言語的課題の両方における子どもたちの反応をよく記録しておくべきだというのである(運動性の構音の問題を示すと思われる子どもとそうでない子どもの双方について)．我々はこの方法によって記述をさらによいものにし，クライアント間の比較を行うことができるのである．
　　4．診断的なカテゴリの存在を証拠立てる1つの方法は，特別な治療手続きが症状を改善するのに効果的であることを示すことである．特別な訓練手続きに応じて起こった改善を実証すること(このためには単一事例研究デザインが有効である)が，DASという診断が生き

残る可能性を吟味するのに役立つかもしれない．

5. Love(1992)は，「DVD症候群について報告されている徴候や症状の原因，病理，妥当性に関して深刻な疑問が生じているにもかかわらず，この症候群は，小児期の運動性発話障害の適切で役に立つ診断上のカテゴリであることに変わりない」(Love, 1992, p. 95)と提唱した．彼はさらに，DVDは「言語病理学の専門家が最もよく出会う言語障害，すなわち発達性音韻障害，あるいはいわゆる"機能性構音障害"の鑑別診断のために重要な助けとなる」と述べている．学習上の原因や特発性でなく，恐らく神経性の原因による音韻障害の子どもたちを適切に同定することによって，重度で多くの場合頑固な構音障害をもったために言語病理学の専門家にとっては特別な問題症例となる一群の子どもたちを理解し，評価し，治療するために助けとなる説明が得られる(Love, 1992, p. 98)．

第7章で，発達性発語失行の評価と治療についての提案が示される．

認知言語学的要因

音韻産生との関連性について研究されてきた変数の第2のカテゴリは，認知言語学的要因である．歴史的に，コミュニケーション科学とその障害の分野では，知能と語音産生との関連性に関心がもたれてきた．さらに近年になると研究者たちは，音韻の障害と他のタイプの言語課題の成績との関係を明らかにしようとしてきた．音韻体系とこれらの変数との関係を知ることは，最も効果的な治療プログラムのタイプを決定するのに有効であるばかりでなく，総合的な言語行動をよりよく理解する助けとなる．

知能

音韻障害の出現に関係する因子を同定する場合，知能は適切な変数と思われるであろう．知能(IQテストで測定される)と構音障害の関係には長い間関心がもたれてきた．Reid(1947a, 1947b)は，構音障害があるといわれている小学生と中学生38名の知的レベルを調べた．精神年齢は学校の記録と*カリフォルニア精神成熟度テスト*(California Test of Mental Maturity)から得られた．その結果，IQが70以上の場合，知能得点から構音の熟達度を予測することはできなかった．Winitz(1959a, 1959b)は150名の子どもの調査を行い，*WISC*の得点と*テンプリン-ダーレイ構音スクリーニング検査*(Templin-Darley Articulation Screening Test)の得点との間に正の相関は低かったと，同様の報告を行った．このように，正常な知能をもつ子どもの場合に知能と構音の関係を考えると，一方から他方を適切に予測することはできないことをデータが示したのである．

知能と音韻体系についての第2の見解は，発達遅滞児の音韻体系の状態に関する研究から得ら

れる．1970年までに，発達遅滞児における構音障害の発生率を調査する目的で多くの研究が行われた．これらのうち典型的なものは，Wilson(1966)，Schlanger(1953)，Schlanger と Gottsleben (1957) などの報告である．Wilson は，暦年齢6～16歳までの精神遅滞児 777 名の研究に*ヘジナ構音検査*(Hejina Articulation Test)を使い，53.4％の子どもが構音障害を示したと報告した．子どもの精神年齢が上がるにつれ，置換，省略，歪みの誤りは減少した．Wilson(1966)は「教育可能な精神遅滞群において構音の異常は高い割合で起こり，構音障害の生起率と重症度は精神年齢に密接に関係する」(Wilson, 1966, p.432)と結論づけた．また Wilson の知見は，正常児では約8歳まで改善を続ける構音能力が，精神遅滞児ではその年齢以上でも改善し続けることを示した．

Schlanger(1953)や Schlanger と Gottsleben(1957)は，精神遅滞児の構音の研究で Wilson と同じような知見を報告した．Schlanger は寄宿制学校の子ども 74 名を調査した．子どもの平均暦年齢(C.A.)は 12 歳 1 ヵ月で，精神年齢(M.A.)の平均は 6 歳 8 ヵ月であった．74 名のうち 56.7％が構音障害であった．Schlanger と Gottsleben は，無作為に選択した 400 名の訓練学校寄宿生(平均暦年齢 28 歳 9 ヵ月，平均精神年齢 7 歳 8 ヵ月)の研究で，軽度から重度と幅はあるが 78％が構音の遅れを示したと報告した．ダウン症候群の子どもや中枢神経障害の原因疾患をもつ子どもは，構音発達の遅れが最重度であった．

音韻の特殊な誤りに関する文献(Bleile, 1982；Smith and Stoel-Gammon, 1983；Sommers, Reinhart, and Sistrunk, 1988)によれば，精神遅滞者にみられる構音発達の遅れと誤りのパタンは，正常に発達している年少の子どもたちの誤りと，質的に差がないことが示唆される．Kumin ら(1994)は，ダウン症候群の子どもたちの発話における音の初発年齢に，非常に大きな幅があることを報告した．彼らはまた，これらの子どもたちが「典型的な発達を示す子どもたちの標準的な音の獲得順序にはしたがわないようだ」とも述べており(Kumin et al., 1994, p.300)，さらに正常発達の子どもたちと比べ 5 年も遅く出現する音もあるという．

Shriberg と Widder(1990)は，約 40 年間にわたる精神遅滞者の発話研究から明らかになったことが以下のように要約できるとした．

1. 精神遅滞者には構音の誤りが多い．
2. 最も多くみられる構音の誤りタイプは子音の省略である．
3. 構音の誤りが一貫しない傾向がある．
4. 構音の誤りのパタンが，年少児や"機能性"構音遅滞の子どもの誤りに類似する傾向がある．

精神遅滞群のうち，遺伝学的に統制された下位グループであるダウン症候群(DS)の音韻特徴を調査した研究者たちもいる．Sommers ら(1988)は，13～22 歳の DS 児にみられる音韻の誤りのうちいくつかは，5～6 歳の正常知能の子どもにしばしばみられる音であったと報告した．(すなわち /r/, /r/ 結合, /s/, /s/ 結合, /z/, /θ/, /v/ など)．彼らは，これらの誤りが，DS 児の音韻発達が正常児と同様の一般的なパタンを踏襲するという仮説を支持しているように思われると述べ

ている．しかし彼らは，DS児が5～6歳の正常児には典型的でない誤りを示したことも報告している（すなわち，歯茎破裂音と鼻音の省略）．彼らはまた，DS児において連続発話に多くみられた省略が，模倣と自発の単語呼称反応では認められなかったとも報告している．

　Rosinら（1988）は，DS児の全体的なコミュニケーション像を研究する一環として構音を研究した．10名のDS男児（平均暦年齢14歳7ヵ月）を対象とし，精神遅滞児，および2つの年齢レベル（平均暦年齢6歳1ヵ月と15歳5ヵ月）の正常児を対照群として比較した．彼らによると，どの群の子どもたちも精神年齢が増すにつれて，言語サンプルの明瞭度は増大した．DS群は，精神遅滞群および年少の正常群（年長群とは比較されなかった）と比較すると，*ゴールドマン-フリスト構音検査*（Goldman-Fristoe Test of Articulation）で正しく構音された子音の割合に有意な差がみられた．

　上に述べた発話検査に加えてRosinら（1988）は，他の言語検査，口腔運動評価，流体力学的検査も行った．その結果，DS群は，順に配列する要求度の高い産生課題ほど困難さが増大した（例えば，子音-母音反復，単語の長さなど）．DS群は/pataka/を構音するのに正常群より有意に多くの手がかりを必要とし，また/papapaps/を産生するとき，口腔内圧に大きい変動を示した．DS群の発話の長さの平均は有意に短かった．Rosinらは，これらの知見が他の研究者たちによる観察結果と一致するものであることを示し，また，DS群に認められる口腔運動制御と言語の両方の問題の基底に，配列化が関与していることを示唆した．

要約

　研究者たちは，正常知能の範囲内では知能と構音機能の相関が低いことで一致している．したがって，知的機能は構音能力に寄与する因子として，その重要さは限られており，知能から構音を予測することは難しいといえる．一方，精神遅滞群では，知能と構音の間により高い相関が見出された．ダウン症候群の子どもの構音能力は正常に発達している年少の子どもにみられる誤りパタンと類似したパタンを反映していた．しかし彼らはまた，逸脱した，あるいは普通にはみられないと思われる誤りも示した．

言語発達

　音韻は子どもの発達する言語体系の1つの構成要素であるため，音韻発達と言語の他の側面（すなわち形態/構文，意味，語用）の発達との関係について，関心がもたれてきたのは自然なことであった．臨床音韻学者にとってとりわけ興味深いことは，音韻発達の遅れやその障害が，言語の他の側面の遅れや障害とどの程度同時に起こり得るかということであった．

　Whitakerら（1970）は，構音障害児は音韻規則，形式類，文構造の知識などの言語技能にも障害があると報告した．対象は6歳1ヵ月から7歳7ヵ月の構音障害児と対照群の正常児であった．構

音障害児はすべて*テンプリン-ダーレイ構音スクリーニング検査*で 7 歳の境界得点以下であった．彼らによれば，構音障害群の言語発達は，発達の順序は正常であるが速度が遅いように思われるという．

Shriner ら(1969)は，5～8 歳の重度の構音障害児 30 例(少なくとも 7 つの構音の誤りがあり，*テンプリン-ダーレイ構音検査*(Templin-Darley Test of Articulation)で平均値より 1 標準偏差(SD)以下の得点)と対照群の正常児の言語技能を比較した．構音障害児は正常児に比べ，自発会話における発話が有意に短く，より単純であった．

Marquardt と Saxman(1972)は構音障害と言語理解の関係について，幼稚園児の 2 つの群，1 つは*テンプリン-ダーレイ構音検査*の同年齢の標準値から 1 SD 以上下回った群，もう 1 つは対照群として誤り音が 1 つ以内の群を使って調査した．*聴覚的言語理解検査*(Test of Auditory Comprehension of Language)を行った結果，構音障害群が対照群より，有意に言語理解の誤りが多いことがわかった．両方の検査の得点相互の関係は，構音の誤りが最も多い子どもたちが言語理解においても最も誤りが多いことを示していた．

Gross ら(1985)は，以下の 3 群の学童について言語技能を調べた．①多くの誤り構音がある群．語末において少なくとも 2 つの誤りをもつものと定義される．ただし /l/，/r/，/s/ は含まれない．②習得順序が遅い音の誤り群．/l/，/r/，/s/ のうち少なくとも 1 つの音が，2 つ以上の位置で誤りを示す群．これらの音の子音結合の誤りはかまわないが，他の音素レベルの誤りがあってはいけない．③正常の対照群．1，3，5，7 年生から全部で 144 名の子どもがこの後方視的研究のために選ばれた．その結果，言語構造の完全さと複雑さの平均得点は，多数音誤り群の方が遅い音誤り群や正常群よりも有意に低かった．発話の長さの得点は群間で差はなかった．言語の誤り総数は，多数音誤り群から遅い音誤り群，ついで正常群へと減少した．

上述したような研究，すなわち言語のある側面と音韻の関係を検討しようとした研究は，一般に，音韻障害と言語障害の間の中程度の相関を報告してきた．Tyler と Watterson(1991)は，言語と音韻の関係を調べた文献を概観したのち，そのどちらかの障害をもつことが確認された子どもの 60～80％ に，両方の障害が重複して起こることが予測できると述べた．Shriberg と Kwiatkowski(1994)は，発達性音韻障害をもつ 178 人の子どもの資料を基に，50～70％ の子どもが言語産生面の問題をもち，また 10～40％ の子どもが言語理解の遅れも合わせもつであろうと報告した．

音韻と言語の他の側面，特に構文との関係について，さらに研究し説明しようとした研究者たちもいる．共通の認識は，言語は"トップダウン"で体制化される，すなわち話者は語用論的な意図から意味的符号化，構文構造，音韻産生へと進むというものである．このように考えると，高次レベルの言語形式が最終的に子どもの音韻産生に反映する．もしこの理論が正しいなら，構文が複雑になればなるほど子どもは言語的に障害を受け，音韻産生にそれが表れることが考えられる．Schmauch ら(1978)は，音韻と言語に障害をもつ 5 歳の子どもたちに，(構音検査から選ばれた)ある名詞を 3 つの構文，すなわち単一の名詞句，平叙文，受動文の中で産生するように指示

した．彼らの報告では，名詞句と文との間で構音の誤りが17％増大した．後期に発達する子音が構文の複雑さによって最も影響を受け，誤った産生は質的な変化より量的な変化を反映していた．

Panagosら(1979)は，トップダウン概念の追試研究を行った．この研究では，5歳の子どもたちが名詞句，平叙文，受動文の中で，15の目標子音(子音は1～2音節単語の語頭と語末にある)を産生するよう要求された．目標語の音節数と同様に，構文も構音の正確さに有意に影響を与えることが再び判明した．語の位置は音韻の正確さに影響しなかった．さらに著者らは複雑さの2つの因子，すなわち音韻的な因子(特殊な文脈と後期に発達する子音による困難さを含む)と構文的な因子が組み合わさったことによって音韻の誤りが増加したとも報告している．最もやさしい文脈(文頭，単音節語，名詞句)から最も困難な文脈(文末，2音節語，受動文)では，構音の誤りが36％増し，文法的な複雑さが加わることが構音の正確さに影響した．

言語と音韻の関係についての第2の見方は，言語的影響が"ボトムアップ"で作用することを提案する．この見解においては，言語表現は音韻運用からのフィードバック(内的，外的)によって制御される．音韻運用からのフィードバックは，特に誤りが生じ修正されなければならないときに，構文の処理と構文の正確さを保持するために必要とされる．

PanagosとPrelock(1982)は，音韻構造が子どもの構文処理に影響するという仮説を検証するための研究を行った．言語障害の10名の子どもが音節の複雑さが異なる単語を含んでいる文，つまり**単純例**では"The(CV)kid(CVC)pushed(CVCC)the(CV)car(CVC)in(VC)the(CV)room(CVC)"，**複雑例**では"The(CV)chocolate(CVCVCVC)is(VC)in(VC)the(CV)napkin(CVCCVC)"を産生するように指示された．加えて，文の複雑さは，埋め込みがない文("The girl washed the doll in the tub")から右に埋め込みがある文("The cook washed the pot the boy dropped")，中央に埋め込みがある文("The lady the uncle liked sewed the coat")の3種とした．研究の結果は仮説を支持した．被検児は，音節構造のより複雑な単語を含む文を復唱するとき，構文的誤りが27％も多かった．この"ボトムアップ"の影響に加えて，PanagosとPrelock(1982)は，構文の複雑さが産生の困難さをさらに倍加したとも報告している．埋め込みがない文から中央に埋め込みがある文では，音韻の誤りが57％増した．

これらの知見は，"トップダウン"―"ボトムアップ"が同時に起こる関係が言語と音韻の間に存在するという見解を支持する．この概念を別の方法で表すと，言語―音韻障害の子どもは符号化の能力に限界があると考えるのである．そして，この能力がいずれかのレベルで制限されていればいるほど，言語の1つあるいはそれ以上の構成要素に遅れをきたす可能性はより高くなるといえる．他の一連の実験研究と同じように，PanagosとPrelock(1982)の研究は，反応を引き出すのに模倣課題を用いているために，発話の複雑さは検者によって制御されているということを指摘しなくてはならない．模倣課題の場合，結果に構造的な簡略化が予想されるという論議が可能である．模倣により反応を引き出す課題は子どもが会話しているときに示す状態を反映しておらず，したがって我々はPanagosとPrelockが明らかにしたような条件の制約された結果からは，

会話文脈における行動を予測できないと考える(Paul and Shriberg, 1984).

特殊な形態音素構造と関連させた音韻産生の研究を意図したPaulとShriberg(1982)の調査では，発話の遅れている子ども30名から連続発話のサンプルを得た．彼らは，子どもたちの半数以上で，一般的な構文の遅れが音韻発達の遅れに合併していることを発見した．彼らはまた，ある子どもたちは音韻の単純化をしないで，複雑な形態統語文脈(morphosyntactic contexts)を自発的に産生できたことを報告している．言い換えれば，より複雑な構文目標を産生するのにもかかわらず，同じ音韻産生のレベルを保持することができる子どもたちがいたのである．彼ら(Paul and Shriberg, 1984)は，子どもたちが「自発話では構文の複雑さを制御しようとして音韻の単純化とは別のことをする」のであろうと提言した(Paul and Shriberg, 1984, p. 319)．彼らは，発話の遅れた子どもの中に，会話文脈以外では回避方略や符号化の負担を減らす別の方法を使用しているにもかかわらず，自由な会話文脈では，ときには自らの限られた言語的資源を使って，自身の言語的知識と一致した目標の音韻を実現化することのできる者がいると結論している．

言語の*相互依存的見解*(synergistic view)(Schwartz, Leonard, Folger, and Wilcox, 1980；Shriner et al., 1969)は，言語と音韻を含む言語的行動の多様な側面の間の複雑な相互作用や相互依存性を仮定する．この見解に対する実験的な証拠は，MathenyとPanagos(1978)によって提供された．彼らは学齢児を対象に，音韻の改善に対する構文のプログラム学習の効果と，構文の改善に対する音韻のプログラム学習の効果を調べた．構文の訓練は音韻と構文の両方の改善をもたらし，音韻の訓練は音韻の運用と同様に構文の発達において有意な成果をもたらした．同じような知見がHoffmanら(1990)によって報告された．3つ子のうちの2人の研究に基づいて，彼らは，言語に基礎をおいた訓練は構文形態に改善をもたらすだけではなく，音韻にも改善をもたらしたと報告した．しかし，音韻の訓練は音韻の改善のみをもたらし，構文形態には改善がなかったという．これらの知見は，言語に焦点を当てた治療が音韻の誤りに効果を与えなかったと報告したTylerとWatterson(1991)やFeyら(1994)の研究では支持されなかった．

上述したような実験的な治療研究の結果は，言語―音韻相互作用の複雑さを強く支持する．TylerとWatterson(1991)は，重度で全般的な言語と音韻の障害をもつ対象に言語治療を行ったとき，言語には改善を示したが，音韻には得るところがなかった(実際には成績が悪くなる傾向があった)と報告した．一方，軽度から中等度障害で，音韻と言語の障害の程度に差のある対象に音韻治療を行ったところ，両面に改善がみられたという．彼らは，言語に基礎を置いた治療プログラムは，いずれの領域の障害も同程度に重度な子どもたちの場合，音韻においては他の言語技能のようには改善がないであろうと示唆した．しかし，一方あるいは両方の領域で障害が軽度の子どもたちは，言語，音韻いずれに焦点を置いたものにしろ，治療によって改善するかもしれない．

Feyら(1994)は，文法と音韻の両方に障害をもつ生後44～70ヵ月の26名を対象として，実験的治療プログラムを実施した．18名の子どもが，選定された2つの指導法のうちどちらか1つにしたがった言語治療(文法の促進)を受け，残る8名は対照群となった．結果は，子どもの文法的な

表現に強い治療効果があったにもかかわらず，音韻産生には直接的な効果がなかった．Feyらは，文法に焦点を当てて明瞭度を上げようとすることは，これらの被検児の年齢や重症度からみて適切であるとはいいがたいと指摘した．彼らはさらに，発話と言語の両方に障害のある子どもの多くにとっては，治療も両方の領域に対して焦点を置く必要があると指摘した．この研究は，音韻的な効果を期待した言語治療の1つの型を調べただけのことであるが，これらのデータは，もし4～6歳の子どもの音韻的な能力に変化を期待する場合は，音韻の問題に直接働きかけるべきであるということを強く証明している．確かに，音韻と言語の他の側面との間の相互作用を明らかにするためには，発達的および臨床的な研究がさらに必要とされる．年齢，重症度，治療方法などの影響についてもさらに研究が必要である．恐らくこれらの変数を操作する研究が，音韻と言語の関係の理解を促進してくれるであろう．

要約

研究結果から，重度の音韻障害をもつ年少の子どもが，軽度から中等度の音韻障害をもつ子どもより言語の問題を示すことが多いこと，また中等度から重度の音韻発達遅滞の子どもの80％が言語の遅れも合わせもつ傾向があることが示された．言語と音韻の関係は相互依存的であるといえるかもしれない．研究者は，音韻と言語行動の関係の複雑さを，発達および障害の臨床的なマネージメントの観点から，さらに明確にするように挑戦しなければいけない．また，中等度から重度の音韻発達遅滞の子どもの場合，音韻面に対する治療方略としては直接的な音韻治療が最適と思われる．

学業成績

音韻障害と教育上の問題との関係は，学齢児と関わっている臨床家にとって興味深いものである．なぜなら口頭言語の技能は，読み・書きなど多くの学業面の技能の発達の基礎となるからである．意味のある語彙単位で音を使用することは，話し，読み，書くことの学習に共通の課題であるので，研究者たちは長年，読みの障害と構音の障害がともに起こることについて研究し，読み書きの獲得と他の言語関連技能の基底にあり得る共通因子について議論してきた．

Hall(1938)は21名の機能性構音障害児と正常児の群にゲーツ黙読検査(Gates Silent Reading Test)とアイオワ黙読検査(Iowa Silent Reading Test)を行い，2つの群の黙読能力に有意な差がなかったと報告した．Everhart(1953)もまたゲーツ読み検査(Gates Reading Test)を用い，構音障害と読みの能力の間に有意な関連がなかったことを報告した．ただし，正常構音の男児が構音障害児全体の群よりも高い読み得点を獲得する傾向は認められた．

構音障害のある場合とない場合について，子どもの読みのレディネスと構音発達の関係を，Fitzsimons(1958)とWeaverら(1960)が研究した．Fitzsimonsはメトロポリタン読みのレディネス

検査(Metropolitan Reading Readiness Test)を用いて読みのレディネスの状態を判定し，正常に構音発達をしている子どもより，構音障害児の方に学年水準得点に至らない子どもが多かったことを報告した．Weaverら(1960)は，構音能力と読みの得点との関係と同様，構音能力と読みのレディネスとの間にも有意な関係を見出した．

FlynnとByrne(1970)は，構音障害と読みの関係を調べるのに別の方法を用いた．彼らは，3年生で読みの能力が進んでいる52名と遅れている42名の構音能力を*テンプリン-ダーレイ構音検査*で比較した．*アイオワ基礎技能検査*(Iowa Test of Basic Skills)で4.2以上の高い得点を取った子どもを読み能力の高い群，2.2以下を遅滞群と分類した．その結果，両群の構音検査の得点に有意な差はなかったという．

LewisとFreebairn-Farr(1991)は，就学前に音韻障害の既往歴をもつ子どもについて，音韻や読み書きの検査における能力を調べるための横断的研究を行った．未就学児，学齢児，青年，成人の各群17名以上を対象とした．各年代ごとに正常の対照群にも検査を行った．その結果，学齢児では読みと書きの検査で，成人では読みの検査で障害群と正常群の間で有意な差がみられた．青年では読みと書きの検査で，成人では書きの検査で，有意差はないが構音障害の既往をもつ例が正常例より得点の低い傾向がみられた．データはまた，音韻障害だけの被検者より音韻障害に言語の問題を合わせもつ被検者の方が，読み書き検査で成績が低かったことを示した．Lewisらは，音韻障害を示す子どもは学齢時になると読み書き障害を起こす危険があり，特別な教育の必要があり得ることを示唆した．

Felsenfeldら(1995)は，小児期から少なくとも11年生のときまで続く音韻—言語障害の既往歴が記録されている24名の成人(発端者群，proband group)の子どもと，小児期に正常な構音能力をもっていたことがわかっている28名の成人(対照群)の子どもの間で比較研究を行った．"教育上の出来事"を様々に分類して比較変数とした．発端者群の子どもの28%が，少なくとも1学年の落第をしていたが，対照群の子どもでは0%であった．同様に，学業の個人指導を受けたことのある者は，発端者群では22%であったが，対照群では4%であった．発話訓練を受けたことのある者は，発端者群で33%，対照群で0%であった．彼らはまた，発話訓練を受けていた学齢期の子どもたちの半数が学業補習サービスにも参加し，さらに落第もした，あるいはそのどちらかであったことを報告している．

子どもの読み書き障害と音韻障害が同時に生起することについては，伝統的に関心がもたれてきたが，さらに近年は，種々の読み課題の一部として音韻を処理する子どもの能力についても，興味がもたれるようになってきた．より明確にいえば，読み障害の学生の中には，1つ1つの音に対する意識が欠け，語を音に分割したり音とシンボルの関係を再生したりすること(音韻意識，phonologic awareness)に困難を示す者がいるかもしれない．Catts(1986)は，読み障害の子どもたちがこれら言語性課題に困難を示しても，それが音韻障害の反映ではないこともあるということを見出した．

研究者たちは，読み書き障害の理解を助けるために音韻論的な概念を適用しようとしてきた．この活動は，話す，読む，書く技能の獲得には語彙単位の中の音の分析が含まれているという仮説に基づいている．その分析は基底にある認知―言語学的過程に関係しているかもしれない．特に，音韻プロセスの概念と基底にある音システムの内的な知識の概念は，読み書き技能の発達を理解する助けとなってきた(Hoffman and Norris, 1989)．

　LibermanとShankweiler(1985)は，読み書きの音韻的な基礎に関する議論において，読みの成功は子どもが"基底音韻構造"に気づく度合いに関係があること，および読み能力の低い子どもはしばしば，語を音韻的な構成分子に分節化することができないことを明らかにした．彼らは，子どもの読み書きのレディネスと語の内的構造に対するメタ言語的意識との間に関係があることを示唆した．

　Catts(1991)は，学校で働いている言語病理学の専門家は，子ども，特に読み障害のリスクがある子どもの"音韻意識"を促進するためのプログラムの開発に努めるべきであると述べている．Cattsは，"音韻意識"活動は，音節，音素，音素産生の様式，および語における音の位置などに対する意識を増すことを意図した活動を含むであろうと提言した．これらの目的を達成するための活動として，音遊び，脚韻，頭韻，および分節化課題などが考えられる．この話題は，さらに詳しく第7章で議論される．

　HoffmanとNorris(1989)は，音韻プロセスのパタンを明らかにするために，45名の小学生の書字障害を分析した．彼らは，書字の誤りの多くは，正常発達の年少児の発話にみられる音の単純化に類似した音節の縮小と素性の変化であったと報告した．さらに彼らは，子どもたちはたとえすでに正常な発話を獲得していても，年少児の発話の単純化にみられる誤りに類似した書字の誤りを示すことを指摘した．Hoffman(1990)は，発達的な書字パタンの特殊なタイプを，正常な音韻獲得の段階と関連づけた．例えば"前コミュニケーション的な綴り"(語を表すためにアルファベット文字をまるででたらめに並べているようなこと)は，喃語におけるランダムな音の産生と対応していると説明された．"半音声綴り"(音を表すのに文字は用いられるが，一部の音のみが表される，例：*eagle* に対して *E*)は，子どもが音節や分節音を省略したり音類を互いに置き換えたりする段階に対応していると記述された．Hoffmanはまた，言語臨床家は，学校に基盤を置く専門家の中で，音の知覚と産生，音韻の体制化，獲得の段階，音韻の記述法について最も詳しい知識をもっているので，書字の誤りを理解するために音韻の概念を応用することに関して教師を援助できる好位置にいると指摘した．

要約

　音韻障害と読みの障害がともに起こることに焦点を当てた研究報告は，ある子どもたちにおいてこれらが相互に関連している可能性を示している．データは，重篤な音韻障害およびその他の言語障害，あるいはそのどちらかをもつ年少児が，学業上の問題を生じるリスクがあること，そ

してそのような問題には家族的な傾向があるかもしれないことを示している．ごく最近は，読み書き技能の発達における"音韻意識"の役割に，関心の焦点が置かれている．音韻プロセスの使用と口頭言語および読み書き技能の獲得段階との間で，相似点の対比が行われてきた．言語臨床家は，読み障害および書き障害，またはそのいずれかの障害のリスクのある子どもを支えようとしているクラス担任に，援助の手をさしのべることのできる貴重な立場にいるという提言がなされている．

心理社会的要因

　心理社会的要因は，音韻との関連性の観点から長い間臨床家を魅了してきた変数の第3の群をなすものである．音韻障害を促進する，あるいはそれと関連する可能性のある要因をさらによく理解するために，年齢，性，家族歴，そして社会経済的階層について研究されてきた．

年齢

　第2章および第3章で音韻獲得に関する文献を概観した．音韻発達の研究者たちは，子どもの構音および音韻技能がほぼ8歳まで改善することを明らかにした．8歳というのは正常児が成人の語音体系のほとんどの側面を獲得する時期である．実際，正常に発達している子どもたちは，4歳までに成人の構音とよく似た構音が可能になるように思われる(Hodson and Paden, 1981)．

　言語病理学の専門家は症例の選択や治療目標を決定する指針として，音韻発達に関する正常児のデータを用いる．臨床家は音が発話に組み込まれる順序は子どもによって異なり，必ずしも特定の順序にしたがうわけではないことを心に留めておくべきである．ある音の発達が他の音に依存するという徴候はないのである．

　言語病理学の専門家は音韻障害があるとみなされた子どもたちに対する成熟の影響に特別な興味を抱いてきた．RoeとMilisen(1942)は，1～6年生の子ども1,989名のサンプルから，子どもの構音の誤り数の平均は1年生と2年生の間，2年生と3年生の間および3年生と4年生の間で減少したことを明らかにした．一方，4年生と5年生，5年生と6年生の間の誤りには有意差はなかった．Roeらは，成熟は1～4年生の構音能力の改善には影響していたが，5～6年生の構音の改善では明らかな要因ではなかったと結論した．

　Sayler(1949)は，7～12年生の1,998名の生徒について文章音読時の構音を評価した．各々，次の学年になると構音の誤り数の平均はわずかに減少していたが，語音産生における改善は非常に小さかったので，成熟が次学年の改善の明らかな要因とは考えられないと結論づけた．小学校高学年と中学校の子どもは，小学校低学年の子どもに比べて音韻パタンに一貫性があった．

　学齢期の間に起こる音韻的な変化に関連する要因には，連続する構音動作のタイミングの向上，

読み書きの影響，そして仲間の影響(Vihman，第3章 p. 151)が含まれる．これらの要因は，この年齢グループではせいぜいわずかな音韻変化をもたらすに過ぎないであろう．

要約

子どもによる成人の語音体系の獲得は，成熟と関連していることが示されてきた．ほぼ8歳までは構音技能の改善と年齢の間に直接的な相関がある．言い換えれば，正常発達している子どもの場合，9歳前の方がその後より音韻の遅れを脱する可能性がずっと高い．

性差

子どもの発達を扱う専門家は，長い間音韻獲得における男女差に興味をもってきた．同様に言語病理学の専門家も性と構音状態との関係を調査してきた．この分野の研究は，①男性と女性における音素獲得の比較，②男性と女性の音韻障害の発現率の比較，に焦点を当ててきた．

Dawson(1929)は，1～12年生の200名について構音の6つの測定項目に関して調査を行った．その結果，だいたい12歳までは女子が男子より構音技能がわずかに優れていたという．Templin(1963)も同様の結果を報告し，「構音発達において女子は一貫してわずかに早いことがわかる…いずれの場合もその差は比較的小さく統計学的に有意差がないことがしばしばである」(Templin, 1963, p. 13)と述べている．

Smitら(1990)は，アイオワとネブラスカの3～9歳の子どもについて音韻発達に関する大規模な標準化研究を行い，アイオワ-ネブラスカの女子は男子より6歳までの音の獲得は早いようであったと報告した．有意差が認められたのは6歳以下の子どもに限られているが，そのすべての年齢群に認められたわけではなかった．

Hall(1938)，MillsとStreit(1942)，Morley(1952)，Everhart(1960)，Hullら(1971)による言語に関する調査によると，対象の年齢にかかわらず，構音障害の発現率は女性より男性で高かった．Smitら(1990)は，「男子が女子より発話の遅れのリスクが高いのはよく知られている事実で，この傾向はその後も引き続き報告されている」(Smit et al., 1990, p. 790)と述べた．KenneyとPrather(1986)は，誤る頻度の高い音を複数回産生させて，3～5歳の年齢では女子が有意に優れていると報告した．Winitz(1959a)は上述の報告結果とは異なり，幼稚園に入園する男児75名，女児75名の構音技能の間に有意差はなかったと報告した．

Perkins(1977)とWinitz(1969)はいずれも，構音能力の男女差に関して文献考察を行い，性は構音技能の発達においては重要でない変数であると結論づけた．

要約

子どもの性別は音韻獲得において重要な因子ではないように思われる．しかしながら，ある年

代では女性が男性に比べて音韻獲得がわずかに早い傾向があり，またより有意に多くの男児が音韻発達遅滞とみなされるということは，認識されなければならない．

家族的背景

研究者たちは，家族的な背景(環境的にも生物学的にも)の影響，およびそれがどのように子どもの発話や言語の発達に影響を及ぼすかに興味をもってきた．ここでは，家族的背景と音韻に関連する次の3つの話題，①社会経済的状態，②家族歴，③きょうだいの影響，に関する文献を概観する．

社会経済的状態

子どもの家族の社会経済的状態(両親の学歴，職業，収入，家族の居住地により測定される)は，子どもの環境の重要な部分である．行動上の欠陥のあるものは社会経済的環境が悪いと生じ易いため，言語臨床家は，言語発達に影響を与える要因として社会経済的状態に興味をもってきた．

Everhart(1953, 1956)は，子どもの構音と他の発達要因との関係を調べる研究の中で，両親の職業状況という変数について精査した．1〜6年生の子どもの発話を調べ，構音障害と診断された子どもと正常構音の子どもを両親の職業という観点から比較した．親の職業について両者間の有意差はなく，Everhartは構音障害の出現は親の職業とは関連がないと結論づけた．Winitz(1959a, 1959b)も150名の幼稚園児に構音スクリーニング検査を行い，その得点と社会経済的階層との間に有意な関係はなかったと報告した．

Templin(1957)は，両親の職業という観点から3〜8歳の子どもの言語発達のデータを分析し，やや異なる結論を導いた．彼女は両親の職業をミネソタ両親職業スケール(Minnesota Scale for Parental Occupations)を用いて分類した．各々の年齢レベルにおいて，親が上層職業グループの子どもでは，下層職業グループの子どもより構音障害が少なかった．特に4歳，4歳半，7歳の子どもでは，親が下層職業グループの場合，上層職業グループの場合に比べて有意に構音の誤りが多かった．Templinは，両親の職業はだいたい4歳までは構音技能と関連する因子と思われるが，8歳まで構音発達に影響を与えることはないと結論づけた．

Weaverら(1960)も，592名の1年生について両親の職業と構音能力との関連を調査し，正常な構音技能を示した子どもの多くは上層職業グループの家庭出身であり，構音の誤りを示した子どもは下層職業グループの家庭出身の方が多かったと報告した．誤りの数によって判断された構音能力の最低群は，最も低い2つの職業階層の子どもたちの中に見出された．

Prins(1962a)は，2〜6歳の構音障害児92名の構音と社会経済的レベルの間に，有意な相関を見出さなかった．同様にSmitら(1990)も，アイオワ-ネブラスカ標準値設定研究において，社会経済的レベルは構音能力と有意な関連はないと報告した．Winitz(1969)は，構音と社会経済状態と

の関連について広範な文献考察を行い,「社会経済的に下層のグループには上層のグループに比べ,構音障害児が多く構音の誤りも多く見出されるが,統計的な有意差はないか,あるいはあっても低い」と結論づけた(Winitz, 1969, p.147).

家族歴

言語病理学の専門家が話しことばや言語の発達障害に関して家族歴を観察するというのはよくあることである.この種の情報は診断レポートにしばしば記述されるが,1980年代までは音韻障害を家族歴に関連させるような研究が体系的に行われることはほとんどなかった.NeilsとAram(1986)は,74名の就学前の言語障害児をもつ両親から報告を受け,家族の他のメンバーが発話や言語の障害の病歴をもっていたのは46%であったことを示した.このうち55%が構音障害であったと報告され,構音障害は家族的障害で最も頻度の高いものであった.ShribergとKwiatkowski(1994)は,3〜6歳の発達性音韻障害児62名のデータを報告した.彼らによれば,子どもたちの39%に同じ発話障害の家族が1名,さらに17%に2名以上あったという(全体では56%).

双生児に関する2つの研究が報告され,音韻障害に関連する遺伝的な要因を含む家族の影響を理解するのに役立っている.MathenyとBruggeman(1973)は,3〜8歳の101組の同性の双生児,22組の異性の双生児,および94組のきょうだいについて研究を行った.各々の子どもに構音のスクリーニング検査が行われた.一卵性双生児の構音は二卵性双生児より,相互に密接に関連していた.Mathenyらは構音の状態には強い遺伝的影響があると結論した.さらにその影響は女性により強いことがわかった.LockeとMather(1987)は,一卵性と二卵性それぞれ13組の双生児の語音産生を調べ,音声上の一致は二卵性より一卵性の双生児で多かったと報告した.

Lewisら(1989)は,重度の音韻障害と判定された子どものグループと,きょうだいが異常な音韻発達を示しているグループとの間で,きょうだいの構音の状態を比較することによって音韻障害の家族的基盤を調査した.音韻の測定法として,*自然プロセス分析*(Natural Process Analysis),50の多音節語の復唱,*発達性発語失行スクリーニング検査*(Screening Test for Developmental Verbal Apraxia)を行った.さらに,言語,粗大および微細運動技能,読みの能力が評価された.コミュニケーション障害と学習障害,あるいはそのどちらかに関する家族歴が調査された.結果は,障害児のきょうだいは対照群のきょうだいに比べて音韻および読みの能力が劣っていた.障害児と彼らのきょうだいの音韻技能は有意な関連があったが,対照群では関連がなかった.対照群の家族に比べて障害児の家族には,発話および言語の障害や難読症(dyslexia)をもつ者が有意に多かったと報告された.性差は発現率に反映され,障害の重症度やタイプには反映されなかった.Lewisらは,これらの結果は少なくともいくつかの型の重度音韻障害については家族的基盤があることを示唆していると結論づけた.

音韻障害の家族的基盤に関する最も広範な研究の1つが,Felsenfeldら(1995)によってなされた.これらの研究者たちは,TemplinとGlaman(1976)によって1960年から1972年にかけて集

められた400名の正常発達児の発話と学業面の発達データを用いた．この膨大なサンプルから，小児期に中等度の音韻―言語障害のあった24名の成人のグループと，正常構音発達だったという記録のある28名の成人の対照群からなる，2つの追跡調査群が同定された．結果は，対照群となった成人の子どもに比べ"障害"群の成人の子どもの方が，構音と表出言語機能の検査すべてで有意に成績が低く，また構音治療を受けたことのある場合が有意に多いというものであった．しかし"障害のある"家族に特有の誤り構音や音韻プロセスを確認できる証拠はなかった．

　これまでに検討した研究から，遺伝学的あるいは生物学的な生得要因が音韻障害を引き起こすかもしれないことが推測される．しかし，遺伝学的/生物学的影響から環境的影響を分離することは難しいことが多い．環境の影響について調査した研究がParlourとBroen(1991)によって報告されている．彼らの研究は小児期に明らかな話しことばと言語の障害を経験した人は，成人してから自分の家族に最適とはいえない文化的あるいは言語的環境を与える傾向があるという可能性に基づいて行われた．

　ParlourとBroenは，小児期に音韻発達の遅れを示した成人と示さなかった成人の，追跡家族データを集めた．どちらのグループの対象者とも，もともとMildred Templin(1968)が28年前に行った大規模な標準値設定の研究の一部である．小学校低学年で中等度から中重度の音韻障害を示したグループが24名であり，対照群は同時期に平均あるいはそれより構音成績が優れていた28名であった．2つの環境測定法，すなわち*就学前家庭スケール*(Preschool HOME Scale)と*改定テンプリン小児のしつけ質問紙*(Modified Templin Child-Rearing Questionnaire)が，子どもの環境の質的側面，すなわち就学前児に必要な身体面，情緒面，認知面の援助やしつけなどが得られていたかを評価するために用いられた．これら2つの測定法は，検査者による直接観察と，両親の報告や質問紙に対する回答によって実施された．

　2つのグループは，サンプルとなった環境領域のすべてについて全般的には類似した結果を示した．唯一の例外は**受容**(acceptance)であり，それはしつけを評価したものであった．ParlourとBroen(1991)は，かつて音韻障害が認められた家族は対照群と比較して，体罰に依存する傾向が強かったと報告した．今後の研究の方向としてParlourらは，全般的には両群間に有意な差はないが，障害群は家庭スケールの各下位項目の平均得点が対照群より低く，これは特に罰の使い方，学習，言語刺激などの領域において，微妙な相違が存在したのかもしれないと示唆している．

きょうだいの影響

　音韻獲得の研究者にとって興味あるもう1つの因子は，きょうだいの数と出生順である．両親が子どもに関われる時間は，家族に子どもが加わるにしたがい減少するので，きょうだいの順位が構音発達に関連するかどうか疑問をもってきた臨床家もいる．Koch(1956)は2人きょうだいについて，子どもの発話と声の特徴ときょうだいとの関係を研究した．この研究では，5～6歳の384名の子どもをひとりひとり，年齢，社会経済的階層，居住地域によって釣り合わせ，24の相互に

条件をそろえた下位グループに分けた．発話と声の特徴に関するデータは教師たちが評価したものであった．Kochは第2子より第1子で構音成績がよく，またきょうだい間の年齢差が大きくなるほど第1子の構音は優れていたと報告した．同様にDavis(1937)も，きょうだいのいない子どもの方がきょうだいのいる子や双生児より構音成績が優れていたと報告した．一方でWellmanら(1931)は，3歳児について，きょうだいの数と構音技能のレベルとの間に有意な相関がなかったと報告している．

双生児は，独特な語音獲得のパタンを示すことが報告されている(Perkins, 1977；Powers, 1971；Winitz, 1969)．双生児は出生時から周囲の人からだけでなくお互いに発話の刺激を受ける．Powers(1971)は，「双生児の場合，情動的絆もまた普通のきょうだいの絆より強い傾向があり，発話における相互依存をより増大させるものである」(Powers, 1971, p. 868)と指摘した．双生児の音韻パタンが共通であったり，類似の音韻プロセスを使用することはまれなことではない．しかし，Schwartzら(1980)によれば，音韻獲得のごく初期の段階(最初の50語)では，音韻パタンと語彙項目を含め，使用された音素に類似性はなかった．2歳以上の双生児にときおり認められる独特の発話のパタンは，成人のモデルとは類似しておらず，また双生児にとってのみ意味があるものであり，*特殊な言語*(idioglossia)と呼ばれる．

要約

入手し得た報告によれば，社会経済的状態と構音の間にはほとんど関連はない．構音障害を示す子どもは，社会経済的下層グループにより多く認められた(特に4歳以下)が，社会経済的状態が音韻障害の発現の一因になるとは考えられない．

双生児の音韻発達の研究は，音韻障害の病歴のある家族の研究と同様に，そのような障害の発現へと向かうある種の家族的傾向があることを示唆している．

音韻の状態ときょうだい関係を調査している研究は少ないが，かなり一貫した所見が得られている．第1子とひとりっ子は，上にきょうだいがいる子どもや双生児より有意に優れた構音能力を示す．きょうだい間の年齢差も音韻能力に影響を与えるように思われる．年齢差が大きければ大きいほど，構音はよい．第1子あるいはひとりっ子は，上にきょうだいがいる子どもに比べて，よりよい発話のモデルと多くの刺激を受けると推察することができる．また，きょうだいの上の子どもが"正常な"発達途上にみられる音韻の誤りを産生し，下の子どもに不完全な発話モデルが提示されるという可能性もある．双生児には独特の音産生パタンが認められている．その理由として，推論の域を出ないが，双生児が相互に刺激を受けることが考えられる．しかし，非常に年少の双生児においては音韻に違いがあることが報告されている．

性格

特定の性格パタンが音韻障害と関連しているかどうかを明らかにするために，性格の特徴と音韻行動の関係が調査されてきた．研究者たちは子どもの性格特性だけでなく，両親の性格特性についても様々な評価方法を用いて評価してきた．

Spriestersbach(1956)は，音韻障害と性格に関する研究を概観して*性格*(personality)という用語をあいまいだと批判し，そのような拡散的な定義をもつ構成概念を検査しようとすると多くの障害に直面すると論じた．彼は「構音障害と性格の関係を理解するためにこれらの研究結果が貢献しているとはいえない」(Spriestersbach, 1956, p. 334)と結論づけた．

BlochとGoodstein(1971)は，Spriestersbachと同様，音韻障害と性格に関する文献について，その後の10年間を概観し，構音障害を示す子どもの親と正常構音の子どもの親は性格が異なるという証拠があると結論した．彼らは，構音障害をもつ子どもの性格特性と情緒的適応に関する研究が相互に矛盾する結果を示してきたことに注目し，この原因を，研究に関連した2つの大きな問題に帰した．すなわち①構音障害を定義する基準が研究により異なり，②性格と適応を評価するために使われた検査の妥当性と信頼性に差があった，というのである．

ShribergとKwiatkowski(1994)は，発達性の音韻障害をもつ178名の子どもに基づいた原因相関プロフィールの中で，この集団について記述した心理社会的入力(両親の行動)と心理社会的行動(子どもの特徴)に関するデータを示した．両親の27%が行動管理という点で能力がやや低い，あるいはかなり低い，そして17%が子どもの問題についてやや心配過剰，あるいはかなり心配過剰と判定された．さらに少数の両親が，自分の子どもが友だちからはじめ受け入れられにくいと感じていると指摘した．半数以上(51%)の子どもがやや敏感すぎる(容易に感情が傷つく)，さらに14%が過剰に敏感(非常に容易に感情が傷つく)と記述された．Shribergらは，その記述法によるデータが「発達的な音韻障害の子どものかなりの数が心理社会的困難を経験している」(Shriberg and Kwiatkowski, 1994, p. 1115)ことを示していると報告した．しかし彼らは，サンプリング上の偏りが結果を増幅させていないかどうか，あるいは対象のデータが発話面で遅れのない群のデータと有意に異なっているのかどうかを，誰も完全には確かめられないと指摘した．

ParlourとBroen(1991)は，小児期に中等度からやや重度の音韻障害を示した成人の24家庭と，対照群として小児期に平均的あるいはそれ以上の構音を示した成人の家庭について環境要因を調査した．2つの環境測定法，すなわち*就学前家庭スケール*と*改訂テンプリン小児しつけ質問紙*が用いられ，就学前の子どもの受けた身体的，情緒的および認知的支援の質を反映すると思われる家庭の側面を評価した．2群の所見は全般的には類似していたが，音韻障害の病歴をもつ群の平均得点は正常群より低かった．2群間の有意差がしつけについて認められ，それは"障害"の家族は対照群の家族と比べて体罰に依存していることを示唆している．

要約

　ある性格特徴が発達性の音韻障害をもつ一部の子どもたちと結びつけて考えられているとしても，正常児とは異なる音韻障害児の明確な性格像というのは得られていない．同様に，両親や家庭に関するある変数が音韻障害の子どもの集団と関連しているとしても，その関連の強さは明らかなものではない．この原因相関について明確な言及が可能になるためには，正常と障害の子どもの比較を含め研究をさらに進めることが必須である．

結　　論

　言語病理学の専門家は音韻の状態を評価し，治療プログラムを計画し，またクライアントや両親のカウンセリングをするために，音韻障害に関連する因子について基本的な知識をもたなければならない．構音障害に関連する可能性のある変数の調査について膨大な文献はあるが，多くの疑問が未解決のままである．しかし，文献から明らかになった1つの事実は，ある特定の原因論的因子の存在と，多くの個々人にみられる音韻的な状態の性質との間に，1対1の対応が存在しないということである．原因と結果の関係を予測することは科学の理想ではあるが，コミュニケーション障害も含め，人間の行動に関してそのような関係を決定することは極めて難しい．

文　　献

American Speech-Language-Hearing Association, "Report of ad hoc committee on labial-lingual posturing function." *Asha*, *31* (1989): 92–94.

American Speech-Language-Hearing Association, "The role of the speech-language pathologist in management of oral myofunctional disorders." *Asha*, *33* (suppl. 5) (1991): 7.

Arndt, W., M. Elbert, and R. Shelton, "Standardization of a test of oral stereognosis." In J. Bosman (Ed.), *Second Symposium on Oral Sensation and Perception*. Springfield, Ill.: Charles C Thomas, 1970.

Arndt, W., R. Shelton, A. Johnson, and M. Furr, "Identification and description of homogeneous subgroups within a sample of misarticulating children." *Journal of Speech and Hearing Research*, *20* (1977): 263–292.

Arnst, D., and D. Fucci, "Vibrotactile sensitivity of the tongue in hearing impaired subjects." *Journal of Auditory Research*, *15* (1975): 115–118.

Aungst, L., and J. Frick, "Auditory discrimination ability and consistency of articulation of /r/." *Journal of Speech and Hearing Disorders*, *29* (1964): 76–85.

Backus, O., "Speech rehabilitation following excision of tip of the tongue." *American Journal of the Disabled Child*, *60* (1940): 368–370.

Bankson, N., and M. Byrne, "The relationship between missing teeth and selected consonant sounds." *Journal of Speech and Hearing Disorders*, *24* (1962): 341–348.

Barton, D., "The role of perception in the acquisition of phonology." Ph.D. Dissertation, University of London, 1976.

Bernstein, M., "The relation of speech defects and malocclusion." *American Journal of Orthodontia*, *40* (1954): 149–150.

Bishop, M., R. Ringel, and H. House, "Orosensory perception, speech production and deafness." *Journal of Speech and Hearing Research*, *16* (1973): 257–266.

Bleile, K., "Consonant ordering in Down's Syndrome," *Journal of Communicative Disorders*, *15* (1982):

275–285.

Bloch, R., and L. Goodstein, "Functional speech disorders and personality: A decade of research," *Journal of Speech and Hearing Disorders*, 36 (1971): 295–314.

Bloomer, H., and A. Hawk, "Speech considerations: Speech disorders associated with ablative surgery of the face, mouth and pharynx—ablative approaches to learning." In *Asha Report #8: Orofacial Anomalies*. Washington, D.C.: Asha, 1973.

Bordon, G., "Consideration of motor-sensory targets and a problem of perception." In H. Winitz (Ed.), *Treating Articulation Disorders: For Clinicians by Clinicians*. Austin, Tex.: Pro-Ed, 1984.

Butterfield, E., and G. Cairns, "Discussion-summary of infant reception research." In R. Schiefulbusch and L. Lloyd (Eds.), *Language Perspectives: Acquisition, Retardation and Intervention*. Baltimore, Md.: University Park Press, 1974.

Calvert, D., "Articulation and hearing impairments." In L. Lass, L. Northern, D. Yoder, and L. McReynolds (Eds.), *Speech, Language and Hearing*. Vol. 2. Philadelphia: Saunders, 1982.

Canning, B., and M. Rose, "Clinical measurements of the speech, tongue and lip movements in British children with normal speech." *British Journal of Disorders of Communication*, 9 (1974): 45–50.

Carrell, J., and K. Pendergast, "An experimental study of the possible relation between errors of speech and spelling." *Journal of Speech and Hearing Disorders*, 19 (1954): 327–334.

Catts, H. W., "Speech, production/phonological deficits in reading-disordered children." *Learning Disabilities*, 19 (1986): 504–508.

Catts, H. W., "Facilitating phonological awareness: role of speech-language pathologists." *Language, Speech, and Hearing Services in Schools*, 22 (1991): 196–203.

Chaney, C., and P. Menyuk, "Production and identification of /w, l, r/ in normal and articulation-impaired children." Paper presented at the convention of the American Speech and Hearing Association, Washington, D.C., 1975.

Churchill, J., B. Hodson, B. Jones, and R. Novak, "A preliminary investigation comparing phonological systems of speech disordered clients with and without histories of recurrent otitis media." Paper presented at the convention of the American Speech-Language-Hearing Association, Washington, D.C., 1985.

Clark, R., "Maturation and speech development." *Logos*, 2 (1959): 49–54.

Crary, M., and R. Towne, "The asynergistic nature of developmental verbal dyspraxia." *Australian Journal of Human Communication Disorders*, 12 (1984): 27–28.

Darley, F., "Apraxia of speech: Description, diagnosis and treatment." Paper presented at the convention of the American Speech and Hearing Association, New York, 1970.

Darley, F., A. Aronson, and J. Brown, "Differential diagnostic patterns of dysarthria." *Journal of Speech and Hearing Research*, 12 (1969): 246–269.

Darley, F., A. Aronson, and J. Brown, *Motor Speech Disorders*. Philadelphia: Saunders, 1975.

Davis, E., "The development of linguistic skills in twins, singletons with siblings, and only children from age five to ten years." *Institute of Child Welfare Monograph Series*, 14, Minneapolis: University of Minnesota Press, 1937.

Dawson, L., "A study of the development of the rate of articulation." *Elementary School Journal*, 29 (1929): 610–615.

De Renzi, E., A. Pieczuro, and L. Vignolo, "Oral apraxia and aphasia." *Cortex*, 2 (1966): 50–73.

Dubois, E., and J. Bernthal, "A comparison of three methods for obtaining articulatory responses." *Journal of Speech and Hearing Disorders*, 43 (1978): 295–305.

Dunn, C., and L. Newton, "A comprehensive model for speech development in hearing-impaired children." *Topics in Language Disorders: Hearing Impairment: Implications from Normal Child Language*, 6 (1986): 25–46.

Dworkin, J., "Protrusive lingual force and lingual diadochokinetic rates: A comparative analysis between normal and lisping speakers." *Language, Speech, and Hearing Services in Schools*, 9 (1978): 8–16.

Dworkin, J., and R. Culatta, "Tongue strength: Its relationship to tongue thrusting, open-bite, and articulatory proficiency." *Journal of Speech and Hearing Disorders*, 45 (1980): 227–282.

Eilers, R. E., and D. K. Oller, "The role of speech discrimination in developmental sound substitutions." *Journal of Child Language*, 3 (1976): 319–329.

Eimas, P., E. Siqueland, P. Jusczyk, and J. Vigorito, "Speech perception in infants." *Science*, 171

(1971): 303–306.

Everhart, R., "The relationship between articulation and other developmental factors in children." *Journal of Speech and Hearing Disorders*, 18 (1953): 332–338.

Everhart, R., "Paternal occupational classification and the maturation of articulation." *Speech Monographs*, 23 (1956): 75–77.

Everhart, R., "Literature survey of growth and developmental factors in articulation maturation." *Journal of Speech and Hearing Disorders*, 25 (1960): 59–69.

Fairbanks, G., and E. Green, "A study of minor organic deviations in 'functional' disorders of articulation; 2. Dimension and relationships of the lips." *Journal of Speech and Hearing Disorders*, 15 (1950): 165–168.

Fairbanks, G., and M. Lintner, "A study of minor organic deviations in functional disorders of articulation." *Journal of Speech and Hearing Disorders*, 16 (1951): 273–279.

Felsenfeld, S., M. McGue, and P.A. Broen, "Familial aggregation of phonological disorders: Results from a 28-year follow-up." *Journal of Speech and Hearing Research*, 38 (1995): 1091–1107.

Fey, M. E., P. L. Cleave, A. I. Ravida, S. H. Long, A. E. Dejmal, and D. L. Easton, "Effects of grammar facilitation on the phonological performance of children with speech and language impairments." *Journal of Speech and Hearing Research*, 37 (1994): 594–607.

Fitzsimons, R., "Developmental, psychosocial and educational factors in children with nonorganic articulation problems." *Child Development*, 29 (1958): 481–489.

Fletcher, S., "Time-by-count measurement of diadochokinetic syllable rate." *Journal of Speech and Hearing Research*, 15 (1972): 763–780.

Fletcher, S., R. Casteel, and D. Bradley, "Tongue thrust swallow, speech articulation and age." *Journal of Speech and Hearing Disorders*, 26 (1961): 201–208.

Fletcher, S., and J. Meldrum, "Lingual function and relative length of the lingual frenulum." *Journal of Speech and Hearing Research*, 11 (1968): 382–399.

Flynn, P., and M. Byrne, "Relationship between reading and selected auditory abilities of third-grade children." *Journal of Speech and Hearing Research*, 13 (1970): 731–740.

Fucci, D., "Oral vibrotactile sensation: An evaluation of normal and defective speakers." *Journal of Speech and Hearing Research*, 15 (1972): 179–184.

Gammon, S., P. Smith, R. Daniloff, and C. Kim, "Articulation and stress juncture production under oral anesthetization and masking." *Journal of Speech and Hearing Research*, 14 (1971): 271–282.

Garrett, R., "A study of children's discrimination of phonetic variations of the /s/ phoneme." Ph.D. Dissertation, Ohio University, 1969.

Gray, S. I., and R. L. Shelton, "Self-monitoring effects on articulation carryover in school-age children." *Language, Speech, and Hearing Services in Schools*, 23 (1992): 334–342.

Gross, G., K. St. Louis, D. Ruscello, and F. Hull, "Language abilities of articulatory-disordered school children with multiple or residual errors." *Language, Speech, and Hearing Services in Schools*, 16 (1985): 174–186.

Guyette, R., and W. Diedrich, "A critical review of developmental apraxia of speech." In N. Lass (Ed.), *Speech and Language: Advances in Basic Research and Practice*, Vol. 5 (pp. 1–48). New York: Academic Press, 1981.

Hall, M., "Auditory factors in functional articulatory speech defects." *Journal of Experimental Education*, 7 (1938): 110–132.

Hansen, B., "The application of sound discrimination tests to functional articulatory defectives with normal hearing." *Journal of Speech Disorders*, 9 (1944): 347–355.

Hanson, M. L., "Orofacial myofunctional disorders: Guidelines for assessment and treatment." *International Journal of Orofacial Myology*, 14 (1988a): 27–32.

Hanson, M. L., "Orofacial myofunctional therapy: Historical and philosophical considerations." *International Journal of Orofacial Myology*, 14 (1988b): 3–10.

Hanson, M. L., "Oral myofunctional disorders and articulatory patterns." In J. Bernthal and N. Bankson (Eds.), *Child Phonology: Characteristics, Assessment, and Intervention with Special Populations* (pp. 29–53). New York: Thieme Medical Publishers, 1994.

Haynes, S., D. Johns, and E. May, "Assessment and therapeutic management of an adult patient with developmental apraxia of speech and orosensory perceptual deficits." *Tejas*, 3 (1978): 6–9.

Hilton, L., "Treatment of deviant phonologic systems: Tongue thrust." In W. Perkins (Ed.), *Phonological-articulatory Disorders*. New York: Thieme-Stratton, 1984.

Hodson, B., and E. Paden, "Phonological processes which characterize unintelligible and intelligible speech in early childhood." *Journal of Speech and Hearing Disorders*, 46 (1981): 369–373.

Hoffman, P., "Spelling, phonology, and the speech pathologist: A whole language perspective." *Language, Speech, and Hearing Services in Schools*, 21 (1990): 238–243.

Hoffman, P., and J. Norris, "On the nature of phonological development: Evidence from normal children's spelling errors." *Journal of Speech and Hearing Research*, 32 (1989): 787–794.

Hoffman, P., J. Norris, and J. Monjure, "Comparison of process targeting and whole language treatments of phonologically delayed children. *Language, Speech, and Hearing Services in Schools*, 21 (1990): 102–109.

Hoffman, P., S. Stager, and R. Daniloff, "Perception and production of misarticulated /r/." *Journal of Speech and Hearing Disorders*, 48 (1983): 210–214.

Holland, A., "Training speech sound discrimination in children who misarticulate. A demonstration of teaching machine technique in speech correction." Project No. 5007. Washington, D.C.: U.S. Department of Health, Education and Welfare, 1967.

Hull, F., P. Mielke, R. Timmons, and J. Willeford, "The national speech and hearing survey: Preliminary results." *Asha*, 13 (1971): 501–509.

Itoh, M., and S. Sasanuma, "Articulatory movements in apraxia of speech." In J. Rosenbek, M. McNeil, and A. Aronson (Eds.), *Apraxia of Speech: Physiology, Acoustics, Linguistics, Management*. San Diego: College-Hill Press, 1984.

Jaffe, M., "Neurological impairment of speech production: Assessment and treatment." In J. Costello and A. Holland (Eds.) *Handbook of Speech and Language Disorders* (pp. 157–186). San Diego: College Hill Press, 1986.

Jann, G., M. Ward, and H. Jann, "A longitudinal study of articulation, deglutition and malocclusion." *Journal of Speech and Hearing Disorders*, 29 (1964): 424–435.

Johns, D., and F. Darley, "Phonemic variability in apraxia of speech." *Journal of Speech and Hearing Research*, 13 (1970): 556–583.

Johns, D., and K. Salyer, "Surgical and prosthetic management of neurogenic speech disorders." In D. Johns (Ed.), *Clinical Management of Neurogenic Communicative Disorders*. Boston: Little, Brown, 1978.

Jordan, L., J. Hardy, and H. Morris, "Performance of children with good and poor articulation on tasks of tongue placement." *Journal of Speech and Hearing Research*, 21 (1978): 429–439.

Kenny, K., and E. Prather, "Articulation in preschool children: Consistency of productions." *Journal of Speech and Hearing Research*, 29 (1986): 29–36.

Koch, H., "Sibling influence on children's speech." *Journal of Speech and Hearing Disorders*, 21 (1956): 322–329.

Koegel, L. K., R. L. Koegel, and J. C. Ingham, "Programming rapid generalization of correct articulation through self-monitoring procedures." *Journal of Speech and Hearing Disorders*, 51 (1986): 24–32.

Koegel, R., L. Koegel, K. Van Voy, and J. Ingham, "Within-clinic versus outside-of-clinic self-monitoring of articulation to promote generalization." *Journal of Speech and Hearing Disorders*, 53 (1988): 392–399.

Kronvall, E., and C. Diehl, "The relationship of auditory discrimination to articulatory defects of children with no known organic impairment." *Journal of Speech and Hearing Disorders*, 19 (1954): 335–338.

Kumin, L., C. Council, and M. Goodman, "A longitudinal study of emergence of phonemes in children with Down syndrome." *Journal of Communication Disorders*, 27 (1994): 293–303.

Lapko, L., and N. Bankson, "Relationship between auditory discrimination, articulation stimulability and consistency of misarticulation." *Perceptual and Motor Skills*, 40 (1975): 171–177.

Lapointe, L., and R. Wertz, "Oral-movement abilities and articulatory characteristics of brain-injured adults." *Perceptual Motor Skills*, 39 (1974): 39–46.

Leonard, R. J., "Characteristics of speech in speakers with oral/oralpharyngeal ablation." In J. Bernthal and N. Bankson (Eds.), *Child Phonology: Characteristics, Assessment, and Intervention with Special Populations* (pp. 54–78). New York: Thieme Medical Publishers, 1994.

Levitt, H., and H. Stromberg, "Segmental characteristics of speech of hearing-impaired children: Factors affecting intelligibility." In I. Hochberg, H. Levitt, and M. Osberger (Eds.), *Speech of the Hearing Impaired*. (pp. 53–73) Baltimore, Md.: University Park Press, 1983.

Lewis, B., B. Ekelman, and D. Aram, "A familial study of severe phonological disorders." *Journal of Speech and Hearing Research*, *32* (1989): 713–724.

Lewis, B., and L. Freebairn-Farr, "Preschool phonology disorders at school age, adolescence, and adulthood." Paper presented at the convention of the American Speech-Language-Hearing Association, Atlanta, 1991.

Liberman, I., and D. Shankweiler, "Phonology and problems of learning to read and write." *Remedial and Special Education*, *6* (1985): 8–17.

Ling, D., *Foundations of Spoken Language for Hearing-Impaired Children*. Washington, D.C.: Alexander Graham Bell Association for the Deaf, 1989.

Locke, J. L., "Oral perception and articulation learning." *Perceptual and Motor Skills*, *26* (1968): 1259–1264.

Locke, J. L., "The inference of speech perception in the phonologically disordered child, part I: A rationale, some criteria, the conventional tests." *Journal of Speech and Hearing Disorders*, *4* (1980): 431–444.

Locke, J. L., and K. Kutz, "Memory for speech and speech for memory." *Journal of Speech and Hearing Research*, *18* (1975): 179–191.

Locke, J., and P. Mather, "Genetic factors in phonology. Evidence from monozygotic and dizygotic twins." Paper presented at the convention of the American Speech-Language-Hearing Association, New Orleans, 1987.

Love, R., *Childhood Motor Speech Disability*. New York: Macmillan, 1992.

Lundeen, C., "Prevalence of hearing impairment among school children." *Language, Speech, and Hearing Services in Schools*, *22* (1991): 269–271.

Majid, A., B. Weinberg, and B. Chalian, "Speech intelligibility following prosthetic obturation of surgically-acquired maxillary defects." *Journal of Prosthetic Dentition*, *32* (1974): 87–96.

Marquardt, T., and J. Saxman, "Language comprehension and auditory discrimination in articulation deficient kindergarten children." *Journal of Speech and Hearing Research*, *15* (1972): 382–389.

Mase, D., "Etiology of articulatory speech defects." *Teacher's College Contribution to Education*, no. 921. New York: Columbia University, 1946.

Mason, R. M., "Orthodontic perspectives on orofacial myofunctional therapy." *International Journal of Orofacial Myology*, *14* (1988): 49–55.

Mason, R., and W. Proffit, "The tongue-thrust controversy: Background and recommendations." *Journal of Speech and Hearing Disorders*, *39* (1974): 115–132.

Massengill, R., S. Maxwell, and K. Picknell, "An analysis of articulation following partial and total glossectomy." *Journal of Speech and Hearing Disorders*, *35* (1970): 170–173.

Matheny, A., and C. Bruggeman, "Children's speech: Heredity components and sex differences." *Folia Phoniatrica*, *25* (1973): 442–449.

Matheny, N., and J. Panagos, "Comparing the effects of articulation and syntax programs on syntax and articulation improvement." *Language, Speech, and Hearing Services in Schools*, *9* (1978): 57–61.

McDonald, E. T., *Articulation Testing and Treatment: A Sensory Motor Approach*. Pittsburgh, Penn.: Stanwix House, 1964.

McDonald, E. T., and L. Aungst, "Apparent impedence of oral sensory functions and articulatory proficiency." In J. Bosma (Ed.), *Second Symposium on Oral Sensation and Perception*. Springfield, Ill.: Charles C Thomas, 1970.

McEnery, E., and F. Gaines, "Tongue-tie in infants and children." *Journal of Pediatrics*, *18* (1941): 252–255.

McNutt, J., "Oral sensory and motor behaviors of children with /s/ or /r/ misarticulations." *Journal of Speech and Hearing Research*, *20* (1977): 694–703.

Mills, A., and H. Streit, "Report of a speech survey, Holyoke, Massachusetts." *Journal of Speech Disorders*, *7* (1942): 161–167.

Monson, R., "The oral speech intelligibility of hearing-impaired talkers." *Journal of Speech and Hearing Disorders*, *48* (1983): 286–296.

Morley, D., "A ten-year survey of speech disorders among university students." *Journal of Speech and Hearing Disorders*, *17* (1952): 25–31.

Morley, M. E., *The Development and Disorders of Speech in Childhood*, (1st ed.). London: Livingston, 1957.

Mowrer, D., R. Baker, and R. Schutz, "Operant procedures in the control of speech articulation." In H. Sloane and B. MacAulay (Eds.), *Operant Procedures in Remedial Speech and Language Training*.

Boston: Houghton Mifflin, 1968.
Neils, J., and D. Aram, "Family history of children with developmental language disorders." *Perceptual and Motor Skills*, 63 (1986): 655–658.
Netsell, R. A., *A Neurobiologic View of Speech Production and the Dysarthrias*. Boston, Mass.: College-Hill Press, 1986.
Paden, E. P., M. L. Matthies, and M. A. Novak, "Recovery from OME-related phonologic delay following tube placement." *Journal of Speech and Hearing Disorders*, 54 (1989): 94–100.
Paden, E. P., M. A. Novak, and A. L. Beiter, "Predictors of phonological inadequacy in young children prone to otitis media." *Journal of Speech and Hearing Disorders*, 52 (1987): 232–242.
Palmer, J., "Tongue-thrusting: A clinical hypothesis." *Journal of Speech and Hearing Disorders*, 27 (1962): 323–333.
Panagos, J., M. Quine, and R. Klich, "Syntactic and phonological influences on children's articulation." *Journal of Speech and Hearing Research*, 22 (1979): 841–848.
Panagos, J., and P. Prelock, "Phonological constraints on the sentence productions of language disordered children." *Journal of Speech and Hearing Research*, 25 (1982): 171–176.
Parlour, S., and P. Broen, "Environmental factors in familial phonological disorders: Preliminary home scale results." Paper presented at the annual convention of the American Speech-Language-Hearing Association, Atlanta, 1991.
Paterson, M., "Articulation and phonological disorders in hearing-impaired school-aged children with severe and profound sensorineural losses." In J. Bernthal and N. Bankson (Eds.), *Child Phonology: Characteristics, Assessment, and Intervention with Special Populations* (pp. 199–224). New York: Thieme Medical Publishers, 1994.
Paul, R., and L. D. Shriberg, "Associations between phonology and syntax in speech delayed children." *Journal of Speech and Hearing Research*, 25 (1982): 536–546.
Paul, R., and L. D. Shriberg, "Reply to Panagos and Prelock [Letter]." *Journal of Speech and Hearing Research*, 27 (1984): 319–320.
Perkins, W., *Speech Pathology: An Applied Behavioral Science*. St. Louis: Mosby, 1977.
Powers, M., "Functional disorders of articulation-symptomatology and etiology." In L. Travis (Ed.), *Handbook of Speech Pathology and Audiology*. Engelwood Cliffs, N.J.: Prentice-Hall, 1957, 1971.
Prins, D., "Analysis of correlations among various articulatory deviations." *Journal of Speech and Hearing Research*, 5 (1962a): 151–160.
Prins, D., "Motor and auditory abilities in different groups of children with articulatory deviations." *Journal of Speech and Hearing Research*, 5 (1962b): 161–168.
Proffit, W. R., *Contemporary Orthodontics*. St. Louis, Mo.: C.V. Mosby, 1986.
Prosek, R., and A. House, "Intraoral air pressure as a feedback cue in consonant production." *Journal of Speech and Hearing Research*, 18 (1975): 133–147.
Reid, G., "The etiology and nature of functional articulatory defects in elementary school children." *Journal of Speech and Hearing Disorders*, 12 (1947a): 143–150.
Reid, G., "The efficiency of speech re-education of functional articulatory defectives in elementary school." *Journal of Speech and Hearing Disorders*, 12 (1947b): 301–313.
Ringel, R., K. Burk, and C. Scott, "Tactile perception: Form discrimination in the mouth." In J. Bosma (Ed.), *Second Symposium on Oral Sensation and Perception*. Springfield, Ill.: Charles C Thomas, 1970.
Ringel, R., and S. Ewanowski, "Oral perception: I. Two-point discrimination." *Journal of Speech and Hearing Research*, 8 (1965): 389–400.
Ringel, R., A. House, K. Burk, J. Dolinsky, and C. Scott, "Some relations between orosensory discrimination and articulatory aspects of speech production." *Journal of Speech and Hearing Disorders*, 35 (1970): 3–11.
Roberts, J. E., M. R. Burchinal, M. A. Koch, M. M. Footo, and F. W. Henderson, "Otitis media in early childhood and its relationship to later phonological development." *Journal of Speech and Hearing Disorders*, 53 (1988): 424–432.
Roberts, J. E., and S. Clarke-Klein, "Otitis media." In J. Bernthal and N. Bankson (Eds.), *Child Phonology: Characteristics, Assessment, and Intervention with Special Populations* (pp. 182–198). New York: Thieme Medical Publishers, 1994.
Roe, V., and R. Milisen, "The effect of maturation upon defective articulation in elementary grades." *Journal of Speech Disorders*, 7 (1942): 37–50.
Rosenbek, J., and R. Wertz, "A review of fifty cases of

developmental apraxia of speech." *Language, Speech and Hearing Services in Schools*, *1* (1972): 23–33.

Rosin, M., E. Swift, D. Bless, and D. K. Vetter, "Communication profiles of adolescents with Down's Syndrome." *Journal of Childhood Communication Disorders*, *12* (1988): 49–62.

Ruscello, D. M., "Articulation improvement and oral tactile changes in children." Thesis, University of West Virginia, 1972.

Rvachew, S., "Speech perception training can facilitate sound production learning." *Journal of Speech and Hearing Research*, *37* (1994): 347–357.

Sayler, H., "The effect of maturation upon defective articulation in grades seven through twelve." *Journal of Speech and Hearing Disorders*, *14* (1949): 202–207.

Schlanger, B., "Speech examination of a group of institutionalized mentally handicapped children." *Journal of Speech and Hearing Disorders*, *18* (1953): 339–349.

Schlanger, B., and R. Gottsleben, "Analysis of speech defects among the institutionalized mentally retarded." *Journal of Speech and Hearing Disorders*, *22* (1957): 98–103.

Schmauch, V., J. Panagos, and R. Klich, "Syntax influences the accuracy of consonant production in language-disordered children." *Journal of Communication Disorders*, *11* (1978): 315–323.

Schwartz, A., and R. Goldman, "Variables influencing performance on speech sound discrimination tests." *Journal of Speech and Hearing Research*, *17* (1974): 25–32.

Schwartz, R., L. Leonard, M. K. Folger, and M. J. Wilcox, "Evidence for a synergistic view of linguistic disorders: Early phonological behavior in normal and language disordered children." *Journal of Speech and Hearing Disorders*, *45* (1980): 357–377.

Scott, C., and R. Ringel, "Articulation without oral sensory control." *Journal of Speech and Hearing Research*, *14* (1971): 804–818.

Shelton, R., "Science, clinical art, and speech pathology." Paper presented at Kansas University, Spring 1989.

Shelton, R., A. Johnson, and W. Arndt, "Delayed judgment speech sound discrimination and /r/ or /s/ articulation status and improvement." *Journal of Speech and Hearing Research*, *20* (1977): 704–717.

Shelton, R. L., V. Willis, A. F. Johnson., and W. B. Arndt, "Oral form recognition training and articulation change." *Perceptual Motor Skills*, *36* (1973): 523–531.

Sherman, D., and A. Geith, "Speech sound discrimination and articulation skill." *Journal of Speech and Hearing Disorders*, *10* (1967): 277–280.

Shriberg, L., and J. Kwiatkowski, "Developmental phonological disorders I: A clinical profile." *Journal of Speech and Hearing Research*, *37* (1994): 1100–1126.

Shriberg, L. D., and J. Kwiatkowski, "Phonological disorders I: A diagnostic classification system." *Journal of Speech and Hearing Disorders*, *47* (1982): 226–241.

Shriberg, L. D., and A. J. Smith, "Phonological correlates of middle-ear involvement in speech-delayed children: A methodological note." *Journal of Speech and Hearing Research*, *26* (1983): 293–297.

Shriberg, L., and C. Widder, "Speech and prosody characteristics of adults with mental retardation." *Journal of Speech and Hearing Research*, *33* (1990): 627–653.

Shriner, T., M. Holloway, and R. Daniloff, "The relationship between articulatory deficits and syntax in speech defective children." *Journal of Speech and Hearing Research*, *12* (1969): 319–325.

Skelly, M., D. Spector, R. Donaldson, A. Brodeur, and F. Paletta, "Compensatory physiologic phonetics for the glossectomee." *Journal of Speech and Hearing Disorders*, *36* (1971): 101–114.

Smit, A., L. Hand, J. Freilinger, J. Bernthal, and A. Bird, "The Iowa articulation norms project and its Nebraska replication." *Journal of Speech and Hearing Disorders*, *55* (1990): 779–798.

Smith, B., and C. Stoel-Gammon, "A longitudinal study of the development of stop consonant production in normal and Down's Syndrome children." *Journal of Speech and Hearing Disorders*, *48* (1983): 114–118.

Snow, K., "Articulation proficiency in relation to certain dental abnormalities." *Journal of Speech and Hearing Disorders*, *26* (1961): 209–212.

Sommers, R., R. Reinhart, and D. Sistrunk, "Traditional articulation measures of Down's Syndrome speakers, ages 13–22." *Journal of Childhood Communication Disorders*, *12* (1988): 93–108.

Sonderman, J., "An experimental study of clinical relationships between auditory discrimination and articulation skills." Paper presented at the convention of the American Speech and Hearing Association, San Francisco, 1971.

Spriestersbach, D., "Research in articulation disorders and personality." *Journal of Speech and Hearing Disorders*, 21 (1956): 329–335.

Spriestersbach, D., and J. Curtis, "Misarticulation and discrimination of speech sounds." *Quarterly Journal of Speech*, 37 (1951): 483–491.

Starr, C., "Dental and occlusal hazards to normal speech production." In K. Bzoch (Ed.), *Communicative Disorders Related to Cleft Lip and Palate*. Boston: Little, Brown, 1972.

Stelcik, J., "An investigation of internal versus external discrimination and general versus phoneme-specific discrimination." Unpublished Thesis, University of Maryland, 1972.

Stoel-Gammon, C., and M. Kehoe, "Hearing impairment in infants and toddlers: Identification, vocal development, and intervention in child phonology." In J. Bernthal and N. Bankson (Eds.), *Child Phonology: Characteristics, Assessment, and Intervention with Special Populations* (pp. 163–181). New York: Thieme Medical Publishers, 1994.

Strange, W., and P. Broen, "Perception and production of approximant consonants by 3 year olds: A first study." In G. Yeni-Komshian, J. Kavanaugh, and C. A. Ferguson (Eds.), *Child Phonology*, Vol. 2. *Perception*. New York: Academic Press, 1980.

Subtelny, J. D., "Malocclusions, orthodontic corrections and orofacial muscle adaptation." *Angle Orthod*, 40 (1970): 170.

Subtelny, J., J. Mestre, and J. Subtelny, "Comparative study of normal and defective articulation of /s/ as related to malocclusion and deglutition." *Journal of Speech and Hearing Disorders*, 29 (1964): 269–285.

Templin, M., *Certain Language Skills in Children*. Institute of Child Welfare Monograph Series 26. Minneapolis: University of Minnesota, 1957.

Templin, M., "Development of speech." *Journal of Pediatrics*, 62 (1963): 11–14.

Templin, M., *Longitudinal Study Through the 4th Grade of Language Skills of Children with Varying Speech Sound Articulation in Kindergarten*. (Final Report, Project 2220). Washington, D.C.: U.S. Department of Health, Education, and Welfare, Office of Education, 1968.

Templin, M., and G. Glaman, "A longitudinal study of correlations of predictive measures obtained in prekindergarten and first grade with achievement measures through eleventh grade" (Unpublished report no. 101). Washington, D.C.: U.S. Department of Health, Education, and Welfare, Office of Education, 1976.

Tiffany, W., "Effects of syllable structure on diadochokinetic and reading rates." *Journal of Speech and Hearing Research*, 23 (1980): 894–908.

Travis, L., and B. Rasmus, "The speech sound discrimination ability of cases with functional disorders of articulation." *Quarterly Journal of Speech*, 17 (1931): 217–226.

Tye-Murray, N., "The establishment of open articulatory postures by deaf and hearing talkers." *Journal of Speech and Hearing Research*, 34 (1991): 453–458.

Tyler, A., and K. Watterson, "Effects of phonological versus language intervention in preschoolers with both phonological and language impairment." *Child Language Teaching and Therapy*, 7 (1991): 141–160.

Veatch, J., "An experimental investigation of a motor theory of auditory discrimination." Ph.D. Dissertation, University of Idaho, 1970.

Velleman, S. L., "Children's production and perception of English voiceless fricatives." Unpublished Ph.D. Dissertation, University of Texas at Austin, 1983.

Velleman, S., and K. Strand, "Developmental verbal dyspraxia." In J. Bernthal and N. Bankson (Eds.), *Child Phonology: Characteristics, Assessment, and Intervention with Special Populations* (pp. 110–139). New York: Thieme Medical Publishers, 1994.

Weaver, C., C. Furbee, and R. Everhart, "Paternal occupational class and articulatory defects in children." *Journal of Speech and Hearing Disorders*, 25 (1960) 171–175.

Weiner, P., "Auditory discrimination and articulation." *Journal of Speech and Hearing Disorders*, 32 (1967): 19–28.

Wellman, B., I. Case, I. Mengert, and D. Bradbury, "Speech sounds of young children." *University of Iowa Studies in Child Welfare*, 5 (1931).

Whitaker, J., H. Luper, and H. Pollio, "General language deficits in children with articulation problems." *Language and Speech*, 3 (1970): 231–239.

Wilhelm, C. L., "The effects of oral form recognition training on articulation in children." Dissertation,

University of Kansas, 1971.

Williams, G., and L. McReynolds, "The relationship between discrimination and articulation training in children with misarticulations." *Journal of Speech and Hearing Research*, *18* (1975): 401–412.

Wilson, F., "Efficacy of speech therapy with educable mentally retarded children." *Journal of Speech and Hearing Research*, *9* (1966): 423–433.

Winitz, H., "Language skills of male and female kindergarten children." *Journal of Speech and Hearing Research*, *2* (1959a): 377–386.

Winitz, H., "Relationship between language and nonlanguage measures of kindergarten children." *Journal of Speech and Hearing Research*, *2* (1959b): 387–391.

Winitz, H., *Articulatory Acquisition and Behavior.* Englewood Cliffs, N.J.: Prentice-Hall, 1969.

Winitz, H., "Auditory considerations in articulation training." In H. Winitz (Ed.), *Treating Articulation Disorders: For Clinicians By Clinicians*. Baltimore: University Park Press, 1984.

Wolfe, V., and R. Irwin, "Sound discrimination ability of children with misarticulation of the /r/ sound." *Perceptual and Motor Skills*, *37* (1973): 415–420.

Wolk, S., and A. N. Schildroth, "Deaf children and speech intelligibility: A national study." In A. N. Schildroth and M. A. Karchmer (Eds.), *Deaf Children in America* (pp. 139–159). San Diego: College-Hill, 1986.

Woolf, G., and M. Pilberg, "A comparison of three tests of auditory discrimination and their relationship to performance on a deep test of articulation." *Journal of Communication Disorders*, *3* (1971): 239–249.

Yoss, K., and F. Darley, "Developmental apraxia of speech in children with defective articulation." *Journal of Speech and Hearing Research*, *17* (1974): 399–416.

NICHOLAS W. BANKSON, JOHN E. BERNTHAL

5
音韻評価の方法

音韻サンプルの収集

はじめに

　言語行動の評価に対する言語病理学領域独自の功績の1つは，**音韻評価**の方法を発展させたことである．この数十年，言語学者や子どもの発達の専門家，心理学者，小児科医，特殊教育の専門家なども音韻または構音の評価方法を用いてはいるが，音韻評価は言語臨床家のほとんど独占的な領域であった．

　個人の音韻の評価は，個人が産生する言語音の体系を記述し，その話し手の属する言語社会における成人の標準形と個人の産生語音の体系との関連をみることである．音韻評価は，声の質，発話の流暢性，そして統語，意味，語用，談話を含む言語の側面の評価を含むコミュニケーションの評価の中でしばしば行われる．さらに，聴力検査や口腔診査といった関連のある検査も，包括的なコミュニケーション評価の中に含まれる．臨床家は評価の一部として，音韻発達の遅れまたは音韻障害の存在と持続に関連があると思われるような原因を同定する検査を行う．音韻発達の遅れ(正常発達の子どもの幼児期にみられる語音の誤りと似ている誤りを示す子ども)と音韻障害(正常発達の子どもと異なった語音の誤りを示す子ども)を区別して記述する人たちもいるが，本書では両者を区別しない．実際には，ほとんどの多数音構音障害児は両方のカテゴリに入る誤りをもつからである．

　音韻評価は以下のように行われる．
　1. 個人の音韻の状態を記述し，治療について判断するためにその人の語音体系が正常発達から逸脱しているかどうかを決定する．
　2. クライアントの管理において用いられる目標行動と方略を含む訓練の方向を決定する．

3．訓練を行った場合と行わなかった場合の音韻変化に関する予測と予後について記述する．
　　4．訓練の過程にみられる音韻行動の変化をチェックする．
　　5．音韻障害の存在または持続に関係すると思われる要因を同定する．

　音韻評価の主な目的は，その人が治療を必要としているかどうかを判断し，もし治療が必要だとしたら，訓練の方向性を決定することである．この決定を行うために，臨床家は多くの段階を踏む，つまり，様々な方法でクライアントの発話サンプルを収集し，それらを分析し，解釈し，そして臨床上の方針説明および決定を行う．訓練を行う場合や治療方針を決める場合に厳密な規則はない．子どもが公立学校でサービスを受ける場合は，州や地方のガイドラインが決められていることが多い．本章では，様々なデータの収集，検査手続きについて検討し，音韻サンプルを分析，解釈するときに考慮すべき要因や問題点を検討する．

音韻障害のスクリーニング

　結果の分析および解釈を含む音韻評価は，しばしば時間がかかる．臨床家は，より包括的な音韻評価を行うかどうかを決定するためにスクリーニングを行うことが多い．スクリーニングの手続きは，訓練の必要性や方向性を決定するためのものではなく，評価が必要な人を，必要ではない人から区別するためのものである．典型的なスクリーニングには以下のようなものがある．①年齢相当の音韻能力があるかどうかを決定するために幼児教室あるいは"幼稚園でいっせいに"子どもをスクリーニングする，②3年生の子どものスクリーニング（この年齢までに発達途上にみられる誤りは成熟によって改善する），③特別な話しことばの能力を要求される教師や放送ジャーナリストのような職業を目指す大学生のスクリーニング，④コミュニケーション障害を疑われて紹介されてきたクライアントの音韻の状態をスクリーニングする，というものである．

　スクリーニングでは訓練が必要な人を判定するのではなく，単に精査を必要とするかどうかを判定する．音韻障害があるかないかについての見解を出す前に追加の検査を行うことがあり，それは治療方針を決定するために必要とされる．スクリーニングに用いられる検査は，限定された音のサンプルで構成されており，5分以内で行うことができる．スクリーニングの方法は，非定形と定形に分類される．*非定形の方法*は，特別なニーズに合うように，スクリーニングの方法を広げたいときにしばしば使われる．*定形の方法*は，確立した基準があり，使用する場所が変わっても同じ方法に基づいた検査を行うことを使用者が望むときにしばしば用いられる．

非定形のスクリーニングの方法

　非定形のスクリーニング方法は，スクリーニングする母集団に合わせて検者が独自に考案している．非定形な方法は簡易で効率良くできるよう考案されているが，それらには定形のスクリーニングの特徴である標準化された施行手続きまたは標準データがない．例えば，幼稚園児の集団

には，検者は子どもたちに次のように尋ねる．
1. あなたの名前と住所を教えて．
2. 10 数えて．曜日の名前を教えて．
3. テレビ番組についてお話しして．

もし被検者が成人ならば，検者は次のうちの1つあるいは両方を行ってもらう．
1. /s/, /r/, /l/, /θ/ のような，構音を誤り易いいくつかの音を産生させることができるように作成された文を読ませる．例えば，"I saw Sally at her seaside house.; Rob ran around the orange car."
2. "Grandfather Passage"または"Rainbow Passage"のように英語音声の代表的な見本の一節を読ませる．

Grandfather Passage. You wish to know all about my grandfather. Well, he is nearly 93 years old, yet he still thinks as swiftly as ever. He dresses himself in an old black frock coat, usually several buttons missing. A long beard clings to his chin, giving those who observe him a pronounced feeling of the utmost respect. When he speaks, his voice is just a bit cracked and quivers a bit. Twice each day he plays skillfully and with zest upon a small organ. Except in winter when the snow or ice prevents, he slowly takes a short walk in the open air each day. We have often urged him to walk more and smoke less, but he always answers, "Banana oil." Grandfather likes to be modern in his language.

Rainbow Passage. When the sunlight strikes raindrops in the air, they act like a prism and form a rainbow. The rainbow is a division of white light into many beautiful colors. These take the shape of a long round arch, with its path high above, and its two ends apparently beyond the horizon. There is, according to legend, a boiling pot of gold at one end. People look, but no one ever finds it. When a man looks for something beyond his reach, his friends say he is looking for the pot of gold at the end of the rainbow.

非定形のスクリーニングでは通過の基準はたいてい検者が決める．しばしば用いられる一般原則は，"疑わしいときにはさらに検査にまわす"である．言い換えれば，クライアントの音体系がその人の年齢および言語社会またはそのいずれかに照らして検者が不適切であると疑ったときは，より完全な評価を行うべきである．検者は，さらに検査が必要かどうかを決めるためのスクリーニング検査の基準を決定，または確立することを選択することもできる．そうすることにより，検者は，話しことばのほんの少しのサンプルからでも，追加の検査が最も必要な人たちや訓練を必要とする可能性が高い人たちを明らかにすることができるであろう．

定形のスクリーニングの方法

　定形のスクリーニングの方法には，市販されている検査法があり，ほとんどの場合，標準値およびカットオフスコア(cut-off score, 足切り点)あるいはそのどちらかを備えている．このような定形の方法は3つのタイプに分けられる．①単語の構音検査の一部としての検査，②音韻をスクリーニングするためにのみ企画された検査，③言語の側面も音韻もスクリーニングする検査．音韻をスクリーニングするために明確に企画された検査は，音韻のスクリーニングが第1の目的である場合に非常によく用いられる．言語の他の側面のスクリーニングを併用した音韻スクリーニングは，子どもの発達の専門家，小児科医，特殊教育の専門家によって，より一般的なコミュニケーションのスクリーニングのために用いられることが多い．

　以下は，定形の音韻スクリーニング検査である．

　簡易音韻スクリーニング検査(Quick Screen of Phonology：QSP)(Bankson and Bernthal, 1990a)　この検査は28の絵の呼称からなり，複数の音声環境(大部分は語頭と語末)で各単語の音が評価される．23の音素と，3つの子音結合がスクリーニングされる．これらの項目はバンクソン-バンサル音韻検査(the Bankson-Bernthal Test of Phonology)の全体の得点との相関に基づいて選ばれている．QSPでは3～7歳11ヵ月のパーセンタイルと標準得点が備わっている．

　デンバー構音スクリーニング検査(Denver Articulation Screenig Test)(Drumwright, 1971)　この検査は，白系アメリカ人，アフリカ系アメリカ人，メキシコ系アメリカ人の子どもの音韻の状態をスクリーニングするために，特別に企画された．反応は復唱で引き出される．検者は，4段階尺度で発話明瞭度を判定する．段階1は"よくわかる"，段階4は"評価不能"である．子どもは，構音と発話明瞭度の得点を合わせて"正常"から"異常"まで段階づけされる．

　構音の予測スクリーニング検査(Predictive Screening Test of Articulation)(Van Riper and Erickson, 1969)　この検査は，そのタイトルが示すようにスクリーニングのためだけでなく，1年生の子どもが訓練なしで音の誤りを改善することができるかどうかという予測も行うように企画されている．つまり，カットオフスコアに到達できない子どもの追加の検査の必要性を示すとともに，音の自己修正の見込みについての予測を検者ができるようにつくられている．StockmanとMcDonald(1980)は，この検査は特定の子音，例えば不完全な歯擦音あるいは不完全な流音などを誤る1年生の子どもにとっては，それらの音が検査によく出てくるので予測的な価値が高いと報告している．

　以下の検査は，言語スクリーニングの一部としての音韻スクリーニングである．

就学前児のためのフルハーティ話しことば・言語スクリーニング検査(Fluharty Speech and Language Screening Test for Preschool Children)(Fluharty, 1978)　この検査は，2～6歳の子どものために作成された．音韻に関する部分の検査では，19の目標音を引き出すために15の実物を用いている．1つの刺激項目で1つの音を評価する場合と，2つの音を評価する場合がある．さらに検査が必要かどうかを示すカットオフスコアが設定されている．

就学前の言語尺度-3(Preschool Language Scale-3)(Zimmerman, Steiner, and Pond, 1992)　この検査は，1～7歳の子どものために作成された．検査の"構音スクリーニング"の部分は，18の語音と1つの子音結合を検査する37の項目で構成されている．子どもの構音成績が測定できる．

要約　スクリーニングの手続きは，訓練の必要性または方向性を決定するために作成されたものではない．むしろ，さらに検査が必要かどうかを決めることを目的としている．スクリーニング検査の通過基準は，しばしば検者にゆだねられている．標準得点やパーセンタイルが使えるならば，検者がこうした基準を確立するのに役立つ．通常，平均値より1標準偏差低い得点をカットオフスコアとしている．いくつかの検査法は，カットオフスコアあるいは年齢の予測得点を提供している．

評価バッテリー

前に述べたように，音韻評価の2つの大きな目的は，治療の必要性と方向性を判定することである．音韻障害に関するほとんどの文献，研究や検査材料が目指しているのはこの目的である．次のページ以降で音韻サンプルを得るための手続きに重点を置いた音韻評価バッテリーの概要を示す．第6章では，音声サンプルを引き出す手続きを通して収集されたデータの分析と解釈について論じる．これらの章を通じて，利用できる文献を総合し，著者の臨床経験に基づいた示唆を与えることを試みることになる．

音韻評価に必要なサンプルを引き出す手続きは，スクリーニングのための検査より詳細で時間がかかる．この種の検査をするとき，臨床家は1つの評価方法やサンプルを引き出す方法を用いるのではなく，いくつかを組み合わせて使用することが多い．典型的な音韻評価は様々な長さや音声環境のサンプルにおける音韻産生や，サンプルを引き出す様々な方法に対する反応にみられる音韻産生を評価する．このサンプルの収集はしばしば**評価バッテリー**と呼ばれ，ケース選択の決定と治療プログラムがとるべき方向の決定に際し，1つの方法だけでは臨床家が知るべきすべてのサンプルを提供できないという認識に基づいた評価の枠組みである．

様々な評価，分析，解釈の手続きが使用され，有効であるとみなされてきたということを認識

するのは重要である．残念なことに，すべての方法が我々がそうあって欲しいと思うほどには有効ではなく，またデータに基づいた科学的なものではない．専門的な進歩に関心をもって，我々は評価方法の有効性を注意深く検証していかなければならない．

次に，検査手段の選択の基準と音韻評価バッテリを構成するサンプルの様々なタイプについて述べる．各サンプルのタイプの特徴および引き出す方法を示す．

音韻評価測定の選択基準

言語病理学の専門家は音韻を評価するために伝統的に様々な定形の検査や非定形の検査を使用してきた．臨床家は特定の評価法を用いる傾向があるが，ほとんどの臨床家はすべての目的に適した検査といったものは存在しないということをわかっている．検査を受ける個人にみあっていて，臨床家が求める情報を与えてくれる検査用具を選ぶべきである．臨床家が音韻評価のために市販されている検査用具を選ぶ場合は，その検査ではどのようなサンプルを取り出すのか，刺激材料はどのような性質か，どのような検査システムか，どのようなタイプの分析を行うのかを考慮する．検査の選択にあたり実用上考慮しなくてはならないことは，検査を施行する時間と得られたサンプルを分析するのに要する時間である．

サンプル　検査を選択する際に考慮すべき要因は，サンプルの妥当性と代表性である．すなわち，特定の子音，子音結合，母音，二重母音をそれぞれの単位(すなわち音節，単語，文)の中で検査することが必要である．刺激提示のモデルとサンプルを引き出す方法(例：絵の呼称，模唱，遅延模唱，会話)も，検査を選択するときに考慮すべきである．

材料の提示　市販されている検査を選択する際のもう1つの実際的な面での選択条件は，材料の魅力，簡便性，操作の容易性である．絵の大きさ，親しみ易さ，色，クライアントへの適合性は，臨床家が刺激に対する反応を容易に得られるかどうかに影響を与える．さらに，採点表の構成と形式は情報検索のために重要である．親しみ易い検査，魅力的な刺激項目，誤りの分析を容易にする採点表が望ましい．

採点および分析　検査に伴う採点と分析の手続きは検査から得られる情報のタイプを決定するので，検査の選択のとき，それらを考慮することが重要である．最近使われている種々の評価は，次のような分析のタイプを容易にするように企画されている．①英語の子音と母音の音の種類および音素の種類またはそのいずれか，②様々な音声環境での音産生，③構音位置，構音様式，有声性および素性に基づく分析，④音韻パタンまたは音韻プロセス分析，⑤音韻産生の年齢からみた適切性，である．

表記と採点の方法

反応を記録する方法　臨床家の記録方法は，検査の目的，検者の表記の技術，個人的な好みによって異なる．しかし，検者が用いる反応の記録のタイプによって，臨床家が得られたサンプルを処理できる分析の仕方が決まる．さらに，実施された分析のタイプは治療法に大きな影響を与える．

最も単純な方法は，音韻産生を正誤で採点する方法である．産生された音が成人の音素として許容できる範囲内にあるかどうかという検者の聴覚的判断に基づくものである．このタイプの判定は，臨床家が最初に学ぶ評価技術であり，スクリーニングの目的には適切である．しかし，このタイプの採点方法は，臨床家が治療の方向をより詳細に決定するための音韻評価には勧められない．

第2の採点方法は誤りが**置換，歪み，省略**のいずれであるかを同定する方法である．子どもが $r$abbit を $w$abbit と置き換えるように，置換は目標音(正しい音)を間違った音に置き換えることである．歪みは置換に似ているが，置き換えられた音が目標音と聴取される範囲内で許容できない異音的変異に類するものである．

最も一般的で有効な表記システムは，*国際音声字母*(International Phonetic Alphabet：IPA)であり，各々の音素をそれぞれ異なった記号で表している．第1章に示したように，英語では，音素を同定するのにそのような記号が40以上用いられている．補助記号(diacritics)(narrow markers)で補足されたこのような簡略表記(broad transcription)は，言語臨床家が語音産生を適切に記述するのに充分詳しいものである．例えば，*key* という単語の簡略表記では，語頭の分節音を /k/ と記述する．語頭の /k/ のより正確な記述では，語頭の [k] の後に有気の補助記号 [ʰ] をつけるが，それは /k/ が語頭では有気化するためである．この記述の有気修飾符号(modifier) [ʰ] は補助記号の1例である．補助記号の使用は*精密表記法*(close transcription system)とも呼ばれ，個々の分節音の特定の形態的次元(topographical dimensions)を記録することができる．精密表記法は簡易表記では音の誤りを充分に表せないときに用いるとよい．音韻障害にみられる誤りを反映する補助記号の例としては以下のものがある．/tɪp/ の /t/ が歯間音化しているときの [t̪ɪp] のように歯間音化の補助記号 [̪] が /t/ の下に置かれる．Edwards(1986)は，**表5.1**の記号と補助記号を臨床用として勧めている．Shriberg ら(1984)は，補助記号を"誤りではない"記号と"誤り"の記号とに分類した．言い換えると，上記の例に示されるように，補助記号には，正しいあるいは標準的な産生での変化を記述するのに使われるものと，音の誤りを記述するときにより多く使用されるものがある．

精密表記法は，簡略表記法では適切に記述することができないような音の産生を示す場合に特に有効である．例えば，特定の音で鼻咽腔閉鎖が得られない口蓋裂症例の音韻の状態を評価するとき，呼気鼻漏出による子音の歪み(s̃nail)や鼻音化(bãet)を表す補助記号は有効である．同様に，聴覚障害症例の構音を評価するとき，母音の過度の気息性(例：[ɪ̤])，不適切な母音の長さ(例：長すぎる [si:]，短すぎる [we'])，無声化(例：[b̥])，非鼻音化(例：ræt)の使用が勧められる．発

表 5.1　記号と補助記号

[x]	無声軟口蓋摩擦音，*Bach* のような
[Φ]	無声両唇摩擦音
[β]	有声両唇摩擦音
[ɬ]	無声側面摩擦音
[pf]	無声両唇破擦音
[ts]	無声歯茎破擦音
[dz]	有声歯茎破擦音
[ʔ]	声門破裂音，[mʌʔi] のような

閉鎖開放補助記号

[ʰ]	有気音，[tʰap] のような
[⁼]	無気音，[p⁼un] のような
[̚]	開放を伴わない破裂音，[kʰæt̚] のような
[ʻ]	わずかな有気

口唇の形についての補助記号

[ʷ]	唇音化，[sʷit] のような
[⃖ʷ]	突き出した唇音化
[ᴡ] あるいは [₀]	非円唇化
[ₓ]	口唇の反転を伴う産生
[ɔ]	円唇化した母音
[ᴄ]	円唇化のより少ない母音

鼻音についての補助記号

[̃]	鼻音化，[fæ̃n] のような
[̈]	非鼻音化
[̈]	呼気鼻漏出を伴う産生

長さについての補助記号

[ː]	長い
[ʼ] あるいは [̆]	短い
[^] あるいは [͜]	同時的

有声化についての補助記号

[̬]	部分的有声，[k̬æt] のような
[̥]	部分的無声，[spuŋ̥] のような
[̈]	息まじり声を伴う産生（つぶやき声）

音節性についての補助記号

[̩]	音節主音的子音，[bʌtn̩] のような
[̯]	非音節的母音，[ðeə̯] のような

表 5.1 （続き）

強勢についての補助記号

[ˊ], [ˈ] あるいは [¹]	第 1 強勢
[ˋ], [ˌ] あるいは [²]	第 2 強勢
[ˬ] あるいは [³]	第 3(弱)強勢

舌の位置または形についての補助記号

[ʒ] あるいは [ʲ]	口蓋化，[sʲu] のような
[̪]	歯音化，[tɛṉθ] のような
[~]	軟口蓋化，[tʰebɫ] のような (または咽頭化)
[˞] あるいは [ʳ]	/r/ のような，r 音化，そり舌音化，[kʰa̢] のような
[c] あるいは [ˡ]	側音化，[ṣop] のような
[ʊ]	著しく溝をつくった
[⊣]	平らな舌での産生
[¨] あるいは [··]	中舌母音化
[˖] あるいは [→]	後寄りの舌，[s→op] または [ṣop] のような
[˗] あるいは [←]	前寄りの舌，[ʃ←u] または [ʃ͎u] のような
[˄] あるいは [^]	挙上した舌
[˅] あるいは [ˇ]	下げた舌
[<]	前方化した舌
[>]	後方化した舌
[˽]	非 r 音化または非そり舌音化

その他の補助記号

[ʼ], [ʔ] あるいは [.]	声門化
[x]	摩擦を伴う産生
[ʍ]	口笛
[✓]	ふるえ音化した

連接マーカー

+	開放連接
|	内部開放連接
↓	下降終端連接
↑	上昇終端連接
→	抑止連接

出典：M.L. Edwards. *Introduction to Applied Phonetics : Laboratory Workbook*. San Diego, Calif.：College-Hill Press, 1986, 185-187 © 1986. 使用許可済み
　　ここに示した付加的記号は International Phonetic Alphabet (1978) の一部である．いくつかの補助記号は IPA からのものもある．その他は，Bush and colleagues (1973) と Shriberg and Kent (1982) から採用している．これは，付加的記号と補助記号の完全なリストではない．

達性の構音の誤りでは，側音化(例：[s̥])，歯間音化(例：[s̪])，無声化(例：[n̥])の補助記号を用いるとよい．

表記の精度　　反応を表記する際の重要なことの１つは，表記の精度である．臨床家は，自分の表記がクライアントの産生音を正確に表記しているかどうかに関心をもたなければならない．表記に際して，臨床家は主として聴覚判定により行っている．この判定はときには，生理学的測定(呼気圧，呼気流の情報)や音響学的測定(周波数分析により得られた情報)により補足される．これら３つのタイプのデータは必ずしも一致しない．例えば，語末の破裂音が声門破裂音に置き換わっている場合，周波数分析ではそれが明らかになるが，聴覚的には判定できずに，省略と表記されるかもしれない．しかし，音素産生，知覚および音響学的・生理学的測定の相互の間に１対１の対応は存在しないので，より客観的な測定(音響学的および生理学的記録)でさえ人間の解釈が含まれることを認めなければならない．臨床音韻論では，聴覚判定が治療の決定の基礎となる．そのため，臨床家は聴覚判定の信頼性を確立することが重要である．

検者間の信頼性　　判定の信頼性を確立する方法として，これまで臨床家は独立に表記した２人の間の一致度を用いてきた．*検者間の一致度*あるいは*信頼性*は，１人の検者の表記ともう１人の検者の表記を比較することにより決定され，音韻研究の結果を報告するためには不可欠なことである．さらに音韻産生が適正か否かを判定することを学びはじめた学生にとって，より経験のある人と検者間の信頼性を確立することが，判定の精度を向上させる．検者間の信頼性を決定するためによく用いられる方法は，*項目間の一致度*と呼ばれるもので，各々の検査項目について判定を比較するものである．一致した項目の数を全体の項目数で割ったものが一致率である．例えば，２人の臨床家が20項目のうち17項目で一致，３項目で不一致であったとしたら，17/20＝0.85に100をかけた85％が検者間の一致率である(表5.2参照)．このような項目間の一致度は，検者間の信頼性を確立する有力な方法である．

　２人あるいはそれ以上の検者がそれぞれ独立にしかも同時に表記し，共通認識が得られたものを最終表記とすることもある(Shriberg, Kwiatkowski, and Hoffman, 1984)．"最終"判定の前に検者間で議論が行われる．判定が困難な場合に用いられる手続きは，通常，録音テープをグループで聴き取って判定することが多い．このような手続きでは，明らかに判定の独立性は失われる．

　表5.2では，信頼性は音の正誤判定に基づいている．音声学的に記録された判定に基づくよりも，正－誤という２つの判定の方が一致し易い．精密表記で記述された場合，高い信頼性を得るのはもっと難しい．検者間の信頼性が項目別の正誤比較で少なくとも90％あるいはそれ以上であれば，ある１人の判定はもう１人の判定と同じであると考えられる．補助記号を用いるような，より難しい表記課題では検者間の信頼性はこの数字よりかなり低くなるだろう．ShribergとLof (1991)は，簡略表記と精密表記の判定の信頼性に関する研究で，検者間と検者内の信頼性につい

表 5.2　判定者 A と B による独立した判定

項目	判定者A	判定者B
1	正	正
2	正	正
3	正	誤
4	正	誤
5	誤	誤
6	誤	誤
7	正	正
8	正	正
9	正	正
10	誤	正
11	正	正
12	正	正
13	正	正
14	誤	誤
15	誤	誤
16	正	正
17	正	正
18	正	正
19	正	正
20	誤	誤

て，平均一致度は簡易表記では 90％以上，精密表記では 65〜75％ であると報告した．

産生音の記録と分析のための，価格が安い機器類が開発されているので，音響学的データは知覚のあいまいさを明確にするのに役立つであろう．

検者内の信頼性　臨床家は自分の判定が他の検者の判定と一致しているかどうかを知りたいのと同様に，自分の中で判定基準が一定しているかどうかも知りたいと考えている．同一データを 2 つの異なる時期に判定し比較することを*検者内の信頼性*という．そのような測定で高い信頼性が得られることは，検者の判定が一貫していることの指標である．同じ反応を 2 回判定するので，このタイプの信頼性を求めるにはテープ録音した反応を用いる．

連続発話サンプル

理論の根拠　音韻評価はすべて，連続発話サンプルを含むべきである．音韻訓練の最終目的は，会話における正しい音の産生である．したがって，できるだけ"自然な"発話状態での音産生を検者が観察することが重要である．このようなサンプルで様々な音声環境での音素の産生や誤りパタンを観察したり，そして大変重要なことであるが，連続した談話の中で話者の発話明瞭

度を判定したりすることができる．連続発話で産生された音は，発話速度，抑揚，強勢そして音節構造のような他の要因との関係についても調べることができる．単音節あるいは単語のサンプルではこのような探索はできない．さらに，連続発話サンプルでは，語彙項目の境界を超えた多数の音産生を対象とすることができる．

　自発的な連続発話サンプルが音韻行動の最も有効で典型的なサンプルなので，音韻分析はもっぱらこのタイプのサンプルを基にすべきであると示唆する臨床家もいる(Shriberg and Kwiatkowski, 1980；Stoel-Gammon and Dunn, 1985；Morrison and Shriberg, 1992)．連続発話サンプルは，検者が子どもの語彙の中での音産生や，自然な韻律パタンをもった音産生を記述できるという利点がある．さらに，これらのサンプルは，他のタイプの言語分析にも用いることができる．しかし，連続発話サンプルに全面的に依存すると実用上の問題が起きることがある．重度の音韻障害をもつ人々のことばは著しく不明瞭で，彼らが会話の発話サンプルで言おうとしていることを検者が確実に把握することは不可能か，極めて困難である．自分の知らない大人と対話することを嫌がる子どももいる．熟練した臨床家でさえ，子どもから単語を引き出すだけでも苦労することがある．代表的英語音素が含まれる自発話の言語資料を得ることもほとんど不可能であろう．

　Ingram(1989)は，"英語における代表的な音"（代表的サンプル）を得る困難さは重大な問題ではないと示唆している．もし自発サンプルが"十分な大きさ"であるならば，子どもの音の選好が明確になると彼は主張している．サンプルからはずれた音は子どもにとって"選択的回避"を示す．つまり，子どもは，それらを産生しないようにしているのである．"重要な音"は，自発会話のサンプルの中で何回も産生され，子どもの音韻体系の一般的な音韻像を表すであろうと彼は推測している．Ingramの推論で注意しなければならないのは，第1に，子どもの自発話における特定の音の欠落は，選択的回避というよりも英語においてそれらの音の出現率が低いことを示しているのかもしれないということ，第2に，もし選択的回避の仮定が妥当だとしても，臨床家は使用していない他の音の産生についての情報も得たいと思うであろうということである．

　サンプルを引き出す方法　　連続発話サンプルを得るために一般的に好んで使われる方法は，クライアントに自発的に会話をさせることである．臨床家はクライアントと，趣味やテレビ番組，前に訪れたことのある場所といったことについて話をする．サンプルはテープに録音すべきで，それによって臨床家は，クライアントの発話を正確に表記できるよう何回もクライアントの発話テープを再生することができる．臨床家は，後で行う表記を容易にするためにそのときの話題や誤りについて書きとめておくとよい．

　Allen(1984)は，録音した話しことばや言語のサンプルについて以下のように示唆している．
1. できるだけ騒音の音源を避ける．柔らかいおもちゃや柔らかい本，布をかけたテーブルを用いることによって，騒音をできるだけ少なくする．クライアントが話をしている間は，

検者は対象となっている声を妨害しないように話をはさまないようにし，ドアを閉めた部屋で録音することによって，他の環境音をテープから排除することができる．

2. *ステレオ録音にする．*この手続きでは，録音された声の信号のダイナミックレンジが広くなり，後で分析する場合に両耳の聴力が使用できる．

3. *適切な価格の装置を備えることによって満足のいく仕事ができる．*ステレオのカセットレコーダーが1つ，超小型マイクロフォンが2つ，安価なテープ，そして軽くて後ろに覆いのないヘッドフォンがあれば充分適切な録音ができ，また再生できる．さらに，出力レベルの調整，"巻戻し"ボタン，そして直接に接続でき，丈夫で便利なコネクターも必要である．買う余裕があれば，どれも予備を用意しておき，持ち運べるようにしておく．

会話サンプルを得る代わりの方法として，クライアントに文を音読させる臨床家もいる．この方法で，連続発話のサンプルは得られるが，この方法で得られたサンプルでの誤りは，会話から得られたサンプルより誤りが少ないことが多い(Wright, Shelton, and Arndt, 1969)．さらに，臨床家は読みをまだ学習していない子どもをしばしば検査するが，そのような場合にこの方法が実施できないことは明らかである．

連続発話サンプルを得る方法を細かく規定した音の検査もある．例えば*ゴールドマン-フリスト構音検査*(the Goldman-Fristoe Test of Articulation)(1969, 1986)の下位テストである"*文中の音*(Sounds-in-Sentences)"では，クライアントは関連のある絵を見ながらそれについての話を聞き，その後その話を繰り返すように言われる．このような*遅延模倣課題*は，ある音声環境で特定の音を引き出すように企画されている．臨床家が目標音を含む文を話して聞かせ，クライアントにそれを模倣するように指示するという*文の模倣手法*は遅延模倣法の一変法である．

即時模倣あるいは遅延模倣の手法よりも，より自発度の高い手法は，目標単語や音を引き出すために選択された一連の絵について，クライアントに物語を話してもらう方法である．DuboisとBernthal(1978)は，絵の呼称課題，遅延模倣課題，物語課題のそれぞれで，引き出された同一単語刺激に対する産生を比較した．最も誤りが多かったのは物語課題で，最も誤りが少なかったのは絵の呼称課題であったと彼らは報告している．これらの結果は驚くことではなく，単語呼称課題で要求される能力は句や文のように単語が連続している場合とは異なるからである．方法間の違いが統計的に有意であるにもかかわらず，彼らは臨床的にはこの差は重要でないと解釈した．しかし，彼らは課題によってある音の産生が集団の傾向と異なるクライアントもいることを報告した．例えば，ある子どもは遅延模倣課題よりも絵の呼称課題の方が誤りが多かった．

要約 連続発話サンプルは，どんな音韻評価バッテリでも必須の部分である．なぜなら，①全体の発話明瞭度の評価，②自然な形での音の使用の判定，③個々の音の正確さ，誤りパタン，誤り構音の一貫性を判定するためのデータベース，となるからである．連続発話サンプルを得るための好ましい方法は，クライアントに自発会話をさせることである．もし，何かの理由でそれ

が達成できない場合には，次に挙げるような方法を用いる．①絵の刺激あるいは実物から会話を引き出す，②音読の利用，③臨床家のモデルにしたがって物語を話すこと(遅延模倣)，である．

単語の検査

　理論の根拠　　広く使用されている点から考えると，単語産生(通常，被検者が絵を呼称することによって引き出される)の資料による音産生の分析は，音を評価するための一般的な方法である．単語は独立した同定し易い産生単位なので，検者は容易に音声表記ができる．表記者は単語産生ごとに1つか2つの分節音の産生を観察することに集中するため，多数の語からなるサンプルあるいは連続発話サンプルよりも，単語サンプルの方が素早く表記，分析することができる．単語サンプルから音産生を分析する効用は，このようなサンプルが広く使用されていることに表れている．

　検者は，単語のすべての音を母音を含めて表記することに関心があるかもしれない．多くの場合，与えられた単語に対して，特定の語内位置の音が表記され，あるいは採点される．最も広く使用されている単語の音の位置を記述する用語は，*語頭*(単語の最初の音，例：/bɒt/ の /b/)，*語末*(単語の最後の音，例：/ræbɪt/ の /t/)，*語中*(語頭と語末の間のすべての音，例：/wɔkɪŋ/ の /ɔ/, /k/, /ɪ/)である．

　音節の中の子音の位置を記述するために，*母音*(vocalic)に接頭辞 *pre-*，*inter-*，*post-* をつけることがある．母音前(prevocalic)の子音は母音に先行する子音と考えられ(CV)，音節を開始する(例：soap, cat)．母音後(postvocalic)の子音は母音の後の子音と考えられ(VC)，音節を終了する(例：soap, cat)．母音間(intervocalic)の子音は，2つの母音に挟まれた子音を含む(VCV)(例：camel, eager)．一般に語頭の子音は母音前である．同様に，一般に語末の子音は母音後である．Fisher と Logemann(1971)は，母音間の子音は先行音節を終了し，後続音節を開始するという二重の機能をもっていると述べている．Ingram(1981)は，1つの子音が2つの母音核(vowel nuclei)の間にあるとき，そのような"両音節的(ambisyllabic)"子音は両方の音節によって共有されると考えた．語中ということは単語の最初の音と最後の音の間のどこかに位置することなので，母音間子音は語中になる．語中子音は別の子音とつながって，音節を開始したり終了させたりするので，母音間子音ではないこともある．語頭，語中，語末という枠組みは単語の中の子音の位置を表すものであり，一方，*母音前，母音間，母音後，音節頭の位置*(releaser)，*音節末の位置*(arrester)は，音節に関連する子音の位置に言及するものである．

　つまり，語音の産生は産生される音節や単語の複雑さに影響される．分節音の数と並置(juxtaposition)により，ある音節が他の音節より産生が困難になることがある．発達上では，最初の音節形は一般に CV，VC，CVCV で，これらは最も単純な音節形である．

　評価における主要な論点の1つは，ある語が1つだけ独立して発音されるときの形態(単語)で産生された音韻産生と連続発話において産生された音韻産生の関係についてである．多くの研究

者は，2つのタイプの測定方法に差はあるが，一般に絵の呼称から得られた情報は連続発話で得られる語音の産生とかなり高い相関があると報告している．臨床家は2つのサンプリング方法でかなり大きな差があるかもしれないことを認識しておく必要がある．特に，単語検査を経験していたり，訓練を受けているクライアントの場合は，絵の刺激に対して単語の中で音を正しく産生することを学習しているので，単語検査での音産生は自発話の状態で産生される同じ音を正確には反映していないかもしれない．

Jordan(1960)は，聴き手の聴覚判定による自発話サンプルでの構音の正確さと単語の構音検査で得られた音の誤り数の間には，高い相関があったと報告している．Jordanの研究は，自発話の能力を予測するのに，単語検査を使用することの妥当性を証明するものとして引用されているが，この相関は，①単語産生での誤り数と自発話の誤り数を比較していない，②個人の能力を反映しない可能性がある集団の傾向に基づいている，ことを想起すべきである．

単語を検査刺激に使用することに関する第2の問題点は，ことばは単語で産生されるのではなく音節連鎖の形で産生されるという事実から生じる．したがって，連続発話での能力を推測するために単語を使うことには，問題があるかもしれない．FairclothとFaircloth(1970)，DuboisとBernthal(1978)は，単語検査で得られる誤り音と会話サンプルで得られる誤り音は異なることがあると報告している．自然な音韻過程の研究でShribergとKwiatkowski(1980)は，単語で得られる反応と連続発話サンプルで得られる反応には有意な相関はないと報告した．さらに最近，MorrisonとShriberg(1992)は，子どもは形式の決まった検査で引き出される発話よりも，連続発話の方でより正確に産生すると報告している．

検者は，単語検査では語音産生に及ぼす音声環境の影響(調音結合)を完全に評価することはできない．第1章で論じたように，調音結合の影響は個々の音，音節，語彙(単語)の境界を超えている．GallagherとShriner(1975)は，子どもの/s/の産生はCCV子音結合の位置によって影響を受けたと報告した．CurtisとHardy(1959)は，/r/は単音産生より子音結合の中で正しく産生されたと報告した．Hoffmanら(1977)は，/r/は語彙の制約(語の境界内か語の境界を超えているか)や音声環境のような因子によって影響を受けると報告した．例えば，rが語彙に制約を受けない文脈(例："the sick *r*at dies")では，rは/m/，/p/，/t/と比較して，/s/の環境で産生され易かった．音が子音結合よりもCVの音声環境で出されるとき，子音産生が多様化することは広く認められている．

単語サンプルを基にして，会話発話についてどのくらい推論できるかということはさておいて，ほとんどの臨床家は単語産生に価値を見出し，評価バッテリーの中に含めている．単語検査は臨床家に音声学的能力に関する情報を提供し，ある言語におけるすべての音を含んでおり，短時間で音に関するデータを提供することができる．さらに音が不明瞭なクライアントに対して，検者はクライアントが何を産生しようとしているかがわかるという利点がある．

ことばを引き出す方法　単語産生を引き出す方法は通常，単語検査(語音検査と呼ばれることもある)を用いる．そこではクライアントは刺激絵に反応して単語を呼称する．おもちゃやものの名前を子どもに言わせて単語を引き出すこともある．小さな子どもの場合は，臨床家は子どもが自発で出す単語をとにかく表記できればよいと考えるかもしれない．絵の呼称検査は単語をサンプルとして引き出す典型的な方法なので，以下にこのタイプの方法を中心に論じる．

語音検査は通常，子音，子音結合，ときに母音と二重母音のサンプルをとる．子音は，語頭，語中，語末の位置で評価され，例えば saw, pencil, house における /s/, shoe, station, fish における /ʃ/ である(図 5.1)．語頭と語末位置のみの音を引き出す検査もある．検査によって含まれる音は異なるが，ほとんどの検査は子どもの発話の中で誤まる頻度が高い音を含んでいる．Winitz(1969)は，Roe と Milisen(1942)や Templin(1957)の検査から誤り音となる頻度が高い音を集約し，/s, z, θ, ð, ʃ, ʒ, tʃ, dʒ, v, r, hw/ といった音が誤り音となる頻度が高いと指摘した．/hw/(英語には生ずることが少ない音)を除いてこれらの音は通常，単語検査の項目に含まれている．

すでに述べたように，伝統的な語音検査は母音の評価にあまり力を入れてこなかった．その理由はほとんどの構音障害の子どもはまず子音に問題をもつという事実の反映である．さらに，母音は早期に獲得され，母音を誤る子どもはほとんどいない．母音をサンプルにしている語音検査もいくつかある(例：*Fisher-Logemann Test of Articulation Competence,* Fisher-Logemann, 1971；*Templin-Darley Tests of Articulation,* Templin and Darley, 1969；*Photo Articulation Test,* Pendergast, Dickey, Selmar, and Soder, 1984)．

Pollack(1991)は，母音のサンプルを引き出す方法について以下のように提言している．

1. クライアントは各母音を産生する機会を多く提供されるべきである．
2. 母音は，(a)単音節と多音節単語，(b)強勢と非強勢音節，(c)多様な隣接する先行子音と特に後続の子音を含む様々な音声環境で評価されるべきである．
3. 正しい，あるいは許容できる反応の幅の限界は，文化的な影響が"正しい"と考えるものによって影響されるので，それによって決めるべきである．
4. 評価に適する母音と二重母音を以下に示す．

    非 r 音化(Nonrhotic)

/i/	/ou/
/ɪ/	/ɔ/
/ei/	/ɑ/
/ɛ/	/ʌ/ および，または /ə/
/ae/	/aɪ/
/u/	/aʊ/
/ʊ/	/ɔi/

年齢	音	単語	子音 音産生 語頭	語中	語末	誤り 舌	口唇		母音/二重母音	音産生	誤り	備考
3.5	p	pie[1], apples[2], cup[3]						aɪ	pie[1]			
	m	monkey[4], hammer[5], comb[6]						o	comb[6]			
	w	witch[7], flowers[8]						ɪ	witch[7]			
	h	hanger[9]										
	b	book[10], baby[11], bathtub[12]						ʊ	book[10]			
	d	dog[13], ladder[14], bed[15]						ɔ	dog[13]			
	n	nails[16], bananas[17], can[18]						ə	bananas[17]			
	j	yes, thank you										
4	k	cat[19], crackers[20], cake[21]						ɚ–ə	crackers[20]			
	g	gum[22], wagon[23], egg[24]						ʌ	gum[22]			
	t	table[25], potatoes[26], hat[27]						æ	hat[27]			
	f	fork[28], elephant[29], knife[30]										
5	ŋ	hanger[31], swing[32]										
	dʒ	jars[33], angels[34], orange[35]										
6	ʃ	shoe[36], station[37], fish[38]						u	shoe[36]			
	l	lamp[39], balloons[40], bell[41]						ɛ	bell[41]			
	ʒ	measure, beige										
	v	vacuum[42], TV[43], glove[44]						ju	vacuum[42]			
	tʃ	chair[45], matches[46], sandwich[47]										
7	s	saw[48], pencil[49], house[50]						aʊ	house[50]			
	s bl	spoon[51], skates[52], stars[53]										
	z	zipper[54], scissors[55], keys[56]										
	l bl	blocks[57], clock[58], flag[59]						ɑ	blocks[57]			
	ð	(this/that)[60], feathers[60], bathe										
	r bl	brush[61], crayons[62], train[63]						e	train[63]			
8	θ	thumb[64], toothbrush[65], teeth[66]						i	teeth[66]			
	r	radio[67], carrots[68], car[69]										
	[お話し][70-72] 声質___ 流暢性___ 言語使用___ 連続発話の明瞭度___							ɔɪ	boy[70]			
								ɝ–ɜ	bird[70]			
					合計						粗点合計	

記号：(＋)誤りなし；(－)省略，音の置換，歪み；(i)模倣した音
*PRO-ED の使用許可済み

図 5.1 3つの語内位置の語音検査

r 音化(Rhotic)
/ɝ, ɚ/　　　/ɔɚ/
/ɪɚ/　　　　/ɑɚ/
/ɛɚ/

　Pollack(1991)は，正式な母音の評価方法がない場合にそれを補うために，通常用いられている構音検査や音韻プロセス検査の刺激に対する単語全体の反応を表記することを臨床家に提案した．しかし母音と二重母音の包括的な検査をするためには，母音や二重母音を含む刺激を追加したり，標準的検査には含まれない音声環境を補足する必要があるだろう．

　語音検査は音産生のサンプルを集めるのに有効な方法なので，広く人気を得てきた．特定の語の産生に焦点を当てることにより，検者は子どもが何を言おうとしているか，その子どもがどんな音を産生するか(または産生しようとしているか)がわかる．反対に自発話では，子どもが産生できる音の代表的なサンプルを検者は得られないし，もし発話明瞭度が低い場合には，子どもが何を言おうとしているかがわからないであろう．

　たくさんの検査が市販されていてすぐに手に入る．このような検査は類似しているが，検査によって刺激や反応の特徴は異なっている．例えば，ある検査は発達の順序にしたがって項目を並べ，他の検査は構音位置と構音様式で分析している．また他の検査は特に子どもの注意を引くように色のついた線画を強調したり，実際の写真を入れている．

　音韻検査は通常自発反応を引き出すために絵を用いるが，場合によっては模倣課題が用いられる．絵の自発的な呼称と模倣から引き出された反応の比較研究は一貫した結果が得られていない．5〜8歳の子どもを調査した研究者は，模倣課題で得られた反応は，自発的な絵の呼称から得られた反応よりも正反応が多かったと報告している(Siegel, Winitz, and Conkey, 1963；Smith and Ainsworth, 1967；Carter and Buck, 1958；Snow and Milisen, 1954)．また2〜6歳の子どもを調べた他の研究では，両者に有意な差はみられなかったとしている(Templin, 1947；Paynter and Bumpas, 1977)．

　Harringtonら(1984)は，いろいろなタイプの絵の呼称課題に対する反応を調べ，項目が線画に比較して写真で提示された方が誤りが少なかったと報告している．これらの結果は，サンプルを引き出す方法が異なると結果も違ってくることを再度，示唆している．

　広く使用されているにもかかわらず，単語検査には多くの限界がある．ある実験者はこのような検査を使用することに疑問を投げかけている．なぜならこのような測定法は子どもが実際に使っている"自分の"単語ではなく，むしろあらかじめ決められた，ときには複雑な音節と語形を検査しているからである．典型的な構音検査は単音節と多音節の単語を含んでいる．多音節語を使用することは単音節語や子どもが自発話で使っている単語より，産生する場合に子どもに大きな負担を強いることになり，誤りが多くなる．Ingram(1976)は，音節構造ならびに強勢またはそのいずれかの点で異なる2つの単語を対語で示し，語頭の摩擦音と破擦音に対する年少児の反応を

検討した．刺激対語の強勢パタンや音節構造が類似しているときは音産生は同じであるが，異なっているときは多音節語より単音節語の方が正しく産生されたと報告している．臨床家は刺激語の音節の形と強勢パタンが音産生に影響することを再認識する必要がある．

　絵の呼称によってサンプルを引き出す検査の別の問題点は，典型的な検査では3つの語内位置のそれぞれで，1つの産生のみを引き出していることである．音韻発達途上では同じ単語でさえ，産生に一貫性がみられないことはよく知られている．音産生は広く変動しているので，子どもが習慣的に使用している構音のパタンは単一の刺激項目の産生に基づいて取り上げられるべきではない．臨床家は各刺激項目にある単一の音だけに注目するのではなく，各刺激(語彙)項目にあるすべての音を表記することによって，絵の呼称による単語検査から得られる音のサンプルを増すことができる．

　要約　　語音検査を含めて，単語検査は語音産生のサンプルを得るのに効果的であり，かつ，比較的容易な方法である．語音検査は音韻評価のバッテリーの一部として価値はあるが，唯一のサンプリング手続きではない．限界は収集される音声環境の数が少ないことで，調音結合の影響を十分に反映できなかったり，単語呼称反応の再現性の問題や音節形，韻律，語の熟知度，品詞(名詞，動詞など)といった因子に一貫性がないといった問題がある．このような検査を通してサンプルの音声環境の数を増すためには，臨床家は刺激に使用する単語に含まれる音のすべてを完全な形で表記するとよい．

被刺激性検査

　理論の根拠　　検査バッテリーに含まれる音産生のもう1つのサンプルは*被刺激性検査*を通して得られる．すなわち"刺激"が与えられたとき，誤り音を正しい形(成人の標準形)で模倣することができるかどうかを調べることである．本来この検査は，個人が単語検査や連続発話サンプルで誤った音の正しいモデルをどのくらい上手に模倣できるかを調べる検査である．被刺激性検査の定義の内容は文献によって異なるが，共通に用いられている手続きは，検者が正しい音を用いて音，音節，単語の見本を聴覚的にあるいは聴覚的および視覚的に与えて模倣するように指示する．検者はクライアントに「私が言うのをよく見て，よく聴いて，真似して下さい」と説明する．しかし，このタイプの検査を施行する場合の標準化された手続きはないことに注意すべきである．1種類の反応形(例：無意味音節)だけで行う検者もいるが，実際は，単音，音節，単語に埋め込まれた形の3つのレベルで音の模倣産生を引き出して検査することが多い．検者によって与えられる見本の数は1つから5つまでと様々である(Diedrich, 1983)．

　被刺激性検査は，①音が訓練なしで獲得されるか否か，②音産生のどのレベル(例：単音，音節，単語)から訓練をはじめるか，を予測するために用いられてきた．つまりケースの選択と治療する目標音を決定するときに用いられてきた．

何人かの研究者は，子ども(5〜7歳)が特定の音を含む音節と単語を模倣できるということは，子どもが誤り音を自力で修正する可能性と関係すると報告した(Carter and Buck, 1958；Farquhar, 1961；Sommers, Leiss, Delp, Gerber, Fundrella, Smith, Revucky, Ellis, and Haley, 1967)．CarterとBuck(1958)は，1年生を対象とした研究で，被刺激性検査はこのような予測を目的として用いることができると報告している．無意味音節で誤り音を75%正しく模倣できた1年生は，訓練なしでこれらの音を修正するだろうと推論した．Kisatsky(1967)は，幼稚園児を被刺激性が高い群と低い群に分け，6ヵ月間隔をおいて構音の正確さを比較した．両群とも構音訓練を受けなかったが，被刺激性の高い群の方が6ヵ月後の構音検査で有意に高い得点を挙げた．

ことばを引き出す方法　被刺激性の評価は音韻評価の中で最も標準化されていない評価である．上の段落で述べたように，検者は通常，クライアントに検者の口を直接，あるいは鏡でよく見て，何を言っているかをよく聴き，産生音を模倣するように求める．検者は検査中，歯，舌，口唇を指示することはしないで，ただよく聴き，よく見るように励ます．

被刺激性検査は通常，単語および会話のサンプルまたはそのいずれかにみられた誤り音の模倣検査を含んでいる．このような音は単音，無意味音節(通常，頭位，中位，末位)と単音節語(語頭，語中，語末位置)で評価される．各レベルの産生の数は，クライアントによっても検者によっても異なる．臨床家が被刺激性の検査をどのくらい広範に行ったらよいかを決めるとき，子どもの協力度，誤り音の数と模倣課題ができるかどうかといった因子を考慮しなければならない．

語音検査では，評価用紙に特に単音レベルの被刺激性の検査結果を記述する場所がないのが普通である．上に述べたように，臨床家は一般的に，音節と単語での模倣能力を探ることを望むであろう．以前に検討したCarterとBuck(1958)による方法は，/k/を誤るクライアントに対して，無意味音節の音を検査するために以下のような形式を用いた．

*k*i　　i*k*i　　i*k*
*k*æ　　æ*k*æ　　æ*k*
*k*a　　a*k*a　　a*k*

要約　被刺激性検査は音韻訓練を必要とする可能性の高い人たち(被刺激性得点が低い人たち)を同定したり，どの言語学的レベルから訓練をはじめるかを決めるのに役立つ．被刺激性得点は自力修正をするであろう子どもたちを同定するための予測的価値をもつといわれてきたが，この検査が誤りを自力修正するクライアントを同定することを示す信頼のおける研究結果はない．

音声環境検査

理論の根拠　前に述べたように，特に子どもの場合，音の誤りは変動することが多く，一貫していない．音はある音声環境では産生され易いが，他の音声環境では産生されにくいというこ

とがあり，その結果，音韻の獲得時期の産生には一貫性がないということが示唆されている．訓練が必要か否かを決めるときや，訓練で使う音を選択するとき，あるいは正確な音の産生を促進する特定の音声環境を決めるときに，音の誤りの一貫性に関する情報が必要となる．

　*音声環境の影響を評価する*ことは，音産生が進行中の発話の流れの中で互いに影響し合うという概念に基づいている．McDonald(1964)は，いろいろな音声環境で産生される音を系統的に概観することによって価値ある臨床情報が得られることを示唆し，多様な音声環境で1つの音を検査することに*掘り下げ検査*ということばを用いた．McDonaldは発話が産生されるとき，隣接した音が互いにもたらす影響に関心をもった．例えば /s/ は /t/ が先行する *hatsun* と，/p/ が先行する *capsun* では異なって産生される．調音結合の影響は，隣接する音との機械的な制約や，発話の流れの後の方で産生される音に対して同時に行われる先行企画の調整によって成り立っている．この重なり合う運動は，ある音から6分節離れたところまで広がることもある(Kent and Minifie, 1977)．その結果，分節音はある音声環境においては正しく，別の音声環境では誤り音として聴取者に聞き取られることになる．このような情報は，クライアントのレパートリに特定の音を新たにつくろうとしている臨床家にとっては価値がある．

　ことばを引き出す方法　　音声環境の影響をみるために用いられてきた方法の1つがマクドナルドの*構音の掘り下げ検査*(the Deep Test of Articulation)(McDonald, 1964)であり，これは音素を指定した一連の課題からなり，約50の音声環境で個々の音を評価するために考案されている．掘り下げ検査は，目的音の先行子音あるいは後続子音を系統的に変化させた場合，クライアントが少なくとも1つの音声環境で目的音を正しく産生することがあるという仮説に基づいている．*構音の掘り下げ検査*の各刺激項目は，2つの単語からなり，そのうちの1語に目標音が入っているように構成されている．音声環境の影響を評価するために，2つの単語は2音節からなる1単位となるように続けて発話される．音声環境は目標音に隣接する先行音あるいは後続音を系統的に変えることにより変化する．

　音声環境検査のためにときどき用いられている第2の評価方法は，Elbertら(1967)によって開発された*語音産生課題*(the Sound Production Task：SPT)である．模倣課題は単音，音節，単語，句を含む30の文脈条件で個々の子音を評価する．例えば /s/ に関する項目は /s/，/us/，household，I like *soup* を含む．この方法は，訓練の過程で般化を測定し易くするように企画され，しばしばその目的のために用いられている．

　音声環境の影響を評価するために開発された最も包括的な検査は，恐らくSecord(1981)による*構音の一貫性に関する臨床検査*(the Clinical Probes of Articulation Consistency：C-PAC)である．個々の探索項目は母音の前後と子音結合，文，物語をするという文脈条件で反応を引き出す．すべての子音と母音性音 /ɝ/ のための探索項目がつくられている．それぞれの音について約100の反応が引き出される．

音声環境を分析するもう1つの方法は，目標音が正しく産生されている音声環境を探すために連続発話サンプルを検討することである．単語や単語の対の中ではなく，会話の中で，目標音が正しく産生され易い音声環境が見つかることもある．

音声環境評価の最後のタイプは，臨床家が言語学の領域から借用した音声環境評価であり，いろいろな形態音素の交替形(morphophonemic alterations，音韻産生における形態素の構造的影響)における音の検査である．このような音の交替形は，異なる形態音素構造でクライアントに音を出させることによって検査される．例えば，語末の阻害音 /g/ が /dɔg/ で省略([dɔ])されている場合，検者は幼児語の /dɔgi/ で /g/ が産生されているかどうかを評価する．一方，子どもが単語 /roz/ で /z/ を誤ったとすると，検者は /rozəz/ の形態音素の音声環境で /z/ が産生されているか観察する．

要約　音声環境検査は主として，誤り音が正しく産生される可能性のある音声環境を決めるために施行される．これらの音声環境は治療の出発点として用いられる．また音声環境検査は誤り構音の一貫性を測定するものとしても用いられる．

誤りパタンの同定

理論の根拠　連続発話サンプルと語音検査を通して行われる伝統的な音産生評価に加えて，多くの臨床家は多数音を誤るクライアントにみられる誤りパタンの輪郭を得やすくする音韻プロセス分析を用いる．反応を引き出す方法は，すでに引用した検査(絵の呼称によって単語を産生する)と同じであるが，採点と分析のタイプは，誤り音の中に音韻プロセスまたは音韻パタンがあるかどうかを決定するように企画されている．このタイプの分析は，子どもの語音の誤りは無秩序ではなく，成人の標準形からの系統的な変化を表しているという仮説に基づいている．いくつかの語音の誤りを記述する音韻パタンが同定される．これらの誤りパタンはしばしば音類全体，特定の音連続，あるいは単語の音節構造に及んでいる．臨床家は子どもの音を成人の標準形と比較し，それから個々の誤りを音韻パタンに分類する．

誤りパタンの分析に注目することは新しいことではない．Van Riper (1939) は，彼の著書 *Speech Correction ; Principles and Methods* で，置換の分析や語音の誤りをパタンで系統的にまとめる必要性について述べている．しかし臨床家が音韻パタン，音韻過程，音韻規則の分類を強調しはじめたのは，1970年代後半から1980年代はじめになってからであった．

パタン分析法が受け入れられる理由の1つは，それらがしばしば置換，歪み，省略とする誤りの伝統的な分類よりも，子どもの音韻体系をよりよく説明することができるからである．Khan (1985) はこの点について以下の例を挙げた．*water* を /wawa/ に置き換える子どもは，伝統的な置換分析では /t/ が [w] に，語末の /ɚ/ は [a] に置き換えられていると説明されるであろう．音韻習得についての我々の認識に基づくと，*water* の [wawa] への置き換えは音節の反復とした方がよ

り正確に記述することができる．この例における子どもは，第2音節の目標音の置換というよりも恐らく *water* の第1音節を繰り返している．パタン分析を用いる第2の理由は，治療効果への可能性である．いくつかの音の誤りを表す1つのパタンが治療の目標であると，そのパタンに関連した他の音に急速に般化していく可能性がある．

　パタン分析の体系は，構音位置—構音様式—有声性の分析，弁別素性分析，音韻知識のレベル，より広く用いられている音韻プロセス分析の方法などに基づいており，多数の誤り音をもつ子どもに最も適している．分析の目的は成人の標準形とは異なった語音の誤りの中にパタンすなわち誤り音の間の関連性があるかどうかを決定することである．もし数個の語音のみが誤っているなら，子どもの発話のパタン分析をする必要はないかもしれない．例えば，もしクライアントが /s/ と /ʃ/ の2つの子音のみが誤っているなら，臨床家はパタン分析を行わないだろう．この場合，臨床家は両方の子音が訓練の目標となる治療計画を進めるだろう．

　分析によって同定される音韻パタンは治療の目標行動を決定するための焦点になる．例えば，もし子どもに8つの語音の置換があって，それが3つの誤りパタン(例えば，摩擦音の破裂音化，流音のわたり音化，前方化)で表されるとすると，治療はこれら音韻パタン(プロセス)の数を少なくすることに焦点を合わせるだろう．特定の誤りパタンを示す1つあるいはいくつかの語音(見本)を変えることにより，しばしば同じ誤りパタンを表すその他の語音への般化が生じる．例えば，語末の /p/ を確立することは，省略されていた語末のすべての破裂音に般化するかもしれない．治療方略の他の例は，特定のパタンを反映するすべての語音に的を絞って治療する．つまり，同じ様式(同じ音韻プロセス)にまとめられるような誤り音のすべてを治療する．もし摩擦音が破裂音に置き換えられていたら，臨床家は破裂音と摩擦音の対立に焦点を合わせる．同じ誤りパタンを表す音に焦点を合わせることによって，音韻パタンを考慮しないで個々の音に焦点を合わせる治療よりは効果的な治療を行うことができるであろう．

　音韻プロセスあるいは音韻パタンは，音類あるいは特定の音連続に影響を与える系統的な音の変化あるいは単純化として一般には定義されている．この一般的な定義は，大多数の臨床音韻論者によって用いられてきた方法を反映した概念である．プロセスの定義を"自然"な音韻過程に限定して記述している人たちもいる(Shriberg and Kwiatkowski, 1980；Stampe, 1969, 1973)．これらの著者によると"自然"な音韻過程とみなされる音韻パタンは，より複雑な構音様式の単純化を単に表すパタンではない．それは正常な音韻習得だけではなく，例えば歴史的な言語変化，言い間違い，方言にみられる変化のような音韻現象の少なくともいくつかに実際にみられる音の変化であるに違いない．

　別の研究者(Elbert and Gierut, 1986)は，生成音韻論に基づく分析を通して同定されたパタンだけが真の音韻過程を構成すると主張する．言語学的なこのタイプの分析は，未知の音韻を記述するのに使われる場合と同じように，成人の標準形とは独立したある個人の音韻体系を調べる．子どもの音産生を成人の標準形とは関係なく記述した中にパタンが存在しているときにだけ，そ

れらは音韻過程であるとみなされる．

ことばを引き出す方法　1970年代後半から音韻過程の概念に基づいたいくつかの分析方法が発表されてきた．音韻分析方法はComptonとHutton(1978)，Weiner(1979)，Hodson(1986)，ShribergとKwiatkowski(1980)，Ingram(1981)，KhanとLewis(1986)，BanksonとBernthal(1990b)によって発表された．これらの方法のすべてにおいて音韻パタンは音韻プロセスとして記述されている．これらの出版された検査法に加えて，連続発話でのサンプルおよび単語検査で記録された音韻産生またはそのいずれかを誤りパタンによって分析することができる．

要約　音韻プロセスの分析法は，独自のタイプ分析を促進するよう企画されているが，臨床家がしばしば使う検査なので，評価方法として扱われている．これらの方法の独自性は，サンプルの収集の仕方ではなくて，その分析方法にある．分析に関するさらなる議論は，本章の後にある分析方法の項で行う．

幼児の音韻評価

　幼児の音韻評価はコミュニケーション行動全体を評価する流れの中で行われなければならない．音韻発達は認知，言語，運動技能の発達と相互に関係があるので，子どもの発達はこれらの側面から独立しては起こらない．しかし，我々の目的からいって，コミュニケーション過程全体から音韻を独立させて考えることは有効である．次の段落では音韻評価の議論の中で，他の箇所では触れられていないコミュニケーションの発達に関連させての音韻評価について情報を提示するつもりである．

　幼児期のコミュニケーション発達では，どの年齢においても，特定の音素産生に関して子どもの間に大きな多様性のあることが特徴である．このような多様性は，乳幼児に対する厳密な臨床上の指針を作成することを困難にする．音産生は，前言語期段階の乳児の音声の中に最初に現れる．音韻発達の最初の評価の1つには乳児，特に発達遅滞のリスクのある子どもが，乳児の発声の段階を通じて正常に発達しているか否かを判定することが含まれる．第2章で示したこれらの段階の特徴に関する情報は，生まれてから1年間の前言語期の行動から言語行動への段階的な移行を含むこの発達時期に通常みられる音産生について知るのに有用である．

　臨床家がしばしば幼児の音韻を評価するようになる時期や発達段階は，彼らが約50語を獲得した時期（移行段階の完了），または2語文がはじまる時期である．正常発達児において，初語は一般的には12ヵ月頃，移行段階は12ヵ月から18ヵ月の間で，2語文は24ヵ月あたりに出てくる．*音韻遅滞*児では，これらの段階は明らかに遅れて生じるであろう．幼児の音韻分析は，子どもの語彙発達の制約を受ける．幼児から発声を引き出すための手続きは，子どもの発達レベルに合わせて，保育や摂食の中で発声を刺激するような活動，つまり保育者やきょうだいや臨床家との自

由な遊び，お互いのおしゃべり，場面を設定した遊び，文の復唱，臨床家によって話された話の遅延模倣，(好きな本について)話すこと，自発会話といったものが含まれる．

　Stoel-Gammon(1994)は，24ヵ月児は3つのグループに分類されることを示唆した．①言語発達に関して正常(子どもの85%)，②ゆっくりとした発達(ことばの遅い子)だが，正常獲得のパタンからの大きな逸脱はない，③獲得の順序または発達指標の達成に関して標準値を最も広く解釈しても逸脱している，という分類である．彼女は2番目と3番目のグループは合わせて15%であると示唆した．2番目のグループの子どもは，正常児グループに"追いつく"ことが確実になるまで経過観察をすべきである．Stoel-Gammonはこのカテゴリに入る子どもは，24ヵ月時点で語彙が50語より少なく，わずか4～5子音と限られた種類の母音しかないが，その他の点では音素獲得の正常な順序にしたがい，異常なタイプの誤り音をもたない子どもになる可能性があると示唆した．3番目のグループの子どもは，早期治療プログラムが必要な子どもである．

　しばしば音産生獲得の早期に用いられる音韻分析のタイプは，**音韻行動の独立分析**と呼ばれる．独立分析は子どもによって産生された音を使用の適切さと関係なく同定する．このタイプの分析は，音素獲得が正常な場合の評価にも，遅れている場合の評価にも適している．発話明瞭度が関係してくるほどにことば数が増えている(語彙が50語以上)子どもには，**関係分析**も用いられるであろう．このような分析では，子どもの音韻産生は成人の標準形と比較される．

　音韻の独立分析は，一般には連続発話サンプルに基づいており，成人の使用と照合することなく，子どもの産生を記述するように企画されている．自己充足システムといった子どもの産生の分析は次のようなことを含む(Stoel-Gammon and Dunn, 1985)．

　　1．語内位置や構音の特徴によって分類された音(子音と母音)の目録
　　2．産生された音節と語形の目録(例：CVC, CV, VC, CCV)
　　3．特定の音の連続にかかる音の順序の制約

　これら3つの要素は，Stoel-GammonとDunn(1985)によって，子どもの音韻産生の系統的整理や分析を容易にするように企画された枠組みに組み込まれた．このコード化の体系は，子どもの産生した音と単語またはそのいずれかを有機的にまとめ，また，異なった音類(例：破裂音，摩擦音，母音)のための個別コード表を含んでいる．コード化された変数は，①音類，②語内位置(語頭，語中，語末)，③異なる語構造(音節の境界を超える子音や多音節語)を含んでいる．図5.2は破裂音のコード表の例である．この表は子どもの音韻体系にみられるパタンを同定し易くするためには，臨床家が収集したデータをどのように体系化したらよいかを示している．このような分析から得られるデータは，子どもが産生している分節音や音節構造を示している．

　音韻産生の関係分析は，一般的には正常な言語発達を示す2歳代の子どもに用いられる．本章の他の所に示された評価情報の大部分は，関係分析に関連している．

　要約　幼児の音韻評価は普通，コミュニケーション評価全体の状況の中で行われる．音韻発

名前：DE　　サンプリングの条件：音韻プロセス分析（*The Assessment of Phonological Processes*）
年齢：4;6　実施日：1982年11月24日

		語頭			語中		語末	
		1. CV(C)	2. CʳV(C)	3. 多数音節	4. -C-	5. -Cʳ-	6. (C)VC	7. (C)VCⁿ	8. 多数音節
破裂音	p	page [setʃ]	spoon [stin] spring [swin]	paper [fæfɚ]	open [otɛn] paper [fæfɚ] zipper ['zipə]	airplane [ɛɚsēn]	cup [sʌp] rope [rop] soap [sop]	jump [ʒʌp]	makeup ['metəp]
	b	bed [bid] Bo [bo] book [bʊt]	brown [bēn]	baseball [bæbʌ] basket [bæsɪt]	cowboy [sobɔi]	baseball [bæbʌ] football [fʌtba] toothbrush [tʰusrəʃ]	tub [sʌb]		
	t	ten [zɛ̄n] tub [sʌb] two [tsu]	star [saʌ] stick [tʰi] string [swin] truck [tʰʌt]	TV [sivi] television ['tsezīn] toothbrush [tʰusrəʃ]	glitter ['zɪdə] scooter ['zʌdə] water [waə]	football [fʌtba] quater [tʃwʌdɚ]	hat [æt]	shirt [ʃɚt]	basket [bæsɪt] minutes ['mīnəz]
	d	doll [daʌ]				screwdriver [ʃudaɪbɚ] candle [sēndl]	bed [bid] sled [sed]	and [ʌ] close [sozd] hand [æ̃n]	
	k	couch [tsaʊtʃ] cup [sʌp]	Claus [sɔz] clothes [soz] closed [sozd] squirrel [swɛl]	candle [sēndl] coffee [sosi] cowboy [sobɔi] colors [sʌzɚz] scooter ['zʌdə] screwdriver [ʃudaɪbɚ]	makeup ['metəp] wrecker [wɛdə]	basket [bæsɪt]	book [bʊt] like [let] Luke [zʌt] snake [set] stick [tʰi] truck [tʰʌt]	fork [sɔtt]	music [musɪt]
	g	gun [zʌ̃n]	glove [sʌz] green [wīn, sīn]	Christmas ['sɪtmʌs] quarter [tʃwʌdɚ] glasses [sæzɪz] glitter ['zɪdə]		Fall Guy [sʌ daɪ] finger [finda]	rug [wʌd]		

図 5.2　**分析のための選択語のデータ構成**
Stoel-Gammon, C., and C. Dunn, *Normal and Disordered Phonology in Children*, 1985 (Austin, Tex.: PRO-ED), pp. 136–137. 使用許可済み.

達は認知や運動発達，言語発達のような発達のその他の側面に極めて密接に関係しているからである．独立分析を含む非定形の評価は，一般的にはごく幼い子どもやわずかなことばのレパートリしかない子どもに対して行われる．普通，これらは産生された音や音節や語形，そして使用された音韻対立の目録を含む．子どもが50語の語彙をもつようになれば，関係分析も用いられるであろう．

関連要因の評価方法

　音韻の問題をもつ子どもの評価には，音韻行動に直接焦点を当てた検査を補う検査やデータ収集の方法が加わる．これらの手続きのいくつかは，通常は実際の音韻評価よりも前に行われる．このようにして集められた情報は，個々のクライアントの問題をより理解し易くするものである．それは特定のクライアントに対する治療方針にも影響を与える．

　これらの追加の評価には病歴，口腔診査や聴力，言語発達，流暢性，声のスクリーニングが含まれる．これらの検査は臨床家が音韻の障害，あるいは音韻発達の遅れに関連する要因を明らかにすることを助けるものである．こういった追加の検査で集められたデータは，他の専門家への依頼や治療方針またはそのいずれかの決定に影響を与える．例えば，鼻咽腔閉鎖機能に問題のある子どもは口蓋裂チームに紹介され，言語治療に先行して咽頭弁手術が施行されるかもしれない．

　感覚や構造上の欠陥あるいは神経学的障害の疑いがある場合は，その症状に応じて適切な専門家（例えば聴覚，医学の専門家）によって精査されなければならず，これらの情報源からの勧めは，評価の一部として考慮に入れなければならない．これらの要因はいずれも，治療の必要性，治療の開始時期，行うべき治療法に関して重要な決め手となる．それらは音韻評価の中で必ずスクリーニングされるが，言語発達，流暢性，声のスクリーニングについては本書では触れない．

病歴

　能率的，かつ効果的な評価を行うために，音韻評価に先立ってクライアントあるいは両親から病歴を得る．臨床家は以下のことを明らかにする．①原因と考えられる因子，②問題に対する家族あるいはクライアントの理解，③クライアントの学校，職場，家庭あるいは社会的環境，④医療，発達，社会的情報，である．病歴の情報は通常クライアントや両親に用紙に記入してもらうが，問診で補うことが多い．音韻の状態に関する特定の問題は以下の項目を含む．①喃語が認められたか，どのようであったか，②始語の時期，その内容，2語文の開始時期，③子どものコミュニケーションの問題とそれについての親の考え方，④親は子どものことばをどのくらい理解できるか，家族はどうか，初対面の人ではどうか，⑤どんな音が言えるか，⑥ことばの障害の原因をどう考えるか，である．クライアントや家族から得られた病歴は記憶や認識の仕方に頼るもので，

すべてにわたり正確なものとはいえないが，両親やクライアントは，一般的には信頼できる情報提供者である．欠点はあるが，病歴は臨床家の評価とその後の治療方針の決定に影響を与える重要な背景となる情報を提供するものである．

口腔診査

口腔（口腔周辺）診査は，正常な発話のための形態と機能を評価するために行われる．特に歯列に関しては咬合と歯の欠損や喪失を観察する．口蓋裂や粘膜下口蓋裂の有無，瘻孔や裂の状態について硬口蓋や軟口蓋を調べる．口唇については大きさ，対称性，運動性，舌については大きさ，運動性，軟口蓋については対称性，運動性，機能的な長さを観察する．

口腔内の診査を行う場合，クライアントは頭を自然にまっすぐにして，見易い位置で臨床家の前に座らせる．検者は手袋を着用すべきである．クライアントが子どもの場合，検者は子どもを机の上に座らせるか，検者が床にひざをつくようにした方がよい．口腔内はクライアントが頭部を後屈させた方がよく観察できると思うかもしれないが，その位置は頭部と頸部の正常な関係を妨げる．クライアントの口は検者の目の高さと同じにする．光源を舌圧子と一緒に置くと検査がやり易い．検査は口腔の前方部からはじめ，後方部へと進める．口腔診査は原因を明らかにするために重要な検査なので，検査の手続きについて以下に述べる．口腔機能検査を行う際のより完全な手続きについては，St.LouisとRuscello(1981)を参照して欲しい．

歯列

上顎と下顎の咬合関係は上下の第1大臼歯が接した状態でみることになっているので，咬合関係(すなわち上顎骨と下顎骨の位置関係)の評価をするには，クライアントは上下臼歯を咬み合わせなければならない．上顎の歯列は下顎の歯列より長く広く，したがって通常，上顎歯列が下顎歯列を覆っており，上顎の切歯は下顎の切歯より4分の1インチ前にあり，下顎の切歯の歯冠(crown)のおよそ3分の1を被覆している．そのようなオーバージェット(訳注：水平的被蓋)あるいはオーバーバイト(訳注：垂直的被蓋)が正常な咬合関係である．

歯列のいずれの部位でも上顎歯が下顎歯を被覆しないとき，オープンバイト(開咬)であるという．MasonとWickwire(1978)は咬合関係を評価するとき，臨床家はクライアントに奥歯を咬んだ状態で口唇を開くよう指示することを勧めている．彼らはさらに以下のように述べている．

> 咬合した状態で，クライアントはいくつかの単音，特に /s/, /z/, /f/, /v/ を産生するように言われる．これらの音は通常は歯を咬んだ状態で産生されないが，空間容積を規格化することと口腔内圧の上昇によって様々な機能的関係を明らかにすることができる．例えば，歯間音のリスプを示す子どもは歯を咬み合わすことによって，/s/ を非常に上手に構音できるかもしれない．この咬合の位置は，特定の音について，舌と下顎の突出に関連する習慣的パタ

ンを明らかにし，なくすことができる(Mason and Wickwire, 1978, p. 15)．

MasonとWickwireは，/s/の産生が難しい過度のオーバージェットの症例では，過度のオーバージェットに合わせるために下顎を前方に回転するよう指示すべきであると述べている．しかし，第4章で述べたように，歯の異常と発話の問題は関連していないことが多く，咬合の異常と構音の問題の因果関係は断定してはいけない．

硬口蓋

硬口蓋(すなわち口腔の天井の骨の部分)は，クライアントが頭部を後屈させたときによく観察できる．正中部の正常な色はピンクと白である．正中部が青くみえるときは，骨の状態を調べる必要がある．そのような色調の異常は硬口蓋の表面近くの血流が原因と考えられ，粘膜下口蓋裂(口蓋骨の裂)と関連していることがある．しかし，硬口蓋正中部の側方が青くみえるときは，骨の外への成長を意味し，それは約20%の人に生じる．

粘膜下口蓋裂が疑われるときは，硬口蓋の最も後方部(後鼻棘)の正中を触診することが勧められる．多くの言語臨床家は口蓋の高さを気にするが，恐らく構音とはあまり関係ないであろう．口蓋の高さや輪郭は構音時の器官の接触に影響を与えるかもしれないが，高口蓋の症例の多くは適切な語音を産生するために，代償運動を行っている．

軟口蓋

軟口蓋は頭部を自然に立てた位置で観察する．頭部をその位置にしないと，口腔内の構造的な関係が変化して，発話中にみられる軟口蓋の観察が妨げられるかもしれない．

MasonとWickwireは，軟口蓋の機能の評価，特に軟口蓋の挙上の評価は，舌を挺出した状態や下顎を最大に開いた状態で行うべきではないと忠告している．口を最大に開いたときの軟口蓋の挙上は軟口蓋が最も挙上する状態より小さくなるので，最大開口の約3分の1程度に口を開けることを勧めている．

硬口蓋と同様，軟口蓋の色はピンクと白である．正中部の青色は臨床家に粘膜下口蓋裂，すなわち，軟口蓋の表面は粘膜に被われているが，骨膜の下層が欠如していることの可能性があることを警告している．

軟口蓋の機能で重要なのは，軟口蓋の実質的な長さではなく，軟口蓋の有効な長さ，つまり機能的な長さである．軟口蓋の有効な長さは，硬口蓋の後縁と咽頭の閉鎖(pharyngeal closure)の空間を満たす組織ということである．軟口蓋の有効な長さは，適切な鼻咽腔閉鎖機能(velopharyngeal sphincter)の中の1つの因子にすぎず，適切な鼻咽腔閉鎖に重要な因子である咽頭の他の構成部分についての情報を与えるものではない．

最後に軟口蓋の対称性と挙上を観察する．軟口蓋の挙上や軟口蓋の後方部の運動は，口腔内からの視診では充分に観察できない．しかし，母音を持続して発声したときに軟口蓋が硬口蓋平面

まで挙上しない場合は，鼻咽腔閉鎖機能不全が疑われる．舌を挺出した状態で観察すると，軟口蓋の挙上が制限されることに注意しなければならない．

軟口蓋の最も後方の部分は口蓋垂であるが，発話産生にはほとんど役に立っていない．しかし，口蓋垂裂は臨床家に解剖学的な異常を警告するものである．*口蓋垂裂*はみたところ口蓋垂が2つあるように見え，粘膜下口蓋裂や他の解剖学的異常が存在する場合に認められることがある．

口峡

口腔内で次に観察する場所は口蓋弓と扁桃である．これらが発話産生に関与することは極めてまれである．扁桃があるかないかに注目し，あった場合はその大きさと色を観察する．赤みや炎症は扁桃炎が原因であり，扁桃肥大は口蓋弓の位置を変化させ，峡を狭くする．

咽頭

咽頭領域を口腔診査で観察するのは難しい．鼻咽腔閉鎖への咽頭の関与は口腔から観察できない．なぜなら鼻咽腔閉鎖が行われるのは中咽頭のレベルであり，口腔から観察できる部分より上方で生じるからである．ある症例では，咽頭後壁に，隆起あるいは突出を形成する組織の動き（パッサバン隆起（Passavant's Pad））が観察される．パッサバン隆起は安静時にはみえないが，通常，持続発声時に観察される．パッサバン隆起は口蓋裂症例の約3分の1に存在するが，口蓋裂以外ではまれである．パッサバン隆起は代償的なメカニズムによるもので，検者に鼻咽腔閉鎖の問題を警告するものである．またパッサバン隆起の存在はアデノイドが鼻咽腔閉鎖に必要であることを示唆し，アデノイド切除術を決定する際，考慮されるべきである．

咽頭反射は軟口蓋の潜在的な能力を評価するのに有効な方法と考えられてきた．多くのクライアントはこの方法に強い嫌悪感を示し，また反射時の機能は発話産生時の鼻咽腔閉鎖機能とはほとんど関連しないので，咽頭反射は非常に特殊な症例だけに用いることを勧める．反射を引き出すことは，咽頭あるいは口蓋の神経支配の欠如や麻痺が疑われる場合には有効な情報を提供する．反射は舌根を強く押すことにより，また，舌圧子で軟口蓋をさわることにより誘発できる．咽頭反射は通常，軟口蓋および咽頭壁の最大の運動を引き起こす．

舌

第4章で述べたように，舌は重要な構音器官で，口腔内にみられる多くの形態的な変化を代償するために舌の動きを変えることができる．舌の大きさに関しては，2つの問題がある．1つは，*巨舌症*（macroglossia）で，異常に大きい舌である．これはある種の症例（例：ダウン症）にしばしば生じるが，全体の発生率としてはかなり低く，ダウン症における発話の障害が舌の問題によるものであるという研究データはない．舌が異常に小さい場合は*小舌症*（microglossia）といわれ，非常にまれで，その場合は発話の問題を引き起こす．

発話時の舌運動と非発話時の舌運動とはあまり関係しないといわれている．運動障害の疑いがない場合には，クライアントに一連の舌の粗大運動を行わせることはあまり意味がない．しかし，舌の挺出や左右口角に接触させる課題によって，舌運動に制限があったり，舌のコントロールに問題がある可能性についての情報が得られる．

　ディアドコキネシスの課題で観察される，速い発話の運動から得られる発話機能に関する情報は限られている．Winitz(1969)は，発話に問題をもつ子どもは，正常発達をしている子どもに比べて音素を正しく産生する機会が少ないので，そのような課題が不得意であると指摘した．一定時間内に産生できる /pʌ/, /tʌ/, /kʌ/ のような音節の数は，粗大運動に問題がなければ，構音の正確さと関連がない．ディアドコキネシスと構音との関連について第4章を参照されたい．MasonとWickwire(1978)は，ディアドコキネシスの課題中にみられる舌の動きのパタンと舌の接触の一貫性に注目するよう臨床家に示唆している．

　舌小帯短縮症(short lingual frenum)は，舌尖の運動を制限するが，正常な構音を獲得する場合が多い．舌尖を歯茎部につけられるなら，小帯の長さは発話のために充分であろう．それが不可能な場合には外科的治療が必要である．

要約

　口腔診査で構音障害に関連するかもしれない形態および機能の異常に臨床家が気づいた場合には，いくつかの選択肢がある．①評価や治療のために他の専門家に紹介する(例：耳鼻咽喉科医，矯正歯科医)，②これまでの観察が正しいかどうかを確認し，発話能力への影響に注意を払うため，さらに観察し検査する，③代償的あるいは治療的行動に関連する指示を与える，である．

聴力のスクリーニング

　聴力のスクリーニングの重要な目的は，音韻障害の原因となる聴力機能の損失を示しているかどうかを検査することである．音韻評価に先立って，聴力のスクリーニングは通常，純音の聴力検査およびインピーダンスオーディオメトリー，またはそのいずれかにより行われる．

　*純音のスクリーニング*では決められた音圧レベルで 500, 1,000, 2,000, 4,000 Hz の刺激が提示される．スクリーニングのために，通常，20 dB HL が用いられるが，このレベルは室内の環境雑音によって変更されるかもしれない．スクリーニングで用いられる純音の周波数は，発話の刺激を受信するのに最も重要と考えられているものである．純音の大きさは教室内で必要な閾値レベルを反映している．

　*インピーダンスのスクリーニング*は，外耳道の空気圧を変化させて鼓膜のコンプライアンス(compliance，鼓膜の動き)と中耳圧を測定する．このスクリーニング検査は，聴覚反射を引き出すことによって鼓膜の機能の基本的情報を提供する．聴覚反射は耳へかなり大きい信号を与える

ことにより，鼓膜の振動が変化するかどうかを観察することによって測定される．聴覚反射のスクリーニングは通常，1,000 Hz で，閾値上 70 dB の刺激で行われる．大きな音で刺激するときに起こる聴覚反射はあぶみ骨筋の収縮であり，内耳を防御するためのものである．このスクリーニング検査は鼓膜の機能の基本的情報を提供する．純音あるいはインピーダンスのスクリーニング検査で問題のあったクライアントは，聴覚の精査のためにオーディオロジストに紹介されるべきである．

要約

第4章で聴力と音産生に関連があると結論したが，クライアントの聴力の状態を知ることは重要である．中耳の問題であってもそれが反復する場合は音韻発達の遅れに関係するという示唆がある．重度の聴力障害では聴力損失と言語発達のレベルの間にしばしば相関関係がある．したがって，聴力のスクリーニングは音韻評価手続きにおいて，必ず行わなければならない．

語音弁別検査

語音弁別と構音の関係に関する文献考察は第4章で述べた．第4章で示した情報は語音弁別の評価の背景を表すものである．

長い間，臨床家は構音障害をもつ大多数の子どもは標準的な成人の産生音と自分自身の誤り音との間の違いを弁別できないと考え，多くの音韻の問題は誤った知覚によるものと推論してきた．その結果，語音弁別検査は評価バッテリーの中で一般的なものとなった．過去20年間の研究報告では，弁別の誤りと音韻障害の間の因果関係に疑いを抱くようになってきた．そのため，語音弁別検査を必ず行うことは少なくなった．現在，語音弁別検査は，聴覚弁別に問題がある(例：成人が用いている2つ以上の音の対立をくずして1つの音にする)と疑われるクライアントのみに行われている．

長い間，最も広く用いられてきた語音弁別検査は，子どもの特定の語音の誤りを反映しない一般的な弁別検査であった．これらの検査は最小対(例：coat-boat)の比較課題を含み，検者が産生するか音声テープにより提示された．比較の多くは子どもの特定の誤りに関する対立を検査するものではなかった．弁別検査の一般的な検査の例は*ゴールドマン-フリストー-ウッドコック診断的聴覚弁別検査*(the Goldman-Fristoe-Woodcock Diagnostic Auditory Discrimination Test) (Goldman, Fristoe, and Woodcock, 1970)である．

弁別検査は，通常，成人の標準形と自分の誤り音を区別する能力の評価および音韻の対立の知覚する能力の評価またはそのいずれかを含んでいる．誤り音の弁別検査の掘り下げ検査で要求されることは，目標音との対立に絞って，多数の音素との対立を評価することである．

Lockeの語音産生知覚検査

語音産生知覚検査(Locke, 1980)は，様々な音素対立の知覚を測定する方法の1つであり，子どもが自分自身の構音の誤りを評価することを意図しており，あらかじめ選択した刺激はない．提示される刺激は子どもの誤った産生に基づいている．この課題のフォーマットを採点表の例とともに**表 5.3**に示す．

Lockeの検査方式を実施する前に，子どもの誤り音を明らかにしなければならない．子どもの誤った産生とそれに対応する成人の(正しい)形式が弁別課題に用いられる．この方法では，成人の形式は*産生課題刺激*，子どもの置換や省略は産生課題反応とされる．知覚的に類似した対照音素を*産生課題対照音素*として入れる．例えば，/rek/ を [wek] と置き換える子どもでは，刺激産

表 5.3 語音産生知覚検査

名前＿＿＿＿＿＿ 性別：男 女 生年月日：＿＿＿＿ 年齢：＿＿年＿＿ヵ月								
実施日＿＿＿＿＿			実施日＿＿＿＿＿			実施日＿＿＿＿＿		
産生課題			産生課題			産生課題		
刺激		反応*	刺激		反応	刺激		反応
/θʌm/	→	/fʌm/	/reik/	→	/weik/	/ʃu/	→	/su/
SP/θ/	RP/f/	CP/s/	SP/r/	RP/w/	CP/l/	SP/ʃ/	RP/s/	CP/t/
刺激―種類		反応	刺激―種類		反応	刺激―種類		反応
1 /s/-CP		yes NO	1 /r/-SP		YES no	1 /s/-RP		yes NO
2 /f/-RP		yes NO	2 /l/-CP		yes NO	2 /t/-CP		yes NO
3 /θ/-SP		YES no	3 /r/-SP		YES no	3 /t/-CP		yes NO
4 /θ/-SP		YES no	4 /l/-CP		yes NO	4 /ʃ/-SP		YES no
5 /f/-RP		yes NO	5 /w/-RP		yes NO	5 /ʃ/-SP		YES no
6 /s/-CP		yes NO	6 /w/-RP		yes NO	6 /s/-RP		yes NO
7 /s/-CP		yes NO	7 /r/-SP		YES no	7 /s/-RP		yes NO
8 /θ/-SP		YES no	8 /w/-RP		yes NO	8 /ʃ/-SP		YES no
9 /f/-RP		yes NO	9 /r/-SP		YES no	9 /t/-CP		yes NO
10 /θ/-SP		YES no	10 /l/-CP		yes NO	10 /ʃ/-SP		YES no
11 /f/-RP		yes NO	11 /l/-CP		yes NO	11 /t/-CP		yes NO
12 /s/-CP		yes NO	12 /w/-RP		yes NO	12 /s/-RP		yes NO
13 /f/-RP		yes NO	13 /t/-SP		YES no	13 /ʃ/-SP		YES no
14 /θ/-SP		YES no	14 /l/-CP		yes NO	14 /s/-RP		yes NO
15 /s/-CP		yes NO	15 /w/-SP		YES no	15 /ʃ/-SP		YES no
16 /f/-RP		yes NO	16 /r/-SP		YES no	16 /t/-CP		yes NO
17 /θ/-SP		YES no	17 /w/-RP		yes NO	17 /t/-CP		yes NO
18 /s/-CP		yes NO	18 /l/-CP		yes NO	18 /s/-RP		yes NO
RP＿＿ CP＿＿ SP＿＿			RP＿＿ CP＿＿ SP＿＿			RP＿＿ CP＿＿ SP＿＿		

＊：正反応は大文字の方である．
出典：J. Locke, "The Inference of Speech Perception in the Phonologically Disordered Child Part II：Some Clinically Novel Procedures, Their Use, Some Findings." *Journal of Speech and Hearing Disorders, 45*(1980)：447. より許可を得て引用．

生(SP, stimulus production)は *rake* /r/，反応産生(RP, response production)が *wake* /w/，適切な対照産生(CP, control production)は *lake* /l/ となる．

課題では，検者は検査記録に基づいて正しい音(SP)，誤った音(RP)，対照音(CP)を用いて，子どもに絵や物品を見せて，その名前を言う．検者が「これは＿＿＿ですか？」と尋ねた後，子どもは提示された正しい音，誤った音，対照音を受け入れるか，拒否するかを，「はい(Yes)」，「いいえ(No)」で反応する．18項目を検査したら，各項目の3つのタイプ(SP，RP，CP)の正反応数を計算する．弁別検査が必要な各々の置き換えの音について同様の手続きが行われる．

Winitz の音韻能力検査

Winitz(1984)は，単語の弁別検査では語音知覚ができていても，会話という条件では語音知覚ができない可能性があることを示唆している．Winitz は，彼が"音韻レベル"と呼ぶレベルで弁別能力を評価する，次のような方法を記述している．彼は音素を限定した心的知覚的測定法を考案し，文の中で目標音と知覚的に類似した音の間の対立を評価できるようにした．臨床家は子どもにそれぞれの中に目標音の語の例が1つ含まれる3つの文を聞かせる．それを読み終わったときに2つの絵が提示され，子どもは3つの文の意味を最も表現している絵を選択するよう指示される．各々の文の中に最小対(例：*rake-wake*)の同じ単語(例：*rake*)が用いられる．検査の後半で対立語(例：*wake*)が同じ3つの文の中で検査される．

図5.3は /r/-/w/ の対立を評価する項目である．

音韻対立検査

別のタイプの弁別検査は子どもの音韻対立の知覚を評価するものである．Grunwell(1982)は，音韻に障害をもつ子どもの特徴として，言語の音韻対立の知覚が欠如していることを示した．子どもの出せる音の種類が少ないことがその1つの理由であるという仮説を立てた．

子どもが音韻の対立を意識しているかどうかを評価することは，臨床家に知覚レベルでの子どもの音素体系に関連するデータを提供する．多くの臨床家は，ある対立が子どもの知覚のレパートリに存在することを意識していることを示すような評価課題を即興でつくっている．例えば，次の s/t，s/ʃ，s/θ が対立する対の単語の絵を見せ，呼称された方の絵を選択するよう指示する．

sea	sea	some
tea	she	thumb

要約　知覚検査の結果が適正であるとすれば，まず気になるのは，成人の標準形と自分の誤りを区別する子どもの能力である．他者音声弁別検査，子どもの特定の誤りに基づいた検査，および音素対立検査がこの目的のために使用される．現在，我々は音韻の産生と知覚の関係については皮相的な理解しかもっていない．そのため，知覚検査の結果を産生課題に関連させて解釈す

るときには注意が必要である．音韻障害の子どもに臨床的な対応をするために極めて重要な知覚能力をよりよく理解するには，さらに研究が必要である．

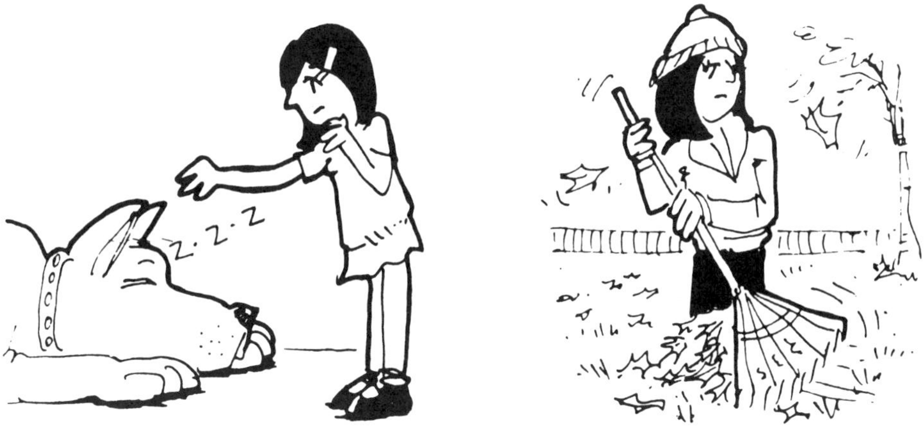

I was to wake it up.
I didn't want to wake it up.
Finally I was told to wake it up.

I was to rake it up.
I didn't want to rake it up.
Finally I was told to rake it up.

図 5.3 音韻能力分析検査
Winitz, H., *Treating Disorders*：*For Clinicians by Clinicians*. Austin, Tex.：PRO-ED(1984)，p. 35. 使用許可済み．

文　　献

Allen, G., "Some tips on tape recording speech-language samples." *Journal of the National Student Speech-Language-Hearing Association*, *12* (1984): 10–17.

Bankson, N., and J. Bernthal, *Quick Screen of Phonology*. Chicago: Riverside Press, 1990a.

Bankson, N. W., and J. E. Bernthal, *Bankson-Bernthal Test of Phonology*. Chicago: Riverside Press, 1990b.

Bush, C. N., M. L. Edwards, J. M. Luckau, C. M. Stoel, M. A. Macken, and J. D. Petersen, On specifying a system for transcribing consonants in child languages: A working paper with examples from American English and Mexican Spanish. Committee on Linguistics, Stanford University, Stanford, Calif., 1973.

Carter, E., and M. Buck, "Prognostic testing for functional articulation disorders among children in the first grade." *Journal of Speech and Hearing Disorders*, *23* (1958): 124–133.

Compton, A., and S. Hutton, *Compton-Hutton Phonological Assessment*. San Francisco: Carousel House,

1978.

Curtis, J., and J. Hardy, "A phonetic study of misarticulations of /r/." *Journal of Speech and Hearing Research*, 2 (1959): 224–257.

Diedrich, W., "Stimulability and articulation disorders." In J. Locke (Ed.), *Assessing and Treating Phonological Disorders: Current Approaches. Seminars in Speech and Language*, 4. New York: Thieme-Stratton, 1983.

Drumwright, A., *The Denver Articulation Examination*. Denver: Ladoca Project and Publishing Foundation, 1971.

Dubois, E., and J. Bernthal, "A comparison of three methods for obtaining articulatory responses." *Journal of Speech and Hearing Disorders*, 43 (1978): 295–305.

Edwards, M. L., *Introduction to Applied Phonetics*. San Diego: College-Hill Press, 1986.

Elbert, M., and J. Gierut, *Handbook of Clinical Phonology Approaches to Assessment and Treatment*. San Diego: College-Hill Press, 1986.

Elbert, M., R. L. Shelton, and W. B. Arndt, "A task for education of articulation change." *Journal of Speech and Hearing Research*, 10 (1967): 281–288.

Faircloth, M., and S. Faircloth, "An analysis of the articulatory behavior of a speech-defective child in connected speech and in isolated-word responses." *Journal of Speech and Hearing Disorders*, 35 (1970): 51–61.

Farquhar, M. S., "Prognostic value of imitative and auditory discrimination tests." *Journal of Speech and Hearing Disorders*, 26 (1961): 342–347.

Fisher, H. B., and J. A. Logemann, *The Fisher-Logemann Test of Articulation Competence*. Boston: Houghton Mifflin, 1971.

Fluharty, N., *Fluharty Preschool Speech and Language Screening Test*. Bingingham, Mass.: Teaching Resources Corporation, 1978.

Gallagher, R., and T. Shriner, "Contextual variables related to inconsistent /s/ and /z/ production in the spontaneous speech of children." *Journal of Speech and Hearing Research*, 18 (1975): 623–633.

Goldman, R., and M. Fristoe, *Goldman-Fristoe Test of Articulation*. Circle Pines, Minn.: American Guidance Service, 1969, 1986.

Goldman, R., M. Fristoe, and R. Woodcock, *The Goldman-Fristoe-Woodcock Test of Auditory Discrimination*. Circle Pines, Minn.: American Guidance Service, 1970.

Grunwell, P., *Clinical Phonology*. Rockville, Md.: Aspen, 1982.

Harrington, J., I. Lux, and R. Higgins, "Identification of error types as related to stimuli in articulation tests." Paper presented at the convention of the American Speech-Language-Hearing Association. San Francisco, 1984.

Hodson, B., *The Assessment of Phonological Processes*. Danville, Ill.: Interstate Press, 1986.

Hoffman, P. R., G. Schuckers, and D. Ratusnik, "Contextual-coarticulatory inconsistency of /r/ misarticulations." *Journal of Speech and Hearing Research*, 20 (1977): 631–643.

Ingram, D., *Phonological Disability in Children*. New York: American Elsevier, 1976, 1989.

Ingram, D., *Procedures for the Phonological Analysis of Children's Language*. Baltimore, Md.: University Park Press, 1981.

Jordan, E. P., "Articulation test measures and listener ratings of articulation defectiveness." *Journal of Speech and Hearing Research*, 3 (1960): 303–319.

Kent, R., and F. Minifie, "Coarticulation in recent speech production models." *Journal of Phonetics*, 5 (1977): 115–133.

Khan, L. M., *Basics of Phonological Analysis: A Programmed Learning Test*. San Diego, Calif.: College-Hill Press, 1985.

Khan, L. M., and N. P. Lewis, *Khan-Lewis Phonological Analysis*. Circle Pines, Minn.: American Guidance Service, 1986.

Kisatsky, T., "The prognostic value of Carter-Buck tests in measuring articulation skills in selected kindergarten children." *Exceptional Children*, 34 (1967): 81–85.

Locke, J., "The inference of speech perception in the phonologically disordered child. Part II: Some clinically novel procedures, their use, some findings." *Journal of Speech and Hearing Disorders*, 45 (1980): 445–468.

McDonald, E., *A Deep Test of Articulation*. Pittsburgh: Stanwix House, 1964.

Mason, R., and N. Wickwire, "Examining for orofacial variations." *Communiqué*, 8 (1978): 2–26.

Morrison, J. A., and L. D. Shriberg, "Articulation testing versus conversational speech sampling." *Journal of Speech and Hearing Research*, 35 (1992): 259–273.

Paynter, W., and T. Bumpas, "Imitative and spontaneous articulatory assessment of three-year-old children." *Journal of Speech and Hearing Disorders, 42* (1977): 119–125.

Pendergast, K., S. Dickey, J. Selmar, and A. L. Soder, *Photo Articulation Test*, Austin, Tex.: PRO-ED, 1984.

Pollack, K., "The identification of vowel errors using transitional articulation or phonological process test stimuli." *Language, Speech, and Hearing Services in Schools, 22* (1991): 39–50.

The Principles of the International Phonetic Association. London: University College Department of Phonetics, 1978.

Roe, V., and R. Milisen, "The effect of maturation upon defective articulation in elementary grades." *Journal of Speech Disorders, 7* (1942): 37–50.

Secord, W., *C-PAC: Clinical Probes of Articulation Consistency*. San Antonio, Tex.: Psychological Corporation, 1981.

Shriberg, L. D., and R. D. Kent, *Clinical Phonetics*. New York: John Wiley & Sons, 1982.

Shriberg, L., and J. Kwiatkowski, *Natural Process Analysis*. New York: John Wiley and Sons, 1980.

Shriberg, L. D., J. Kwiatkowski, and K. Hoffman, "A procedure for phonetic transcription by consensus." *Journal of Speech and Hearing Research, 27* (1984): 456–465.

Shriberg, L. D., and G. L. Lof, "Reliability studies in broad and narrow phonetic transcription." *Clinical Linguistics and Phonetics, 5* (1991): 225–279.

Siegel, R., H. Winitz, and H. Conkey, "The influence of testing instruments in articulatory responses of children." *Journal of Speech and Hearing Disorders, 28* (1963): 67–76.

Smith, M. W., and S. Ainsworth, "The effect of three types of stimulation on articulatory responses of speech defective children." *Journal of Speech and Hearing Research, 10* (1967): 333–338.

Snow, J., and R. Milisen, "The influences of oral versus pictorial representation upon articulation testing results." *Journal of Speech and Hearing Disorders*. Monograph Supplement, *4* (1954): 29–36.

Sommers, R. K., R. Leiss, M. Delp, A. Gerber, D. Fundrella, R. Smith, M. Revucky, D. Ellis, and V. Haley, "Factors related to the effectiveness of articulation therapy for kindergarten, first- and second-grade children." *Journal of Speech and Hearing Research, 10* (1967): 428–437.

St. Louis, K., and D. Ruscello, *The Oral Speech Screening Examination*." Baltimore, Md.: University Park Press, 1981.

Stampe, D., "The acquisition of phonetic representation." Papers from the Fifth Regional Meeting of the Chicago Linguistic Society, 1969.

Stampe, D., "A dissertation on natural phonology." Ph.D. thesis. University of Chicago, 1973.

Stockman, I., and E. McDonald, "Heterogeneity as a confounding factor when predicting spontaneous improvement of misarticulated consonants." *Language, Speech, and Hearing Services in Schools, 11* (1980): 15–29.

Stoel-Gammon, C., "Normal and disordered phonology in two-year olds." In K. Butler (Ed.), *Early Intervention: Working with Infants and Toddlers*. (pp. 110–121). Rockville, Md.: Aspen Publishers, 1994.

Stoel-Gammon, C., and C. Dunn, *Normal and Disordered Phonology in Children*. Baltimore: University Park Press, 1985.

Templin, M., "Spontaneous vs. imitated verbalization in testing pre-school children." *Journal of Speech and Hearing Disorders, 12* (1947): 293–300.

Templin, M., *Certain Language Skills in Children*. Institute of Child Welfare Monograph Series, 26. Minneapolis: University of Minnesota, 1957.

Templin, M., and F. Darley, *The Templin-Darley Tests of Articulation*. Iowa City, Iowa: Bureau of Educational Research and Service, University of Iowa, 1969.

Van Riper, C., *Speech Correction: Principles and Methods*. Englewood Cliffs, N.J.: Prentice Hall, 1939.

Van Riper, C., and R. Erickson, "A predictive screening test of articulation." *Journal of Speech and Hearing Disorders, 34* (1969): 214–219.

Weiner, F., *Phonological Process Analysis*. Baltimore: University Park Press, 1979.

Winitz, H., *Articulatory Acquisition and Behavior*. Englewood Cliffs, N.J.: Prentice Hall, 1969.

Winitz, H., "Auditory considerations in articulation training." In H. Winitz (Ed.), *Treating Articulation Disorders: For Clinicians by Clinicians*. Austin, Tex.: PRO-ED, 1984.

Wright, V., R. Shelton, and W. Arndt, "A task for evaluation of articulation change: III. Imitative task scores compared with scores for more spontaneous tasks." *Journal of Speech and Hearing Research, 12* (1969): 875–884.

Zimmerman, I., V. Steiner, and R. Pond, *Preschool Language Scale*. Columbus, Ohio: Charles E. Merrill, 1992.

NICHOLAS W. BANKSON, JOHN E. BERNTHAL

評価データの分析と解釈

　臨床家が音韻サンプルを収集した後に，①音韻に問題があるかどうか，②もしあるとすれば問題の性質は何か，③治療は必要か，④もし治療が必要であればどのような治療計画が勧められるかなどを明らかにするために，評価時に集められたデータを分析し解釈する．*分析*の主要な目標は，音韻能力を詳述するために，集められたデータの得点を出したり，分類したり，あるいは別の方法でデータを系統的に整理しなおすことである．*解釈*の目的は，音韻分析の結果を検討し，それに対してどのように対処したらよいかを決定することである．音韻分析の解釈に基づいて，臨床家は，クライアントにとって言語治療が必要であるか否かを決定し，もし必要であるときは，治療で目標とする行動と治療に用いる方略を決めなければならない．要約すると，臨床家は，適切で有効な判定を行うために，音韻評価課題に対する反応を検討し，これらのデータの分析結果について解釈を行う．

治療の必要性の決定

発話明瞭度

　個人の音韻状態を判定する際に考慮すべき重要な点は，クライアントの自発話における*発話明瞭度*(intelligibility)すなわち聞き手にとっての了解のし易さである．自発話における発話明瞭度は，クライアントのことばによるコミュニケーション能力を反映しており，治療の必要性の決定と治療の方略の効果を評価する際の最も重要な因子である．話し手の発話明瞭度は，音韻障害の重症度を判断する際に，言語病理学の専門家も普通の人もともに最も頻繁に取り上げる因子である(Shriberg and Kwiatkowski, 1982)．発話明瞭度と後で論じることばの障害の重症度とは関連はあるが異なる概念である．

　発話明瞭度の段階は，多くの場合，聞き手の聴覚的判定によるもので，発話サンプル内で了解

された語のパーセンテージで表される．発話明瞭度は，了解不能(伝えたい内容がまったく理解されない)から完全に明瞭(伝えたい内容が完全に理解される)までの一連の尺度で表される．この尺度に用いられる中間の段階は次の通りである．発話はほとんど聞き取れない，発話は一部聞き取れる，誤りが目立つが発話は聞き取れる，連続発話でときどき語音の誤りがみられる，である．

語音の明瞭度に影響を与える要因として，語音の誤りの数と誤りのタイプ，語音の誤りの一貫性と誤りの出現頻度，使用されている音韻プロセスがある．一般的には，基準となる成人の語音と異なる語音を話し手が産生する頻度が高いほど明瞭度は低い．しかしながら，誤り音の数を単純に数えるだけでは発話明瞭度の適切な指標とはならない．ShribergとKwiatkowski(1982)の報告によると，子音の正答率と発話サンプルの明瞭度の相関は低くなっている(r=0.42)．

先に指摘したように，誤り音の数以外の要因が発話明瞭度に強い影響を与える．誤りの質もそれらの要因の1つである．例えば音の省略は，同じ音の軽度の歪みより明瞭度に与える影響は大きい．音の誤りの一貫性および誤っている音のその言語における出現頻度もまた発話明瞭度に影響する．目標音を誤って産生する一貫性が高いほど，また同じく，その言語における該当音の出現頻度が高いほど，聞き手は話し手のことばの障害が重いと感じる傾向がある．

発話明瞭度の判定に影響する多くの外部要因がある．これらの要因として，話し手の発話パタンに対する聞き手の熟知度，話し手の発話速度・抑揚・強勢パタン・間の取り方・声の質・声の大きさ・流暢性などの韻律因子，聞き手側のその言語に対する経験の度合，コミュニケーションを行う周辺の社会環境，伝達内容，聞き手が使用できるコミュニケーションの手がかり，伝達手段の特性，が挙げられる．発話明瞭度と子音の正答率との間に高い相関がないという事実は，恐らくこれらの要因が複雑に関与しているためと思われる．

幼児の発話明瞭度を数量化して示す標準的方法はない．Gordon-Brannan(1994)は発話明瞭度を測定するのに3つの一般的方法があるという．①*自由サンプルによる語の同定*(open-set word identification)：これは検査者が発話のサンプルを音声表記し，同定可能な語のパーセンテージを決定するやり方で，1サンプル内の了解可能な語のパーセンテージを算出する．②*指定サンプルによる語の同定*(closed-set word identification)：これは既定の単語リストを読ませ，聞き手が同定する．③*評定尺度法*：この方法は聞き手が評点(5点から9点)を与える*間隔尺度*かあるいは標準刺激と比較してスピーチサンプルの判定を行う*直接マグニチュード尺度*(direct magnitude scale)のどちらかの形式で行う．その他に，ある音韻検査法では誤り構音の出現頻度に基づいて発話明瞭度を評定する方法を提供している(Fudala and Reynolds, 1986)．

ケースの選択を行うときの一般原則は，発話明瞭度の評定段階が低ければ低いほど治療の必要性が高くなるということである．親からの報告によれば，正常に発達している2歳児の発話の50%は他の人が聞いても理解できるという(Coplan and Gleason, 1988)．Vihmanは第2章で，彼女が行った3歳児を対象とした正常発達研究では，会話の発話明瞭度は平均で70%を越えていたと報告している(明瞭度の範囲50～80%)．Gordon-Brannan(1994)は正常発達の4歳児の平均発話

明瞭度は93%(明瞭度の範囲73〜100%)であったと報告している．3歳以上で発話が不明瞭な子どもは治療対象の候補であり，発話明瞭度の期待値は加齢とともに上昇することが一般に知られている．

Gordon-Brannan(1994)は子どもの発話明瞭度の評価について文献研究を行った結果，スピーチサンプルの中で了解できた語のパーセンテージを算出することが発話明瞭度を決定する最も妥当な方法であろうと述べている．また，信頼性を増すために養育者による記録を含めることで，この方法の価値が一層高められるとも述べている．了解できた語のパーセンテージを算出する方法は，言語臨床家の間で一般に行われているような発話明瞭度を単純に聴覚判定で評価する方法よりも時間のかかるやり方である．発話明瞭度の評定尺度での評価は了解できた語のパーセンテージを決定することよりも時間はかからないが，そのような評定尺度による判定は，音韻障害の子どもを対象とした妥当性の検証や標準化がなされていないことを彼女は指摘している．子どもの発話明瞭度の評価に関する文献研究については，Kentら(1994)を参照されたい．

重症度

言語臨床家は，ケース選択の決定に際して音韻障害の重症度(severity)の問題も扱わなければならないことが多い．学校のシステムの中では，個々の臨床家が受け持つケースの数を決定するとき，しばしば重症度段階を考慮に入れる．ShribergとKwiatkowski(1982)は，発達性音韻障害の子どもの障害の重症度を定量化する方法を開発し，その方法は現在広く用いられるようになっている．彼らは，聞き手が聴覚的に評価する重症度との関連をみる研究で取り上げたいくつかの変数の中で，**正しく発音された子音のパーセンテージ**(percentage of consonants correct：PCC)が最も高い相関を示したという結果に基づいて，障害の重症度を定量的に表す指数としてPCCを算出する方法を推奨している．正しい子音のパーセンテージは，連続発話サンプルで産生された個々の音についての検査者の正誤判定により得られる．このような判定は，子どもの音韻障害を軽度，軽一中度，中一重度，重度に分類するための極めて信頼性の高い方法である．

ShribergとKwiatkowski(1982, p.267)によればPCCを決定する方法の概要は以下の通りである．

サンプル採取法にしたがって，子どもの連続発話サンプルを録音する．テープ録音すると子どもの発話がそのままテープで再生できるので，検者が正確に評価を行うことができる，ということを子どもに伝えられるならば，子どもから連続発話を引き出す方法はどんな手段を用いてもよい．

I．サンプル採取規則
A．単語内の，子音を目標音として産生した子音(目標音)だけを対象とする．母音は対象としない．

1. 母音の前に付加された子音は採点しない．例えば *on* [hon] は目標音 /ɔ/ が母音なので子音の付加は採点の対象にならない．
2. *fair* [feir] の母音に後続する /r/ は子音であるが，*furrier* [fɝiɚ] にみられるような強勢のある音節核 [ɝ] および強勢のない音節核 [ɚ] は母音であるので採点の対象にならない．

B．音節の繰り返しがあるとき2番目以降の音節の目標子音は採点しない．*ba-balloon* のような場合最初の /b/ のみ採点する．

C．単語が全体的にまたは部分的に不明瞭であったり，語の解釈が極めて疑わしい場合は目標子音として採点しない．

D．語を連続して繰り返した場合，構音が変化しない限り，3番目以降の語の目標子音は採点しない．例えば，[kæt]，[kæt]，[kæt] という連続では，最初から2つ目までの単語の子音が採点される．しかしながら，もしそれが [kæt]，[kæk]，[kæt] という連続であれば3つの単語全部の子音について採点される．

II．採点規則

A．下記に示す6タイプの子音の変化が誤りとして採点される．
1. 目標子音の省略．
2. 目標子音の別の音への置き換え，声門破裂音またはその同構音位置の音による置き換えも含む．
3. 語頭の目標子音の不完全な有声化(partial voicing)．
4. 目標音の歪み．どんなにわずかな歪みも歪みとする．
5. 正しいまたは誤った目標子音に対する音の付加．例えば，*cars* を [karks] という．
6. 語頭の /h/ の省略(*he* [i])と語末の n/ŋ の置換(*ring* [rin])は，強勢のある音節で生じる場合のみ誤りとする．強勢のない音節では正答とする．例えば，*feed her* [fidɚ]，*running* [rʌnin]．

B．以下の項目について観察する．
1. 明らかに構音に誤りがある子どもでは，反応が正しく聞き取れない場合は誤りとして採点する．疑わしい発話は"誤り"というカテゴリに分類される．
2. 子どもが自分自身の方言で話しているときのみ，方言による変異と解釈する．例えば，*picture* "piture"，*ask* "aks" など．
3. 急いで言った場合やくだけて話した場合の音の変化は，子どもの意図による変化と解釈すべきである．例えば，*don't know* "dono" や "n" など．
4. 異音は正答として採点される．例えば，*water* [warɚ]，*tail* [teɪɫ]．

III. 子音の正答率(PCC)の計算方法

$$\text{PCC} = \frac{\text{正しい子音の数}}{\text{正しい子音と誤った子音の総数}} \times 100$$

子音の正答率のような重症度を数量化した評定によって，臨床家は治療の必要度についての相対的優先性を客観的に決定することができる．

被刺激性

第5章の評価法の項で述べた通り，被刺激性(stimulability)のデータはケース選択の決定にしばしば用いられている．目標音の入った音節や語を模唱できる能力はその構音の誤りが自然改善する可能性と関連があるとする研究者の報告がある．

自然改善あるいは治療を行ったときの改善率を予測するのに被刺激性を適用することについては，特にクライアント個人についての予後を確実に述べることができるほどの裏づけはまだない．Diedrich(1983)は訓練の必要性を予測するためには，被刺激性検査の結果よりも診断的治療の試行期間から，より強力な予測の根拠が得られると述べている．

被刺激性検査は，訓練なしで誤り音を修正できるクライアントを見分けるための一般的指標としては最良の方法である．被刺激性を予後推定の主たる指標としたすべての研究に，正の過誤(false positive，訓練が必要と判定されたクライアントが成長とともに訓練しないで問題が解消する)と負の過誤(false negative，訓練は必要ないと判定されたクライアントが最終的に訓練を必要とする)が認められている．臨床で，被刺激性検査の成績を基に予後について述べるとき，この知見を考慮に入れる必要がある．予後の指標としての模倣の研究では，単語検査に現れる改善の予測指標として，単音，音節，および語の模倣産生に注目してきた．

Diedrich(1983)は被刺激性に関する文献を広く見直した結果，被刺激性検査を予後推定に用いることに関して次のような結論を引き出した．

1. 言語治療を受けた幼稚園児と1年生と2年生では，被刺激性の得点の低い(25%以下)ものは高い得点(60%以上)のものより有意に大きい改善がみられた(Carter and Buck, 1958 ; Sommers, Leiss, Delp, Gerber, Fundrella, Smith, Revucky, Ellis, and Haley, 1967)．
2. 言語治療を受けなかった1年生，2年生では，被刺激性の高い得点(60%正答)のものに構音の有意な改善がみられた(Snow and Milisen, 1954 ; Carter and Buck, 1958 ; Irwin, West, and Trombetta, 1966 ; Sommers et al., 1967)．
3. 言語治療を受けていない幼稚園児では，2つの研究(Farquhar, 1961 ; Kisatsky, 1967)では被刺激性の高いものに有意な改善がみられたが，もう1つの研究(Sommers et al., 1967)では有意な改善はみられなかった．

誤りのパタン

　検査者は，話し手の音韻産生を発話明瞭度，重症度，被刺激性の視点より調べた後，次のステップとして，どんな誤りパタンがあるかをみる．ついで，年齢水準にみあった音や音韻プロセスを子どもが用いているかどうかを判定するために，子どもの産生した音および誤りパタンを調べる．誤りパタンを同定する目的で考案された方法は，多数の誤り音のあるクライアントの評価に特に適している．そのような方法では，取り出したスピーチサンプルを誤りの共通性，誤りのパタン，または音韻プロセスの枠組みにしたがって分類しなければならない．子どもの音韻プロセスは，音韻プロセス検査，連続発話，単語構音検査から得られたサンプルに基づいて決定される．

パタン分析のタイプ

構音の位置—構音様式—有声性　　パタン分析の最も基本的なタイプといえば，構音位置，構音様式，有声・無声の特徴によって置き換えの誤りを分類することであろう．**構音位置—構音様式—有声性の分析**は，有声音の無声音への置換(有声性の誤り：/v/→[f]，/d/→[t])，摩擦音の破裂音への置換(構音様式の誤り：/ð/→[d]，/s/→/t/)，歯茎音の軟口蓋音への置換(構音位置の誤り：/t/→[k]，/d/→[g])のようなパタンの同定を容易にする．

　複数の誤り音があるが，誤りパタンは構音様式と有声性については正しく，子音の後方化，例えば /t/→[k]，/d/→[g]，/b/→[g]，/p/→[k] のような構音位置の誤りのある子どもを考えてみよう．この例において臨床家が考える治療の方略は，構音位置に注目することをクライアントに教えることであるかもしれない．正しい構音位置の見本として単音(例えば /t/)を教え，それから他の音への般化を探っていくことを選択する臨床家もいる．一方，別の臨床家は，誤りパタンを反映する誤った破裂音のすべて(同一音類)を同時に教えることを選択するかもしれない．他の非訓練音に般化が生じるという仮説をもって選択した見本音を教える場合，特に誤りが複数の音類にわたって生じているときは，般化が常に生じると想定してはならない．訓練音から非訓練音への般化を予知することは難しい．加えて，そのような般化には非常に大きな個人差がある．

　弁別素性分析および音韻プロセス分析の方法は，構音位置，構音様式，有声性に基づいた分析法を拡大したものである．これらの手続きについて次項で論じる．

弁別素性分析　　この第2のタイプのパタン分析では，音の置換を対象に，特定の弁別素性の有無について調べる．弁別素性の基盤にある考えは，ある分節音の特徴が要素あるいは素性の組み合わせで表され，それらの素性が，ある言語内でおよび個々の言語の枠を越えて語音の違いを表すと考える．弁別素性は，音響学的特徴，知覚的特徴，および構音の特徴に基づいている．臨床的な見地から，音韻障害の評価や治療に最も適する弁別素性は，主に構音の特徴に基づいたものである．第1章で述べたように，弁別素性には，一般的に，分節音の違いを表すのに用いられ

る二項性の13〜16個の特性が含まれる．弁別素性に基づく治療プログラムについては第7章で述べる．

　言語病理学の専門家が行った弁別素性分析の適用例のいくつかは批判を受けている．弁別素性は言語音を分類することにおいて有用ではあるが，語音の誤りの分析には適していないことが示唆されている．弁別素性システムは，言語音を分類する目的でつくられたものであるため，標準から外れた(誤りの)産生音(例えば歪み音)の多くを的確に記述できない．弁別素性のもつ二極性(素性価プラスまたはマイナス)の性質は音韻障害のある子どもの発話にみられる多様な産生音をありのままに表すことができない．さらなる問題は，目標音の省略の場合，その音を，またその結果としてその素性を，産生する企図がないのに誤りとして記録されることである．臨床的な分析や治療への弁別素性の適用に関する論争の批判的意見については，Walsh(1974)，Parker(1976)，Fosterら(1985)の論文を参照されたい．

音韻プロセス分析　　しばしば**音韻プロセス分析**と呼ばれる第3のタイプのパタン分析については，ケース選択の見地からすでに述べた．音韻プロセス分析は，音の語内位置および音節形の影響を含む誤りのパタンの同定によく用いられる方法である．別の言い方をすれば，語音産生は音声環境，語内位置，語の音節構造のような因子の影響を受けるので，それらの因子の影響が系統的なものであるかどうかを再検討することになる．この方法は，現在パタン分析において最も一般的に用いられている方法であり，この概念が臨床的に有用であることについては疑う余地がない．その分析の解釈について論議する前に，幼児の発話によくみられる音韻プロセスまたはパタンのいくつかを概観してみたい．著者の違いにより表示される音韻プロセスに違いがあるかもしれないが，大半はここで取り上げたものと類似のものである．

語全体(whole word，(および音節))プロセス　　語全体および音節構造のプロセスとは目標語の音節構造に関わる変化である．

1. *語末子音の省略*(final consonant deletion)：単語の語末子音の省略．

    例　*book*　　　［bu］
    　　cap　　　　［ka］
    　　fish　　　　［fɪ］

2. *強勢のない音節の省略*(unstressed syllable deletion，(弱い音節の省略))：強勢のない音節が，しばしば語頭で，ときに語中で省略される．

    例　*potato*　　　［teto］
    　　telephone　　［tɛfon］
    　　pajamas　　　［dʒæmiz］

3. *同音反復*(reduplication)：音節あるいは音節の一部が繰り返され，二重になり，多くの

場合 CVCV となる．

 例 *dad*   [dada]
   water [wawa]
   cat   [kaka]

4. *子音結合の単純化* (consonant cluster simplification)：子音結合がいくつかの様式で単純化される．子音結合はその構成音の1つに縮小されたり，結合全体が別の音に置き換えられたり，構成音の1つは保持され，もう1つの音が置き換えられたりする．

 例 *stop*   [tap]
   brown [bwon]
   milk   [mɪ]
   park   [pak]
   snow   [n̥ou]

5. *音の挿入* (epenthesis)：音が挿入される．多くの場合，強勢のない母音 [ə]．

 例 *black*   [bəlak]
   sweet [səwit]
   sun   [sθʌn]
   long   [lɔŋg]

6. *音位転換* (metathesis)：単語内の2つの分節(音)の転位または位置の逆転がある．

 例 *basket* [bæksɪt]
   spaghetti [pʌsgɛti]
   elephant [ɛfəlʌnt]

7. *融合* (coalescence)：2つの隣接した音の素性特徴が合体し，2つの音が1つの音に変わる．

 例 *swim*   [fɪm]
   tree   [fi]

8. *同化(調和)プロセス* (assimilatory (harmony) processes)：1つの音が他の音の素性に影響され，別の音の類似音になる．そのようにして2つの音はより類似し(それゆえ用語は調和となる)，あるいは同一となる．これらの音の変化に対して，音の変化の原因となる音が影響される音に先行するときは**進行性同化**(progressive assimilation, *gate* [geɪk])，音変化の原因となる音が影響される音の後に続くときは**逆行性同化**(regressive assimilation, *soup* [pup])という用語が用いられる．

 ａ．*軟口蓋音同化* (velar assimilation)：軟口蓋音でない音が軟口蓋音の影響または支配により軟口蓋音へ同化される(変わる)．

  例 *duck*   [gʌk]   (逆行性同化)

| | *take* | [kek] | （逆行性同化） |
| | *coa*t | [kok] | （進行性同化） |

　b．**鼻音同化**（nasal assimilation）：非鼻音が鼻音の影響または支配により同化される．

	例	*candy*	[næni]	（逆行性同化）
		lamb	[næm]	（逆行性同化）
		fun	[nʌn]	（逆行性同化）

　c．**唇音同化**（labial assimilation）：非唇音が唇子音の影響で唇子音に同化される．

	例	*bed*	[bɛb]	（進行性同化）
		table	[bebu]	（逆行性同化）
		pit	[pip]	（進行性同化）

分節音の変化（置き換え）プロセス　　1つの音が他の音，すなわち標準的な産生法で産生される音で構音位置や構音様式が目標音と異なる音，あるいはその他の点で異なる音に置き換わる．

1. *軟口蓋音の前方化*（velar fronting）：基準の産生位置より前で産生される音に置き換わる．

	例	*key*	[ti]	（軟口蓋音が歯茎音に置き換わる）
		monkey	[mʌnti]	（軟口蓋音が歯茎音に置き換わる）
		go	[do]	（軟口蓋音が歯茎音に置き換わる）

2. *後方化*（backing）：口腔内の基準の産生位置より後方で産生される音に置き換わる．

	例	*tan*	[kæn]
		do	[gu]
		sip	[ʃɪp]

3. *破裂音化*（stopping）：摩擦音あるいは破擦音が破裂音に置き換わる．

	例	*sun*	[tʌn]
		peach	[pit]
		that	[dæt]

4. *流音のわたり音化*（gliding of liquids）：母音の直前の流音がわたり音に置き換わる．

	例	*run*	[wʌn]
		yellow	[jɛwo]
		leaf	[wif]

5. *破擦音化*（affrication）：摩擦音が破擦音に置き換わる．

	例	*saw*	[tʃau]
		shoe	[tʃu]
		sun	[tʃʌn]

6. *母音化*(vocalization)：流音あるいは鼻音が母音に置き換わる．

　　例　bird　　　　[bʌd]
　　　　table　　　 [tebo]
　　　　mother　　[mʌðo]

7. *非鼻音化*(denasalization)：鼻音が同じ構音位置の(構音位置が目標音とほぼ同じである)破裂音に置き換わる．

　　例　moon　　　[bud]
　　　　nice　　　 [deis]
　　　　man　　　 [bæn]

8. *非破擦音化*(deaffrication)：破擦音が摩擦音に置き換わる．

　　例　chop　　　[sap]
　　　　chip　　　 [ʃɪp]
　　　　page　　　[pez]

9. *声門破裂音化*(glottal replacement)：多くの場合，母音間または語末の音が声門破裂音に置き換わる．

　　例　cat　　　　[kæʔ]
　　　　tooth　　　[tuʔ]
　　　　bottle　　　[baʔl]

10. *母音の前での有声化*(prevocalic voicing)：母音の前で無声子音が有声化する．

　　例　paper　　　[bepɚ]
　　　　Tom　　　 [dam]
　　　　table　　　 [debi]

11. *語末子音の無声化*(devoicing of final consonants)：語末位で有声阻害音が無声化する．

　　例　dog　　　　[dɔk]
　　　　nose　　　 [nos]
　　　　bed　　　　[bɛt]

複数のパタンの発生　　前項で示した音韻パタンの例では，1つのパタンだけが用いられている典型的な語彙項目を列挙した．実際の子どもの発話には，複数のプロセスが含まれている発話の形があり，その中には先に述べた定義と記述を反映しない形が含まれているかもしれない．また，1つの語彙項目の中に相互に作用する2つまたはそれ以上のプロセスがあるかもしれない．1つのプロセスだけの語に比べ，このような語を分析解明するのは複雑で難しい．Edwards(1983)は*shoe*を[du]という例を挙げて，/ʃ/の[d]への置換は，①非口蓋音化(depalatalization)：構音位

置の変化，②破裂音化：構音様式の変化，③母音の前の有声化：目標音である無声子音の有声子音への変化，という音韻プロセスの存在を反映していると指摘した．car の［dar］への置換における /k/ の［d］への置換は，軟口蓋音の前方化と母音の前の有声化のプロセスによって説明される．置換に関わる複数のプロセスの相互作用の仕方を記述する一連のステップを明らかにすることを，**派生**(derivation)または**プロセスの順序づけ**(process ordering)という．話し手の内部でのプロセスの派生を探り出すのは難しいことであり，この本で扱う内容の範囲を越えている．

まれなパタンの発生　この本の随所で示されているように，子どもの音韻発達には非常に大きな個体差が存在する．多くの子どもが共通に用いる発達途上の音韻パタンは存在するが，子ども全体を通して観察されるパタンは多様である．*特異な*(idiosyncratic)*プロセスまたはパタン*と呼ばれることもある珍しい音韻パタン(例：/s/ と /z/ の代わりに鼻音を使用)は，より一般的な音韻プロセスとは異なるものであり，正常な音韻発達の子どもにも音韻発達の遅れの子どもにもみられる．最も多様な音韻パタンの使用がみられるのは発達の早い段階であり，その多様性は恐らく一部には子どもが初期に獲得する語彙の影響によるのであろう．特異なパタンが3歳から3歳半以降も持続するとき，それらのパタンは音韻障害を反映している可能性がある．

音の選好　何人かの臨床家が報告している音パタンのもう1つのタイプは，音の選好と呼ばれる．このような状況では，子どもは1つか2つの分節音を多数の音または音類の代わりに用いているかのようにみえる．ときには，特定の音が特定の音類(例：摩擦音)のいくつかの音素あるいはすべての音素の代わりに使用される．/b, d, s, ʒ, z, d, tʃ, ʃ, l, k, g, r/ の代わりに［h］を使用するといった，多種類の音を単一の子音で代用するような子どもたちもいるであろう(Weiner, 1981)．発話の中であるいくつかの語音の使用を避け，その代わりに自分が最も産生し易いと思う音を使用する子どももいるという仮定がなされてきた．ほとんどの臨床家は音の選好の現象を音韻プロセスとはみなしていない．

　先に提示した音韻プロセスのリストはすべてを網羅しているとはいえないが，正常発達の子どもにみられる一般的なパタンのほとんどが挙げられている．これらの音韻プロセスは，音韻発達の遅れのある子どもの音の誤りを分析する中でも使われてきた．臨床家が子どもの発話にある音韻プロセスを同定するのに役立つようにつくられたいくつかの方法が学術論文に，あるいは検査法一式として発表されてきた．これらの方法では，先に列挙したプロセスの分類も様々であり，また，プロセスの追加，削除もみられる．これらの方法は一見すると大変似かよっているようにみえるが，さらに詳しく調べてみると，それらの間に違いがあることが明らかになる．表 6.1 は公表されている音韻評価法の特徴をリストアップした Edwards(1983) の表の修正版である．

表 6.1 出版されている音韻評価法の特徴

	Weiner(1979)	Shriberg and Kwiatkowski(1980)	Hodson(1986)	Khan-Lewis(1986)	Bankson and Bernthal(1990)
刺激	動作絵	特定の刺激なし	実物	ゴールドマン-フリストー構音検査の絵カード	バンクソン-バーンサル音韻検査の絵カード
反応を引き出す方法	遅延模倣と文記憶再生	連続発話サンプル	呼称；順序指定なし	指定の形式で絵の呼称	指定の形式で絵の呼称
サンプルの大きさ	136目標語の模倣2回と統制項目	200〜250語サンプルのうち80〜100の異なる語	50単語	44単語	80単語
表記法	生の音声および録音	即時およびテープ，精密表記	修正を加えた簡略表記録音データ参照	即時および録音，精密表記	生の音声および録音
プロセスの数	16	8 "自然" プロセス	30プロセス	12発達性プロセスと3非発達性プロセス	標準化されたサンプル中の最頻度10プロセス
対象	ことばの重度に不明瞭な幼児2〜5歳	ことばの発達重度遅滞児	多数構音障害児	正常発達児および音韻障害児	正常発達児および音韻障害児
総時間	協力的な子どもで45分前後	約1時間半	50分前後	35分前後	30分前後
1語当たりのプロセス数	テストプロセス1個，他に注は書きとめる	いくつかの語で2プロセスがコード化されている	1語当たり2プロセス以上	採用するすべてのプロセスがコード化されている	採用するすべてのプロセスがコード化されている
プロセスの記述	出現の条件を書きとめる	音および語内位置でまとめ表に整理	音および語内位置別に記入された発生数	音および語内位置で整理	音および語内位置で整理
出現頻度	検査プロセスごとにパーセントを算出	まとめシート上に示すまとめおよびその頻度	基本プロセス10個についてその算出	15プロセスそれぞれの頻度を算出	10プロセスそれぞれの頻度を算出
プロセス相互の関連	検討されていない	組み合わせ2個についてコード化されている	適合する全プロセスの下に誤りがコード化されている	適合する全プロセスの下に誤りがコード化されている	適合する全プロセスの下に誤りがコード化されている

音韻プロセスに関する理論的考察

記述 対 説明 音韻プロセスがみられるということは認知言語学的な欠陥があることを示しているとし，それによって音韻の誤りを*説明*できると述べる言語臨床家もいる．しかし，音韻プロセス分析法は*記述を目的*とする*手段*であって，原因を明らかにするものではないし，誤りのパタンを説明するものでもないので，これは不適切な解釈である．Smith(1981)は言語学に基づくパタン分析を用いて音韻発達を研究するとき，「特定の音韻観察に関係のある一連の規則あるいはプロセスのリストを書き上げたことで，子どもの行動は*説明された*と信じ込んでしまう罠に陥らないようにしなければならない」と警告している(Smith, 1981, p.11)．

　HoffmanとSchuckers(1984)は，ある音韻プロセスに対しそれを説明する記述を得ることは本来容易でないことを例示している．あるプロセスの生起に対する1つの説明は，子どもが成人語を誤って知覚するということである．例えば[dɔg]を[dɔ]として知覚しているという．2番目の説明は*dog*に対する子どもの基底語彙表示が[dɔ]であり，彼の貯蔵語彙項目の中で一番ぴったり合うのが[dɔ]であるため[dɔg]が[dɔ]になるとする．3番目の説明は，子どもの知覚システムは正しく機能していて，子どもが知覚しているものと子どもが貯蔵している語彙との間の語彙的適合(lexical match)は成人の基準に合致しているが，子どもの音韻産出規則が語末の破裂音の省略を生起させるとする．4番目の可能性は，子どもが運動の問題をもっているということである．つまり，この場合子どもの知覚は適切であるかもしれないが，音を産出する構音動作を遂行するために必要な運動能力をもっていないということである．

　この議論は，音韻プロセス分析から提供される情報の価値を軽視することを意図したものではなく，むしろこのような手続きが子どもの発話の分析のために使われる場合，それらは行動を説明しているのではなく記述しているということを強調するものである．別の言い方をすれば，分析を行う過程で音韻プロセス(例：語末子音の省略)が同定されたからといって，そのようなパタンを特に認知言語学的に，あるいは知覚的に，あるいは運動的に説明できるとする推測は成り立たない．

音韻プロセスの基底表示 Shelton(1986)は，言語病理学の文献で音韻プロセスについての3つの異なる理論上の解釈を確認した．1番目の見方は，音韻プロセスは誤りパタンの分類法または一覧表で，すなわち子どもが行う単純化または変更を同定するのに使われる索引語の目録のようなものであるとする．この見方は子どもの基底表示(心的イメージ(mental image)または語彙項目に関する内的知識)に関して，成人の標準と関連させた推論または仮定を行わない．つまりそれは単に観察可能な表層レベルでの行動を記述するだけである．この非理論的な見方は，プロセスの作用，音韻構造の性質，表層形式と基底表示との関係，産生と知覚の関係のいずれをもまったく前提にしていない．

　音韻プロセスの2番目の見方は，子どもの語彙項目基底表示は成人の表層形式の基底表示とほ

ほ同じであると仮定する．この見方は正常な音韻発達についての研究に由来するものであるが，子どもはことばを言うとき成人と同じ形式で産生しようとしており，語彙項目に関して成人と同じ心的イメージをもっていると仮定する．しかし，子どもの発話の表層形式は，発達の未熟さを反映している．子どもは語の産生過程で目標音の産生の仕方を変えている．個々の子どもの発話で誤りと判定されるのは，これらの単純化である．子どもが産生する音とその子どもの基底表示（成人の標準と同じである）との間の不一致が音韻プロセスとして表現される．

3番目の理論的立場は，基底表示の存在を認めるが，それらの形式に関する仮説をもたない．臨床家は子どもの基底表示の状態と性質を決定するために，子どもの表層形式（子どもの音産生）を調べる．もし，子どもに音素の対立的使用があればその子どもは成人の基底表示をもっているとみなされる．もし，子どもが音を誤って構音し，音韻検査または音響学的分析からその音が子どものレパートリの中にあるという証拠がないとしたら，その子どもはその音について成人と同じ基底表示をもっているという仮定は立てられない．例えば，もしある子どもが［dɔg］は［dɔ］と言うが，愛称の doggy［dɔgi］では［g］を使うとしたら，/g/ が［dɔgi］という形で産生されているのでその子どもは［g］のための基底形式をもっていると仮定できる．逆に，/g/ がその子どもの発話のどこにも観察されないなら，/g/ に対する基底形式についての仮定は立てられない．このように，基底構造についてのこの見解は，基底表示に関する仮説を立てることはないので，先に述べた2番目の見方，つまり子どもが成人の形式をもっていると仮定する見方とは異なる．

Elbert と Gierut(1986) は，基底形式に関する彼らの考えを支持するデータを得ようとした．音韻産生を観察し，それに基づいて，子どもの"音韻知識"と彼らが呼ぶものについて記述し，これらのデータから基底形式について推論した．彼らの見解では，子どもが音について知識を多くもっているほど，子どもの基底形式に関してより多くの推論が得られるという．音韻知識は多様な方法で決定された．①誤った音素が他の語内位置では正しく使用されている，②誤った音素が異なる音声環境では正しく使用されている，③被刺激性検査，④形態音素交替課題(morpho-phonemic alternation task)：例えば dog は［dɔ］だが doggy は［dɔgi］，pig は［pɪ］だが piggy は［pɪgi］，⑤音響分析：例えば検査者が語末子音を省略と表記したがスペクトグラムでは語末位置での声門操作の形跡がある．課題の中の1つで子どもの音韻知識が実証されたとき，研究者はその子どもの基底表示は成人の基底表示に近いと推論している．

発達の適切性

クライアントを治療対象の候補とするかどうかを判定するのに考慮すべき5番目の要因は，年齢からみた音韻産生の適切性である．同年齢の子どもが通常産生する音を誤っている場合，または，正しく産生した音の総数が年齢基準以下の場合，または，同年齢の子どもでは普通は消失している音韻プロセスが存在する場合，その子どもは発達の遅れを有するとみなされる．遅れがど

の程度である場合にその子どもに治療が必要であるとするのかは，臨床家が判定しなければならない．

　正しく産生される語音の数と年齢との関係は，公立学校における言語治療の対象者の決定にしばしば用いられる尺度である．例えば，もし4歳の子どもがある特定の測定法で32の目標項目を正しく産生したが，同年齢の子どもの平均正反応数が49であり，標準偏差が12ならば，この子どものことばの音韻面は遅れていると判断される．同様に，5歳の子どもが語末子音の省略，破裂音化や後方化というプロセスを用いているとしたら，これらの音韻パタンは正常発達の同年齢の子どもにはすでにみられないパタンであるので音韻発達の遅れとみなされる．

　構音能力と暦年齢との比較に2つの伝統的な方法が用いられてきた．①構音検査での正反応数を表に記入し，すでに同じ検査で得られた同年齢の正常データと比較する(例：*バンクソン-バンサル音韻検査*(Bankson-Bernthal Test of Phonology, Bankson and Bernthal, 1990))，②子どもの産生した分節音を個々の音の発達基準と比較する(例：Prather, Hedrick, and Kern, 1975；Iowa-Nebraska norms, Smit, Hand, Freilinger, Bernthal, and Bird, 1990)．

　発達基準がしばしば用いられる方法の1つは，子どもが産生した音と個々の音の正常発達基準との比較である．このような比較は簡単な仕事のようにみえるが，特定の音に対して年齢基準を当てはめる際には注意を要する．正常データは，典型的には習得過程の総体的パタンを反映する統計学的な平均値である．子どもは異なった速さで異なった音の順序で音を学習するということを忘れてはならない．したがって，子どもが産生した個々の音に対してこれらの正常データを適用する際には注意が必要である．

　すでに述べた通り，研究者は正常な集団の75%の子どもと90%の子どもが各検査音を習得した年齢のリストをつくることにより，特定の音の習得が期待される年齢としてきた．Sander(1972)は，このような正常データは，集団の能力の平均を示す基準値ではなく上限年齢を示す基準値であると指摘し，その代わりとして習慣化した産生(customary production)の概念を用いることを提案した．彼は3つの語内位置のうち2つで51%の子どもがその音を正しく産生している時点を習慣化した産生と定義した．Sander(1972)はまた，「特定の音が産生できる年齢についての子ども間の変動性は非常に大きいので，細かい統計数値を期待するのは難しい」(Sander, 1972, p.58)とも述べている．

　Pratherら(1975)は，母音の前および後の位置で子音を引き出すように考案された検査を用いて2歳から4歳の子どもの語音の標準獲得時期について報告している．75%の子どもが特定音を習得した年齢水準についてみると，Templinの研究(1957)との比較では音の習得順序は類似しているが，習得時期はPratherらの研究の方が早かったと報告している．彼らは，結果にこのような相違がみられたのは自分たちの用いた検査は2つの語内位置であったが，Templinの検査は3つの語内位置であったためではないかと述べている．個々の音の正常習得について音の発達年齢範囲を示す実用的なデータを図6.1に示す．

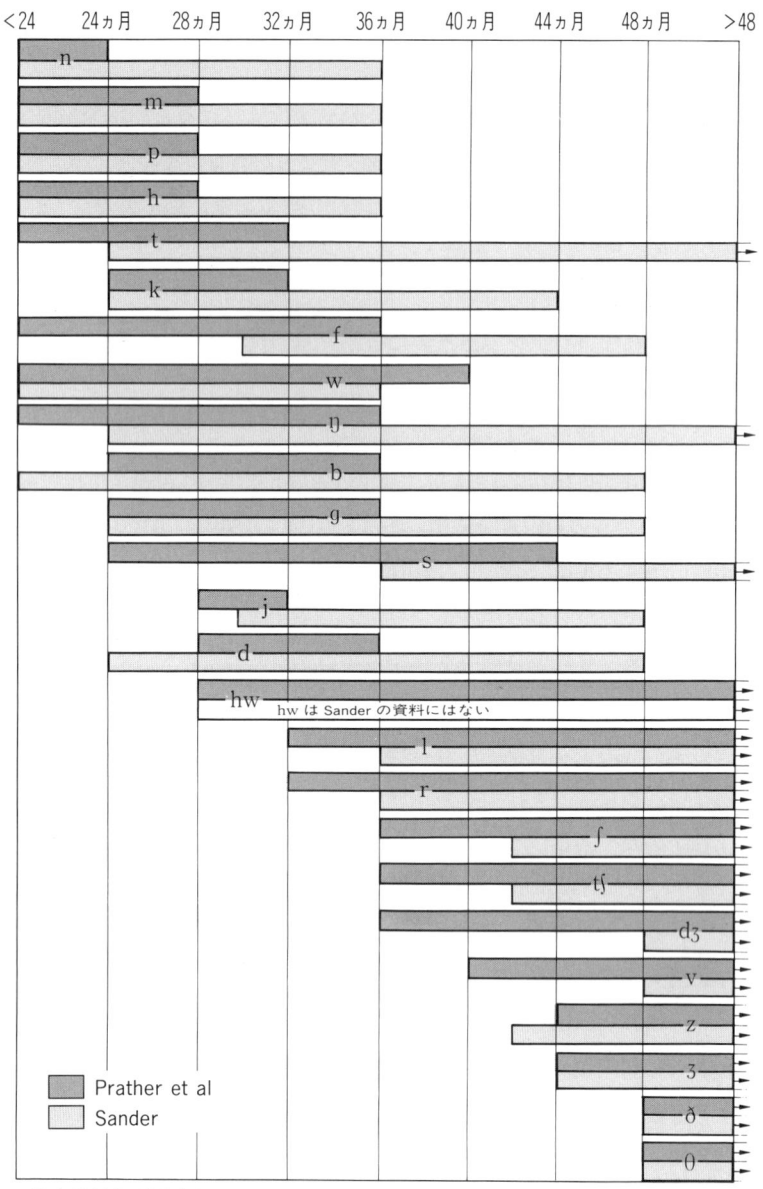

図 6.1 **構音発達標準資料**
　各棒グラフの左端は発達標準の研究対象児の 50% が指定音を正しく使用した年齢を示し，右端は研究対象児の 90% の正使用年齢を示す．
　薄い網掛け部分は Sander(1972)，濃い網掛け部分は Hedrick ら(1975)の資料による．E.M. Prather, D.L. Hedrick, and C.A. Kern, "Articulation Development in Children Aged Two to Four Years," *Journal of Speech and Hearing Disorders*, 40(1975)：179–191(p. 186). より許可を得て引用．

Smit(1986)はPratherら(1975)とTemplin(1957)のデータを再分析し，Pratherらによって報告された習得年齢の明らかな低下は方法の違いにより説明できるとした．Pratherらの2つの語内位置によるデータとTemplinの2つの語内位置による結果を比較したとき，これらの結果は類似しており，実際には，Pratherらが報告した特定の音の習得年齢がTemplinの報告した年齢より遅い例もあったと報告している．

　Smitら(1990)は，中西部の2つの州の子どもの3つの語内位置のデータを集めた．彼らは75%の評価基準レベルを用いて，音の習得年齢はTemplinの報告と同じか少し低いと報告している．彼らの報告では，/ŋ/と/r/が75%の評価基準に達する年齢は，Templinの結果より遅かった．また，子音結合の産生が75%基準に達する年齢は，その子音結合に含まれる単独子音と比べ同じかやや遅いと報告した．Smitらのデータと33年前に収集されたTemplinのデータとの間に，総体的な類似性がみられたことは興味深い．

　大集団を対象とした研究から得られたデータを用いるとき，一人一人の被検者のデータはあいまいになっているということを臨床家は心に留めておかなければならない．音韻発達の厳密な順序や性質は一人一人違いがあるが，一般的には，ある音はその他の音よりもより早く習得され，この情報は，音韻の遅れと治療の指示の判断に用いられる．例えば，もし6歳のKirstenが3歳児の75%が通常産生するレベルの音はすべて言えるが，通常4歳，5歳，6歳児に相当する音はまだ使用していないとすれば，Kirstenの音韻の産生は遅れていると考えられる．音韻習得のこのような発達的側面から，ある子どもに音韻面の遅れがあるかどうかを決定する上で年齢は有用な因子であると考えられる．

　構音と暦年齢との比較によく用いられる2番目の方法は，子どもの音韻能力を特定の音韻測定法による基準値(個々の分節音の基準に対立するものとして)と比較することである．この方法では，ある特定の検査で正しく産生された言語音の数と，同じ方法で得られた正常データとを比較する．別の言い方をすれば，子どもの構音能力がその子どもの年齢で普通とみなしてよいかを判断するために，子どもが正しく産生した音の数と正常データを比較する．正常児では正しい分節音の産生は通常8歳までにできるとされているので，この分析方法は8歳およびそれ以下の年齢の子どもに適する方法であると考えられる．この方法は，多くの州や学区で，音韻の遅れや障害のある子どもに対し治療の適応を判定するための基礎資料となっている．*ゴールドマン-フリスト構音検査*(Goldman-Fristoe Test of Articulation, Goldman and Fristoe, 1986)，*アリゾナ構音能力尺度*(Arizona Articulation Proficiency Scale, Fudala and Reynolds, 1986)，*バンクソン-バンサル音韻検査*(Bankson-Bernthal Test of Phonology, 1990)などが総合的検査基準を備えた検査の例である．

　ケース選択を行うとき考慮する正常基準に関するもう1つの要因は，幼児のことばに存在する可能性のあるいくつかの音韻プロセスの年齢からみた適切性である．このことに関連する情報を数人の研究者がすでに提供している．Preisserら(1988)は幼児の音韻プロセスの使用を横断的に

調べた．24ヵ月から29ヵ月の間で最も共通性の高いプロセスは子音結合の縮小，流音の歪み(子音結合の中の流音の省略を含む，例：*black* →[bæk])，母音化(vowelization，例：*zipper* → [zɪpo])，流音のわたり音化(例：*red* →[wɛd])であった．2番目に共通性が高いのは歯擦性を含むパタンであった．

　Robertsら(1990)は，子どものグループを2歳半から8歳の間準縦断的研究法にしたがって観察した．すなわちその研究期間に様々な回数で子どもを検査した．彼らは2歳5ヵ月から4歳の間にプロセス使用の明らかな減少がみられたと報告した．彼らはまた，子音結合の縮小，語末子音の省略，音節縮小，流音のわたり音化，前方化，破裂音化，語中子音の省略，非破擦音化の各発生率(各プロセスの発生の総計を各プロセスが発生してしかるべき機会の総計で割る)が20%以上であったと報告している．4歳まで20%以上の発生率があったのは，子音結合の縮小，流音のわたり音化，非破擦音化だけであった．また2歳5ヵ月で次のプロセス，すなわち同音反復，同化，語頭子音の省略，子音の付加，口唇音化，音位転換，後方化の発生率は20%未満であった．

　Stoel-GammonとDunn(1985)はプロセス発生の研究を再検討し，典型的には3歳までに消えるプロセスと3歳以降も持続するプロセスを確認した．その要約を下記に示す．

3歳までに消失するプロセス	3歳以降も持続するプロセス
強勢のない音節の省略	子音結合の縮小
語末子音の省略	音の挿入
子音の同化	わたり音化
同音反復	母音化
軟口蓋音の前方化	破裂音化
母音の前の有声化	非口蓋音化
	語末音の無声化

　Grunwell(1981)による表6.2は，正常な音韻発達の過程で幼児が使用する"単純化のプロセス"を示している．表はIngram(1976)とAnthonyら(1971)によって報告されたデータから主に引用され，それは比較的少人数の被検者に基づいている．実線は特定のプロセスの存在が明らかである代表的年齢を表し，破線はそのプロセスに変化が生じる，あるいは消えはじめるおおよその年齢を表す．

　BanksonとBernthal(1990)は，バンクソン-バンサル音韻検査(Bankson-Bernthal Test of Phonology：BBTOP)の標準化の手続きの中で検査を行った1,000人以上の3～9歳の子どものサンプルで，最も高い頻度で観察されたプロセスに関するデータを報告した．BBTOPには標準化テストの中で子どもの発話に最終的に最も高い頻度で現れた10のプロセスが含まれている．子どもの発話に最も長く持続したプロセスは，流音のわたり音化，破裂音化，子音結合の単純化，有声化，語末子音の省略であった．これらのデータは，KhanとLewis(1986)によって報告されたデー

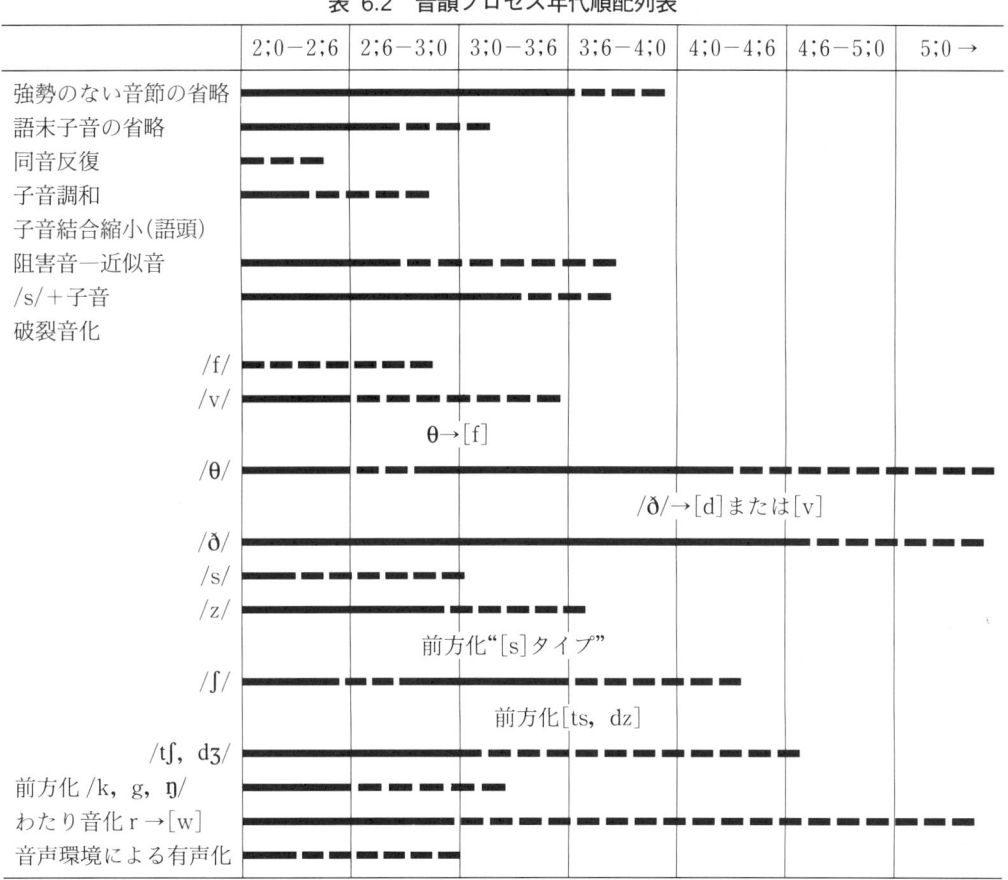

表 6.2　音韻プロセス年代順配列表

音韻プロセス	2;0–2;6	2;6–3;0	3;0–3;6	3;6–4;0	4;0–4;6	4;6–5;0	5;0→
強勢のない音節の省略	━	━	━	─ ─			
語末子音の省略	━	━	─ ─				
同音反復	━	─ ─					
子音調和	━	━					
子音結合縮小(語頭)	━	━	━	━	─ ─	─ ─	
阻害音―近似音	━	━	━	─ ─			
/s/＋子音	━	━	━	━	─ ─		
破裂音化 /f/		─ ─	─ ─				
/v/		━	─ ─	─ ─			
/θ/　θ→[f]	━	━	━	━	━	━	─ ─
/ð/　/ð/→[d]または[v]	━	━	━	━	━	─ ─	
/s/	━	─ ─	─ ─				
/z/	━	━	─ ─	─ ─			
/ʃ/　前方化"[s]タイプ"	━	━	━	─ ─	─ ─		
/tʃ, dʒ/　前方化[ts, dz]	━	━	━	━	─ ─		
前方化 /k, g, ŋ/	━	─ ─	─ ─				
わたり音化 r→[w]	━	━	━	━	━	─ ─	
音声環境による有声化	━	─ ─	─ ─				

出典：P. Grunwell, "The Development of Phonology：A Descriptive Profile." *First Language,* 3 (1981)：161–191. より許可を得て引用．

タとほとんど一致する．彼らはまた幼児の発話に持続するプロセスとして軟口蓋音の前方化を報告している．

　ある音韻プロセスがケース選択あるいは目標行動の選択の観点から重要な意味をもつのかを決定するのに用いる量的基準が必要であるとする研究者もいる．McReynolds と Elbert (1981) は，ある誤りパタンが音韻プロセスの構成要素であるかどうかを決定するのに，あるプロセスの発生率が応用できることを示唆した．誤りパタン例が少なくとも4つ生じ，そのプロセスが起こり得る項目の最低 20% に生じることをもって，誤りパタンを音韻プロセスと認めるための指標とすることを彼らは勧めている．McReynolds と Elbert (1981) はまた，パタンをプロセスとみなすには，ある質的条件が満たされなければならないと主張した．例えばその誤り音はある音声環境では正しく産生されることがあり，また，正しく対立使用されることがあるが，そのプロセスが働いていると思われる音声環境では正しいとは限らない．/k/ が語末位で省略されるが語頭位では正しく

用いられていることが観察されれば，その対象児は /k/ をつくることができ，語末位ではプロセスが働いていることを示している．

年齢と音韻の発達との比較は広く行われており，このようなデータは治療を進める上で考慮されなければならない．これまでこのようなデータをケース選択のための単一の基準として使用することについては，当然のことながら批判されてきた(Turton, 1980；Sander, 1972；Winits, 1969)．批判の要因は以下の通りである．①語音の発達基準は，通常習慣化した子音の産生の平均年齢というよりは上限の年齢(75〜100％の子どもが音を正しく産生する)を示す．②基準は，連続発話ではなく単語の語頭，語中，語末での産生に基づいて得られたものである．③子ども間には非常に大きな変動性がある．④基準はしばしば，ある特定の音の1つまたは2つの音声環境におけるただ1回の産生に基づいて得られている．⑤基準は年齢ごとの平均的能力を表示しているが，それから得られた音の習得順序は個別の子どもに適用してはいけない．⑥音は一般的には一定の順序で習得するようにみえるが，ある特定の音の習得に先立って，必ずしも別の音が学習されていなければならないということはない．⑦誤りの性質が重要な因子になる可能性がある．例えば，Stephens ら(1986)は，/s/ の側音化の誤りは他の誤りとは異なり年齢とともに自然に改善しないと報告した．我々の臨床経験とこの知見に基づいて，我々はこのような誤りを発達的な誤りとはみなしていない．側音化の誤りは一般的には年齢とともに自然に改善しないために，側音化された /s/ の誤りはその他の /s/ の誤りよりも早く治療するという Smit ら(1990)と我々も同意見である．側音化は年齢とともに改善がみられないことから，Smit(1993)は /s/ の側音化の誤りは発達上の誤りではないと考えるようになった．

臨床家が受け持つ子どもの数を決定する一助として音韻プロセスの発達基準を使うようになったのは比較的最近のことである．この場合，特定の年齢までに消失するプロセスまたは単純化を探す．予測年齢を越えても持続しているプロセスがあれば，それはケース選択のとき考慮に入れるべき要因の1つである．

ケース選択の指針とまとめ

音韻検査の過程で答えを出すべき最初の問題は，治療が必要な音韻の問題があるかないかである．話し手の発話明瞭度，音韻の誤りの重症度，音韻の産生と誤りパタンからみた発達の適切性を改めて検討することによりその答えが得られる．

治療開始の一般的な指針として，正しく産生する音の数または音韻プロセスの使用が該当年齢の標準値より少なくとも1標準偏差以下(いくつかの指針では1.5〜2.0標準偏差)としている．しかしながら，このことはあくまでも一般的な指針であり，その他の考慮すべき点，例えば，発話明瞭度，自分の音の問題を認知する力，誤りの性質と誤りパタン，誤りの一貫性，そしてその他の発話特性もまた重要であるということを臨床家は認識しなければならない．明瞭度の低い子ど

もの場合，正常児のデータを用いることはほとんど価値がない．なぜなら，そのようなケースでは，問題の有無を決定することよりも，むしろ問題の本質を理解したり，誤りパタンを明らかにすることの方が重要であるからである．

　3歳以上で発話明瞭度が極めて低いこと，あるいは特発性音韻障害があることが明らかになったクライアントは，優先的に治療を受けた方がよい人たちである．2歳半未満で治療が必要とされる子どもは普通，親のためのプログラムを含めた初期治療プログラムを勧められる．8歳以下で音韻能力がその年齢平均から最低1標準偏差以下の場合は治療対象者と考える．一貫した語音の誤りのある9歳以上の子どもの大半は治療の対象者である．13歳以上および成人で音韻の誤りが何らかの障害となっている場合は，指導の必要を考えなければならない．子どもの場合でも，本人または親が発音のことを強く気にかけているときは治療を考えた方がよい．

目標行動の選択

　治療的働きかけが必要であると確定したら，その目標設定のためにデータをさらに検討する．一連の評価を構成する多様な要素がどのように利用されるのかについて以下に記す．

被刺激性

　被刺激性検査は，誤り音について，単音，音節，語の単位で成人形式(正しい音形)を模唱させる課題に対するクライアントの反応結果を評価する検査である．臨床家は，模倣によって正しく産生できる音は，模倣でも産生できない音よりも治療により早く矯正されると考えていた．クライアントが治療の過程でよりたやすく成功が得られ，そしてそれらの音の獲得を土台に，未獲得音(より難しい音)の獲得が進むというのが目標行動の選択の視点であり，被刺激性のある音はしばしば早期治療対象音とされてきた(Secord, 1989)．McReynoldsとElbert(1978)は，子どもがある音を模倣して産生できるようになると他の文脈への般化が生じると報告している．このように模倣は般化の予測変数として機能する．Powellら(1991)は，治療期間中に観察される般化のパタンは被刺激性によって説明されるとした．彼らは，被刺激性のある音は，それらの音を治療対象にした・しなかったとは関係なく，最も獲得されやすい音であったと報告している．MiccioとElbert(1996)は"被刺激性を教えること"はクライアントの構音のレパートリを増やし，そのことが音韻の獲得と般化を促進する1つの方法であるのかもしれないと述べている．

　治療的働きかけは，通常クライアントが模倣できる言語単位(例えば，単音，音節，語，句)のうちの最も複雑な単位のレベルからはじめる．Diedrich(1983)は，たとえ被刺激性が自力修正を予測する指標とはならないとしても，単音，音節，語，句のどの段階から治療をはじめたらよいかを被刺激性は示してくれると述べている．誤りパタンを示す子どもの場合，その子どもにとっ

て被刺激性のある音を見本(目標音)として選択することが恐らく般化を促進することになるであろう．異なる音類の音を治療の見本として選択することがよくあるが，被刺激性のデータはその選択の助けとなる．もし語末の破裂音，摩擦音，鼻音がすべて省略されているならば，その臨床家はまず取り上げる音として被刺激性のある破裂音，摩擦音，鼻音に標的を定めるであろう．Hodson(1989)は，彼女のサイクル法(cycles approach)による治療で目標音を設定するとき，その子どもにとって被刺激性のある音を見つけることを示唆している．

　子どもが産生できる音あるいは被刺激性のある音は短い時間で治せるというのは大方の意見であるが，それらの音は被刺激性のない音に比べ治療の優先性が低いとする臨床家もいる．そのような臨床家の考え方は，子どもが最少の音韻知識しかもっていないことが明らかな音を確立することこそが，子どもの音韻知識全体に最大のプラス効果をもたらすとするものである．しかしその音を教えることの難しさは大きいかもしれない(Elbert and Gierut, 1986)．この提言は，治療が速やかに進展し，子どもがより早い時期に成功を味わうことができるという理由で目標音の選択に被刺激性のある音を含めるべきであるとする見解(Secord, 1989；Diedrich, 1983)とは対照的である．

　子どもが語を模倣することは子どもの基底表示が正しいこと(成人の形式を貯蔵していること)を反映している可能性があるとする主張もある(Dinnsen and Elbert, 1984)．そこで，もし子どもが語を模倣することができるならば，そのことは，子どもが少なくともいくつかの適切な対立的文脈で，ある音を産生するのに必要なその言語の言語学的対立を，認知レベルですでに獲得していることの指標であると考えてもよいかもしれない．この見解によれば，正しい模倣は音声学的能力または運動能力を反映しているだけでなく，誤っている語について成人の(正しい)基底形式をその子どもが所有していることをも示している．この点についての研究で，Lof(1994)は，被刺激性の検査は音声行動(phonetic behavior)だけを反映していると結論した．

出現頻度

　目標行動を選ぶ1つの要素に，誤って産生されている音のその言語における出現頻度がある．言語の中で音の出現頻度が高ければ高いほど，発話明瞭度に与えるその音の潜在的な影響が大きいことは明らかである．したがって，誤り音で出現頻度の高い音が治療音として選ばれると，クライアントの全体的な明瞭度に治療が与える影響が最大になるであろう．

　アメリカ英語の会話で最も高頻度に用いられる24の子音の出現頻度と頻度順位のリストを表6.3に示した(Shriberg and Kwiatkowski, 1983)．これらの統計は，様々な文献から自然な発話データを集めたものに準拠している．Minesら(1978)は，話しことばと書きことばの両方の表出に基づいて算出したすべての出現頻度の間に，比較的高い相関があることを示した．/n, t, s, r, d, m, z/の7つの子音が，英語で使用するすべての子音の出現の半分以上を占めている．しかしな

第6章 評価データの分析と解釈　279

表 6.3　連続発話に生じる英語子音（子どもが目標とした音）の出現率

音	順位	平均 %	Hoffman (1982)	Irwin and Wong (1983)*	Carterette and Jones (1974)	Mader (1954)	Shriberg and Kwiatkowski (1982)	Shriberg and Kwiatkowski (1983)	Mines et al. (1978)
n	1	12.01	11.22	9.84	13.63	13.14	11.7	13.04	11.49
t	2	11.83	12.43	14.05	7.91	11.74	13.7	13.08	9.88
s	3	6.90	6.78	6.66	6.94	6.50	7.1	6.43	7.88
r	4	6.68	7.06	5.99	8.20	7.83	5.2	5.84	6.61
d	5	6.41	4.26	6.89	6.31	10.25	5.8	5.33	5.70
m	6	5.93	5.20	5.52	7.49	4.63	5.6	7.97	5.11
z	7	5.36	8.69	4.88	4.58	3.70	3.0	3.97	4.70
ð	8	5.32	6.90	6.04	4.42	6.40	4.1	4.04	5.37
l	9	5.25	3.42	5.41	4.96	5.55	5.6	5.59	6.21
k	10	5.13	4.60	5.20	4.96	4.25	6.0	5.57	5.30
w	11	4.88	4.19	4.70	5.57	5.33	4.8	4.79	4.81
h	12	4.38	7.47	5.17	3.37	3.33	4.2	4.97	2.23
b	13	3.28	2.84	3.40	3.18	2.97	3.5	3.92	3.24
p	14	3.12	2.98	3.12	2.12	2.73	3.9	3.90	3.07
g	15	3.08	3.93	3.29	2.90	2.38	4.1	2.93	2.02
f	16	2.07	2.38	1.64	2.21	1.83	2.4	1.37	2.65
ŋ	17	1.58	0.94	1.86	1.05	1.61	2.5	1.24	1.85
j	18	1.56	1.22	1.49	1.41	0.77	2.2	1.94	1.87
v	19	1.52	1.03	1.46	1.64	1.91	1.2	0.42	2.97
ʃ	20	0.93	0.87	1.14	0.84	0.84	1.5	0.38	0.95
θ	21	0.89	0.59	0.84	1.03	0.93	0.9	0.76	1.19
dʒ	22	0.58	0.62	0.50	0.53	0.69	0.6	0.19	0.95
tʃ	23	0.55	0.34	0.31	0.51	0.55	0.7	0.56	0.85
ʒ	24	0.03	0.01	0.01	0	0.01	0	0	0.15

出典：L. Shriberg and F. Kwiatkowski, "Computer-Assisted Natural Process Analysis(NPA)：Recent Issues and Data." In *Assessing and Treating Phonological Disorders : Current Approaches.* J. Locke(Ed.), *Seminars in Speech and Language, 4* (1983)：397. より許可を得て引用．

※……表 7.4 (p.322) の 3 歳児，4 歳児，6 歳児について算出した．

がら，/n, t, s, r, l, d, ð, k, m, w, z/ の子音は連続発話に非常に頻繁に現れ，これらの音の誤りは発話明瞭度に不利に影響するであろう．この表に示されたその他のデータとしては，使用される子音のほとんど3分の2は有声音であり，29％が破裂音，19％が共鳴音，18％が鼻音であることが示されている．さらに，6つの破裂音のうちの3つ(/t, d, k/)，4つの共鳴音のうちの3つ(/r, l, w/)，および3つの鼻音のうちの2つ(/n, m/)が，11個の最頻出の子音に入っている．歯音と歯茎音が産生音の61％を占め，唇音と唇歯音が21％を占めている．言い換えれば，出現する子音の5分の4以上が口腔の前方部で産生される音である．

発達の適切性

ケース選択における正常発達基準の役割ついては，この章の前半で詳細に論じた．またそこでは目標行動の選択との関連についても述べた．臨床家は，伝統的に，子どもがその年齢で獲得しているべき音(発達的にみて適切な音)またはすでに存在しないはずの音韻プロセスを治療対象に選択する傾向がある．年齢からみた適切性は考慮すべきであるが，この項で取り上げたその他の要因が発達基準のみに基づく選択を覆すことがあり得ることも指摘しておく必要がある．

音声環境分析

すでに述べたように，音声環境検査は，正しく産生されていない特定の音に対する周囲の音の影響に関係がある．音声環境検査によって，周囲の音が誤り音の産生にプラスの影響をもつような促進的音声環境を見つけることができるかもしれない．音声環境検査は，誤り音が正しく産生され，治療プログラムを決めるのに役立てられる音声環境に関するデータを提供する．そのような音声環境の存在を確認することを通して，臨床家は，特定の音はクライアントの音のレパートリの中にすでにあるので特に教える必要がない，ということ知ることができるかもしれない．音が正しく産生される音声環境に最初に焦点を当て，それから徐々に他の音声環境に移行することにより，語音産生を促す初期の働きかけにかかる時間とそれに伴って生じがちなフラストレーションを，クライアントと臨床家の双方ともに減らすことになるかもしれない．一般的には，目標音が正しく産生される音声環境を見つけることができれば，その音を修正するのにかかる治療時間は短くて済むであろう．掘り下げ検査において，子どもがある音韻を正しく産生できる音声環境の数は，誤りの固定性を示す指標となるかもしれない．誤り音の固定の度合いが低いほど修正し易いということは理に適っているようにみえる．しかし，何人かの臨床家は，固定化した誤りパタンは"浮動性のある誤り"より焦点を合わせ易いことを知っている．臨床家は，正しい産生を強化し，他の音声環境への般化を促進するために，分節音が正しく産生される音声環境を利用することができる．もしクライアントの誤りが音声環境の違いにより浮動する傾向があるなら，異

なる音声環境または場面でも，誤りが固定している傾向がある場合より，改善の可能性が高いと推測するかもしれない．しかし，この推測はまだ論証されていない．

音韻プロセス分析

クライアントの音韻プロセス使用と発達基準との比較が目標の選択に用いられる．音韻発達の遅れのある子どもが用いている音韻プロセスを，正常発達の子どもの発話で期待されるプロセスと比較することができる．正常発達の子どもには通常存在しないプロセスは治療の対象となる．この方法には1つ注意しなければならないことがある．あるプロセスは年長児にも持続してみられ，あるプロセスは年少児のみにみられるという傾向があるが，プロセスの使用が規定通りの順序で減少するというデータはほとんど見当たらない．さらに，子どもの発話にみられるある1つのプロセスを除いてから別のプロセスを治療の対象にしなければならないとするデータもない．治療対象にするプロセスの決定に役立つ可能性のある一般的な方向性は存在するが，プロセスを除去するために規定された普遍性のある治療の展開の順序は，まだ確立されていない．

Hodson(1989)は，臨床家は適切な音韻パタンを教えること(不適切なパタンを除くことではなく)に焦点を置き，被刺激性のあるパタンは治療の優先順位を与えられるパタンであると提言している．さらに，しばしば優先される目標パタンとして，発達初期のパタン，(構音位置の)後—前の対立，子音結合が挙げられている．

音韻知識の分析

ElbertとGierut(1986)は，音韻体系の評価と目標行動の選択にはクライアントの"産生音韻知識(productive phonological knowledge，子どもがもっている言語レベルにおける特定音に関する認知的意識(cognitive awareness))"の評価を含まなければならないと提言した．彼らは，あらゆる形態素や語内位置での音素使用の一貫性が，その音素についてその子どもがもっている音韻知識を表していると仮定している．Gierut(1986)は，音韻知識の型の段階表を示している．1型は音に関する"最大の知識"を示すものであり，6型は"最小の知識"を示すものである．**表6.4**に見られるように，[s]に関する2型の知識をもつ子どもは，すべての形態素と語内位置でその音を正しく産生するが，ときに語末で/s/を/t/に置き換えることがある．これとは対照的に，[s]の5型の知識を示す子どもは，語頭でこの音を浮動的ではあるものの正しく産生するが，語末ではいつも誤って産生する．

Gierutら(1987)は，音韻治療が"最小の知識"("最大の知識"の対極にあるものとしての)を示す誤り音に対して実施されたとき，子どもの音韻体系に最大の変化が起きたと報告している．**表6.4**に示されたように，知識の段階表においては，誤り構音の範囲は個人の音韻知識の程度を反映

表 6.4　音韻知識の段階

知識の タイプ	記述	例		
1	[s] についてタイプ1の知識をもっていれば，すべての語内位置で，すべての形態素でこの音を正しく産生する．すなわち [s] を誤って産生することは決してない．	[sʌn] [sup] [mɛsi] [mɪsɪŋ] [mɪs]	*sun* *soup* *messy* *missing* *miss*	
2	[s] についてタイプ2の知識をもっていれば，すべての形態素で，すべての語内位置で，この音を正しく産生する．しかし例えば，形態素末位の [s] [t] 間にみられるような交替を説明するには音韻規則が適合するであろう．	[sʌn] [sup] [mɛsi] [aɪs] BUT：	*sun* *soup* *messy* *ice* [mɪs]-[mɪt] [kɪs]-[kɪt]	*miss* *kiss*
3	[s] についてタイプ3の知識をもっていれば，すべての位置でこの音を正しく産生する．しかし獲得が早期で，正しくない形で獲得され，それが固定化したと思われる形態素はいつも誤って産生されるであろう．	[sʌn] [mɛsi] [mɪs] BUT： [nænə] [wu]	*sun* *messy* *miss* *Santa* *juice*	
4	[s] についてタイプ4の知識をもっていれば，例えばこの音が形態素の頭位にあるときはすべて正しく産生するが，中位，末位にあるときはすべて誤って産生されるであろう．	[sʌn] [sup] BUT： [mɛti] [mɪtɪŋ] [mɪt] [kɪt]	*sun* *soup* *messy* *missing* *miss* *kiss*	
5	[s] についてタイプ5の知識をもっていれば，例えば頭位でこの音を正しく産生するが，いくつかの形態素でこの位置で正しく産生するだけで，母音に続くすべての [s] 形態素は誤って産生されるであろう．	[sʌn] [sup] BUT： [top] [tak] [mɛti] [kɪt]	*sun* *soup* *soap* *sock* *messy* *kiss*	
6	[s] についてタイプ6の知識をもっているときは，すべての語内位置，すべての形態素でこの音を誤って産生するであろう．すなわち [s] が正しく産生されることは決してない．	[tʌn] [tup] [mɪtɪŋ] [mɪt] [kɪt]	*sun* *soup* *missing* *miss* *kiss*	

出典：Description and examples of six types of productive knowledge. From J. Gierut, "On the Assessment of Productive Phonological Knowledge." *NSSLHA Journal, 14* (1986), p. 88.

している．目標行動の選択に関して最も有効な決断をするという観点から，ElbertとGierut(1986)は，最小の音韻知識を反映した音を治療のために選ぶことを提言している．彼らは，最大の音韻知識の音を対象とするよりも，最小の音韻知識を反映した音を対象とする方が，非訓練音への大きな般化があることを観察した．彼らは，最小知識に焦点を置くと，子どもの音韻システムに，より総合的な再編が起こり，そのためにより大きな般化も起こるという仮説を示している．

Gierut(1986)は，産生レベルの音韻知識の判定に含まれる数個の段階を示した．それは以下のようなものである．

1. 発話の代表サンプルを得る．理想的には，連続発話と，すべての英語音が少なくとも3つの語内位置で得られる自発の単語発話の両方を含んでいることが望ましい．音はそれぞれの語内位置で2回以上得られるようにする．
2. 各目標音に対して，子どもがどの型の知識を示すかを判断する（表6.4）．
3. 子どもが学習しなければならないことは何かをはっきりさせる．これは，子どもの各目標音に対する音韻知識を，最大から最小まで段階づけることによって行われる．
4. 知識の段階表から最小の音韻知識を基準に治療音と目標を選択する．

目標行動選択の指針

目標行動の選択に当たっては次のことを考慮しなければならない．①被刺激性のある音，②特定の音声環境で正しく産生されている音，③その言語で出現頻度の高い音，④音韻の誤りパタンを減少させる可能性のある音，⑤適切でないあるいは普通にはないパタンの中にある音，⑥産生音韻知識の段階に基づいて選択される音．これらの要因のうち，選択される目標行動が子どもの音韻システム全体，特に明瞭度に及ぼす効果の大きさが最重要である．

ケースの選択に考慮すべき他の要素

方言について

話し手の言語文化は，言語治療が必要かどうかを決定する際，特に少数民族集団出身のクライアントで，標準英語が正常の基準にならない場合に，考慮されなければならない要素である．方言というのは，一般集団の中のある特定の小集団で使われ，発音，文法，あるいは語彙に反映される言語の一貫した変異をいう．多くの方言が1つの地理的な地域に認められたとしても，臨床家が最も注意を払うのは，社会文化的な，あるいは民族的同一性に関連する方言である．

方言の音韻パタンは，一般の文化的標準とはある程度異なっているが，これらの変異は"違い"というだけであって，いわゆる標準語と比べて，遅れあるいは欠陥を意味するものではない．そ

れら異文化集団のメンバーが使う音韻的あるいは統語的なパタンを，遅れている，偏っている，あるいは標準以下とみるのはまったく不適切である．Williams(1972)が以前に述べたように，「ここで，比較的単純でしかも重要な点は，言語の変異は論理的で予期される現象であり，よって我々は，非標準的な方言を"欠陥のある"言語とみなすべきではない」(Williams, 1972, p.111)．この視点は，明らかに臨床的な意味をもっている．なぜならば，文化的方言を反映した音声言語パタンをもつ人々は，彼らの音韻パタンがその地域や民族の集団の文化的標準からはずれていないならば，あるいは自身が標準語を学びたいと望まないとすれば，治療の対象とすべきではないからである．

音韻的な違いは，異文化集団に属する個人のことばにも起こり得る．例えば，ニューヨーク都心部のアフリカ系アメリカ人の言語パタンは，ニューオーリンズのものとは，まったく異なっているかもしれない．したがって，重要な点は，①ある異文化集団の人々の音韻的な状態を判定するのに，一般的なアメリカ英語に基づく標準データを用いることはできないし，また②特に地理的あるいは民族的要素を考慮するなら，ある異文化集団のメンバーは同種の言語パタンをもつと考えてはいけないということである．

社会的―職業的期待

音韻サンプルを分析，解釈する際，考慮すべきもう1つの要素は，個人の音韻の状態に対する本人やその親の態度である．境界例の場合(つまり治療を勧めることに論議の余地がある場合)，本人や親の態度が，治療をするかしないかの決断の要素となるかもしれない．比較的小さな構音の差異について，本人やその親が極端に心配する場合，そのことにより臨床家は治療をはじめなければならないと考えるかもしれない．例えば，前方リスプがあり名前が /s/ ではじまる子どもは，構音の誤りが困惑の原因であると強く感じるかもしれない．Crowe Hall(1991)やKleffner(1952)は，4学年から6学年の子どもが，軽度の構音障害をもつ子どもに対して好意的でない反応を示すということを発見した．小学生がたった2〜3の語音の発音が誤っているだけなのに，話したり読んだりする場面で積極的になれない経験をしたことがあるという報告は文献に多くみられる．たとえ"わずかな歪み"であっても，人が他の人々からどのように認識されるかということに影響を及ぼすことがある．Silverman(1976)は，女性の話し手が側方リスプで話してみると，リスプなしで話すときよりも，聞き手は，彼女の人格特徴について否定的な評価を下したと報告している．

コミュニケーションが受け入れられるかどうかの基準は，かなりの程度話す状況に依存している．公の場で話すとき，人々は，わずかな歪みでも自らのメッセージが傷つけられてしまうと考えるかもしれない．ある職業の人々，例えばラジオやテレビのキャスターなどは非常に正確な発音を求めるであろうし，比較的わずかな音韻面の歪みと思われるものに対しても，治療して欲し

いと感じる人がいるかもしれない．我々は，もし発音の誤りをハンディキャップと感じている人がいるなら，その人の年齢にかかわらず，治療を行うべき対象であると考えるのが普通である．

文　　献

Anthony, A., D. Bogle, T. Ingram, and M. McIsaac, *Edinburgh Articulation Test*. Edinburgh: Churchill Livingston, 1971.

Bankson, N. W., and J. E. Bernthal, *Bankson-Bernthal Test of Phonology*. Chicago: Riverside Press, 1990.

Carter, E., and M. Buck, "Prognostic testing for functional articulation disorders among children in the first grade." *Journal of Speech and Hearing Disorders*, 23 (1958): 124–133.

Carterette, E., and M. Jones, *Informed Speech: Alphabetic and Phonemic Texts with Statistics Analysis and Tables*. Berkeley: University of California Press, 1974.

Coplan, J., and J. Gleason, "Unclear speech: Recognition and significance of unintelligible speech in pre-school children." *Pediatrics*, 82 (1988): 447–452.

Crowe Hall, B. J., "Attitudes of fourth and sixth graders toward peers with mild articulation disorders." *Language, Speech, and Hearing Services in Schools*, 22 (1991): 334–340.

Diedrich, W., "Stimulability and articulation disorders." In J. Locke (Ed.), *Assessing and Treating Phonological Disorders: Current Approaches. Seminars in Speech and Language*, 4. New York: Thieme-Stratton, 1983.

Dinnsen, D., and M. Elbert, "On the relationship between phonology and learning." In M. Elbert, D. Dinnsen, and G. Weismer (Eds.), *Phonological Theory and the Misarticulating Child, ASHA Monographs*, 22. Rockville, Md.: ASHA, 1984.

Edwards, M., "Issues in phonological assessment." In J. Locke (Ed.), *Assessing and Treating Phonological Disorders: Current Approaches. Seminars in Speech and Language*, 4. New York: Thieme-Stratton, 1983.

Elbert, M., and J. Gierut, *Handbook of Clinical Phonology Approaches to Assessment and Treatment*. San Diego: College-Hill Press, 1986.

Farquhar, M. S., "Prognostic value of imitative and auditory discrimination tests." *Journal of Speech and Hearing Disorders*, 26 (1961): 342–347.

Foster, D., K. Riley, and F. Parker, "Some problems in the clinical applications of phonological theory." *Journal of Speech and Hearing Disorders*, 50 (1985): 294–297.

Fudala, J. B., and W. M. Reynolds, *Arizona Articulation Proficiency Scale* (2nd ed.). Los Angeles: Western Psychological Services, 1986.

Gierut, J. A., "On the assessment of productive phonological knowledge." *Journal of the National Student Speech-Language-Hearing Association*, 14 (1986): 83–100.

Gierut, J. A., M. Elbert, and D. A. Dinnsen, "A functional analysis of phonological knowledge and generalization learning in misarticulating children." *Journal of Speech and Hearing Research*, 30 (1987): 462–479.

Goldman, R., and M. Fristoe, *Goldman-Fristoe Test of Articulation*. Circle Pines, Minn.: American Guidance Service, 1969, 1986.

Gordon-Brannan, M., "Assessing intelligibility: Children's expressive phonologies." In K. Butler, and B. Hodson (Eds.), *Topics in Language Disorders*, 14 (1994): 17–25.

Grunwell, P., "The development of phonology: A descriptive profile." *First Language*, 3 (1981): 161–191.

Hedrick, D. L., E. M. Prather, and A. R. Tobin, *Sequenced Inventory of Communication Development*. Seattle: University of Washington Press, 1975

Hodson, B., *The Assessment of Phonological Processes*. Danville, Ill.: Interstate Press, 1986.

Hodson, B., "Phonological remediation: A cycles approach." In N. Creaghead, P. Newman, and W. Secord (Eds.), *Assessment and Remediation of Articulatory and Phonological Disorders*. Columbus, Ohio: Charles E. Merrill, 1989.

Hoffman, K., "Speech sound acquisition and natural process occurance in the continuous speech of three-to-six year old children." Unpublished master's thesis, University of Wisconsin, Madison. 1982.

Hoffman, P. R., and G. H. Schuckers, "Articulation remediation treatment models." In R. G. Daniloff

(Ed.), *Articulation Assessment and Treatment Issues*. San Diego: College-Hill Press, 1984.

Ingram, D., *Phonological Disability in Children*. New York: American Elsevier, 1976, 1989.

Irwin, J., and S. Wong, *Phonological Development in Children 18–72 Months*. Carbondale, Ill.: Southern Illinois University Press, 1983.

Irwin, R., J. West, and M. Trombetta, "Effectiveness of speech therapy for second grade children with misarticulations: Predictive factors." *Exceptional Children*, 32 (1966): 471–479.

Kent, R. D., G. Miolo, and S. Bloedel, "Intelligibility of children's speech: A review of evaluation procedures." *American Journal of Speech-Language Pathology*, May (1994): 81–95.

Khan, L. M., and N. P. Lewis, *Khan-Lewis Phonological Analysis*. Circle Pines, Minn.: American Guidance Service, 1986.

Kisatsky, T., "The prognostic value of Carter-Buck tests in measuring articulation skills in selected kindergarten children." *Exceptional Children*, 34 (1967): 81–85.

Kleffner, F., "A comparison of the reactions of a group of fourth grade children to recorded examples of defective and nondefective articulation." Ph.D. thesis, University of Wisconsin, 1952.

Lof, G. L., "A study of phoneme perception and speech stimulability." Ph.D. thesis, University of Wisconsin–Madison, 1994.

Mader, J., "The relative frequency of occurrence of English consonant sounds in words in the speech of children in grades one, two and three." *Speech Monographs*, 21 (1954): 294–300.

McReynolds, L. V., and M. Elbert, "An experimental analysis of misarticulating children's generalization." *Journal of Speech and Hearing Research*, 21 (1978): 136–150.

McReynolds, L. V., and M. Elbert, "Criteria for phonological process analysis." *Journal of Speech and Hearing Disorders*, 46 (1981): 197–204.

Miccio, A., and M. Elbert, "Enhancing stimulability: A treatment program." *Journal of Communication Disorders*, 29 (1996): 335–363.

Mines, M., B. Hanson, and J. Shoup, "Frequency of occurrence of phonemes in conversational English." *Language and Speech*, 21 (1978): 221–241.

Parker, F., "Distinctive features in speech pathology: Phonology of phonemics?" *Journal of Speech and Hearing Disorders*, 41 (1976): 23–39.

Powel, T. W., M. Elbert, and D. A. Dinnsen, "Stimulability as a factor in the phonological generalization of misarticulating preschool children." *Journal of Speech and Hearing Research*, 34 (1991): 1318–1328.

Prather, E., D. Hedrick, and C. Kern, "Articulation development in children aged two to four years." *Journal of Speech and Hearing Disorders*, 40 (1975): 179–191.

Preisser, D. A., B. W. Hodson, and E. P. Paden, "Developmental phonology: 18-29 months." *Journal of Speech and Hearing Disorders*, 53 (1988): 125–130.

Roberts, J. E., M. Burchinal, and M. M. Footo, "Phonological process decline from $2\frac{1}{2}$ to 8 years." *Journal of Communication Disorders*, 23 (1990): 205–217.

Sander, E., "When are speech sounds learned?" *Journal of Speech and Hearing Disorders*, 37 (1972): 55–63.

Secord, W., "The traditional approach to treatment." In N. Creaghead, P. Newman, and W. Secord (Eds.), *Assessment and Remediation of Articulatory and Phonological Disorders*. Columbus, Ohio: Charles E. Merrill, 1989.

Shelton, R., personal communication, 1986.

Shriberg, L. D., and J. Kwiatkowski, "Phonological disorders III: A procedure for assessing severity of involvement." *Journal of Speech and Hearing Disorders*, 47 (1982): 256-270.

Shriberg, L., and J. Kwiatkowski, *Natural Process Analysis*. New York: John Wiley & Sons, 1980.

Shriberg, L., and J. Kwiatkowski, "Computer-assisted natural process analysis (NPA): Recent issues and data." In J. Locke (Ed.), *Assessing and Treating Phonological Disorders: Current Approaches, Seminars in Speech and Language*, 4. New York: Thieme-Stratton, 1983.

Silverman, E., "Listeners' impressions of speakers with lateral lisps." *Journal of Speech and Hearing Disorders*, 41 (1976): 547–552.

Smit, A. B., "Ages of speech sound acquisition: Comparisons and critiques of several normative studies." *Language, Speech, and Hearing Services in Schools*, 17 (1986): 175–186.

Smit, A. B., "Phonological error distributions in the Iowa-Nebraska articulation norms project: Consonant singletons." *Journal of Speech and Hearing Research*, 36 (1993): 533–547.

Smit, A. B., L. Hand, J. J. Freilinger, J. E. Bernthal, and A. Bird, "The Iowa articulation norms project and its Nebraska replication." *Journal of Speech and Hearing Disorders*, 55 (1990): 779–798.

Smith, B. L., "Explaining the development of speech production skills in young children." *Journal of the National Student Speech-Language-Hearing Association*, 9 (1981): 9–19.

Snow, J., and R. Milisen, "The influences of oral versus pictorial representation upon articulation testing results." *Journal of Speech and Hearing Disorders*. Monograph Supplement, 4 (1954): 29–36.

Sommers, R. K., R. Leiss, M. Delp, A. Gerber, D. Fundrella, R. Smith, M. Revucky, D. Ellis, and V. Haley, "Factors related to the effectiveness of articulation therapy for kindergarten, first- and second-grade children." *Journal of Speech and Hearing Research*, 10 (1967): 428–437.

Stephens, M. I., P. Hoffman, and R. Daniloff, "Phonetic characteristics of delayed /s/ development." *Journal of Phonetics*, 14 (1986): 247–256.

Stoel-Gammon, C., and C. Dunn, *Normal and Disordered Phonology in Children*. Baltimore: University Park Press, 1985.

Templin, M., *Certain Language Skills in Children*. Institute of Child Welfare Monograph Series, 26. Minneapolis: University of Minnesota, 1957.

Turton, L. J., "Development bases of articulation assessment" (pp. 129–155). In W. D. Wolfe and D. J. Goulding (Eds.), *Articulation and Learning* (2nd ed.) Springfield, Ill.: Charles C Thomas, 1980.

Walsh, H., "On certain practical inadequacies of distinctive feature systems." *Journal of Speech and Hearing Disorders*, 39 (1974): 32–43.

Weiner, F., *Phonological Process Analysis*. Baltimore, Md.: University Park Press, 1979.

Weiner, F. F., "Systematic sound preference as a characteristic of phonological disability." *Journal of Speech and Hearing Disorders*, 46 (1981): 281–286.

Williams, F., *Language and Speech: Introductory Perspectives*. Englewood Cliffs, N.J.: Prentice Hall, 1972.

Winitz, H., *Articulatory Acquisition and Behavior*. Englewood Cliffs, N.J.: Prentice Hall, 1969.

NICHOLAS W. BANKSON, JOHN E. BERNTHAL

7 治療の概念，原則および方法論

基礎的考察

序論

　音韻障害の治療の長期訓練目標は，多くの場合クライアントが属する言語社会の成人の標準と一致した語音を意識せずに使用できるようにすることである．音韻障害があり治療が必要であると臨床家が判断すると，治療の方略を立案するために評価データが用いられる．第6章で述べたように，音韻分析は，臨床家が治療の適切な目標行動を決定するのに役立つように作成されている．いったん治療のための特定の目標や目的が決定されると，臨床家はそれぞれのクライアントに最も適した治療アプローチを決定するという課題に直面する．本章では，臨床家が治療プログラムを立案し，組み立て，実行するための要点について述べる．

治療の原則

　言語治療の臨床では，対象とする障害の領域にかかわらず，また，治療に運動アプローチを用いるか，言語学的アプローチを用いるかにかかわらず，短期目標あるいは長期目標を達成するために，短時間で最大の治療効果が得られるような治療上の原則がある．これらの原則には治療を成功させるための方法と指針の2つのカテゴリが含まれる．

治療の流れ

　治療目標が決定されると，臨床家は治療の順序を詳細に記述した治療計画を立てる．臨床で行われる典型的な言語治療の流れは以下の通りである．

先行事象（Antecedent events：AE）：特定の反応を誘発するためにデザインされた刺激
反応（Responses：R）：自発された行動
後続事象（Consequent events：CE）：反応に伴って生じる強化子，罰子，中性的事象
　　　　　　　　　　　　　　　（訳注：中性的事象とは，行動の増加や減少と関係ない刺激）

　先行事象（AE）は，反応の最中または反応の直前に提示される刺激である．一般的には，特定の音声反応を引き出すための音声モデル，絵，活字などである．

　反応（R）とは，臨床家がクライアントに行わせたい行動であり，望ましい行動に近いもの（例：舌を後方に動かす）から正しい行動の産生（例：会話で /k/ を産生する）まで広範囲に及ぶ．臨床家は反応の直前に提示される刺激と反応との間の機能的な関連性，つまり与えられた刺激が望ましい反応を誘発することに関心をもつ．多くの場合，次の訓練レベルに移行するためには，一定数の正反応を獲得することが条件となる．音韻訓練では，訓練中にクライアントができるだけ多く発話の機会を得ることが重要となる．発話が多ければ，臨床家が正誤を判定し（外部モニタリング），クライアントが反応を自動化する機会が増加する．通常，複雑さの段階に沿って1つのレベルで反応が安定してから，次の訓練レベルに進むということが重要である．

　3番目の治療の流れは，**後続事象**（CE）である．後続事象は，特定の反応に引き続いて生じる事象であり，通常，強化または罰と呼ばれる．反応が学習されるかどうか（しかも反応がいかにすばやく学習されるか）は，続いて与えられる後続事象の性質や頻度と関連している．*強化*（reinforcement）は，最も高頻度に用いられる後続事象である．トークン，得点，チップのような実体のある強化子と笑顔や音声によるフィードバックなどの実体をもたない強化子は同じように用いられる．後続事象は正しいまたは望ましい行動に対して即時に与えられるべきであり，正しい反応あるいは望ましい反応が生じたときのみ用いられるべきである．強化は後続事象の提示によって行動が増加することと定義される．後続事象を誤った行動の後に与えると，発話者に"誤ったメッセージ"が送られ，正しい反応の学習が妨げられることになる．

　治療ステップは体系化されており，ステップ1(AE-R-CE)，ステップ2(AE-R-CE)，ステップ3(AE-R-CE)というようにそれぞれが連続的に進む．

モデリング

　モデリングとは，臨床家がクライアントに音声モデルを提示する治療手技であり，言語治療においてしばしば用いられる．モデリングの治療目標は，クライアントが臨床家の発話をただちに模倣したり，成人の発話を聞いたり見たりすることである．

訓練目標を達成するための方略

　治療を開始するにあたって，訓練セッションにおける訓練目標の数を決めておかなければならない．Fey(1986)は，音韻障害の子どもに適用できる2つの"目標達成の方略"を概説している．第1の方略は，1つあるいは2つの目標音をある達成基準まで訓練してから別の目標音に進むもので，*垂直的に構成された治療プログラム*と呼ばれている．本章の後半で述べる音韻障害の古典的治療アプローチは，垂直的に構成された治療プログラムの一例と考えられる．このアプローチは，1つあるいは2つの音素を訓練目標とし，文で産生できるようになったら他の目標音の訓練を開始する．子どもが5つの音韻プロセスを使っていても，臨床家は同様に，その中の1つの音韻プロセスを訓練目標とし，ある基準レベルが達成されるまで次に訓練目標とする音韻プロセスに進まずに集中的に訓練する．もし語末子音の脱落を訓練目標としたら，1つあるいは2つの見本について集中的に訓練する．ElbertとGierut(1986)は，垂直的な方略を*掘り下げ訓練*と呼んでいる．垂直的な方略は，限定された訓練項目の限られた目標音を多量に練習すると，他の訓練していない項目への般化が促進されるという仮説に基づいている．この方略を用いた訓練については，ElbertとMcReynolds(1975, 1978)やMcReynoldsとBennett(1972)の文献を参照するとよい．

　第2の方略は，*水平的に構成された治療プログラム*(Fey, 1986)，あるいはElbertとGierut(1986)が*広範囲訓練*と呼んでいるものである．この方略を用いると，臨床家は同時にいくつかの訓練目標に取り組むことができる．いうまでもなく，それぞれの訓練目標が達成されるまでに必要な時間は訓練目標音によって異なる．アプローチの後半で述べる多数音素アプローチ(the multi-phonemic approach)がその一例で，臨床家は同じ訓練セッションの中で数個の目標音を選択して訓練を行う．数個の音に同時に取り組むことにより，クライアントは目標音の産生に関する共通性や関連性を学習するので，より効果的な治療が行える．言い換えれば，水平アプローチは，垂直アプローチよりも少ない訓練回数で，語音システムの様々な側面について学習する．多くの治療項目の中でいくつかの目標音が教えられる．広範囲な見本に基づいて行う練習は，子どもの音韻体系を修正するための能率的な方法であるというのが，この訓練法の背後にある概念である．広い範囲の目標音が産生される中に子どもをさらすことであり，結果としてこの訓練は，いくつかの訓練目標の同時習得を促す．

　第3の方略は，水平プログラムと垂直プログラムを結合した*サイクル的に構成された治療プログラム*である(Hodson and Paden, 1991)．このアプローチでは，臨床家はサイクルスケジュールの中で選択された目標音に取り組む(1週間につき3〜4日，1サイクルにつき2〜4週)．HodsonとPaden(1991)は，それぞれのサイクルにはいくつかの誤りパタン(音韻プロセス)が含まれるように治療を構成し，その1つ1つの誤りパタン(音韻プロセス)に対して，仮にそのプロセスが働かなければ，その子どもが正しく産生できる2〜5個の見本(目標音素)について集中的に訓練するよう勧めている．決められたサイクルの終了時に改善がみられなくても，次のサイクルでは2番

目の音韻プロセスのセットに焦点を当てる．しかし，その後のサイクルで，特定の目標音に戻る必要があるかもしれない．すでに述べた垂直アプローチおよび水平アプローチとサイクルアプローチの重要な違いは，サイクルの終了時に改善がみられなくても，別の目標とする音韻プロセスに対して治療が行われることである．Hodson(1989)は，このようなアプローチは子どもが音韻を学ぶ方法を反映していると述べている．つまり，幼児期に出現した音が，成人(環境)の形式に到達するまでの過程は一様ではない．ある音の使用で，退行がみられる子どももいる．子どもの音素獲得は，サイクルアプローチと同じように，やりはじめては立ち止まるという経過を辿ると考えられる．

歴史的にみると，治療に用いられる最も普通の方略は垂直アプローチであった．現在では，水平アプローチやサイクルアプローチも多くの臨床家に支持され，一般的に用いられている．いずれの方法も音韻障害を改善してきたが，我々は水平アプローチやサイクルアプローチを支持している．

構音治療スケジュールの設定

治療セッションのスケジュールの設定は，音韻治療を計画する上で考慮すべき基本的事項の1つと考えられる．しかし，スケジュールが治療にもたらす影響についてはほとんど知られていない．また，どのようなスケジュールが最も望ましいかについて示唆するような研究はみられない．さらに治療セッションを理想的な形で計画することは現実的でない．治療スケジュールは，治療法や治療を受けるクライアントのタイプ，治療を受けられるかどうかというような現実的な問題と関連している．

治療スケジュールについて研究している研究者は，*定期的スケジュール*と*集中的スケジュール*の効果に関心をもってきた．定期的スケジュールでは，通常，週2回の訓練が長期間(例：8ヵ月)行われる．集中的スケジュールでは，毎日訓練を行う短期間の集中訓練を間隔をあけて数回行う(例：8週連続して行う訓練を間隔をあけて2回行う)．

1960年代，何人かの研究者は，構音障害がみられた公立学校の生徒に対して伝統的な定期的スケジュールと集中的スケジュールによる訓練を行い，その改善率を比較した(Van Hattum, 1969)．代表的な研究では，週2回8ヵ月間治療を受けたグループと，週4日8週連続を1つのサイクルとして8ヵ月間に2サイクル行ったグループに分けて改善率を比較した．しかし，残念なことに構音の重症度，音韻知識，被刺激性，治療方法などの変数は，十分に統制できていなかった．これらの研究から，Van Hattum(1969)は，「訓練スケジュールに関する報告は，内容が混沌としており決定的なものはほとんどみられず，さらに問題が複雑であり多くの変数が含まれるために，方法論については疑問の余地がある」(Van Hattum, 1969, p. 171)と述べている．実験手続きに限界がみられるが，構音治療のスケジュールに関して以下の結果が得られた．

1. 週4～5回の訓練を8～10週連続して行った集中的スケジュールは，定期的スケジュールよりわずかに高い改善率を示し，訓練過程の初期に大きな改善がみられた．
2. 器質的障害に関連する構音障害では，器質的障害を伴わない構音障害よりも集中的スケジュールが成功しにくい．

スケジュールのもう1つの側面である訓練時間は，訓練頻度ほど研究対象として取り上げられてこなかった．Powers(1971)は，8歳以下の子どもでは訓練時間は30分を越えるべきではなく，30分を越える場合は訓練内容をかなり変更すべきであると指摘している．年長の子どもでは，40分以上練習できるかもしれないが，成人でも1回に1時間以上注意力を維持することは期待できない．

グループ訓練と個別訓練

音韻治療を個別訓練で行うか，2～4人の小さなグループで行うか，両者の組み合わせで行うかは，治療を開始するにあたって考慮すべき事項である．クライアントが"引き抜き"式("pull-out" model，例：子どもが在籍するクラスから連れてこられて別の部屋で言語治療を受ける)で治療を受けるのか，あるいは学校の教育システムとは別に言語聴力センターで治療を受けるのかなどの条件に基づいて決定される．この章の後半では，教室で行われる言語治療について述べる．

グループ訓練は担当すべき子どもが多すぎる場合に行われることが多いが，構音障害の治療では個別訓練と同程度の効果があると指摘している報告がある(Sommers, Furlong, Rhodes, Fichter, Bowser, Copetas, and Saunders, 1964；Sommers, Schaeffer, Leiss, Gerber, Bray, Fundrella, Olson, and Tomkins, 1966)．

Sommersら(1964)は，グループ訓練と個別訓練をそれぞれ週4回4週間続けて行ったところ，50分間のグループ訓練と30分間の個別訓練とでは構音の変化は同程度であったと報告した．続いて行われた研究(Sommers et al., 1966)でも，グループ訓練と個別訓練をそれぞれ8ヵ月半続けて行ったところ，45分間のグループ訓練と30分間の個別訓練では類似の結果が得られ，グループ訓練と個別訓練の効果は同程度であり，学年(4～6年生 対 2年生)や音韻障害の重症度に影響されないという結論を得た．グループ訓練は通常，訓練目標が類似したほぼ同じ年齢の3～4人のクライアントで構成される．Van Hattum(1969)は，グループ訓練ではクライアント全員に同じ課題，同じ目標行動，同じレベルの行動が与えられ，さらに宿題も同じものが与えられるような画一的な訓練になることもあると指摘している．我々は，クライアントが異なった目標行動や異なった訓練レベルから互いに影響を受けることが小さなグループでの有効な点と考えている．

グループ訓練は，グループの中で個別訓練を行うことではない．臨床をはじめたばかりの臨床家は，おもに個別訓練を経験する．そのためグループ訓練を行っているつもりでも，グループの個々のクライアントに対して個別訓練を行ってしまい，その他のクライアントはただみているだ

けになってしまう．グループ訓練は，クライアント自身が他のクライアントとの相互作用により効果を得たり，グループ全体で行う課題から効果を得たりできるように構成すべきであり，またそれが可能である．例えば，それぞれのクライアントは，他のクライアントが産生した音をモニタしたり，強化したり，また，正しい音を産生するためのモデルになったり，メッセージの意図が伝えられているか確認する聞き手になったりする．Powers(1971)は，音韻障害をもつクライアントではグループ訓練と個別訓練とを組み合わせるのが最も有効であると述べている．さらに，治療のためのグループは年齢差3歳以内で3～4人を限度とするよう勧めている．

　先に述べた"引き抜き"式とは異なり，学校で働く言語臨床家が学級担任と互いに協力したり相談して仕事をすることが多くなって，グループ訓練の概念に新たな重要性と方向性が加えられるようになった．Masterson(1993)は，学童を対象とした学級活動の中で行う治療アプローチでは，教科書，宿題，教室での討論から治療目標や治療方法を引き出すことができると述べている．就学前の幼児では，工作，おやつ，トイレなども言語や音韻の治療に有用な活動となる．Mastersonはさらに，学級活動の中で行う治療アプローチは，運動面のハビリテーションを必要とする誤りよりも，概念的または言語学的規則の誤りに対して有効であると述べている．学級活動の中で行う治療アプローチは引き抜き式よりも間接的であり，臨床家によって注意深く計画される必要がある．学級活動の中で行う治療は，般化の段階やキャリオーバの段階に適している．そして教材やその他の教室行事によってもコミュニケーション能力や意欲を高めることができる．これらの2つの治療様式(すなわち，引き抜き式と学級活動の中で行う治療)は，訓練進行中のある特定のクライアントにとっては適切な治療法であるかもしれない．

治療の形式

　個々の治療アプローチを論じる前に，治療の形式(intervention style)についても考慮しておかなければならない．臨床家は，治療にあたって訓練に用いる目標行動や刺激を選択するが，訓練の様式または形式が特定のクライアントにとって適切か否かについても考慮すべきである．ここで重要なことは，個々のクライアントが許容できる訓練の組み立ての問題である．

　ShribergとKwiatkowski(1982)は，ドリル(高度に構造化された訓練)から遊び(ほとんど構造化されていない訓練)に至る過程を4つの治療形式に分け，以下のように述べている．

1. ドリル：クライアントの反応を引き出す刺激の提示方法や刺激の形式に重点が置かれる．クライアント側で刺激の速度や提示条件をコントロールすることはできない．
2. ドリル遊び：「～したら～するよ」という報酬の予告を含む．刺激に動機づけ(例：スピンボールやカードゲーム)が含まれるのでドリルから区別される．
3. 構成遊び：ドリル遊びと構造的に似ている．しかし，訓練刺激は遊びとして提示される．子どもが形式的な刺激を提示しても反応しなくなったら，形式的な治療形式から遊びに近

い形式に移行する．
4. *遊び*：子どもが自分のしていることを遊びだと思っている．しかし，臨床家は目標反応が課題の中で自然に生じるように課題を調整する．子どもから反応を引き出すために模倣，ひとりごとやその他の手技を使うこともある．

　ShribergとKwiatkowski(1982)は，これら4つの治療形式の相対的な効果を比較するために，幼児を対象としていくつかの研究を行った．その結果，"ドリル"と"ドリル遊び"は，"構成遊び"や"遊び"より効果的であり，"ドリル遊び"は，"ドリル"と同じくらい効果的であったと指摘した．

　4つの治療形式についての臨床家の評価は，"ドリル遊び"がクライアントにとって最も効果的，効率的であり，個人的にも好んで選ぶというものであった．彼らは，治療形式を選択する際に，①子どもの全体的なパーソナリティについての知識，②求める目標反応，③治療段階，の3つの要因が考慮されるべきであると主張した(Shriberg and Kwiatkowski, 1982)．

要約

　臨床家は特定の治療法を決定する前に，訓練を円滑に行うために下記に示すいくつかの事項を決めなければならない．これらは治療アプローチとも関連があり，クライアントの改善過程に影響する可能性がある．
1. 1回の治療でいくつの目標音を設定し，次の目標音に移行するまでにどのくらい訓練するのか．
2. 訓練頻度と訓練時間をどうするのか．
3. 個別訓練かグループ訓練か．学校ではどのような環境で行うか．引き抜き式か，学級活動の中で行うか，両者の組み合わせにするのか．
4. クライアントに最も効果的な訓練はどの程度構造化されたものなのか．最も適切なアプローチは"ドリル"と"練習"か，"遊び"か，両者の組み合わせか．

治療アプローチ

序論

　歴史的にみると，言語臨床家は，音の産生に関する治療において構音動作を教えるという立場からアプローチしてきた．というのは，音の誤りは，その音を正しく産生するために必要とされる複雑な運動能力を遂行できないという個人の能力を反映していると考えたからである．近年，多くの発達上の音韻障害は，運動の観点よりも言語学的観点からとらえられるようになってきた．

言語学的アプローチは，ある音韻規則の使い方が習得されていないために誤った音韻を産生してしまう子どもたちが存在するという認識に基づいている．言い換えれば，あるクライアントは成人の語音を産生することができないというよりは，適切な音韻規則(例：音の対立)を習得していないことを反映している．

　音韻を**運動的側面**と**言語学的側面**に二分してみることは便利であるが，現実に音韻を正常に使用するためには，運動レベルの音の産生と言語規則にしたがった運用の双方が必要である．このように，2つの能力は互いに絡み合っており，コインの表裏のようであるといえる．臨床では，クライアントの誤り音が，運動能力の不足を反映しているのか，言語学的知識が不足しているのか，または両者が不足しているのか，判断が難しく不可能であることが多い．1人のクライアントにみられた誤り音でも，ある音は1つの要素に，ある音は別の要素に，またある音は双方に関連しているといえる．

　ある誤り音が，音韻の運動的側面か言語学的側面のどちらかに関連していたとしても，一般的には治療プログラムはどちらの要素も含む．ある治療方法が運動を基盤にした方法か言語学を基盤にした方法かを決めるのは難しいことが多く，またいくつかの治療法は明らかにクライアントの言語学的知識と適切な運動能力のどちらの発達にも役立つことを認識すべきである．我々は，運動的側面と言語学的側面の両者とも治療プログラムに含まれるのがよいと考えている．例外は音の歪み(例：側音化した /s/)である．この場合，治療法としては運動アプローチが選択されるのであるが，"もっと高度のレベル"の言語学的側面(すなわち子どもは /s/ を使う状況で側音化した /s/ を使う)も想定される．このような場合は，クライアントがもつ問題の本質を注意深く観察していくことにより，いつどのアプローチがより適切であるかを決めることができるだろう．

　本章では，治療アプローチを運動と言語の範疇に分けているが，これらの治療法は必ずしもある特別な理論的観点から発達してきたわけでない．音韻的治療アプローチの多くは臨床上の実用的なきっかけから生まれてきたのであり，単に"役立つ"という理由で使われ続けているのである．本章では，様々な治療アプローチが論じられる．これらのうち，あるものは理論に基づいているが，あるものは理論とは無関係であり，またあるものはその中間に位置すると思われる．我々はそれぞれのアプローチの"背景"の項でそのアプローチが生まれた理論的観点に対する我々の認識について述べた．今後，研究者は，それぞれの治療法の根拠，支持，解釈，方向性についての理論を発展させ，質を高め，修正を加えていく．Ingram(1986)，Schwartz(1992)は，言語治療と音韻治療は理論に基づくべきであると強く指摘している．

運動アプローチを用いた治療

運動学習の原則

　これから述べる治療アプローチは，目標音の産生に伴う運動技能に焦点が置かれており，さらに治療手続きの一部として知覚課題が含まれている．この運動治療アプローチの大部分は伝統的アプローチの変形と考えられる．運動の視点に基づく治療では，音韻の誤りを運動面に起因する誤りととらえ，分節音の産生が成人の発音と一致するように構音器官の位置や動きに焦点を当てた治療を行う．そして成人の標準に一致した音を一貫して産生できるようにする．一般的な治療アプローチとしては，改善すべき目標音を選択し，徐々に複雑になる言語学的な単位(例：単音，音節，単語，句)の順に，目標音が自発話の中で適切に使われるようになるまで治療が行われる．このように音の産生は学習された運動技能とみなされ，治療では目標の構音動作が自動化されるまで，運動レベルと言語学的レベルを徐々に複雑にして繰り返し練習する．

　Ruscello(1984)は，運動の観点からみて，音韻の誤りは2つの方法によって変容すると示唆した．すなわち，①誤った運動を置き換える形で運動が教えられる，②今まで存在しなかった新たな運動が教えられる，という方法である．Ruscelloは運動技能の学習についての文献に基づいて，運動技能の発達における重要な要素を以下のように概括している．

1. *認知的な分析*：運動形成の初期段階では，心的あるいは認知的な分析が重要である．学習者は，この段階で自分たちに期待される行動を心的に評価し，運動が適切に実行されるために必要な調整を行う．一度運動が安定すると，このような心的な企図は最小となる．このような習熟した運動の内面化は，習熟した運動の様々な音声環境への般化に寄与すると考えられる．RuscelloとShelton(1979)は，実験的なデータに基づいて，治療の理論的枠組において心的な企図が構音能力の習得に有用であると報告している．

2. *練習*：練習は，習熟を要するあらゆる運動の習得に必要な鍵となる変数である．学習者がある運動技能を練習する場合は，内的フィードバックと外的フィードバックの両者，あるいはいずれか一方に基づいた変容が起こり，行動の正確さが増加する．運動が正確に実行できるようになるまでは，運動技能の練習は限られた課題条件で行われるのが最もよい．治療の初期は，単音や単語といった課題を個別に行うが，後期では，会話などのより難しい課題が行われる．

3. *運動技能の発達の段階*：最初の段階では，学習者は運動を獲得している最中なので運動技能の実行は緩慢である．練習により運動技能は完成され，安定化する．最後に，その技能は学習者の習熟した運動のレパートリの一部となり，自動的な運動となる．

4. *フィードバック*：運動学習に関する文献では，内的および外的な感覚フィードバックの過

程(sensory feedback processes)は，運動技能の発達初期に極めて重要であると記述されている．練習によって学習者がある運動パタンを完成させると，誤った反応は少なくなり，徐々にフィードバックの必要がなくなる．

この章では，運動の観点から音韻障害をとらえた治療アプローチについて述べた．Ruscello によって述べられた要素は系統的な形式をとっていないが，これらの治療アプローチに組み込まれている．

治療の過程は，運動に基づいた見方から，基礎の確立(establishment)，般化(generalization)の促進，維持(maintenance)からなる連続した3つの段階とみなすことができる．このような時間的に連続した段階は，最後は治療の最終目標に導かれるように配列された一連の短期目標の連続であるとみなすこともできる．この連続する治療過程は，あらゆる言語障害に適用され，様々な訓練法や治療手順の骨組みとなる．基礎の確立から維持への一連の治療概念は運動に関する研究から得られたものであるが，言語レベルの障害が想定される音韻障害にも適応される．

治療の最初の段階は，*基礎の確立* と呼ばれ，クライアントから目標行動を引き出して随意レベルで安定させる段階，クライアントの音韻規則体系に欠落している音韻対立をつくり出す段階である．この段階では，例えば，/l/ が産生できない子どもに /l/ の舌の構えを教えるなどの産生課題が主体となることが多い．しかし，/l/ は産生できるが，語末の /l/ が脱落する子どもの場合(例：*bowl* が *bow* になる)は，*bowl* と *bow* のような対語で音韻対立を教える必要がある．クライアントが誤り音を正しく産生し，さらに対立的に使用できるようになると，般化の段階へ容易に移行できる状態と考えられる．

治療の第2段階は，*般化* と呼ばれ，いくつかのレベル(位置の般化，音声環境の般化，言語単位の般化，音と素性の般化，場面の般化)で行動の転移またはキャリオーバを促進する段階である．この治療段階では，これまで特に取り上げて訓練されてこなかった音の対立的使用，単語，発話状況においても正しい音が般化するようにデザインされた治療活動または方略が含まれる．音声環境への般化の例を挙げると，/s/ の訓練では高母音に連なる2～3の鍵となる語(例：*see*, *sit*, *seek*)で /s/ を訓練した後に，低母音に連なる語(例：*soft*, *sock*, *sat*)で /s/ が正しく産生されるかどうかを確認する．場面での般化の例としては，治療場面で文中の /l/ の練習をし，その後，教室や家庭で文中の /l/ が使われているかどうかを観察する．

治療の第3段階は *維持* と呼ばれ，基礎の確立および般化の段階で獲得された行動を安定させ，維持する段階である．般化と維持の段階に関係する治療活動には，通常，重なる部分がある．維持の段階では，治療の頻度および治療時間が減少することが多い．正しい発話パタンの"維持"に関して，クライアント自身が責任をもつようになる．またクライアントは，特定の発話パタンを習慣化あるいは自動化するための特別な活動を行うこともある．このような活動としては，食事中にどのくらい /s/ を注意して産生するか，1週間またはそれ以上，毎夕5分間の電話の中で /r/ の子音結合をどのくらい使っているか記録をとるなどがある．

伝統的な治療法では，1つの音を集中的に訓練し，訓練段階が般化の段階の後半または維持の段階に達したところで，別の音の訓練をはじめる．はじめに述べたように，いくつかの誤り音または音韻パタンを同時に訓練対象とし，いくつかの分節音または音韻プロセスに対して治療を進める方法を好む臨床家もいる．

　治療は，連続した治療段階のどこからでも開始することができる．それぞれのクライアントの現在の構音技能および音韻規則によって，どの治療段階から開始するかが正確に決定される．以下の2例を考えてみよう．Markはいくつかの単語で音を正しく産生し，目標音を対立的に聞き取ることができるので，般化の段階から治療をはじめる．Kristyは音節で音を正しく模倣し，単語レベルで対立的に聞き取ることができるが，単語レベルでは目標音を産生することができない．彼女も般化の段階から治療に入るが，Markより前のレベルからはじめる．臨床家は適切な治療段階を見極めるだけでなく，その段階内での適切なレベルも見極めなければならない．評価資料に基づいて，Kristyは目標音の正しい産生を強化するために音節レベルから治療をはじめるが，Markはいろいろな音声環境での般化を促進するために単語レベルから治療をはじめる．

音の治療：目標行動の基礎の確立

　すでに述べたように，求めに応じて目標行動を産生することができないクライアント，あるいは成人の音韻対立を知覚したり産生することが困難なクライアントに対する最初の治療段階を*基礎の確立*と呼ぶ．臨床家はこの治療の段階で，目標行動を指導し，音韻対立の確立を試みる．この治療段階では，単音，音節，単語で音を産生することや単語レベルで音の対立を聞き取ることが焦点となる．基礎の確立の段階から治療を開始するクライアントは以下の通りである．①ある音がクライアントの音のレパートリになく被刺激性がない，②クライアントのレパートリの範囲内(限られたいくつかの音声環境やときに会話)ならその音を産生することができるが，求めに応じてその音を産生できない，③最小対で音の聞き分けができない，④特定の音声環境または語内位置(音の位置，音連続，音声環境の制限)においてその音を産生できない，⑤求めに応じて単音を産生することはできるが音節形で容易には産生できない．

　目標行動の基礎の確立のために2つの基本的な訓練方略が用いられる．第1は知覚訓練(perceptual training)であり，産生訓練に先行して行われる．第2は産生訓練だけを重点的に行う．*知覚訓練*は，従来行われてきた弁別訓練(例：[θ]と[s]の聞き分け)だけでなく，概念化の訓練(conceptualization training)または音韻対立訓練(phonological contrast training, 例：*two*と*tooth*のような対語について語末子音の有無により2つのカテゴリに分類する)を含むものとする．

知覚訓練

歴史的に最も一般的に用いられてきた知覚訓練は，*耳の訓練*(ear training)または*語音弁別訓練*(speech sound discrimination training)と呼ばれている．弁別を教えるために設定された訓練課題は，構音治療の伝統的アプローチである運動アプローチから派生し，聞こえた音の異同を判定させるものである(例：*rake-wake* を聞かせて同じか違うかを言わせる)．

Van Riper と Emerick(1984)，Winitz(1975, 1984)，Powers(1971)，Weber(1970)は，基礎の確立の段階で産生訓練に先行して弁別訓練を行うことを勧めている．Winitz(1975)は，「音の違いを聞き分けられない子どもにその音の正しい産生を期待することは難しい」(Winitz, 1975, p. 48)と述べている．しかし，語音弁別訓練は誤って産生されている音に限定して行うべきである．つまり，その個人の構音の誤りと全般的な語音弁別課題の成績との間にはほとんど関連がないと報告されているからである(Aungst and Frick, 1964；Monnin and Huntington, 1974；Locke, 1980)．

従来，語音(聴覚)弁別訓練では，主として臨床家が産生した外部の音声刺激を判定することに焦点が当てられてきた．個人間弁別と呼ばれることもある．語音弁別訓練は，まず外部音声の弁別(他人が産生した音を弁別する)，次に遅延外部自己弁別(録音された自分の音声を再生して弁別する)，ついで音声の産生とモニタリングの同時進行(自分で音を産生しながらその音を弁別する)のように順を追って進めることが多い．

Winitz(1984)は，産生訓練に先立って聴覚弁別訓練を行うこと，そしてまた産生訓練のどの段階でも産生訓練と同時に聴覚弁別訓練を行うことを提案している．このような方法では，特定のレベル(例：音，音節，単語，文，会話)の産生訓練はそのレベルで正しい語音弁別が容易にできるようになるまで行わない．弁別訓練は産生訓練に先行して行うという考え方は，一定の知覚的弁別が子どもの音韻体系の音の産生を確立するための前提条件であるとする仮説に基づいている．しかし，この仮説は発達理論，治療モデルのどちらの視点からも普遍的に受け入れられているものではない．語音弁別訓練は目標音の産生または基礎の確立に効果をもたらすか否かという重要な問題はまだ解決されていない．

知覚訓練が産生訓練の本質的な側面にどの程度関わるかについては明らかでない．例えば，クライアントが *house* と言いなさいと言われ，*hout* と言ったとする．臨床家は，「違います．*hout* ではなく *house* です」という．この例では教示は産生に向けられているが，この課題の本質的な部分は知覚訓練である．Williams と McReynolds(1975)は，産生訓練は語音弁別課題を包含すると述べている．彼らは，語音弁別訓練は初期の音の産生において初期効果をほとんどもたらさないということも明らかにした．Shelton ら(1977)は，産生訓練は弁別得点に有意に影響を及ぼすことはなかったし，弁別訓練は産生得点に有意な効果は与えなかったと報告した．Rvachew(1994)は，コンピュータを用いた対語の訓練プログラムを含む他者音声(外部モニタリング)の知覚訓練

プログラムは，音産生の学習を促進していると述べた．しかし，この研究は，対象症例が産生訓練と知覚訓練を同時に受けているという点でこれまでの研究とは異なっている．また，Rvachewは知覚訓練は一連の治療過程において正しい音の産生形式を学習した症例（例：被刺激性が得られた症例）に最も有効であったと述べている．弁別訓練と正しい音の産生との関係について，的確に示す証拠は乏しいが，知覚訓練は構音訓練の重要な部分であると推測されてきた．

音韻の産生課題において弁別訓練の有効性が十分に報告されていないのは，訓練課題の性質が関係しているかもしれないとする報告がみられる．Savin(1972)は，5～6歳以下の子どもの音節分解能力に疑問をもった．Shelton(1978)は，6歳以下の幼児の場合は，"より大きな言語単位"から音を分節化する語音弁別訓練の価値は疑わしいと考えた．Bernthalら(1987)もまた，4歳から6歳の子どもは音韻面が正常であっても文中の語音の誤りを見つけることが難しいことを見出した．このような課題は，メタ言語的意識（音韻意識）が必要とされるが，音韻の誤りをもつ子どもにとってはしばしば困難なことが多い．後半で述べるように，このような能力は音を産生することと同様に読み書きの学習に役立つ．

近年とみにその重要性が認められてきたもう1つのタイプの知覚訓練は，概念化の訓練または音の対立訓練である．概念化の訓練は，ある種の音韻障害に対する治療のための方略としてLa Riviereら(1974)によって提案された．例えば，子音結合の縮小がみられる場合は，子音結合の単純化という音韻プロセスの有無，あるいは目標とする子音結合が正しく産生できているか否かに基づいて，対立する対語（例：*led-sled*）を子どもに分類をさせながら教えるよう勧めている．

Winitz(1975)は，音韻の誤りのある子どもは本当の意味での語音弁別力に問題があるのではなく，単語から会話に至る音の対立を概念化できないだけであると述べている．例えば，語末子音の使用に関わる音韻的概念が欠けているクライアントの場合は，*so-soul*，*tea-teeth*のように語末子音の脱落がみられる．Winitz(1975)は，語末子音省略の音韻プロセスを減少させるために，子どもに単語および文レベルで，音の対立，音節構造の対立を訓練することを勧めている．別の臨床家(Weiner, 1981；Elbert, Rockman, and Saltzman, 1980)は，このような治療を**対立訓練**(contrast training)と呼んでいる．Winitzの概念化訓練とは異なり，クライアントは，対立する単語または音節を2つの音類またはカテゴリに分類するよう教えられる．前にも述べたが，例えば臨床家がランダムに絵カードを呼称し，クライアントが"tea"と"teeth"の絵を取るというような課題が行われる．このような訓練では，最小対の差異を知覚的に意識する能力を発達させ，適切な音韻対立を確立し，産生できるようにすることを意図している．

以上をまとめると，多くの臨床家は基礎の確立における訓練過程の一部として，クライアントが目標音とその誤り音の違いを知覚するための訓練や音韻対立を確実に知るための訓練を行っている．このような訓練は，産生訓練に先行して行うこともあれば，産生訓練に付随した形で行うこともある．多くの音韻障害の子どもには弁別の問題がみられないことから，伝統的な弁別訓練は疑問視されるようになってきた．さらに，直接的な弁別訓練は行わないで，産生訓練により音

韻の誤りが修正されることが示されている．まだ音素対立が確立していないクライアントに対して基礎の確立の段階で最も有効と思われる知覚訓練のタイプは，概念化の訓練または音素対立訓練である．

産生訓練

多くの臨床家は，基礎の確立では産生訓練に注目して音韻治療を開始する．知覚訓練が産生訓練に先行したり，産生訓練の中に組み込まれることもあるが，基礎の確立の段階での産生訓練の目標は，クライアントから目標音を引き出し，随意レベルで安定させ，目標とする分節(語音)を最小対で確実に知覚できるようにすることである．

音がクライアントのレパートリにない場合は，単語よりむしろ単音や音節形で教える．しかし，特定の語音，例えば破裂音は，母音や半母音との組み合わせで産生されるという性質があるので単独で教えるのは不可能に近いということも覚えておくべきである．同様にわたり音も，わたり音以外の音との組み合わせで産生される．

音を教えるときに，単音からはじめるか，音節からはじめるか，または単語からはじめるかについては大いに議論のあるところである．McDonald(1964)は，音節は発話運動の基本的な単位と考えられるので，産生訓練では音節を用いることを勧めている．また，他の臨床家(例：Van Riper and Emerick, 1984)も，単音や音節は言語単位の中では最も簡単であり，クライアントの習慣化した誤りと正しい(成人の)産生の学習との干渉が極めて少ないため，先に教えられるべきだと主張している．単語は，ときにかつての誤りパタンの影響を受けることが多く，そのような場合は，訓練をはじめる環境として適切ではない．一方，単語(辞書項目)から訓練をはじめることは，クライアントが有意味語を産生するために文脈からよい影響を受けたり，実際に使用できる語を用いるためコミュニケーションに役立つことから適しているという人々もいる．

通常4通りの方法が，目標音の産生における運動的側面を確立するために用いられる．すなわち，模倣，音声環境の利用，構音位置づけ法，漸次接近法である．これらのアプローチについて以下に述べる．

1. *模倣*(Imitation)：産生訓練の最初の指導方法として，模倣により反応を引き出す方法が勧められる．通常，臨床家は望ましい行動(一般的には，単音，音節，単語)の聴覚的なモデルを提示して，音が産生されているときに臨床家の口元をよく見るように，またその音をよく聞くように指示し，その後でクライアントに目標行動を模倣するようにいう．機器によってモデル音声を増幅することもある．このような聴覚的な刺激にしたがって，クライアントは単音や音節，あるいは単語を産生するように求められる．音を確立するにあたって，模倣はしばしば以下に述べる構音位置づけ法と連動して用いられる．正しい音がテープレコーダに録音されていて，クライアントはそれを再生しながら自分自身の音を評価する．クライアントは，正しい音が産生されてい

る間，どのように感じるか，またそのときの運動感覚に合わせて音を修正するようにいわれる．

クライアントが目標音を模倣できるようになったら，基礎の確立の段階での目標は，目標音の産生を安定させることである．単音，音節，単語，句，文のいずれでも，クライアントが模倣できる中で最も複雑な言語学的レベルから訓練を開始する．開始するレベルは，被刺激性検査で決定されるが，訓練の流れの中で定期的に再検査されるべきである．検査において音レベルで被刺激性がない場合でも，聴覚，視覚，触覚の手がかりを用いながら目標音を模倣させる．

2. *音声環境の利用* (Contextual utilization)：基礎の確立の段階における2番目の方法は，クライアントが目標行動を模倣しない場合，目標音が正しく産生される音声環境を探すことである．すでに述べたように，分節音は音声環境や語内位置に影響されるので，音声環境検査によって正しい音が産生される環境が見つかることが多い．第5章では，治療対象となるクライアントに音声環境検査または掘り下げ検査が多く適用されている．これらの検査の目的は，目標行動が正しく産生されている環境や実例を確認することである．また，臨床家はクライアントの自発話の中で誤り音が正しく産生されている語に気づくことが大切である．産生訓練はこのような"鍵"になる語からはじめる．

以前にも指摘したが，子音は単独で産生される場合は誤りとなりにくい．しかし，単独で産生されていなくても，子音結合で正しく産生されていることがある．したがって，音声環境検査で子音結合を評価すべきである．CurtisとHardy(1959)は，/r/の正しい産生は単独子音より子音結合で誘発されていたと報告している．

通常，音声環境検査を用いて系統的に正しく産生される音声環境を探しても30分とかからない．ある目標行動が正しく産生されている音声環境が見つかると，別の音声環境でも正しく産生されることがある．例えば，*bright sun* のような対語の音声環境で /s/ が正しく産生されている場合は，/s/ に先行する /t/ は /s/ の習得を促進するような音声環境とみなされる．治療法として，クライアントは /s/ を伸ばしてこれら2つの単語を言うように指導される．次に，前後の音を変えて別の音声環境として提示する(例：*watch-sun*，*weep-sun*)．音声環境を変えることにより，正しい音がクライアントのレパートリの中に確立していく．

音声環境を用いる理論的根拠は，模倣を用いる訓練法と類似している．音声環境を用いる方法は，クライアントがすでにもっている行動を利用することであり，目標行動を確立する上で有用である．

3. *構音位置づけ法* (Phonetic placement)：クライアントが目標音を模倣できず，目標音が正しく産生される音声環境がない場合，音を産生する方法を指導する．この方法は，構音位置づけ法と呼ばれている．構音位置づけ法を教える場合，以下のように行う．

　a．特定の語音を産生するための構音器官の位置を教える．
　b．どのように音を作るかことばで説明する．
　c．ことばによる説明に加えて視覚的，触覚的な手がかりを与える．

d．誤った音の産生と目標とする正しい音の産生との違いを分析し，説明する．

　構音位置づけ法は，発話パタンの修正法として長い間用いられてきた．半世紀以上前に，Scripture と Jackson(1927)は，『*言語障害の治療のための訓練マニュアル*(A Manual of Exercises for the Correction of Speech Disorders)』を出版し，発話指導法として構音位置づけ法を挙げている．以下にその内容を示す．

　a．鏡を見ながら練習する．
　b．特定の音の産生方法を理解させるために構音器官の位置を示す絵を書く．
　c．"口の体操"を行う．つまりモデルやことばによる手がかりや教示に応じて構音器官(口唇や舌)を動かす．
　d．構音位置を教えるために舌圧子を使用する．

　構音位置づけ法では，理想的な音の産生方法についての説明や解説が行われる．目標音を産生する際の構音器官の動作，適切な構音器官の位置(舌，顎，口唇，軟口蓋)についてことばで説明する．構音位置づけ法は単独で，または模倣や音声環境の利用と組み合わせて用いられる．本書の付録(p.405)では，様々な子音についての治療法について述べているが，構音位置づけ法についてもいくつか記述している．[s] を教えるための例を下記に示す．

　a．舌を挙上させて，舌の側縁と上顎臼歯の口蓋側とがしっかりと接触するように指示する．
　b．舌の中央に，わずかな細長い溝を作るように指示する．舌圧子を舌の正中線に沿って挿入し，溝ができる場所について触覚的な手がかり与える．
　c．舌尖を上顎あるいは下顎前歯の後ろに接触するように指示する．鏡を使って舌尖の位置を確認させる．
　d．上下の前歯部(中切歯)を互いに近づけて，上下の前歯部切端(歯の先端)との間に狭い小さな空隙を作るように指示する．
　e．呼気を舌の中央の溝に沿って前歯部切端に向けて流出するように指示する．

4．*漸次接近法*(Successive approximation)：音を産生するというような複雑な行動は，連続した小さなステップまたは目標行動に近似した行動に分けられる．漸次接近法で用いられる指導法は**反応形成**(shaping)と呼ばれている．反応形成とは，クライアントができる行動を自発させたり模倣させることからはじめて，連続した小さなステップを用いたり，近似した行動を行ったりしながら，次第に目標行動に近づく過程をいう．反応形成は複雑な行動を教える場合に効果的な方法とされてきたが，治療に用いる場合は課題の順序に注意して計画される必要がある．

　反応形成の第1段階は，クライアントが産生できて，最終目標に関連する最初の反応を特定することである．最初に行われる一般的な方法としては，すでにレパートリにある別の語音を修正していくという方法がある．治療段階では，最初の反応から望ましい行動に漸次変えていく．例えば，/s/ が産生できないクライアントは以下のように教えられる．

　a．[t] を産生する(狭めの位置が /s/ と類似している)．

b．母音の前の強い帯気を伴った破裂音［t］を産生する．
c．強い帯気を伴った破裂音を引き延ばす．
d．［ts］の子音結合をつくるために，ゆっくり舌尖を歯茎部から離す．
e．oats のような単語で［ts］の子音結合の［s］部分を長く持続する．
f．［ts］の最後の部分を引き延ばす練習をする．
g．最終的に［s］を産生する．

同様に，［ɝ］を誤って産生している子どもでは，Shriberg(1975)が報告している音を引き出すプログラム(the evocation program)が用いられる．

a．舌を出しなさい(モデルが示される)．
b．舌を出して，あなたの指の先に触りなさい(モデルが示される)．
c．指を前歯(中切歯)のすぐ裏のスポット(切歯乳頭)に置きなさい(モデルが示される)．
d．舌尖をスポットに"軽く"つけなさい(モデルが示される)．
e．もう一度舌尖をスポットにつけて，［l］を言いなさい(モデルが示される)．
f．私が指を上げるたびに［l］を言いなさい(臨床家が指を上げる)．
g．このように，私が指を上げている間ずっと［l］を言ってください(モデルが5秒間示される)．さあ，やりましょう．
h．今度は，舌尖を口蓋につけたままゆっくり後ろに移動させて，舌尖が口蓋から離れるまでずっと［l］を言いましょう(手のひらを上にして指先をゆっくり後ろに動かす手の動きを伴わせる)(Shriberg, 1975, p. 104)．

上述の2つの例は，漸次接近法を利用した方法である．クライアントのレパートリにある音(例：/t/)から音をつくったり，またクライアントのレパートリにある音の基本動作(舌を出すこと)から音をつくったりする．目標に近い音をクライアントが産生できるようになると，臨床家は目標音を産生させるために，聴覚刺激法，模倣，構音位置づけ法など他の手段を用いる．音を引き出すためのこの他の方法については付録(p.405)で説明している．

基礎の確立の指針

文献に基づいて次のような指針を作成したが，この指針には我々の臨床における考え方が大まかに反映されている．個人差が大きいのですべてのクライアントに適応できるような指導法についてはここでは述べないが，以下の指針は一般的なものと考えられる．

1. 知覚訓練，特に最小対を用いた対立訓練は，クライアントが適切な音韻対立ができていない，あるいは音韻規則に基づいた誤りパタンが生じていることが明らかな場合に，基礎の確立に含まれる．
2. 目標音の産生における運動的側面を指導するにあたり，以下の方法を用いる．

a．被刺激性(模倣)検査，音声環境検査(子音結合や他の語内位置を含む)や会話で得られたクライアントの反応レパートリの中から目標音を探す．産生できない音を引き出すための望ましい順序は，①模倣(音声刺激)，②音声環境の利用，③構音位置づけ法，④漸次接近法(反応形成)である．
b．被刺激性検査，音声環境検査，発話全体から目標パタンの正しい産生がみられない場合は，目標音パタンの産生を教える．
c．いくつかの音に誤りがあり，これらの誤り音が基底にある音の誤りパタンを反映している場合には，被刺激性検査，音声環境検査，自発話全体から，各々の音類の中で1つでも正しい音(見本)が正しく産生されていないかを調べる．この見本はその後安定化され，般化を促進するために用いられる．

以上をまとめると，模倣，構音位置づけ法，音声環境の利用，漸次接近法は，すべて語音の産生を確立するために用いられる方法である．適切な音韻対立が形成されていない場合には知覚訓練が用いられる．模倣によって目標行動が引き出せるようになると，般化や維持の段階へと治療が進められていく．目標音が正しく模倣できないクライアントには，音声環境の利用，構音位置づけ法，漸次接近法が用いられる．

音の治療から音韻の治療へ：総合的な治療アプローチ

伝統的アプローチ

1つの音を教えることは治療の第1段階であるが，音韻の誤りの治療では基礎の確立の範囲を越えた治療段階も含まれる．いくつかの治療アプローチは，ハビリテーションの複数のステップからなる治療過程を通じてクライアントを改善させるように設計されている．構音訓練の**伝統的アプローチ**(traditional approach)は，言語臨床の先駆者たちによって1900年代初期に基礎が築かれた．1930年代の後期までに，Charles Van Riperがこれらの治療テクニックを構音障害の理論に融合させ，『*ことばの治療―その理論と方法*(Speech Correction：Principles and Methods)』(1939年初版，後に何度か改訂)と名づけ教科書として出版した．このため，伝統的アプローチはバンライパー法と呼ばれることがある．

伝統的アプローチまたは運動アプローチは，構音障害の治療の対象が置換や歪み(発展途上の誤り)がある小学生や成人に限定されていた時代に発展してきた．その後，発話明瞭度の低い就学前の子どもたちの存在が注目されるようになり，その時点で，誤りパタンを治療するために言語学的アプローチが用いられるようになった．伝統的アプローチは現在も使われており，音の誤りパタンが特定の音のグループまたは音類にわたっておらず，音韻の誤りが少ないクライアントに適している．

伝統的アプローチは，誤って産生された音の同定にはじまり，ついで正しい音の産生の基礎の確立，転移，最後に維持へと進む．Van Riper と Emerick(1984)は以下のように述べている．

　伝統的な構音治療は，以下の一連の活動により特徴づけられる．①感覚知覚訓練(sensory-perceptual training)，すなわち，正しい音を同定し，細かく調べ，正しい音とその誤り音を弁別する．②音が正しく産生されるまで，誤り音を変化させ，修正する．③正しく産生された音を強化し，安定させる．④新しく習得したことばの技能を毎日のコミュニケーション場面に転移させる．この過程は通常，単音からはじめて，音節，単語，文の順に実施する(Van Riper and Emerick, 1984, p. 206)．

伝統的アプローチの特徴は，知覚訓練，すなわち語音弁別あるいは耳の訓練を強調する点にある．治療のこの段階で，クライアントは音を産生することは求められず，むしろ自分が産生した音と対比できるような聴覚的な基準が得られるように訓練が行われる．このように知覚訓練は産生訓練に先行する．Van Riper と Emerick(1984)は，知覚訓練または耳の訓練を次のように概括している．

知覚訓練(耳の訓練)

この訓練段階の目標は，クライアント自身が産生した音と対比する内的な基準となる聴覚モデルをつくることである．産生訓練に先行して行われる様々な段階の耳の訓練が提案されている．一般的には，最初は以下に示すような順で進むが，聴覚モデルをつくる能力を強化する場合は，どの時点であっても耳の訓練のはじめの段階に戻るとよい．

　【耳の訓練(知覚訓練)の段階】
　1．同定(Identification)
　　ａ．臨床家は，目標音を視覚的，聴覚的，触覚的に示す．
　　ｂ．年少児の場合には，音に名前をつけることがある(例：/t/ は時計のチクタク音，/f/ は怒った猫の鳴き声など)．
　　ｃ．クライアントは，単音で目標音と似ていない音や似ている音の中から目標音を認識する．
　2．分離(Isolation)
　　ａ．クライアントは，目標音が聞こえたか(例：手を上げたり，嬉しい顔をしたりする)，聞こえなかったか(例：手を下げたり，悲しい顔をしたりする)が示せるようになり，より複雑な環境(例：単語，句，文)でもできるようになる．
　　ｂ．クライアントは，語の中で目標音の位置(語頭，語中，語末)を同定できるようになる．
　3．刺激(Stimulation)
　　ａ．臨床家は，クライアントに目標音をシャワーのように浴びせる．目標音を反復(例：早口ことばなど)して聞かせたり，目標音の大きさや長さを変えてクライアントに聞

4. 弁別(Discrimination)

　a. クライアントは，徐々に複雑になる文脈で(例：単語，句，文)，(臨床家が産生した)正しい音と誤った音について他者弁別(判定)する．この場合クライアントは，他の人が産生した音と自分自身の内的な正しい音形のイメージとを比較している．/s/ が /θ/ に置換されている場合の教示を以下に示す．

　「ここに"thun"の絵があります．"Thun"．私はこのことばを正しく言いましたか？ このことばのはじめのところで，舌が外に突き出ているのを見ましたか？ /s/ の代わりに /θ/ と聞こえましたか？ 舌を突き出さないで，/s/ が正しく言えるように注意してくれますか？」

Winitz(1975)は，誤りを検出したり修正したりする知覚訓練に，次のような提案を追加している．彼は，クライアントが目標音や分節音を模倣できない場合には，語音弁別訓練は運動の産生のための必要条件であると述べている．Winitz(1975)は，弁別訓練が音の産生に影響を与えるとも推測した．彼は弁別訓練のための原則を次のように概括した．

1. 弁別訓練では，音の違いが大きい音の対比からはじめて，徐々に音素間の違いを小さくするとよい．誤り音や置換した音は，目標音の標準音と対比させる前に，別の音と対比させるべきである．例えば，/θ/→/s/ の場合，/θ/ の音は，まず /s/ 以外の音と対比させるべきであり，治療の後半になってはじめて /s/ と /θ/ とを対比させるべきである．

2. 誤り音と目標音との区別は，クライアントが最終的に学ぶべき最も重要な知覚的な対立である．クライアントは自分で自分の発音を判定する前に(内部モニタリング)，臨床家が模倣したクライアントの誤り音と目標音との弁別を行う(外部モニタリング)．

3. 訓練はクライアントに積極的に参加してもらう．例えば，子どもが誤って構音したとき，数秒待って，子どもの産生した音を模倣する．次に目標とする語を正しく数回繰り返し，その後でその語を示す物を手渡す．訓練を進めながら，子どもが自分から修正するのを待つ．

4. クライアントが単語レベルで正しい音と誤り音の弁別が可能になったら，会話の中で弁別訓練を行う．

以上をまとめると，ここで述べた伝統的な知覚訓練は，音の誤りは運動に基づくという視点から派生したと考えられる．本章の後半では，言語学的な考え方から派生した知覚訓練について述べる．臨床家は語音の知覚に重点を置いた治療では，実用的にはどちらの観点からの治療法も取り入れたいと思っている．

産生訓練

伝統的な治療の，第2の，しかし主要な部分は産生訓練である．通常，産生訓練は4つの治療

段階からなる．目標音が，①単音で産生される（目標音は単音で引き出される．破裂音や流音の場合は /pa/ のような CV 形で引き出される），②音節で産生される（CV，VC，VCV 音節で音が産生される），③単語で産生される（目標音が単語もしくは文レベルの語頭，語末，語中の条件で産生される），④意味のある連続発話中で産生される，である．Secord (1989) は，伝統的な産生訓練の治療段階を以下のように概括している．

1. *単音* (Isolation)：単音から産生訓練が開始される理由としては，単音では音が同定し易く，単純なので目標音の構音動作が容易に学習されるという仮定が考えられる．この段階の目標は，正しい反応が安定して得られることである．音を教えるための具体的な技術を付録 (p. 405) に示した．しかし，クライアントがより複雑なレベル（音節や単語など）で音の産生が可能なら，そのレベルから産生訓練をはじめる．

2. *無意味音節* (Nonsense syllables)：この段階の目標は，様々な無意味音節の音声環境の中で安定して正しい産生を行うことである．音節練習の順序は，CV，VC，VCV，CVC である．また子音から母音へのわたりに関しても，構音位置が近い音で行うとよい．例えば，/s/ のような歯(茎)音は，[si] のように前方でかつ高母音の音声環境で練習するとよい．また無意味な子音結合の形で練習してもよい．

3. *単語* (Words)：無意味音節の中で目標音が安定して産生できるようになったら，単語レベルに進む．この段階の治療は，目標子音が母音の前に含まれる単音節語 (CV) から開始される（母音に対して子音を強調した指導をする）．治療はその後，VC，CVC，CVCV と進み，子音結合を含む単音節語，より複雑な語形へと続く．**表** 7.1 は，Secord (1989) による単語レベルでの音韻産生過程における複雑さの階層を示している．

目標音を容易に産生できる核と呼ばれる単語群が確立されたら，この小さな単語群をもう少し大きな訓練語群へと拡大する．通常，目標語はクライアントにとって意味があるかどうかという基準により選ばれる（例：家族の名前，地名，あいさつ，学校のカリキュラムなど）．また，音声環境や音節の複雑さなどのその他の要素についても，最初に導入した核となる単語群と同様に考

表 7.1　単語レベルの安定化訓練の下位段階 (Secord, 1989)

下位段階	音節	/s/ の例
1. 語頭で母音の前の単語	1	*sun, sign, say*
2. 語末で母音の後の単語	1	*glass, miss, pass*
3. 語中で母音の間の単語	2	*kissing, lassie, racer*
4. 語頭で混声語/子音結合	1	*star, spoon, skate*
5. 語末で混声語/子音結合	1	*lost, lips, rocks*
6. 語中で混声語/子音結合	2	*whisper, outside, ice-skate*
7. すべての語内位置	1-2	（上記のいずれも）
8. すべての語内位置	特定せず	*signaling, eraser, therapist*
9. すべての語内位置；複数の目標音	特定せず	*necessary, successful*

慮されるべきである．

4． *句*(Phrases)：1つの単語の産生から目標音を含む2〜4単語からなる句の練習に移る．このレベルでは導入句が用いられる．*導入句*とは，繰り返し部分が同じで，語の部分だけが変化する句のことである(例：I see the *car*；I see the *cup*；I see the *cane*)．複雑さの程度は語と文の中間である．句のレベルでは目標音を含んだ目標語を1つだけ入れる．

5． *文*(Sentences)：句レベルで産生できるようになったら文レベルの練習に移る．他のレベルの練習と同様に，課題の複雑さを一定の順序にしたがって変化させるという原則が大切である．これには，音声環境，語の音節構造，および文中の語の数といった要素が含まれる．Secord(1989)は，文レベルの複雑さについて以下のような順序を提案している．

 1) 目標音が1回だけ出現する簡単な短文
 2) 目標音が1回だけ出現する様々な長さの文
 3) 目標音が2回以上出現する簡単な短文
 4) 目標音が2回以上出現する様々な長さの文

6． *会話*(Conversation)：産生の最後の段階は，日常会話で目標音を使うことである．より統制された産生課題で，すでに産生できるようになった音の般化を促進する．この段階では，クライアントが自分の発話が正しいことについてモニタできるように般化場面が統制されている．このレベルでは，役を演じたり，将来の計画を話したり，情報を収集したり，インタビューしたり，音読したりする課題が有効である．このような統制された会話を，自発的で自由な，そしてときには"普段の"会話へと発展させる．この段階では，般化を促進するために現実の生活場面に似た活動をさせる．このような活動において，臨床家はクライアントが自分の発話をモニタするだけでなく，発話内容にも集中できるように会話場面を設定する必要がある．個人的な経験を話したり，強い感情を呼び起こした話題について話したり，グループ討論の中で話したりという活動が適している．Van Riper(1978)は，この治療の最終段階で，逆練習法(negative practice)が新しい反応を定着させるのに役立つと提案した．逆練習法では，クライアントは故意に目標音を誤って産生する．Van RiperとErickson(1996)は，このような故意の誤り音の産生が学習の速度を速めると述べている．

この時点では，会話で目標音を使用するだけでなく，治療環境以外の場面でも使用できるように般化させる．このような場面般化は，クライアントが語レベルで目標音を産生できるようになったら行われることが多い．治療の早い段階で転移が促進されれば，語レベルを越えて般化が顕著に進み，句，文や会話レベルの治療段階に要する時間が短縮できると想定される．

Van RiperとErickson(1996)は，産生訓練が単語レベルに進んだら，感覚知覚訓練を含めるべきであると勧めている．その結果，産生された音韻の内的な知覚が外的な知覚に伴って起こるようになる．クライアントが相手の発話の中の音の正誤を知覚できれば，音韻対立のような内的な概念の確立を促進すると仮定した．このような音韻対立の概念は，クライアントが自分の誤り音

について判断するのに必要となる．

　内的または"内的—聴覚(intra-auditory)"弁別が促進されると，クライアントが誤り音を思い出し，知覚し，予知する方法を習得するのに役立つ．誤りが起こった後で自分の音韻の誤りを検証することや，どこで誤りが起こるかを予測することは，自己モニタリングを確立する一助となる．しかし，内的—聴覚弁別を確立する方法は，外的モニタリングほど容易でない．録音された語音を何度も繰り返し聞いたり，自分自身の発話をスピーカなどから増幅して聞いたり，追唱（臨床家やクライアントの発話を山彦のように追いかけていく）などが指導法として推奨されている．

伝統的アプローチのまとめ

　背景　伝統的アプローチの基礎となる仮説は，次のようなものである．①語音の誤った知覚は，しばしば音韻の誤りに関係している．②音韻の誤りは，口腔の運動技能の発達が十分でないためと考えることもできる．このように，伝統的なアプローチは，弁別訓練（耳の訓練）と緊密に連携し，目標音の産生における運動的側面に強く依存している．

　特徴　伝統的アプローチは長年，構音治療の基礎的な枠組みを構成し，各語音の運動学習に重点を置いてきた．このアプローチは，一般的な治療指針と，誤り音を修正する順序（基礎の確立から維持までの段階）を示している．しかし，ステップごとの細かい手順は示していない．いくつかの指導法が提案されているが，基準レベル，強化スケジュール，またデータ収集の体系は提示されていない．このアプローチは，あらゆる年齢のクライアントの要求に合わせて変えることができる．このアプローチで推奨されている知覚訓練（耳の訓練）は，弁別，同定，ことばのモデルによる聴覚刺激，そして自己モニタリングからなる．

　長所と限界　歴史的な観点からいえば，伝統的アプローチは音韻治療に最も広く採用されてきたアプローチである．このアプローチにおける訓練課題の順序の論理性，運動学習の有効性および妥当性や適合性は明らかであり，様々な治療アプローチの基礎となった．しかし，音韻障害が運動障害に起因していない場合や，クライアントの誤った音韻パタンがすべての音類に影響を与えている場合には，最も有効なアプローチとはいえないかもしれない．

　研究的支持　伝統的アプローチは，これまで多くの臨床家によって"用いられ"，十分な時間をかけて検証されてきた．多くの研究者がこのアプローチに基づいた治療とその結果生じた音韻変化について報告してきた．しかし"伝統的アプローチ"とその他のアプローチとの比較研究は少ない．弁別訓練と産生訓練を区別することが困難であり，外部音声の弁別訓練の効果を支持するデータが不足しているので，外部音声の弁別訓練をすべての子どもの治療過程に含めることは疑問視されてきている．このアプローチは，誤り音が少ないクライアントに適している．このア

プローチを構成する要素は言語学的アプローチにおいても用いられている．

多音素法

多音素法(multiple phoneme approach)は，各治療セッションの中で複数の誤り音を同時に治療する方法で，McCabeとBradley(1975)によって開発された．伝統的な治療法と構音に関するデータ収集システムとを組み合わせたところに特徴がある．さらにこのアプローチでは，治療の行動原理と会話における音の分析が必要である(Bradley, 1989)．多音素法は，基礎の確立，転移，維持の段階に分けられる．

第I段階は，**基礎の確立の段階**と呼ばれ，目標音をアルファベットまたは音声記号に対応させて単音で引き出すことを狙いとしている．まず聴覚・視覚・触覚刺激(クライアントはモデルを聞き，対応する視覚的な記号を見て，構音位置づけ法による手がかりが与えらえる)に基づいて音を産生し，次に聴覚・視覚刺激(文字とモデルの対)，最後に視覚刺激(文字だけの提示)に基づいて音を産生する．基礎の確立の段階での目標は，単音で視覚刺激5回中4回で目標音を正しく産生することとした．

第I段階の第2ステップは*保留の手続き*(holding procedure)と呼ばれ，単音レベルで正しい目標音の産生を維持することを目的としてつくられた枝分かれステップである．時間が限られているために，ある治療セッションですべての目標音を対象にする転移訓練が行えない場合に，この保留の手続きが用いられる．例えば，会話では/s, z, ʃ, t, f, v, r, l/を誤るが，単音レベルでは基礎の確立の段階の基準を満たすクライアントの場合を考えてみよう．臨床家はある治療セッションで単語レベルで/s/, /z/, /ʃ/を，音節レベルで/t/, /f/, /v/を訓練する．しかしこの治療セッションでは/r/と/l/の転移訓練を行う余裕がないので，/r/と/l/を1〜2回だけ単音で引き出しておく．このように単音で音を引き出すことを保留の手続きという．

第II段階は**転移の段階**(transfer)と呼ばれ，単音から会話までの治療の流れに沿って正しい音の産生を促すように企画されている．転移の段階は，5つのステップまたは活動からなり，クライアントは1つの治療セッション中でどのレベルであろうとも様々な音を産生することができる．

転移の第1ステップでは，対象児が音節レベルで指導を受けた方がよいか，単語レベルで指導を受けた方がよいかを決定するために，探索検査として*単語復唱探索検査*(the imitative word probe)を実施する．単音節語10語中6語で目標音の産生ができなければ音節レベルからはじめる．このステップでは，通常用いられているすべての母音と子音とを組み合わせたCV，VCの形で子音が産生できるように訓練する．文字と聴覚刺激を用いて多音節連鎖へとステップを進める．

転移の第2ステップでは，語の文字カードを用いて語頭，語中，語末の*語内位置*で目標音が引き出されるよう訓練する(文字が読めない者には絵刺激が用いられる)．訓練語の総数は25語ないし30語以内とし，動詞，形容詞，前置詞，冠詞，名詞が必ず用いられるようにする．次のステッ

プに進む基準は1回の治療セッションでの正答率が90%であるか，2回のセッションを通して正答率が80%であることとされている．

転移の第3ステップでは，すべての語を正しく産生することを目標に，*句および文の単位*で訓練する．初期には使用語彙および句や文の長さの調節が重要である．もしクライアントがまだ限られた数の音素しか獲得していない場合は，臨床家は実際に目標音が含まれている語がどのくらい正しく使われたかを算定しなければならないかもしれない．またクライアントは自分自身の産生音をモニタするように勧められる．次のステップへ進む基準は単語レベルと同様である．

転移の第4ステップは，*物語を読んでお話をする段階*（reading-storytelling）で，4語から6語のまとまりの連続発話ですべての目標音が正しいことが目標である．物語を読んでお話をすることは反応を引き出すための手段である．

転移の第5ステップは，*会話の段階*，すなわち最終段階である．1回の治療セッションを通してすべての音が正しく構音されている語の正答率が90%であるか，2回のセッションを通しての正答率が80%であることがこの段階の終了基準である．

第III段階は**維持の段階**（maintenance）と呼ばれ，様々な発話条件での語単位の正確さに焦点が置かれる．この段階では，臨床家，クライアント自身，周囲の人々によって，多様な発話条件での産生の正確さがモニタされる．

多音素法で第1に強調されるのは，治療セッション中の正反応と誤反応を数えて記録に残し，クライアントのすべての反応を表にすることである．1回ごとのセッションを通じて，臨床家は図7.1に示した構音データシート（the Articulation Data Sheet）に反応を記録する．そのシートは各音の産生のレベルと正確さを記録するようにつくられている．

多音素法の枠組みは，①連続的に組まれた訓練ステップ，②資料の収集，から構成される．教示の方法は臨床家の判断と選択にまかされる．

多音素法のまとめ

背景　多音素法は，もともと口蓋裂に伴う重度の音韻障害を示すクライアントのために開発された．伝統的な治療法の流れに沿っており，しかもすべての誤り音が治療対象にされているということは，このアプローチが構音の誤りを運動の視点からとらえていることを示唆している．

特徴　多音素法の特徴は，反応のデータ収集のために組織立てられたデータシート，基礎の確立の段階で用いられる手続き，目標音および目標語に文字を連合させて用いること，訓練語としていろいろな品詞（名詞，動詞，形容詞など）を用いること，各治療セッションで複数の目標音を教えることである．

長所と限界　多音素法では，同時にいくつかの音を教え，クライアントの反応を組織立てて

患者氏名 _____　　　　　　　　　日付 _____
検査者 _____　　　　　　　　　転移 _____
　　　　　　　　　　　　　　　　　　　　　　　　維持 _____
　　　　　　　　　　　　　　　　　　　　　　　　ステップ _____

日付	訓練回数	治療内容	単音	音節	単語	文	本読み	会話	時間	反応(計)	誤答(計)	正答(計)	正答率(%)	備考

図 7.1　構音データシート
R. McCabe and D. Bradley より許可を得て使用．

収集することができる．データ収集のシステムが複雑なので，集団治療より個人治療に適している．この方法はすべての誤り音を同時に治療するため，学齢前の子どもでは混乱を招くこともあり，また文字シンボルを用いるので難しいかもしれない．いくつかの誤り音の運動的側面に対して治療が行われるが，言語学的アプローチに基づいたデータ収集システムも用いることができる．例えば伝統的アプローチにしたがって訓練を進めながら，音韻の誤りのパタンを教えるときにはこの収集システムを用いる．治療セッション数が限られて複数の音を同時に訓練しなければならない場合(例：治療のための保険が12セッション分しか適用されない)や誤りのパタンがみられない場合には，このアプローチが適している．この場合は，音の獲得でみられる音素間般化に期待するのではなく，すべての誤り音を同時に訓練する本法が有用となる．

研究的支持　McCabeとBradley(1975)は，多音素法による治療を行った5歳から14歳の44例のデータを報告している．彼らはアリゾナ構音能力尺度(the Arizona Articulation Proficiency Scale)および特別に考案した決められた形式の構音検査の両者で統計的に有意な得点の増加を見出した．しかし，この研究では統制群が用いられていない．Black(1972)は，多音素法が最初に採用された年の公立学校のケース終了率は80%であったと報告している．異なる方法が用いられていた前年は，終了率は20%にすぎなかった．このようなデータから本アプローチは支持されるが，統制群の手法を用いていないので，科学的な厳密さに欠ける．

構音のための条件づけプログラム

　構音のための条件づけプログラム：モントレー構音プログラム(Programmed Conditioning for Articulation：Monterey Articulation Program)は，伝統的な構音治療の方法に基盤を置き，行動理論によって方向づけられたプログラムであり，BakerとRyan(1971)によって開発された．この方法はプログラム学習の原理にしたがって作られており，臨床家が治療したいと思う語音すべてに適用することができる．この方法は，18ステップと91の枝分かれステップ，そしていくつかの音を引き出すプログラムからなる基礎の確立の段階，15ステップの転移の段階，5ステップの維持の段階で構成されている．

　音を引き出す(Sound evocation)プログラムは，目標音の産生行動がクライアントの反応のレパートリにないときに用いる．/s/，/r/，/l/，/θ/，/ʃ/，/tʃ/ のプログラムが用意されている．上記以外の音素を教えるための一般的な指示と指針も示されている．基礎の段階を開始するにあたり，治療対象音を選択し，プログラムのどのステップから開始するか決定するための検査が定められている．

　プログラムのすべての段階で同一の基本的治療パタンがとられる．すなわち，クライアントは与えられた刺激に反応し，正反応に対して強化が与えられる．ことばによるモデルや模倣は，こ

のプログラムで高頻度に用いられる刺激の提示方法である．反応を引き出すために絵や文字を見せたり，お話を聞かせるたりする．著者らは1時間の治療時間内にクライアントから平均300個の反応を得るように訓練することを勧めている．正反応に対する強化は，連続強化スケジュールで開始し，子どもの改善の程度にしたがって10対1の固定強化率に変えていく．

プログラムの次のステップに進むための基準レベルは10連続正反応である．誤りが固定的に生じる場合は枝分かれの課題を先に行う．枝分かれに移行する基準は，10連続の誤りまたは3連続治療セッションで正反応率が80％に満たない場合である．

このプログラムの基礎の確立の段階は，音を引き出すプログラムから，治療場面内の会話までである．このように，基礎の確立の定義はこの本全体で用いられている定義よりも幅が広い．表7.2に基礎の確立のプログラムの大枠を示した．治療の順序はシリーズA（単音の模倣）からシリーズB（音節形の模倣）へ，またステップが進むにつれて刺激と反応の複雑さが増加する．プログラムには，刺激の内容，期待される反応，および強化スケジュールについての具体的な指示が記述されている．

プログラムの転移の段階は，場面または状況の転移の段階である．転移プログラムのシリーズA（表7.3）は基礎の確立の段階の間にはじまる．クライアントが基礎の確立のプログラムの中のある基準レベルに達したら，クライアントに親と行う家庭学習用の単語，句，文のリストを与える．親は5分間子どもと練習し，反応を記録するように指導を受ける．

転移の段階のシリーズBおよびその後に続くシリーズ（表7.3参照）の間，臨床家はクライアントの発話場面をモニタし，最終的にはクライアントに発話をさせたり，珍しいものを学校に持っていって仲間に説明するような発表会に参加させたりする．このような発話場面で，最低10個の目標反応が記録されなければならない．またクライアントが次のステップに進むためには，反応の90％以上が正しくなければならない．

プログラムの維持の段階は，転移の段階が完成した後の2ヵ月間である．新しく獲得した音を維持するよう援助する目的で定期的に再チェックを行う．最初の1ヵ月はクライアントに週1回会う．次の1ヵ月は1度だけ会う．この段階のそれぞれのステップに対する基準は，会話での10連続正反応が得られることである．

構音のための条件づけプログラムのまとめ

　背景　　この行動理論に基づくプログラムでは，語音は学習された運動行為であるとする観点から治療をとらえている．治療は運動技能を向上させることを目的とし，行動変容に用いられる行動理論の原理にしたがって進められる．治療は，随伴強化を伴う段階的な小ステップの連続からなる．したがってこのプログラムは，行動の条件づけに基づく形式に則った治療法である．

　特徴　　誤り音を矯正するために設定された，詳細なステップごとの指示は，臨床家にとって

表 7.2 構音の条件づけプログラム：基礎の確立の段階

ステップ		刺激	反応	強化スケジュール
シリーズA		訓練前の基準検査の実施 構音点法の開始		
	1	単音	単音	
シリーズB	1	無意味音節における音，目標音Xと短母音(a, e, i, o, u)とを組み合わせて語頭(Xa)でランダムに呈示される．	音節	
	2	無意味音節における音，目標音Xと短母音(a, e, i, o, u)とを組み合わせて語尾(aX)でランダムに呈示される．	音節	
	3	無意味音節における音，目標音Xと短母音(a, e, i, o, u)とを組み合わせて語中(aXa)でランダムに呈示される．	音節	100％（連続）
シリーズC	1	語頭で目標音Xが含まれる単語	単語	50％
	2	語尾で目標音Xが含まれる単語	単語	50％
	3	語中で目標音Xが含まれる単語	単語	50％
シリーズD	1	2〜3語からなる句にランダムに現れる，目標音Xが語頭に含まれる単語	句	50％
	2	2〜3語からなる句にランダムに現れる，目標音Xが語尾に含まれる単語	句	50％
	3	2〜3語からなる句にランダムに現れる，目標音Xが語中に含まれる単語	句	50％
シリーズE	1	4〜6語からなる文にランダムに現れる，目標音Xが語頭に含まれる単語	文	50％
	2	4〜6語からなる文にランダムに現れる，目標音Xが語尾に含まれる単語	文	50％
	3	4〜6語からなる文にランダムに現れる，目標音Xが語中に含まれる単語	文	50％
シリーズF	1	音声環境を統制した読む教材（もし，読み手がいない場合は，シリーズG-2へ）	文を読む	100％
シリーズG	1	物語：声を出さないように読むように指示し，その後で，内容について話す．	声を出さないで物語を読む 句や文を用いて読んだ内容を話す 句	100％
	2	絵：（先生が最初の絵についての短いお話のモデルを示す．）	文を用いて絵についての物語を話す	100％
シリーズH	1	会話	会話	100％
	2	会話 プログラムの終了 終了 訓練後の基準検査の実施 転移プログラムシリーズBへ 新しい音のプログラム開始	会話	10％

出典：Monterey Learning Systems, 900 Welch Road, Palo Alto, Calif. より許可を得て使用．

表 7.3　構音の条件づけプログラム：転移の段階

ステップ	刺激	反応	強化スケジュール
シリーズ A	家庭で子どもは両親といっしょに行う		
1	目標音Xが含まれる単語をいう	単語の復唱	100%
2	目標音Xが含まれる単語で構成される句をいう	句の復唱	100%
3	目標音Xが含まれる単語で構成される文をいう	文の復唱	100%
4	読み物または絵	本読みまたは絵についての説明	100%
5	会話	会話	100%
シリーズ B	転移の基準検査の実施 臨床家が同席している様々な環境		
1	治療室の外(ドアの外)	会話	100%
2	治療室の外(玄関)	会話	100%
3	治療室の外(建物の外または別の部屋)	会話	100%
4	運動場またはカフェテリアまたは放課後または臨床場面	会話	100%
5	教室の外	会話	100%
シリーズ C	教室の中		
1	教室の中で臨床家が同席している場合	会話	100%
2	教室の中で臨床家と担任とが同席している場合	会話	100%
3	小さなグループでの活動	会話	100%
4	大きなグループでの活動	会話	100%
5	クラスの仲間の前での"スピーチ"または"発表会" 転移の基準検査の実施 プログラムの終了 終了 維持へ進む	会話またはモノローグ	100%

出典：Monterey Learning Systems より許可を得て使用．

は，治療を進めていくためのいわゆる"処方(recipe)"であるといえる．基礎の確立から転移，維持までの範囲と家庭学習プログラムも含んでいるために，他のプログラムに比べてより包括的である．すべての指示はプログラム化されているが，治療はクライアントの反応から得られたデータに基づいて行われる．

　長所と限界　このプログラムを本書に含めた理由は，この方法が基礎の確立の段階から終了に至るまで，体系的かつ段階的にクライアントを導くための手順を臨床家または治療補助者に提供できるからである．1回のセッションでたくさん反応をすることに重点が置かれているので，多くの繰り返しと運動経験が確実に得られる．方法としては模倣に依存するところが大きく，一部

のクライアントや臨床家にとっては退屈かもしれない．枝分かれステップがあることで，プログラムをある程度個別化することが可能であるが，このプログラムは小学生から成人までの多様なクライアントに適応可能であることが発想の基本である．

研究的支持　　BakerとRyan(1971)，Gray(1974)は，このプログラムを支持するデータを報告している．彼らは，このプログラムのすべての段階で訓練前検査と訓練後検査の得点を比較したところ，被訓練者の得点に有意な増加がみられたと報告している．しかしながら，統制群またはその他の統制条件を取り入れた実験は報告されていない．

感覚・運動アプローチ

感覚・運動アプローチ(Sensory-motor approach)は，McDonald(1964)によって開発されたもので，恐らく最も幅広く認められており，様々な音声環境における産生の運動的側面に焦点を当てている．この治療システムは，運動を基盤としているが，前半で述べた伝統的アプローチとは極めて異なっている．目標音の単純な産生からより複雑な産生への般化を促進するために音声環境を用いるとよいという仮説に基づいている．このシステムの独自な点は，このアプローチが最初に導入された時点で，①知覚訓練は産生訓練に先行すべきである，②産生訓練の最初の段階では音の産生は単音で行うべきである，という見解を否定したことである．この見解に対してMcDonaldは，会話で用いられる語音は，単独で現れることはなく，むしろ音節形で現れると指摘している．したがって音節を語音産生の基本単位とみなすならば，治療は単音よりも音節単位の産生からはじめるべきだとしている．

治療の最初の目標は，会話における運動感覚と聴感覚についてクライアントの認識を高めることである．この時点で，クライアントは臨床家の音声モデルに続いて，2音節，3音節の組み合わせを模倣する．単純な運動からより複雑な運動へと，強勢パタンを様々に変化させながら，刺激が階層的に配列されている．この練習の目的はクライアントが"聞き，その後，自分自身で刺激を再び産生して聞いたり感じたりすること"である．

練習は，子どもが2音節(CVCV)で正確に産生できる音(誤り音でない音)からはじめ．2音節の2番目のCVは，最初のCV音節の繰り返しであり，各々の音節は同じ強勢で産生される．その子音は，一般的によく用いられる母音と組み合わされる(例：[titi]，[tɪtɪ]，[tete]，[tætæ]，[tʌtʌ]，[tutu]，[tʊtʊ]，[toto]，[tata]など)．ついでクライアントは，1番目の音節に第1強勢を置いて音節を模倣し，さらに2番目の音節に強勢を置いて行う．この過程で，各音節で用いる母音を/titɪ/のように変化させていく．さらに，クライアントが正しく産生できる子音が様々な母音や強勢パタンと組み合わされて変えられていく．様々な運動パタン(すなわち，子音—母音の構音位置による変化)が含まれる．

2音節で練習を行った後に，例えば［lalala］のような3音節の模倣が導入される．3音節の練習も，2音節と同様に，様々な運動の組み合わせと強勢パタンからなる．2音節や3音節での練習の一部として，クライアントは構音位置や構音動作について説明を求められる．2音節や3音節の音声環境に誤り音のいくつかが含まれることがある．これらが誤って産生されても，これらの音を治療すべきではない．

構音の誤りに対する治療は，誤り音が正しく産生される音声環境から開始される．McDonaldは /s/ の産生を誤る子どもの例を挙げた．掘り下げ検査で"*watchsun*"が /s/ が正しく産生される音声環境と確認された後に，次のような教示を勧めている．①ゆっくりと"*watchsun*"を言う．②両音節とも同じ強勢で"*watchsun*"と言う．さらに第1強勢を第1音節に置いて，その次に第1強勢を第2音節に置いて言う．③"*watchs*"まで言って最後の［s］を引き伸ばし，［ʌn］を言ってよいというサインが出たら言う．④"watch, sun will burn you."といった同じ音声環境を含む短文を言う．他の文や他の強勢パタンでも繰り返す．この活動では流れるような運動の連続が重要であり，文の意味は重要ではない．

第3番目の目標は，"異なった音声環境で系統的に正しい音の産生ができるように促すこと"である．クライアントは，正しい /s/ の後続の母音を変えることにより少しずつ運動パタンを変えるように教えられる．例えば，"*watchsun*"での /s/ が正しい場合，McDonaldは，次のような流れを勧めている．

watch-sum	*watch-sat*
watch-sea	*watch-soon*
watch-sit	*watch-sew*
watch-send	*watch-saw*

次の段階では，さらに音声環境を変化させて語の練習をする．上記の例を用いて述べると，/tʃ/ に先行する音，後続する音を変化させていく．例えば，*teach，reach，pitch，catch，beach* のような単語が，/s/ ではじまり様々な母音が続く1音節語(例：*sand，sun，said，soon*)との組み合わせで用いられる．その他にも，/tʃ/ で終わる語と /s/ ではじまる単語との様々な組み合わせを用いて練習する(例：*teachsun*)．いろいろな音の組み合わせが異なった速度や強勢パタンで練習され，また文でも練習される．

次の治療段階では，/s/ が正しく産生できる［tʃ］以外の音声環境に進む．そして音声環境，発話速度，音節の強勢を様々に変えながら練習する．状況への転移のための手続きや活動は，他の治療システムで用いられるものと同様である．

Hoffmanら(1989)は，感覚運動アプローチの変化型として，構音運動の自動化を促進するように設計された，産生を基本とする一連の訓練課題について述べた．この方法の基礎となる仮説は，「過剰に学習された行動や高度に自動化された行動は，注意深く計画し実行される行動の反復練習によって修正される」(Hoffman et al., 1989, p.248)というものである．*不適切な行動パタ*

がひとたび自動化され習慣化されると，これらの行動を修正する過程の内容は，以前みられた行動の発達とは異なると指摘している．訓練では，以前に学習した(不正確な)行動に代わる構音運動の調整について教示し練習する．以下の段落では，彼らが提案する一連の課題と治療について述べる．

　誤り音に直接的に働きかける前に，臨床家は，クライアントが正しく産生できる音の分節を模倣によって引き出す．このような"刺激課題"では，クライアントは発話課題において成功を体験すると同時に，臨床家の産生を観察して模倣する．臨床家は，子どものレパートリにある正しい音形をモデルとして示すだけでなく，臨床家のモデルに対応した構音操作を練習させるために強調した動作で音を産生する(例：/m，p，f/ で両唇を丸める)．臨床家が産生した音とクライアント自身が産生した音を同定したり，比較したり，弁別したりすることで，クライアントの能力は促進されるだろう．

　刺激課題を行った後に，臨床家とクライアントは，ともに目標音を正しく産生するために必要な構音運動の調整を行う．臨床家は，クライアントが誤った構音動作に気づくように，クライアントの誤りと同じような音を用いた文をクライアントに繰り返し読んで聞かせる．クライアントは"正しい"あるいは"よりよい"目標音を産生するように訓練されるのではなく，むしろ発話のメカニズムや目標音の産生という最終的なゴールに関連した面白い活動をすることに重点が置かれる．この段階では，発話のメカニズムについての解剖学的，生理学的な情報を提供するように企画されている．子どもは鏡を用いてどのように音が産生されているかを観察したり，オーディオテープやビデオテープを用いて聞いたり見たりする．

　繰り返し練習には複雑さの程度に応じて4つのレベルがある．非シンボル単位，単語および対語，文の中の音，会話である．会話レベルが達成されると，4つのレベルが混ざった繰り返し練習を行う．

　非シンボル単位の練習では(Hoffman らは*無意味音節*(nonsense syllables)というより*非シンボル* (nonsymbolic)という用語を用いている)，訓練前からできている構音動作について訓練が行われる．非シンボル訓練では，VC，CV，VCV，VCCV 音節における目標音の産生に重点が置かれる．非シンボル単位での産生は，形態論的，統語論的，意味論的なことよりも発話課題に集中できるので，発話者にとって制約が最も少ない．表7.4 は，非シンボル単位の練習表である．彼らは，このような基本的なレベルで運動性が習得されれば，より言語学的，社会的に複雑なレベルにおける習得も促進されると示唆している．

　単語および対語の練習は，このプログラムの次の段階である．最初の目標は，非シンボル単位からすでに練習された非シンボル音節を含む意味のある単位へ転移することである．このレベルの練習は，記憶とスピードが要求されるだけでなく，クライアントが責任をもって自分の行動の正確性を認識したり判断したりできるように計画されていなければならない．表7.5 は，この段階で用いられる語内位置を配慮した単語および対語を示している．

表 7.4 非シンボル単位の練習表

V	C	V	C	V	C	V	V	C	C	V
i	s	i	s	i	s	i	i	t	s	i
a	s	i	s	a	s	a	i	t	s	a
u	s	i	s	u	s	u	i	t	s	u
æ	s	i	s	æ	s	æ	i	t	s	æ
		a	s	i			a	t	s	i
		a	s	a			a	t	s	a
		a	s	u			a	t	s	u
		a	s	æ			a	t	s	æ
		u	s	i			u	t	s	i
		u	s	a			u	t	s	a
		u	s	u			u	t	s	u
		u	s	æ			u	t	s	æ
		æ	s	i			æ	t	s	i
		æ	s	a			æ	t	s	a
		æ	s	u			æ	t	s	u
		æ	s	a			æ	t	s	a

表 7.5 ［s］のための単語と対語

母音の前		母音の間	母音の後	
語頭	子音結合	語中	語末	対語
Sam	scat	passing	pass	Jack sat
seed	ski	receive	niece	jeep seat
soup	scooter	loosen	loose	room soon
saw	scar	bossy	toss	cop saw
sit	skit	kissing	miss	lip sip
sign	sky	nicer	mice	right side

　このプログラムの次の段階は，音声環境を考慮した反復練習用の文における音の練習である．この段階では，クライアントは臨床家の手本の文(単語レベルで練習した語が含まれる)を復唱する．模倣練習用の文は，語を選択するときと同様に，子どもの年齢，能力，興味に適っていることが大切である．

　この段階で2番目に行うのは，目標とする分節音を含む刺激語を提示し，クライアントにその語を復唱させてから，自発文の中でその語を使用させることである．このプログラムの最終段階は，会話で目標音を用いることである．この活動では，絵を用いて説明したり，演じたり，読んだりできるお話が用いられる．フェルト製の板や人形が特に勧められる．臨床家が独自に創作し

た一連のお話が用いられる．例えば，「これは，Poky という亀です．今日は Poky の誕生日です．Poky は6歳になります．Poky は"今日は僕の誕生日だ"と言います．彼は，何といっているのでしょうか？」——クライアントは次のように答えます．「今日は僕の誕生日だ」．このような会話を通して，目標音の練習はコミュニケーション課題に組み込まれる．さらに文レベルの練習を行うことによってクライアントがこのような会話から文の練習ができるように訓練する．

このプログラムは一連のステップあるいはレベルによって表されているが，Hoffman らはこれらのステップが重複することも指摘している．このプログラムでは，主にクライアントが個々の目標音について運動パタンや構音位置が適切であったかどうか判定する．複数の音素に誤りがみられる子どもでは，1つの音が刺激課題から繰り返し練習に転移したら2番目の目標音が導入されるが，最初に導入した音の練習も続けられる．

感覚運動アプローチのまとめ

背景　感覚運動アプローチの基礎にある理論的な考えは，構音の誤りは構音動作に重点を置いた練習により修正されるというものであり，音節単位はその後のより複雑なレベルの運動練習のための基礎を構築するものと考えている．このアプローチを用いるためには，治療の対象となる音がクライアントのレパートリになければならない．

特徴　このアプローチの特徴は，模倣による繰り返しの産生を強調している点である．また正しい音の産生と治療対象となった誤り音の産生の両者において，音声環境を系統的に変化させる点が，他のアプローチと異なっている点である．

長所と限界　このアプローチの長所は，子どものレパートリにある行動（特別な音声環境における分節音の産生）から形成していくこと，運動の聴覚的，触覚的，運動感覚的な認識を加えた音節の単位での練習を利用している点である．このアプローチは，ある音の産生が浮動的なクライアントや，別の音声環境で一貫して産生できるようにする治療が必要なクライアントに特に有用である．音声環境と強勢を系統的に変化させながら音節で治療するという考え方は，音節での産生を訓練する方法として有用である．しかし，2音節や3音節で正しい音の産生を練習することが，誤り音を含む2音節や3音節で正しい音の産生を引き出すのに役立つかということは未だ明らかではない．この方法は，多音素の誤りや言語学的な誤り，またはその両方の誤りがみられるクライアントには通常適用されない．

研究的支持　掘り下げ検査は治療に有効な音声環境を特定するために広く用いられてきているが，この治療アプローチの有効性を支持するような臨床的な報告は不足している．

運動アプローチを用いた治療のまとめ

これまで述べた治療アプローチは，目標音の産生に必要な運動技能の発達と習慣化に焦点を当てたものであり，伝統的アプローチはこれらのアプローチの基礎になっている．構音動作の練習によって，訓練していない音声環境に正しい産生が般化したり，産生行動が自動化されるというのが基本的な仮説である．運動アプローチによる治療は特に音声学的な誤りに適しているが，言語学的な問題が反映されている障害に対しても用いられることがある．

運動アプローチのための治療指針

1. 運動アプローチを用いた治療法は，/s/，/z/ のリスピングやその他の誤りのような個々の分節音の運動に問題を示すクライアントの治療方法として勧められる．運動アプローチは，言語学的な誤りあるいは特定のパタンの誤り，特にそのパタンが運動的な制約による場合（例：母音の前の有声音化，ある子音結合の単純化）も治療プログラムに組み込まれる．治療は，クライアントが目標音を産生できる言語学的なレベル（単音，音節，単語）から開始される．
2. 知覚訓練は，誤り音の知覚的な問題が明らかなクライアントに対して運動治療プログラムの一部として勧められる．
3. 水平アプローチとサイクルアプローチは，いずれも多くの音に誤りがみられるクライアントの治療に適している．
4. 伝統的アプローチに基づく詳細な評価表にしたがって訓練を行いたいと考える臨床家にとっては，構音治療のプログラム条件づけ法が参考になる．
5. 言語学的アプローチでも運動練習が必要であり，運動アプローチの段階と方法は言語学的基盤に基づくアプローチでもよく用いられる．

言語学的アプローチを用いた治療

治療における言語学的アプローチは，主としてクライアントのレパートリの中に音韻規則を確立することに焦点を当てている．運動アプローチによる治療は個々の音に焦点を当てているが，言語学的アプローチは音と音との関係（対立やその他の規則）に焦点を当てている．

言語学的規則の獲得を促進するような治療プログラムは，統一された単一な方法ではない．しかし，言語学的アプローチには2つの特徴がある．第1の特徴は行動が治療目標となる音韻プロセスに関連しており，第2の特徴は治療法に関連している．

誤りを規定するパタンや規則を決定するために行われる音韻分析結果に基づいて，目標行動が

選択される．誤りパタンや音韻プロセスが決定された後，その音類の般化または語内位置の般化を促進させる可能性の高い"見本"と呼ばれる音が選択される（例：特定の素性をもつ他の音，同じ語内位置における他の音）．治療では，同じパタンに属する別の音に般化が起こることを期待して（例：1つの語末子音の対立を教えることによって他の語末子音への般化が生じる），適切な音の対立や音連続の対立のいずれか一方の獲得が促進されることを意図している．

　言語学的モデルに基づいた検査形式のほとんどは最小対語を用いており，素性の最小の対立から最大の対立まで含まれる（Weiner, 1981；Gierut, 1989；Fey, 1992）．例えば，bus-buck のような最小対は大きな対立を示し，bus-but のような最小対は小さな対立を示す（/s/ と /t/ はともに舌尖音であるという点で対立が小さいが，/s/ と /k/ は歯茎音と軟口蓋音であるので対立が大きい）．

　本章の後半では，言語学的な見解に基づく治療アプローチに焦点を当てる．これらのアプローチの主要な目的は，①弁別素性の対立を確立する，②音韻プロセスを消失させるかまたは減少させる（単純化），である．言語学的アプローチは音韻体系の他の面とも関連している．これらの中には同音異義語をなくし，新しい音節形態や新しい音類を発達させることがある．さらに言語学に基づいたアプローチは，他のタイプの言語障害（例：統語，意味，語用）だけでなく言語学的背景を有する音韻障害も合わせもつ子どもにも勧められる．

　弁別素性に基づいた治療アプローチと音韻プロセスに基づいた治療アプローチは類似した理論的基盤から生じたものであり，相互に関連した治療方法であることを覚えておいて欲しい．弁別素性と音韻プロセスの治療アプローチは類似しているので，これらをまとめて討議する．

弁別素性アプローチ

　弁別素性 は音や音類間の言語学的な対立を決定する音素より下位の要素と考えられている．つまり，弁別素性の特有な束は，個々の言語における音素を区別する特徴の基になっている．弁別素性については，第1章と第6章に述べられている．

　弁別素性に基づいた治療プログラムは，1つまたは複数の誤りパタンがクライアントにみられるとき，その状態は弁別素性対立が欠落していることによるとみなし，欠落している素性の対立を確立させることを意図している．このプログラムは，通常，素性を含む音を教えることによって素性を確立させることに焦点を置いている．新しく確立された素性は，見本音からその素性が欠けていた音と同じ音類に含まれる他の音へ般化するであろう（例：＋持続性が目的音 /f/ から /θ/，/s/，/ʃ/ へ般化する）と推測される．

　Stoel-Gammon と Dunn（1985）は，弁別素性による治療プログラムから引き出された治療概念や治療方法を，次のように明らかにしている．

　1．目的音として1つの音素ではなくて音類が選択される．臨床家はいくつかの音に共通する

素性に焦点を当てる．クライアントは関連がない複数の音を一度に学習するというのではなく，音類に共通した素性を学習する．
2. 治療のゴールは般化の促進に置かれるので，臨床家は単音よりも音類に影響を与えるような治療をしなければならない．
3. 誤りを矯正し，成人の音のシステムを習得させる基盤として音韻対立が強調される．

McReynoldsとBennett(1972)は，1つの音(見本音)で確立された素性が，その素性が欠けている他の分節音に般化したと報告している．この結果から彼らは，弁別素性に基づいた治療は効果的な治療アプローチであると述べている．他のタイプの般化と同様に，起こり得る素性の般化の性質や程度は極めて多様である．般化は，訓練音として選択された分節音と般化が起こる他の分節音との間の類似性に非常に影響される(例：同じ音類内の分節音)．一般に2つの分節音の素性が共通であればあるほど，般化は起こり易い．

文献にみられる弁別素性による治療アプローチについて以下に述べる．読者は，弁別素性によるアプローチがすでに述べられた運動アプローチの方法論に取り入れられていることがわかるであろう．弁別素性の確立は個々の分節音の産生と関連しているので，治療は運動アプローチに類似した順序で行われることが多い．

McReynoldsとBennett(1972)は，素性の般化の性質を検討した弁別素性に基づいた訓練の治療方法について記述している．そのアプローチは産生レパートリに欠けている素性対立を教えるように計画され，2つの訓練段階からなる．

段階1では，語頭位置に目的の素性(例：＋持続性)を含む音がある無意味音節の産生を教える(例：fa)．段階2では，語末位置に目的の素性を含む音がある無意味音節の産生を教える(例：af)．各段階はいくつかのステップを含んでいる．ステップ1では，目的の素性が欠けている子音の産生を教えられる．ステップ2では，無意味音節の中で2つの子音を対立させて産生するように教えられる．1つの子音はステップ1で学習したもので，もう1つはステップ1の子音に対立する子音を選択する．例えば，教えられた第1の子音が［＋持続性］の素性を含むものであれば，第2の音または対立音として選択する素性は［－持続性］（[fi]対[pi]）となる．段階1では，その後，2つの対立する音素を語頭位置で4つの母音と組み合わせて産生させる(例：[fi]対[pi]，[fa]対[pa]，[fʌ]対[pʌ]，[fo]対[po])．段階2は目的音の位置を変えるのみで段階1と同じ方法で行う．摩擦音や持続音を破裂音に置き換える子どもについて例を示す(fun → tun；show → toe など)．段階1では，持続音/f/を教えられ，その後，その音を無意味音節の語頭で産生するように教えられる(fi, fæ, fa, fo)．ステップ2では＋持続性と－持続性の対立(例：fa-pa；fi-pi)を無意味音節の語頭で産生することに焦点が置かれる．段階2では，上記の2つのステップが語末の位置で繰り返される(例：af；af-if)．

McReynoldとEngmann(1975)はその後の論文で，弁別素性訓練はできれば最初は対立する素性を1つ含む音単位，例えば［p］対［b］における有声性，で行うことを勧めている．また，音

の対立が2つあるいはそれ以上の素性の違いを含む場合には，音の訓練は素性の違いが最も少ない分節音に焦点を置くことを勧めている．/s/ の代わりに /g/(例：/sʌn/ の代わりに /gʌn/)を使い，/d/ の代わりに /g/(/dæd/ の代わりに /gæd/)を使っている場合には，臨床家は素性の差が少ないという意味で，/g/ と /s/ の対立よりも /g/ と /d/ の対立に最初に焦点を当てるとよい(すなわち，/g/ と /d/ は同じ構音様式でいずれも有声音で，構音位置のみが異なるのに対して，/g/ と /s/ は構音位置，構音様式および有声性のすべての点で異なっている)．

WeinerとBankson(1978)は，素性が正確に使われていない分節音において素性(例：[＋摩擦性])を教えるプログラムを開発した．McReynoldsとBennett(1972)が行ったように，訓練した音から訓練しない音への素性の般化を図るというより，彼らは特定の音節を正しく産生させるのではなく素性が存在するかどうか(例：[＋摩擦性])に注目して，その素性が省略されている分節音で素性を確立しようとした．摩擦音の代わりに閉鎖音(破裂音)を使う子どもが対象であった．訓練プログラムの第1の課題は，多くの音声環境の中で［＋摩擦性］に注目させる方法から成り立っている．クライアントは摩擦音と破裂音を対照するように求められる．次に摩擦音の模倣を行うが，その分節音に含まれる他の素性が正確かどうかは問題とされず［＋摩擦性］の産生のみが強化される．つまり，模倣して産生した音は誤っていても［＋摩擦性］であれば，その反応は強化される．特に［＋摩擦性］は次に示す順序で教えられる．

ステップ1. "しずくのように途切れた(dripping)"音(破裂音)と"流れるような(flowing)"音(摩擦音)の概念を導入する．

ステップ2. 流れるような音と比較しながら，途切れた音ではじまる単語を同定させる．

ステップ3. はじめの音を持続させる(例：f-f-f-fish)ことによって摩擦を強調して，語頭に摩擦音がある単語を模倣させる．クライアントが言い終わった後に単語が途切れた音ではじまったか，流れるような音ではじまったかを判断させる．フィードバックは産生と同定の両方で行う．

ステップ4. 語頭の摩擦を強調しないでステップ3を繰り返す．

ステップ5. 摩擦音ではじまる20項目の絵を呼称させる．

彼らはこの方法によって，クライアントは20項目の絵の呼称で［＋摩擦性］を獲得したと報告している．

Blache(1989)は，音韻発達の遅れの治療に対する弁別素性アプローチを開発した．このアプローチは次の4つの基本ステップから構成されている．

ステップ1. *語彙の検討*：治療で使用する語彙項目の概念を知っているかどうかを調べる．弁別素性を教えるための最小対を選択したら，対比した両方の単語の辞書項目を子どもが理解しているかどうかが重要となる．例えば，単語の対としてTという文字と*key*を選択したら「ドアを開けるのはどっち？」「アルファベットの文字はどっち？」「錠をかけるのはどっち？」「あなたが書くのはどっち？」と質問する(図7.2を参照)．

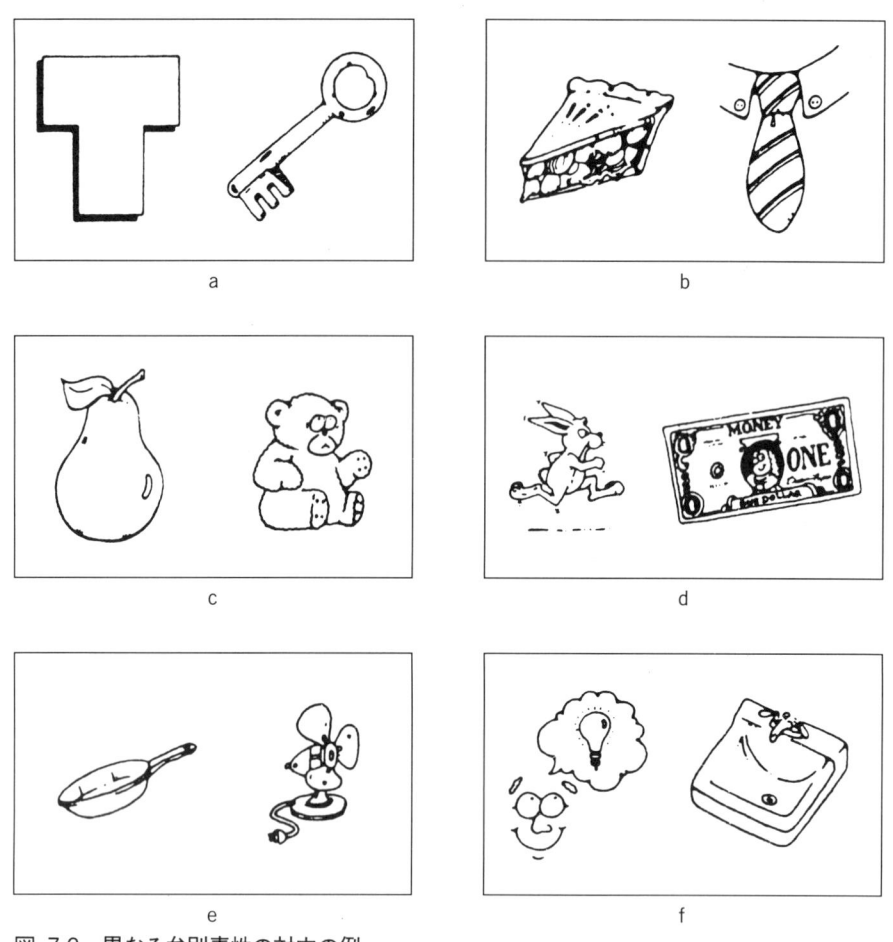

図 7.2　異なる弁別素性の対立の例

a＝舌前方―後方，b＝口唇―舌，c＝有声―無声，d＝鼻音―非鼻音，e＝持続性―中断性，f＝粗擦性―軟音性．

"Minimal Word-Pairs and Distinctive Feature Training" by S.E. Blache, in *Phonological Intervention*：Concepts and Procedures (p. 65), M. Crary (Ed.), San Diego：College-Hill Press, Inc., 1982. Copyright 1982 by College-Hill Press, Little, Brown. より許可を得て引用．

ステップ2． *弁別検査と訓練*：素性対立が弁別できるかどうかを検査する．臨床家は最小対の単語，例えば *fan-pan* または *bear-pear* のような単語を提示し，呼称した絵を子どもに指さしさせる．連続して7回正答すれば，対立する単語の弁別ができているとする．

ステップ3． *産生訓練*：最小対を弁別できることがわかったら，次のステップでは産生の課題でその素性を取り上げる．このステップでは，子どもは単語を言うように指示され，臨床家はクライアントが発音した単語の絵を指さす．クライアントは対になっている単語の一方

は必ず正確に発音できなければならないが，もう一方の単語は発音できないかもしれない．したがって，この段階では誤り音の正しい産生は要求されない．

ステップ4．般化訓練：目標語を産生することができるようになったら，より長く，より複雑な音声環境でその単語を訓練する．不定冠詞 *a* をつけた単語，2単語の表現，3単語のキャリアフレーズのような色々な音声環境で訓練を行う．この訓練はその単語が意味をもつ状況，社会的な場面，そして学校や家庭で使えるようになるまで行う．

Blache(1989)は，弁別素性アプローチは音が単独ではなく単語の中で対立単位として教えられるので，「学習が生じるような音声環境を提供するが，どのようにその音を産生するかは教えない」(Blache, 1989, p.369)プログラムであるとしている．

訓練音の選択には，子どもが産生できない音類を明らかにしなければならない．Blacheは英語の音を発達レベルに合わせて，①原初音(非言語音)，②母音，③破裂音―鼻音，④半母音，⑤持続性，⑥粗擦性，の6つの主要な音類に分類した．原始的な音と母音は3歳までに習得され，その他の音の習得はそれ以降である．

治療モデルは，最初に最も差が大きい対立を含む素性，その後，差の小さい素性へと進めていく．Blache(1989)は，破裂音―鼻音音類における素性について検討し，対立の程度が大きいものから小さいものの順に並べると，表7.6に示すようになると述べている．

表 7.6 閉鎖音―鼻音音類の対立の順序

No.	対	素性	例
1	[t-k]	舌前方―後方	*tea-key, tape-cape, ten-Ken*
2	[n-ŋ]	舌前方―後方	*win-wing, fan-fang, ton-tongue*
3	[p-b]	有声―無声	*pea-bee, pig-big, pat-bat*
4	[t-d]	有声―無声	*toe-doe, time-dime, tot-dot*
5	[k-g]	有声―無声	*curl-girl, coat-goat, cap-gap*
6	[b-m]	鼻音―非鼻音	*beet-meat, bat-mat, bike-Mike*
7	[d-n]	鼻音―非鼻音	*D-knee, deck-neck, dot-knot*
8	[g-ŋ]	鼻音―非鼻音	*wig-wing, bag-bang, log-long*
9	[b-d]	口唇―舌	*big-dig, bark-dark, bow-dough*
10	[d-g]	舌前方―後方	*deer-gear, date-gate, doe-go*

出典："A Distinctive Feature Approach" by S.E. Blache, in *Assessment and Remediation of Articulatory and Phonological Disorders* (p.377). N. Creaghead, P. Newman, and W. Secord, eds., Columbus, Ohio: Charles E. Merrill, 1989.

弁別素性アプローチのまとめ

背景　音韻治療における弁別素性アプローチは，語音は個々の素性の束から成り立つという理論に基づいており，各々の音素は分節音の産生を特徴づける素性の貯蔵庫から取り出したその音素に固有の素性の組み合わせを保有していると考える．クライアントが音の誤りをいくつかもっている場合には，欠けている素性を含む見本音を同定し，あるいは教え，そしてその見本音と同じ音類の他の誤り音に般化させることが訓練の効率化につながる．

特徴　このアプローチは最も効率的な治療計画を立てる際に注目しなければならない，誤り音のパタンまたは共通性を利用するものである．素性は分節音の中で教えられるが，素性分析とそれに基づいた治療は，誤り音の分節を個々に訓練する伝統的な方法に比べて，より統合されたアプローチである．

長所と限界　弁別素性に基づいた治療の魅力は，いくつかの個別の誤りの基底にある音韻のパタンを同定するのに役立つようにデザインされていることである．しかし，我々が先に述べたことと関連しているのだが，最大の限界は弁別素性が本来臨床治療の目的で使えるようにデザインされていないことである．弁別素性は世界の言語システムの中で分節音を分類したり同定したりするために用いられるようになった一群の素性である．素性のシステムは語音の誤りを分類するために発展してきたものではないため，すべての誤りをこの枠組みの中で記述することは不可能である．さらに，臨床に応用されてきた言語学的な素性の分類システムを使って音の置き換えを扱うのは簡単であるが，省略や歪みを記述することは難しい．ここで述べている弁別素性アプローチは広く用いられる治療方法とはいえないが，言語学的対立に焦点を当てたパタン分析の概念や治療を含んでいるので治療法として取り上げた．このような治療は，ほとんどすべての言語学的アプローチの基盤となっている．

研究的支持　先に述べた治療アプローチに関する研究から，弁別素性アプローチを治療に用いることを支持するデータが得られている．McReynoldsとBennett(1972)は，3人の被検者のすべてに，教えた見本音から他の音へ弁別素性の般化がみられたが，般化の量は被検者によって異なっていたと報告している．同様にWeinerとBankson(1978)は，[＋摩擦性]の素性が他の訓練しない音に般化したと報告している．CostelloとOnstein(1976)も，彼らの治療アプローチが[＋持続性]の素性を般化させることに成功したと述べている．般化の程度は被検者によってかなり違うが，これらのデータは弁別素性アプローチによって素性の般化が生じることを支持している．しかし，研究対象とした被検者数が少なく，このアプローチの有効性に関してはデータを追加する必要がある．

最小対対立訓練

　言語学的アプローチとして知られる訓練法の1つに，**最小対対立訓練**がある．対立訓練は，1つの音素のみ異なる語の対を利用する(例：*bat-pat*, *move-mood*, *sun-ton*)．この訓練の理論的根拠は，1つの音素のみが異なる非常によく似た語の対に着目すると，単語の中の音の違いによって意味的違いが生じることを学習するという考えである．研究者たちはこの語の対立を強調した訓練を行った後に，子どもの音韻体系に変化がみられたと報告している(Weiner, 1981；Elbert and Gierut, 1986；Gierut, 1989, 1990)．対立訓練は音韻プロセスの消去に焦点を置いているが，弁別素性に基づく訓練や置き換えの誤りに対する伝統的訓練の中でも用いることができる．

　対立訓練の例としては，語末子音を省略している子どもへの訓練方略が挙げられる．この場合，破裂音は語頭では正しく産生されているが語末では省略されている(音節閉止の欠如)．こうした状況では，臨床家は語末子音の省略は産生(運動あるいは音声)の問題ではないと推測できる．むしろ，語末子音の省略は音節構造(開音節の使用)に関係したプロセスあるいは概念を反映していると考えられる．この問題に対する治療は，英語では特定の語の対(例：*two-tooth*；*bee-beet*)を区別するには語末に子音の存在が必要なことを，気づかせることである．この場合，目標子音の産生はすでに子どもの産生レパートリの中にあり，したがって，音の産生は指導の中核とはならない．むしろ産生よりも語末子音の対立あるいは音節閉止を認識させることが指導の中心となる．

　対立訓練で通常最も多く用いられるのは，置き換えられた音や省略された音と目標音を対立させるタイプである．例えば，語頭で /k/ を /t/ で置き換えている場合には，対立訓練語は *tea-key* や *top-cop* を含む．同様に，語末の /t/ を省略するときは，対立訓練語は *bow-boat* や *see-seat* を含む．最小対による指導は，音対立が形成されていないために成人の言語では対立をなす2つの音が1単位の音の中に取り込まれて対立をなさなくなっている場合(例：/t/ が /k/ に置き換わる)や，語末子音の省略のように分節音が省略されている場合に適している．訓練は意味的違いを担う音の対立を確立するように計画される．子どもの音韻体系にみられる音韻プロセスや音の誤り方のタイプとの関係から，こうした対語は訓練用に選定されることが多い(このような語は他の分節音への般化を促進する見本音となる)．

　最小対立訓練では，音対立の知覚と産生のどちらにも焦点が置かれる．知覚訓練に的を絞った対語を用いた課題は，La Riviere ら(1974)によってはじめて提案された．この最小対を応用した訓練では，目標音と誤り音が対語の中で提示され，クライアントは提示された音のカテゴリを同定することを学ぶ．例えば，子どもが /s/ の子音結合の /s/ 音を省略する場合(子音結合の単純化)，臨床家は口頭で *spool-pool* や *spill-pill* のような最小対を提示する．クライアントはそれぞれの語を2つのカテゴリ(/s/ 単音あるいは /s/ の子音結合)のどちらかに分類するよう求められる．

　産生に重点を置いた課題では，最小対語の産生を求める．例えば，臨床家は語末子音を省略するクライアントに，*bee* または *beet* の絵カードを呼称してから渡すように言う．適切な産生に対

して臨床家は強化を行う．この課題では *bee* と *beet* との違いを理解できていて，さらにこの違いを産生できなくてはならない．先に述べたように，この訓練手順を逆にした(臨床家がクライアントに特定の絵カードを渡してくれるように言う)ものは，知覚的対立を確立するために用いることができる．

　Weiner(1981)は，ある音韻パタンの頻度を減少させるために最小対立訓練を用いた研究について報告している．Weinerは，正しく語を産生しないとコミュニケーションが成功しないという課題の中で，最小対語を用いた．例えば，Weinerは最小対の形式で語末の /t/ を教えるゲームを使った．*bow* や *boat* といった最小対語を選び，いくつかの *bow* と *boat* の絵カードを刺激見本とした．このゲームの指示は次のようなものである．

　　「私たちはこれからゲームをします．このゲームでやるのは，ここにある *boat* の絵カードを先生に全部とらせることです．あなたがボートと言うたびに，私はカードを1枚とります．私が5枚のカードを全部とったら，星のシールを1枚この紙に貼っていいですよ」．子どもが *bow* と言った場合は，臨床家は *bow* の絵をとる．「あなたはずっと *bow* と言ってますよ．私に *boat* の絵をとって欲しいのなら，ことばの最後に [t] の音を言わなくてはだめですよ．よく聞いて，*boat*，*boat*，*boat*．今度はあなたが言って．いいですよ．さあもう一度はじめましょう」(Weiner, 1981, p.98)といった指示をときどき与える．

Weinerはこのような訓練が音韻の単純化のプロセスの使用を減らし，非訓練語へも般化したと報告した．

　最小対立訓練用に様々な教材(単語リスト，絵カード)が市販されている．そうした教材の1つとして，『*対立：構音訓練における最小対語の利用* (Contrasts：The Use of Minimal Pairs in Articulation Training)(Elbert et al., 1980)』があり，これは音韻的対立の確立を容易にするために作られた最小対語の総合的なリストである．こうした単音節の最小対のリストは，音素間の対立の産生訓練あるいは知覚訓練用に作られている(表7.7 の /t/-/ʃ/ の対立を参照)．最小対語を用いた訓練手順の例としては，以下のようなものがある．

1. クライアントの音韻の誤りに基づいて，訓練する音の対立を選択する．例えば，/ʃ/ を /t/ で置き換えている場合(破裂音化)は，破裂音化のパタンに対応する目標対立語として，*tea-she*, *toe-show*, *tape-shape* を選択する．それぞれの目標語につき5枚の絵カードを使用する(この場合，合計30枚の絵カードが必要となる)．
2. *知覚レベル*の最小対立訓練を実施する(例：「私が言う絵カードをとって下さい．＿＿＿を取って下さい」)．
3. 誤り音を含む目標語それぞれについて，訓練開始前にクライアントが産生できるかどうかを検査し，必要があれば目標音素の産生訓練を行う．
4. それぞれの目標語を復唱させる．
5. *産生レベル*の最小対立訓練を実施する(例：「どの絵カードをとればいいか私に言って下さ

表 7.7 語頭位置での /t/−/ʃ/ の対立

A．伝統的な構音分類
　　分類：構音様式
　　対立：/t/−/ʃ/ 語頭

/i/	/ɪ/	/e/	/ɛ/	/æ/
T	tip/ship	tape/shape	Ted/shed	tad/shad
tea/she	tin/shin	take/shake	tell/shell	tack/shack
tee	till/shill	tame/shame	tear/share	tax/shacks
teak/sheik	tear/shear	tail/shale		tag/shag
teeth/sheath	sheer			tam/sham
teeth/sheathe				tank/shank
tease/she's				
teen/sheen				

/ɑ/	/ʌ/	/u/	/ʊ/	/o/
top/shop	Tut/shut	to/shoe	took/shook	toe/show
tot/shot	tuck/shuck	too/shoe		tone/shone
Tod/shod	ton/shun	two/shoo		toll/shoal
tock/shock		toot/shoot		
tarp/sharp				
tarred/shard				

/ɔ/	/ɝ/	/ɔɪ/	/aʊ/	/aɪ/
tall/shawl	term/Sherm		tout/shout	tie/shy
tore/shore				tine/shine
torn/shorn				
tort/short				

出典：M. Elbert, B. Rockman, and D. Saltzman. *Contrasts：The Use of Minimal Pairs in Articulation Training.* Austin, Tex.：Exceptional Resources, Inc. 1980. より許可を得て使用．

い．あなたが *toe* と言うと私はこの絵カードを取りますよ」）．
6. それぞれの対単語をキャリアフレーズの中に組み入れる課題を実施する（例：「絵カードを指してそれから"*tea* を見つけた"と言って下さい」）．
7. キャリアフレーズを用いた課題を継続するが，今度は両方の単語を1つの句の中で用いる（例：「私は *tea* と *she* を見つけた」）．

臨床家は独創性や臨床知識を使って，上記の訓練手順を改良することができる．先に述べたようなこの治療アプローチを促進するための市販の教材セットに加え，最小対治療アプローチが具体的に記述された文献もいくつかある．市販されている他の例としては，『Picture Pairs and More Picture Pairs by Schrader(1987, 1989)』がある．

対立訓練の1つとして，"最小"とは反対の"最大"対立(maximal opposition)による音素対立を用いるものもある．この場合も，対語によって目標音がもう1つの音と対立されるが，この音は目標音とは異なる素性をできるだけ多く含むものとなる．例えば，子どもが /ʃ/ を /t/ で置き換えている場合，目標語は shoe と two ではなく shoe と moo になる．なぜなら /ʃ/ と /m/ は，/ʃ/ と /t/ に比べ2つの音の間に類似性がない，すなわち，音素対立が小さい(最小対立)のではなく大きい(最大対立)からである．最大対立と最小対立のもう1つの違いは，最大対立では目標音は誤り音と対立(最小対立アプローチの特徴)されてはいないことである．この最大対立アプローチの理論的基盤は，差異が大きい音韻対立の方が最小対立より獲得し易く，クライアントはより多くの素性対立を獲得するであろうという考えにある．最小対立語と最大対立語の例を以下に示す．

最小対立	素性の違い
s*un-t*on	構音様式
*th*umb-*s*um	構音位置
*ch*ew-*sh*oe	構音様式

最大対立	素性の違い
*ch*ain-*m*ain	構音様式，鼻音性，構音位置
*c*an-*m*an	構音様式，鼻音性，構音位置
*g*ear-*f*ear	構音様式，有声性，構音位置

　最大対立語の使用は，Gierut(1989, 1990)の臨床データによって支持されている．他の研究者たち(Van Riper, 1939；Winitz, 1975)も，臨床的枠組みは多少異なるが，最初に素性の最大対立を活用した音の対立を強調することによって，音の対立に気づいたり区別することが促進されたと述べている．言語学的機能，特に知覚あるいは産生レベルでの音素対立の獲得は，まずはじめに(最小ではなく)最大対立を教えることにより促進されると思われる．

　最小対立訓練の項で概説した治療法は，最大対立訓練にも応用できる．この2種類の治療法の違いは，対語によって対立される性質である．Gierut は最大対立訓練は最小対立訓練よりも音韻システムにおけるより大きな変化を促進すると示唆している．

　最後に，対立訓練について2点を追加する．①対立訓練を音節レベルで行うこともある(例：/sa/-/ʃa/)．これは語レベルに進む前に，有意味語での訓練に干渉するものを減少させ，また，産生練習の機会を与えるためである．②また，ある特定の対立に関して有意味語の最小対が存在しない場合には，最小対語に近いものを用いる(例：[væn-ʃæn])．

最小対対立訓練のまとめ

　背景　対立訓練は音韻治療への言語学的アプローチの1つであり，音韻対立の獲得を促進するために考えられた．訓練では通常，音素対立を含む対語を用いて弁別と産生の課題を行う．対

立訓練の手順では，音韻プロセスの使用を減少させて音韻体系の再編成を促進する，また音素対立と音節形を確立するための技法が示されている．

特徴 すべての対立訓練はコミュニケーションを通して行われる．つまり，聞き手一話し手が，コミュニケーションをする（行動するあるいは他者に適切な行動をさせる）ためには，特定の音素を弁別一産生しなくてはならない．

長所と限界 このアプローチは，特定の音を表出レパートリの中にもってはいるが，それらを対立的に使用できない子どものために考えられている．誤りに運動要素が関係していてもあるいは関係していなくても，音素対立を確立する必要があるクライアントにも勧められる．このことは，音韻発達の遅れに言語学的要因が関連する子どもにとって特に重要である．訓練は実際のコミュニケーションに基づいた課題が中心になるので，ドリルを重視した課題に比べて退屈ではない．このアプローチを用いるときは，臨床家は独創的でなくてはならず，対立訓練が他の治療課題やステップとうまくなじむように計画を立てる必要がある．

研究的支持 対立訓練の有効性を支持する研究結果がいくつかある（Ferrier and Davis, 1973；Weiner, 1981；Elbert and Gierut, 1986；Gierut, 1989, 1990）．この分野の研究は今後発展し，音韻障害の理解と治療のためのより強力な理論的根拠を確立させるのに役立つであろう．

サイクルアプローチ

サイクルアプローチ（Hodson and Paden, 1991；Hodson, 1997）は，言語学的側面と伝統的アプローチの両方に着目し両者を組み合わせた治療法で，ことばの明瞭度の低い子どものために企画され，このような子どもに特に有効であることが報告されている．サイクルアプローチは，明瞭度を改善するために音韻パタンを訓練目標とする．この治療法の訓練手順は次の通りである．①聴覚刺激を少し強く与える（子どもは目標音の聴覚的，触覚的，視覚的特徴に気づき，目標音に注目する），②産生練習（子どもが新しい構音運動イメージを発達させるのを援助する），③その日の目標パタンを組み入れた絵や実物の呼称課題を含む遊び，である．1サイクルはすべての目標音韻パタンが1時間の間に少なくとも1回提示されなければ終了にならない．

治療計画は，5～6週間から15～16週間の*治療サイクル*によって構成されるが，この1サイクルの期間は子どもがもつ問題のあるパタンの数とそれぞれのパタンの中の被刺激性のある音素の数によって異なる．Hodson（1989）は，サイクル内での治療行動に対して，次のような提言をしている．

あるパタンに含まれるそれぞれの音素が，1サイクルで約60分間訓練されたら(例：60分間1回，30分間2回，あるいは20分間3回のセッション)，治療はそのパタン内の他の音素に進められ，その後，他のパタンに移行する．さらに，次の目標パタンに移行する前に，1つのパタン内で2つ以上の目標音素(連続する数週間)について刺激を与えるのが望ましい(すなわち，問題のあるそれぞれの音韻パタンは各サイクルで2時間以上刺激される)．子どもが集中できるように，1回のセッションでは*1つの音韻パタンのみが目標とされるべきで，目標パタンは混ぜ合わせてはならない*(Hodson, 1989, p. 324).

治療のために選択された音韻パタンのすべてが一通り治療された時点で，1サイクルが完了する．続いてもう1つのサイクル，つまり2回目のサイクルがはじまるが，そこでは1回目のサイクルで出現していなかったり，まだ訓練が必要なパタンを取り上げる．音韻パタンは目標パタンが自発話に出現するまでサイクルで繰り返される．Hodson(1989)は，音韻障害の子どもの発話が明瞭になるには，普通3〜6サイクルの音韻治療，つまり，30〜40時間の訓練(週40〜60分間)が必要だと述べている．各サイクル内では，1つのパタンが2〜4週の間，集中的に訓練されるが，各週で目標とする音素は異なっている．治療対象とされるプロセスは，50項目の単語呼称検査(Hodson and Paden, 1991)で，出現可能回数のうち少なくとも40%の出現があったものでなくてはならない．

治療目標とする音韻パタンは，子どもの"音韻障害"の状態と被刺激性に基づいて決められる．Hodson(1989)は，"最初の目標パタンおよび音素となる可能性が高いもの"として次のものを提示した．初期に発達するパタン，構音位置の後方―前方対立，/s/の子音結合と流音である．これらのパタンは後方と前方の対立と初期に発達するパタンが確立され，/s/の子音結合が会話で出現するまで治療の中心となる．

以下は，HodsonとPadenのアプローチの例である．軟口蓋音の前方化が40%以上の出現頻度でみられ，軟口蓋音に被刺激性があるとき(聴覚的・視覚的手がかりで模倣できるとき)，前方化のパタンが治療目標として選ばれる．訓練対象また訓練の焦点として，軟口蓋音(例：/k/)を選び，約1時間訓練を行う．この治療目標の後は，2番目の軟口蓋音(例：/g/)が治療対象となる．

各セッションの訓練の流れは以下の通りである．
1. *復習*：訓練のはじめにその前の週に産生練習をした単語カードを復習する．
2. *音のシャワーを浴びせる，あるいは聴覚訓練*：ここでは，臨床家が目標音を含む約12の単語を2分間読み上げて，子どもに聞かせる．この聴覚的刺激は普通各セッションの開始時と終了時に与えられるが，機械的に増幅して聞かせることもある．また，誤り音を提示してそれを目標音と対立させることもある．
3. *目標語のカード*：子どもは3〜5枚の目標語の絵を描いて色を塗り，大きな情報カードに貼り付ける．絵の名前がそれぞれのカードに書かれている．
4. *産生訓練*：ゲームによって産生課題を行う．正しい産生が非常に高い確率で要求される．

子どもの興味を目標語の復唱に引き付けておくために，ごっこ遊び課題は5〜7分ごとに変えられる．また，休憩時間に会話で目標語を使う機会も設けられる．産生訓練では語レベルで正しく産生させるために，聴覚，触覚，視覚刺激が与えられる．普通，1回のセッションでは1つの目標音に対して5つの語が用いられ，それらの語を産生するよう指導される．各セッションでは，様々なゲームが行われる．

5. *被刺激性探索検査*：目標パタンは決まっているので，次のセッションで目標とする音素は，被刺激性の探索検査(子どもがどの単語を模倣できるか調べる)に基づいて選定されるが，その検査は訓練セッションのこの時点で行われる．

6. *音のシャワー*あるいは*聴覚訓練*：セッション開始時と同様に，増幅された音のシャワーが12項目の単語リストを用いて繰り返される．

7. *家庭学習*：少なくとも1日に1回，音のシャワーで用いられる12項目の単語リストを子どもに読んで聞かせるように親を指導する．その週に産生訓練のために使った5枚のカードを家に持ち帰り，毎日子どもに練習させる．

サイクル内で他のパタンへ移行する前に，基準レベルに達する必要はない．1回目のサイクルの訓練が終了しても問題のあるパタンは，通常，後に再度サイクルに組み込まれる．

Hodson(1994)は，発話の不明瞭な子どもは同韻語の分節化，韻の部分を取り出す技能が劣るので，メタ音韻的側面，例えば同韻語の収集，音節や音素の分節化や組み立て，音節や音素の操作も訓練に取り入れていると報告している．さらに，音韻発達の遅れをもつ子どもの中には，正常な読み書き能力の発達が困難な子どもがいる(Stackhouse, 1997を参照のこと)．

Ingram(1986)は，サイクルアプローチの理論的根拠は，音韻獲得に関する言語間の予備研究のデータから明らかになるであろうと述べている．子どもたちは母国語で最も頻繁に出現する音を獲得するように(例：フランスの子どもは［v］を早期に学習するが，アメリカの子どもは［v］をどちらかといえば遅く学習する)，音のシャワーを繰り返し浴びる子どもはこのアプローチによって提示される言語音を獲得することが考えられる．さらに，このサイクルアプローチで起こるように，特定の音に繰り返し焦点が当てられると，音韻対立が徐々に獲得される．彼はこの治療アプローチでの学習は，子どもは最も頻繁に聞く音韻対立を学習するという通常の音韻獲得の過程と異なるものではないと述べている．

サイクルアプローチのまとめ

背景　サイクルアプローチは正常な音韻発達の過程で観察されるように，音韻現象は段階的に徐々に変化すること(前進，次のサイクル，前進)に基づいている．音韻パタンの獲得で強調されているのは，それが音韻行動の言語学的側面に起因するとしている点である．音のシャワーによる訓練(聴覚課題)といっしょに行われる見本音(目標音)の産生訓練は，構音治療の中の伝統的なアプローチを表わしている．

特徴　このアプローチの特徴は，訓練対象とするものをサイクルに組み込む点と習熟まで指導をし続けないということである．発達的に不適切な音の誤りパタンを除去するという一般的な考えではなく，パタンの*獲得*を強調することが治療を概念化する方法として適切である．全体として，伝統的な治療と言語学的評価・治療の方法論を混合したものとなっている点も特徴的である．

長所と限界　上記に特徴として挙げた点は，すべてこのアプローチの長所である．このアプローチは発話が不明瞭な重度音韻障害児のためにつくられたものであるが，基本的な考え方はより障害の軽度な子どもにも応用できる．サイクルアプローチは口蓋裂児(Hodson, Chin, Redmond, and Simpson, 1983)，発達性発語失行(Hodson and Paden, 1983)，反復性中耳炎と聴力障害(Gordon-Brannan, Hodson, and Wynne, 1992)および発達の遅れの子どもにも応用されている．

研究的支持　我々は臨床経験からこのアプローチの効果を支持しているが，報告されたデータ，特に比較研究を行ったものに欠けている．このアプローチは他の多くの方法と同様に，訓練を構成する様々な要素が含まれる"複合的な方法"である．しかし，明瞭度の低い，音韻発達の遅れのある子どもに対して広く使われている．

言語に基づくアプローチ

重度の音韻障害児は，言語の他の側面，特に意味的側面と文法的側面の問題をもつことが多い(Camarata and Schwartz, 1985；Panagos and Prelock, 1982；Hoffman, Schuckers, and Daniloff, 1989)．言語の他の側面の障害を合併する重度の音韻障害が認められることで，多くの子どもが広い範囲に及ぶ言語学習過程の障害をもっていると考えられる．音韻と言語の他の側面との相互関係については明らかではないが(Fey, 1986)，最近受け入れられてきている考え方は，音韻発達の遅れに対して，特に他の言語障害を伴っている場合には，言語に重点を置く治療アプローチを用いるのが最も効果的とするものである(Gray and Ryan, 1973；Matheny and Panagos, 1978；Hoffman, Norris, and Monjure, 1990)．Hoffmanら(1990)は，「記述的な研究によると，音産生に関しては語レベルより高次の言語体制化のレベルが重要であり，したがってより全体的な言語発達を考慮しない発話の治療は，効果的な治療法とはいえないであろう」(Hoffman et al., 1990, p.102)と述べている．

物語発話

NorrisとHoffman(1990)は，子どもが物語発話を行うことに焦点を当てた，言語に重点を置く

音韻治療について述べている．このアプローチでは，就学前の子どもが日常生活でよく起こる出来事を描写した絵を見ながら，物語を組み立てて語り，聞き手とやり取りをする．このような治療を行う際の臨床家の主な役割は，子どもに絵について物語を組み立てさせ，それを話してもらうことにある．子どもが目標とするのは，聞き手と共通理解をもてる意味のある言語学的単位，音節形態，音素や身振りを産生することである．臨床家は子どもに現在の言語レベルより高い発話の表出を促すことによって，子どもの言語処理能力を拡大することを目指す．

NorrisとHoffman(1990)は，臨床家はまた，意味的，文法的，音韻的知識を同時に改善することを目標とするので，言語に重点を置く治療は自然で相互的であることが求められるとしている．こうした相互作用は，訓練課題や日常の遊びの中で起こる実際の出来事，発話，コミュニケーション状況に基づいていなくてはならない．彼らは臨床家による3段階の治療法を概説している．①子どもが訓練に参加し易いように適切に構成された環境と刺激教材を用意し，訓練の流れの中で言語の複雑さを系統的に変化させる，②子どもが積極的に言いたいことを伝える過程で，プロンプト，質問，情報提供や叙述の再現といった様々な基礎的材料となるものを活用し，子どもにコミュニケーションの機会を提供する，③子どもにうまく伝わったかどうかがわかるようにフィードバックを行う，である．

NorrisとHoffman(1990)は，"やりとりをしながらの物語発話"の方法について述べているが，その方法では臨床家は絵を指して，子どもにお話の見本を示し，そこに描かれている出来事について話をさせる．子どもが考えをうまく表現できないときは，もう1度話を組み立てるのに助けとなるようなフィードバックを与える．臨床家は以下に述べるような3つの方法で子どもに反応を返すことができる．

1. *確認*(Clarification)：子どもの説明がはっきりしなかったり，正確でなかったり，内容が貧弱であったときは，説明を求める．それから子どもの反応を補足するような関連のある情報を提供し，様々な言語形式を用いてその出来事を再叙述し，子どもにもう1度言うように促す．Hoffmanら(1990)は，この種の反応として次のような例を挙げている．子どもが男の人がレンジの前で料理している絵を見て，「男の人は食べている」と言った場合は，臨床家は次のように言う．

> いいえ，それは私が見ているのとは違います．この男の人はまだ食べてはいなくて，食べる物を作っているのです．男の人のフォークを見てごらんなさい，食べ物をひっくり返すのに使っているでしょう．私には男の人がお料理しているように見えます．お料理が終わったら，それを食べるのでしょう．でも今は，食べ物はまだレンジの上で調理中です．男の人はみんなで食べるために食べ物を作っているところです．(Hoffman et ai., 1990, p. 105)

それから，臨床家は子どもにもう1度この情報を話すように促す(例：「…じゃあ，もう1度この絵について話して下さい」)．このように，フィードバックは構造よりむしろ内容に重点が置かれる．

2. *出来事の追加*(Adding events)：もし子どもがある出来事を適切に報告した場合は，臨床家は様々な言語モデルを駆使してその話に組み込める他の出来事があることを示す．それから子どもに物語をもう1度話すように促す．Hoffman ら(1990)の例では，臨床家は絵の中から特定の特徴を取り出し，次のように話をする．

> そうそう，その通りです．この人はお料理をしています．男の人はお父さんで，お昼ご飯にハンバーガーをつくっているのです．お母さんはお皿をテーブルに置いています．お父さんはハンバーガーをこのお皿の上に置くのでしょう．じゃあ，このお話をこのお人形にしてあげて．(Hoffman et al., 1990, p. 105)

3. *複雑さを増す*(Increasing complexity)：もし子どもが一連の出来事を適切に話した場合は，出来事の相互関係を指摘することによって子どもの話をより複雑なものにしていく．出来事の相互関係とは，登場人物の意図していることや，個々の出来事の因果関係，時間や空間の関係や予測である．子どもは自分で作ったお話を組み立て直すよう促される．次のような例がある．「お父さんはハンバーガーをつくっていて，お母さんはテーブルの用意をしている」と言った場合は，臨床家は次のように話して，この2つの出来事を時間と空間の中でつなげることを気づかせる．

> そう，その通りです．お父さんとお母さんは家族のためにお昼ご飯をつくっています．お父さんはハンバーガーができあがったら，それをお皿の上に置くでしょう．さあ，お話のその部分をこのお人形に話してあげて．(Hoffman et al., 1990, p. 105)

Hoffman ら(1989)，Norris と Hoffman(1990)の2つの研究によって示されたこの概念は比較的最近のものであるが，数十年前に Backus と Beasley(1951)が主張したものとまったく異なるというわけではない．Backus と Beasley は実際の場面で，全体から部分そしてまた全体へと働きかけることが必要であると述べている(つまり，言語全体の談話から言語の個々の要素へ行き，そこからまた全体的なコミュニケーションに戻ること)．さらに最近では，Low ら(1989)は，Backus と Beasley のコミュニケーションに関する着眼点を，コミュニケーション中心の指導法(Communication Centered Instruction：CCI)と呼ぶ構音治療法を開発することによって拡大した．CCI は言語の実際の使用を強調し，社会生活上役立つ実際の発話の一部である単語に含まれる言語音に着目するものである．CCI は音韻障害以外の言語障害にも応用が可能である．

Low ら(1989)は，このアプローチに基づいた治療課題を作成するために，以下のような指針を示している．

1. 訓練課題は，クライアントの日常のコミュニケーション経験を刺激するものでなくてはならない．
2. 訓練課題は，直接的な訓練というより，クライアントがコミュニケーション内容を正確に伝えるためには正しい音韻を自発的に使用する必要があることを理解させるものである(ただし，訓練には模倣のような反応の要求を含むこともある)．
3. このアプローチでは積極的なグループ訓練が必須である．

4. 般化を促進するために，目標行動の練習は少しずつ異なる複数のコミュニケーション中心の課題の中で繰り返される．
5. 個別訓練はグループ訓練を補うもので，個別訓練では目標音が設定され，より伝統的な音素単位の訓練を行うことが可能となる．伝統的訓練の後にグループ訓練を行い，コミュニケーションの中で目標音を反復練習する．

しかし，最近の研究は，言語に重点を置く治療が音韻の誤りの治療に対して間接的な効果があるということに疑問を投げかけている．Feyら(1994)の研究では，軽度から重度の話しことばと言語の障害を示す就学前の30人の子どもが，臨床家あるいは両親によって言語訓練を受けた．両者の治療では文法を促進するように計画された極めて自然な状況での課題(例：サンドイッチをつくる，植物を植える，劇など)を使って，言語に重点を置いた刺激に焦点が当てられた．

ベースラインと，音韻および表出された文法における治療効果が定期的に測定された．結果として，訓練は子どもの文法的表出には効果があったが，音韻的な効果は不十分であった．Feyら(1994)は，「我々は話しことばと言語の障害をもつ子どもでは文法が促進されると，音韻的表出も改善するであろうと予測していたが，それを支持する結果は得られなかった」と述べている(Fey et al., 1994, p.605)．

Feyら(1994)は，言語に重点を置いた治療が音韻に関して間接的にでも効果がなかったことについて，適用された治療方法と話しことばと言語障害の重症度に原因があったとしている．彼らの対象はHoffmanら(1990)の対象に比べて重度の症例が多かった．Feyら(1994)の結果は，言語に重点を置いた訓練は両方の領域に中等度から重度の問題をもつ子どもには効果がなかったと報告したTylerとSandoval(1994)の結果と一致している．これらの研究はいずれも，話しことばと言語の両方に問題が存在するときは，両方に臨床的な焦点を当てる必要があると結論している．その場合，音韻と文法を同時に治療する方法と治療の焦点を1つの目標から他の目標へと変えていく方法とがある．

言語に重点を置くアプローチのまとめ

背景 言語に重点を置くアプローチは，基本的に次の2つの前提に基づいている．①音韻は言語体系全体の一部であり，言語の文脈の中で治療すべきである．②音韻行動の改善は，言語の特定の側面(統語，意味，音韻)に着目する訓練より，コミュニケーションの手段として総合的に言語を使用することに焦点を当てた訓練で迅速に起こる．

特徴 このアプローチの特徴は，特定の音素を矯正するのではなく，全体的な言語活動の促進に重点を置くことにある．したがって，訓練方法は音韻に直接働きかける伝統的な訓練法とは異なる．

長所と限界　理論的な面からいえば，このアプローチの背景にある論拠は魅力的である．しかし，このアプローチがどのような根拠で，またどういった子どもの訓練に有効であるかはまだ検討中である．このアプローチと合わせて伝統的な音韻治療も行われるが，その役割についても明らかにされていない．

研究的支持　Hoffmanら(1990)の研究データは，言語—音韻治療において，言語全体に対するアプローチは，音韻のみを取り上げた治療法に比べて効果的な方法であることを示唆している．しかし，対象が軽度あるいは中等度の音韻発達の遅れの症例であり，しかも症例数が少なかった．

言語学的アプローチの治療指針

1. 言語学的アプローチは，誤り音が複数あり，その誤りパタンが運動に基づいた音韻の誤りでないときに勧められる．これらのアプローチは明瞭度が低い低年齢の子どもに有効であるが，発達の途上にみられる誤りが年齢が高くなっても残っている場合には効果が少ない．
2. 言語学的アプローチは，誤り音の数は少なくても，それらが1つの音韻規則を反映している場合にも勧められる．
3. 誤りパタンが特定されると，子どもの音の目録のレパートリを調べることによって，目標音(見本)とキーワードが決定される．その際，産生を促進する音声環境や語内位置，被刺激性，出現頻度や音の習得順序にも注意する．
4. 訓練語の選択に関しては，子どもが用いている語の音節構造にも注意を払う必要がある．例えば，子どもがCVとCVCVの音節しか使用していない場合は，多音節語を訓練語として用いるのは不適切である．ただし，治療目標が強勢のない音節の省略プロセスやその他の音節構造の単純化のプロセスである場合は，この指針は当てはまらない．
5. 2つ以上のプロセスを同時に消去できる目標語を選択すると，治療効果はさらに増す．例えば，子どもが破裂音化と語末摩擦音の省略を行っている場合，訓練に語末の摩擦音を選択すると，両方のプロセスを同時に消去することができる．
6. 音韻の誤りがいくつかの音類にまたがっているとき(例：語末子音の省略が破裂音と摩擦音と鼻音に及んでいる)は，各音類から少なくとも1つの音を目標音素として選定すべきである．
7. プロセスに関する訓練では，音韻体系の再構築に際して，構音の正確さよりもプロセスの消去に焦点を置くべきである．例えば，語末子音を省略する子どもが，[dɔg]の代わりに[dɔd]と言うことを学習したとしても，/g/を/d/で置き換えることは訓練の*初期*段階では許容すべきである．というのは，語末子音の産生をレパートリに組み込むことによって，子どもは音韻体系を変化させたからである．

8. 治療に言語学的アプローチを用いる場合，このアプローチに基づく訓練プログラムについては市販されたものはほとんどないので，臨床家は自分で訓練計画を立てて教材を開発しなくてはならない．
9. 最小対立訓練は知覚と産生の両方に重点を置いているので，音素対立に問題があるとき治療プログラムの一部として勧められる．
10. 言語の音韻以外の側面に着目した治療法は，音韻にも改善をもたらすことが多い．例えば，複数形や語尾変化に働きかけることによって，語末子音の省略が減少することがある．
11. 言語学的側面からの訓練は，伝統的なアプローチで用いられる訓練法の一部に非常に似ている．
12. 言語行動全体に基づいて音韻を治療する方法は，中等度および重度の音韻障害の子どもには効果的ではないが，軽度の音韻発達の遅れを示す子どもでは有効な結果が出ている．

治療における進歩：反応の般化

般化

　目標行動がクライアントのレパートリで確立され，容易に産生されるようになると，次の課題は他の言語的文脈および臨床以外の場面への般化を促進することである．般化は教えられるというより*促進される*過程で，運動および言語的あるいはそのどちらかに原因があると考えられる音韻の誤りの矯正と関連している．般化は，音韻発達の遅れに対する治療を受けているすべての子どもの学習の過程で重要なステップである．般化について，まず概念を紹介し，ついで ①語内位置間の般化，②音声環境間の般化，③言語単位間の般化，④音および素性間の般化，⑤場面間の般化，について概観する．

　*般化*は Stokes と Baer(1977)によって次のように定義されている．

　　訓練状況下では，ある事象を生起させるための訓練設定がなされてきたが，それと同じ事象が訓練設定のないいくつかの非訓練条件(例：個人，場面，人，行動，そして，または時間を越えて)下で生起すること．このように般化は訓練以外の変化のために訓練以外の余分な手続きが必要でないことをいう(Stokes and Baer, 1977, p.350)．

　言い換えれば，般化(ときに*転移*)は特定の環境で1つの行動を学習すると，学習したことが他の類似した行動，環境，または訓練されていない音声環境にキャリオーバすることである．例えば，フォードの運転を学習するとプリマスも運転できる可能性が高いということである．1つの刺激——フォードを運転する——から，他の刺激——プリマスを運転する——への般化が起こる．構音訓練についていえば，*f*ish という単語の中で /f/ の産生を学習すると，[f] の産生は *f*un といった /f/ を含む他の単語に般化する．般化が起こらないとすると，すべての単語や音声環境の中

で音を教える必要が生じ，これは不可能なことである．

臨床家は音韻の使用を効果的に変化させるには，クライアントの般化の能力に頼らなければならない．しかしながら，般化は自動的には起こらないし，すべての人が般化に関して同じ能力をもっているわけでもない．人々が般化に到達する能力はそれぞれ異なるが，ある活動は般化の可能性を増すことができる．

般化の1つのタイプは**刺激の般化**(stimulus generalization)で，特定の刺激に対して学習された反応が，類似した刺激によって引き起こされる．こうした般化における強化の重要性は，いくら強調しても強調しすぎることはない．特定の刺激の存在で強化された行動がたとえ反応が強化されなくても，類似した新しい刺激で起こるときに般化したといえる．次の例を考えてみよう．"前方化"のプロセスを使うクライアントが聴覚的モデルと適切な強化を通じて，「カンガルー(kangaroo)と言ってごらんなさい」という聴覚的な刺激に対して単語の中で正しく /k/ を産生することを教えられる．その後で，カンガルーの絵を見てその名前を尋ねられるが聴覚モデルは与えられない．クライアントが絵に対する反応として正しく産生された [kʰ] で"kangaroo"と言ったとすると刺激の般化が起こったといえる．

反応の般化(response generalization)は，発話の治療に関連の深いもう1つのタイプの般化である．これは教えられた反応が，教えられない他の行動に移行する過程である．以下は反応の般化の例である．/s/ と /z/ が誤っているクライアントが [s] の聴覚モデルを模倣することにより [s] の産生を教えられる．その後，[z] の聴覚的モデルが与えられ，それを模倣するように言われる．クライアントが正しい [z] を産生したとすれば，反応の般化が起こったといえる．こうした般化は，/s/，/z/，/r/ が誤っている子どもに [s] の産生を教えるという，Elbertら(1967)による初期の研究やその他の文献に記載されている．/s/ と共通した素性が多い /z/ が訓練しないで改善した場合に，般化が起こったことは明らかである．しかし同じ訓練しない音である /r/ には般化が起こらない．明らかに，同じ音類の音や目的音と類似した素性をもつ音では反応の般化が起こり易い．

1つの位置から他の位置へ，1つの音声環境から他の音声環境へ，より複雑な言語学的なレベルへ，訓練しない単語へ，他の音や素性へ，そして様々な音声環境や場面への般化を含めて，音韻の治療中にいくつかの異なったタイプの般化が起こる．臨床家は，単純な行動から複雑な行動へと連続する訓練の段階を設定して般化を促進しようとする．段階を細かく分けて訓練することによって，音の確立の時期に獲得した行動を他の音声環境や場面へ徐々に広げていく．

般化に要する訓練の量は明らかになっておらず，また個人によってもかなり異なるように思われる．Elbert と McReynolds(1978)は，5人の子どものデータから，般化が起こるのに5〜26セッションを要したことを報告している．彼らは，子どもたちの示した誤りのパタンが，訓練に要した時間と移行の程度の両方に影響したと推察している．

治療をはじめるときに，クライアントがレパートリの中にすでに目標行動を確立している場合

は，訓練は般化からはじまる．構音治療の過程で予測されるいろいろなタイプの般化に関する議論について以下に述べる．

語内位置間の般化

　語内位置での正しい音の産生の般化に関しては，多くの報告がある(Elbert and McReynolds, 1975, 1978；Powell and McReynolds, 1969)．語内位置での般化とは，教えた語内位置(語頭，語中，語末)から教えない語内位置への般化である．特定の位置(例：語頭)で音を教えると他の位置(例：語末)に般化が生じる．通常，最初の目的音を語頭で教え，ついで語末または語中で教える．語頭音からはじめる1つの理由は，多くの音を母音の前の位置で最初に獲得する子どもが多いからである(例外として摩擦音は語末で最初に出現することが多い)．

　構音治療における対刺激アプローチを研究する過程で，WestonとIrwin(1971)は位置の般化を調べている．彼らは1つの音が母音の前の位置で教えられると，母音の後の位置にも般化が起こることを観察した．同様に，母音の後ろの位置で教えられた音が母音の前の位置で般化することも観察した．それとは対照的にMcLean(1970)は，発達の遅れの子どもに関する研究で，語頭の位置(母音の前)で教えられて実際に出せるようになった音は他の単語の語頭の位置に般化するが，単語の中の他の位置にはほとんど般化しないことを明らかにした．同様に，Compton(1975)も，知能が正常な子どもの症例研究の中で，語頭の位置から語末の位置への般化がほとんどみられなかったことを報告している．

　Ruscello(1975)は，語内位置の般化における訓練の影響について研究した．3人ずつの2つのグループに対し，各セッションで訓練する語内位置の数が異なる訓練プログラムを施行した．Ruscelloは，語頭位置のみで目的音を訓練したグループよりも，語頭，語中，語末位置で目的音を訓練した子どもの方で般化が有意に起こり易いことを報告している．Weaver-SpurlockとBrasseur(1988)も，子どもになじみのある単語を用いて語頭，語中，語末位置で/s/を同時に訓練するのは，語内位置間の般化を促進させる有効な方略であると報告している．

　OlswangとBain(1985)は，2人の被検者の位置の般化の量が/s/と/l/で異なったことを報告している．/l/に関しては2人の被検者とも，語頭の/l/の改善は語末の/l/にほとんど影響しなかった．つまり，語頭の/l/の改善は語末の/l/の改善を促進しなかった．一方，/s/に関しては，1人の被検者では/s/を1つの語内位置で訓練すると，他の位置で/s/の産生が促進されていた．Olswangらは，/s/と/l/の間で位置の般化に差がみられたのは，語頭の/s/と語末の/s/の間に比べて，語頭の/l/と語末の/l/の間では異音の差が大きいことによると考察している．

　Wolfeら(1988)は，語中の位置で生じる般化は，本来の語中の位置(例：baconの/k/)であるか，あるいは語形変化(例：pickingの/k/)に関連しているかによって異なると報告した．この研究では，語形変化の場合により大きな般化が生じており，その理由として調音結合，知覚的特徴および表示レベルでの語の統合性が考えられる．

正常な知能の子どもでは，これまでのデータから，語末から語頭への般化が語頭から語末への般化と同じように起こることが推測できる．位置の般化を最大限に促進する語内位置がどれかということは，まだ明らかにされていない．目標音を訓練する語内位置は，位置の般化における因子ではないと考えられる．臨床的には，語末子音の省略のように誤りのパタンにより訓練する語内位置が必然的に決まる場合でなければ，臨床家はクライアントが最も産生し易い語内位置で訓練し，他の位置に般化するかどうかをみて，もし般化が起こらなければ他の語内位置で訓練するのがよいであろう．特定の摩擦音を除いて最も教え易い位置は語頭位置である．しかし，どの音声環境で般化が促進され易いかについては，音韻発達のデータから予測するより，実際に音声環境の検査を行った方が明らかにできる．

音声環境間の般化

定義上，位置間の般化も音声環境間の般化の1つのタイプであるとみなされる．しかし，*音声環境間の般化*という用語は，他の音声環境への移行，例えば ask での /s/ から biscuit の /s/, fist の /s/ への般化という方がより一般的である．このタイプの般化は直接訓練しなくても他の単語が産生できるようになることで，先に述べた反応の般化の1つの例である．

予備検査によって誤り音が正しく産生できる特定の音声環境が明らかになったら臨床家はその産生を安定させる．つまり，目的音がその音声環境の中で一貫して正しく産生できるようにする．その後，他の音声環境で正しい音が安定して産生できるように訓練を行う．すべてのタイプの般化において，クライアントが訓練していない音への移行を示すまで，訓練は継続されるのである．

音素の般化の研究によると，般化を促進する音声環境があるとされてきたが，Elbert と McReynolds(1978)は，自験例から，被検者に共通して般化を促進する音声環境があるという考え方を支持していない．むしろ，彼らの結果では，般化を促進する音声環境は症例間で大きく異なっていた．また，Elbert らは，子どもがいったんある音を模倣すると，般化が他の音声環境に生じるということを報告している．彼らは，音声環境の因子よりも音の産生レパートリの中にクライアントが音を所有することが，般化に関連すると結論している．

Elbert ら(1991)は，般化の基準を探るために，音韻障害のある子どもについて般化に必要な最小対語の数を調べた．彼らは，大部分の子どもでは少ない単語の対(80%の子どもでは5個以下)で般化が起こったが，その数は被検者間でかなり相違があったことを報告している．わずかな数の単語を教えて般化が起こるというのは，先に述べた治療に関する結果(Elbert and McReynolds, 1978；Weiner, 1981)と一致している．

言語単位間の般化

3番目の般化は，ある言語単位のレベルから他のレベル(例：音節から単語)に関連するものである．あるクライアントにとってこの過程での最初のゴールは単音から音節や単語への移行であり，

他のクライアントでは音節または単語のレベルで訓練をはじめ，目的音を句や文で般化させる．

　Van RiperとErickson(1996)は，単音，音節，単語そして最後に文の順序で移行することを勧めている．産生に関するこの複雑度の段階は，治療順序として広く支持されている．

　治療過程における移行の段階での訓練は，クライアントが要求に応じて目標音を産生できる中で複雑度のレベルが最も高い段階からはじめる．訓練は複雑度のあるレベルから次のレベルへと進めていく．Winitz(1975)は，音が単独で教えられる場合は調音結合の影響がないため，音節や単語への般化の可能性は比較的少ないと考えている．この考えは，McReynolds(1972)の以下に述べる研究によって支持されている．この研究では，単語への/s/の移行を次の4つの段階の終了ごとに調べた．①単独の/s/，②/sa/，③/as/，④/asa/，である．単独の/s/の訓練の後では単語への移行はみられなかったが，/sa/の訓練の後では単語への移行が50％以上生じていた．しかし，音節の前に単独の/s/を訓練することは学習効果があり，音節の訓練後に生じる般化に影響を与えているかもしれない．

　先行学習からの干渉を少なくするために，単語よりも単音または音節を最初に教える臨床家もいる．般化が起こりやすい無意味音節や無意味単語を使用して，すでに学習している行動からの干渉を避けることを勧めている．

　Van RiperとErickson(1996)，Winitz(1975)は，音を意味のある単語で訓練する前に無意味音節で訓練することを勧めている．それによって目的音についてのそれまでの誤った産生による干渉を少なくすることができるからである．この考え方は，意味上の対立が正常な音韻獲得の鍵となるので音韻対立は単語または語彙のレベルで容易に確立される，というもう1つの考え方とは対立するものである．

　PowellとMcReynolds(1969)は，/s/が誤っている4人の被検者について般化を研究した．被検者のうちの2人は無意味音節で子音を教えられると，それ以上の訓練をしないで目的音が単語に般化した．他の2人は無意味音節から単語への般化が起こらなかったので，各段階の訓練を行わなければならなかった．

　Elbertら(1990)は，就学前の子どもに最小対の対立訓練を行った際，般化は他の単語だけではなく会話にも起こったことを報告している．これらの結果は，子どもが正しい形式を蓄え，必要に応じて取り出すことができるようになると，訓練中に運動産生技能以上のものを学習することを示唆している．3ヵ月後の訓練後検査では，改善が継続し正しい産生が増加していたことを報告している．

　般化を促進するために，Gerber(1973)は，無意味音節の使用に重点を置いた訓練の順序について述べている．彼は複雑度の段階にしたがって，次のような有意味でない材料を配列した．

1. 単純なCV，VCV，VC音節
2. もう少し複雑な音節，すなわち母音の前，後，中間の位置に子音結合をもつ：CCV，VCC，VCCV

3. 単純な無意味単語：CVC
4. クライアントにとって難しい音声環境で少し複雑な無意味単語
    a. *sikesoo*, *lanasos* のように多音節の形態をとるもの
    b. *kapset*, *kikso* のように閉鎖と開放の位置が隣接している子音
5. 無意味単語を含んだ"句"
6. 無意味単語を用いた"会話"
7. 意味のある単位に有意味でない材料をはめ込む

以上をまとめると，特別の訓練をしないで，1つの言語単位から他の言語単位へ般化するクライアントもいるし，1つの言語単位から他の言語単位へ移行するのに特別な訓練を必要とするクライアントもいる．般化の過程で般化のほとんどのタイプで個人差が認められるが，言語単位の般化においても同様である．

音および素性間の般化

第4番目の般化は，目標音の正しい産生が1つの音から他の音へ般化するものを指す．このタイプの般化は，音類内や音声学上似た音の間で最も起こりやすい(例：/k/→/g/；/s/→/z/と/ʃ/)．臨床家は，同族音の一方を訓練すると訓練していないもう一方の音にしばしば般化が起こることを経験している(例：Elbert et al., 1967)．McNutt(1994)は，バイリンガルの子どもを研究し，英語の /s/ の矯正はフランス語での /s/ の誤りにも般化したと報告している．

PowellとElbert(1984)は，音の誤りがある子どもたちをそれぞれ3人ずつ2つのグループに分けて，般化のパタンを調べた．この研究では，一方のグループには構音発達上早期に獲得される子音結合(破裂音＋流音)を，もう一方には遅く獲得される子音結合(摩擦音＋流音)を訓練し，般化のパタンが両グループで異なるかどうかを観察した．全体としては明らかな相違はなく，6人の子どもたちはそれぞれ異なった般化のパタンを示した．子どもたち全員に訓練した子音結合と訓練しなかった子音結合の両方で，程度の差はあるが般化がみられた．最も興味深かったのは，最終評価の結果6人のうち5人に，訓練していない方の子音結合のカテゴリへも般化が起こっていたことであった．Powellらは，この音類を越えた般化が認められたうち3人の子どもに関しては，訓練開始前にすでに被刺激性が高かったことがその原因の一端であるとしている．

Weiner(1981)も，語末子音を省略している子どもの訓練で，このような音を越えた般化が起こったことを報告している．子どもに語末の破裂音を訓練したところ，語末の摩擦音へ般化が起こり，さらに，摩擦音の破裂音化が減少すると，破裂音の前方化のプロセスも減少することが明らかとなった．

1つの音から他の音へ正しい産生が般化するのは，治療目標が構音位置，構音様式，有声無声による分析や，弁別素性による分析，また音韻プロセス分析に基づいて選ばれているのであるから，当然予想されることである．こうしたアプローチではいくつかの誤りに共通してみられる音韻プ

ロセスを反映した目標行動あるいは見本音が，訓練のために選ばれる．般化は見本音から他の誤り音へ，同一の音類内で，または場合によっては音類を越えて起こるという仮定に基づいてなされている．

　音の般化は，前述のように，音間の素性の類似性によって説明されることもある．弁別素性分析とそれに基づく訓練法の基底には，ある音を産生できるようになるとそこに含まれる素性は同一の素性を含む他の音へ般化するという仮定がある．このような般化の例としては，訓練開始時には粗擦性を含む音をまったく産生していない子どもが，/s/ が産生できるようになると同じ粗擦性の素性を含む /ʃ/ や /z/ も正しく産生するようになることが挙げられる．

　クライアントは1つの素性を学習すると，必ずしも音の訓練をしなくてもその素性を移行することができる．例えば，摩擦音を破裂音で置き換えている子どもは，/f/ を産生できるようになると，それを他の摩擦音の代わりに使うことがある．これによって摩擦音を破裂音で置き換えなくなるが，今度は他の摩擦音を /f/ で置き換えるようになる(例：[sʌn]→[fʌn]；[ʃou]→[fou])．このクライアントは1つの素性を産生の中に取り込んだのであるが，音としてはいくつかは誤ったままなのである．

　McReynolds と Bennett(1972)は，素性の般化を促進する訓練を受けた3人の子どもに関して研究を行った．それぞれの子どもへの訓練は，特定の素性を含む目標音に焦点が置かれた．具体的には1人の子どもには粗擦性の素性を含む見本を訓練し，もう1人には有声性の素性，3番目の子どもには持続性の素性を訓練した．他の誤り音へ素性が般化しているかどうかは，訓練していない音素の掘り下げ検査によって評価した．この3人の結果から，1つの音しか訓練しない場合でも訓練した素性は他のいくつかの音へ般化することが示唆された．

　素性の般化は多くの音韻プロセスに基づく訓練において，重要な要素となっている．それは産生目録に素性を獲得することによって，プロセスを消去できる可能性があるからである．先の例に挙げたように，摩擦音を破裂音で置き換える(破裂音化)のはこの現象を反映している．［＋摩擦性］の素性を教えることによって子どもはその素性を獲得し，その結果，訓練していない摩擦音で破裂音化が減少したのである．

　素性の対立を確立することは，しばしばプロセスの使用の減少と消去に向けた訓練の一部となっている．つまり，素性を教えることとプロセスの減少を目指すアプローチは，切り離せないようにからみあっているのである．他のタイプの般化でも同じであるが，素性と音の般化の概念は治療の過程で重要な意味をもっている．

場面間の般化

　この章で論じる5番目で最後の般化のタイプは，*場面の般化* と呼ばれるもので，これは臨床場面で教えられた行動が，学校，職場，家庭といった他の場面に移行することを意味する．この般化は治療過程において重要であるが，それはこのタイプの般化が訓練の最終目標だからである(例：

臨床場面以外での会話における正しい音韻産生)．このような般化は，言語病理学ではキャリオーバ(carryover)と呼ばれることもある．

多くの臨床家は治療の最終段階で，種々の場面への移行を促す訓練課題に着手する．我々も含め，訓練の初期の段階からこの種の課題を取り入れるべきだと考える者もいる．例えば，子どもが語を正しく産生できるようになったらすぐに，こうした語を臨床場面以外でも使用するように促すのである．このように場面の般化を促進することが強調されてはいるが，臨床家にとってその有効性を裏づけるような実験データは非常に少ない．

CostelloとBosler(1976)やBanksonとByrne(1972)は，訓練によって場面の般化が促進されたと報告しているが，移行の程度は個人間で大きく異なっていた．CostelloとBosler(1976)は，般化を促進させるのに特に有効な場面があるかどうかを調べた．彼らはCarrier(1970)の作成したプログラムを用いて，家庭で行った訓練について，以下に示す4種類の場面でどの程度の移行が生じたかを調査した．

1. 母親が訓練室で，子どもとテーブルを挟んで向き合って座り調査を実施した．
2. 検者の1人(その子どもとはあまり親しくない)が，上記1と同様の場面で調査を実施した．
3. 上記2の検者が訓練室外の大きな教室で，子どもとは別なテーブルに向かい合う位置に座って調査を実施した．
4. もう1人の検者(実験前はこの子どもをまったく知らなかった)がクリニックの待合室でリラックスした雰囲気の中で，座り心地のよい椅子に子どもと2人だけで腰かけて調査を実施した．

3人の対象児全員が，訓練場面から1つまたはそれ以上の実験場面への般化を示したが，特定の場面が他の場面と比べてより般化を促進するかどうかは実証されなかった．これらの知見はこの種の移行の複雑さを示している．つまり，こうした変数は個人により大きく異なるので，どのような状況が場面の移行を最もよく促進するかを予測するのは不可能であるということである．

CostelloとBosler(1976)はまた，非訓練語に比べて訓練語の方が場面の般化が起こり易いことを報告している．この結果から，訓練語が少ない場合より多い方が，場面の般化が促進されることが推測される．

OlswangとBain(1985)は，2つの異なる構音治療の場面で，3人の4歳児について場面の般化を調べた．訓練室の会話場面で収録されたスピーチサンプルと，両親によって収録された家庭での会話を比較検討した．その結果，目標音の般化は，両方の場面で率および量に関して類似していた．

BanksonとByrne(1972)は，構音運動に着目した訓練を行った5人の対象児のうち4人において，学校での訓練場面と家庭で採集されたスピーチサンプルに般化が起きていたことを報告した．家庭と学校の訓練場面での般化の量は，それぞれの子どもで日によって変動していたが，日による変動についてはそれぞれの子どもで場面による差はなかった．全体的な般化の程度は個人差が

大きく，個人の中でも日による変動が大きかった．

　場面の般化を促進する方略の1つとして，自己モニタリング（自己評価）の活用が挙げられる．この自己モニタリングの訓練技法としては，挙手(Engel and Groth, 1976)，図表化(charting)(Diedrich, 1971 ; Koegel, Koegel, and Ingham, 1986)，訓練室内外で正しい産生を数える(Koegel, Koegel, Van Voy, and Ingham, 1988)などがある．Bennettら(1996)は，自己モニタリングを促進する方法として以下のステップを示している．

1. 外部モニタリングと口頭でのフィードバック
2. 修正のために与えられる手がかり（例：挙手）を伴う外部モニタリング
3. 誤ったときのクライアントの自己修正
4. 間違うかもしれないという予想
5. 正しい産生の自動的使用

Koegelら(1988)は，7人の子どもについて/s/と/z/の般化を調べた．子どもは訓練室内で会話の産生を自己モニタリングできていても，訓練室外では正しい産生の般化は起きなかった．しかし，訓練室外でも自分の会話をモニタするように指導されると，その割合に多少の差はあるものの，"急速かつ広範囲にわたる般化"が起こった．また，すべての子どもに高いレベルの般化が起こったと報告している．それとは対照的にGrayとShelton(1992)が，Koegelら(1988)による自己モニタリングの方略を実際に評価したが，結果はKoegelら(1988)により報告された般化訓練の効果を裏づけるものではなかった．クライアントが般化を促進するのに自己モニタリングから何を得ているかを明確にするには，さらに研究が必要である．

　ShribergとKwiatkowski(1987)は，訓練の方略の有効性を文献的に考察し，連続発話における般化を促進するための効果的な要素として，自己モニタリングの手続きを明らかにした．その後，自己モニタリングの訓練に関する実験的研究(Shriberg and Kwiatkowski, 1990)を行った．彼らは自発話を自己モニタリングさせる指導を行ったところ，就学前の8人のうち7人で般化が認められたと報告したが，自己モニタリングは般化を促進したものの，般化のタイプ，範囲，生じた時期は様々であったと結論した．このように，自己モニタリングは般化において重要な技能であるが，上記のデータから，自己モニタリング行動を開始する時点では語音の般化を予測することはできないことがわかる．

　場面の般化に関するデータは少ないが，知り得る範囲の事実から，他のタイプの般化と同様，異なる場面で般化が起きる程度は個人差が非常に大きいと考えられる．また，場面の般化は，年齢やその子どもの音韻体系の正確さの影響を受けるとする考えもある(Elbert et al., 1990)．

　産生に関する音韻知識が，子どもの般化学習に影響を及ぼすとする研究者たちもおり，般化における個人差のうち，あるものは音韻知識によるものであろうと推測した(Dinnsen and Elbert, 1984 ; Elbert and Gierut, 1986 ; Gierut, Elbert, and Dinnsen, 1987 ; Gierut, 1989)．彼らは，音韻知識は般化の個人差についてある程度説明できると考えた．Gierutら(1987)は，子どもがよ

り多くの音韻知識をもっている音(様々な音声環境での正しい産生)では，より知識の少ない音(正しい産生ができる音声環境が少ない，位置の制約が強い)に比べて大きな般化が起こったが，ただしそれは訓練した音に限られていたと報告した．さらに，音韻知識が最も少ない音について訓練が行われると，子どもの音韻体系を越えて般化学習が起こった．そこで，この研究者たちは，臨床家は子どもの音韻知識が最も少ない音(目録上の制約)を訓練音とすることを提案している．子どもがより多くの音韻知識をもっている音の訓練では1つの音類内で大きな般化が促進されたのに対し，子どもの音韻知識がより少ない音の訓練では1つの音類にとどまらずより広範囲に及ぶ般化が生じた．Gierutら(1987)は，これらの結果から，子どもの音韻知識がより少ない音を訓練することによって，音韻知識が多い音を訓練するときよりも大きな体系的な変化が生じて，子どもの音韻体系の再体制化が進むと考えた．

　Williams(1991)は，使用音の制約からみて音韻知識の最も少ない9人の子どもについて般化を調べた(その子どもたちは，会話あるいは306項目の掘り下げ検査で，/s/と/r/を産生していなかった)．誤り音の[s]と[r]は子音結合の中で訓練され，対象児に3つの異なる般化と学習パタンが認められた．般化に差があったのは，たとえすべての誤り音が音韻知識が最も少ないカテゴリに分類されていたとしても，さらにそのカテゴリの中で音韻知識のレベルに差があるためであると仮定した．Williamsは，Gierutら(1987)の音韻知識が最も少ないカテゴリという分類は，子どものわずかな知識の差を知るには大まかすぎるのではないかという疑問を投げかけた．そして，この音韻知識の最も少ないカテゴリに属する音についての音韻知識の程度をより詳細に検討するために，音声表記を補う音響的な測定を用いることを勧めている．この考えは，Weismerら(1981)，SmithとBernthal(1983)，そしてTylerら(1990)の提言と一致するものである．

般化における親の援助

　臨床家は，クライアントの生活環境にいる誰かが訓練の般化の過程に関わってくれるならば，般化の過程は促進されるだろうと考えてきた．これは，親，配偶者，教師，友達といったクライアントにとって重要な人が，臨床家が臨床場面で行っていることを広げるために，設定した課題を行うことである．親が子どものために家庭で行う課題が入ったプログラムもいくつかある(Mowrer, Baker, and Schutz, 1968；Gray, 1974)．Sommers(1962)，Sommersら(1964)は，構音訓練に関連する変数について調べた．家で母親による訓練を受けなかった群の子どもに比べて，母親が訓練の補助的役割を果たすよう指導された実験群の子どもでは，訓練前後の検査成績で改善がより顕著であった．Carrier(1970)は，4歳から7歳の10人の子どもについて，母親による構音訓練を受けた実験群と，母親から最小限の援助しか受けなかった対照群で比較を行った．その結果，実験群は対照群に比べて4つの音韻検査で有意に高い得点を示していた．

　親が子どもに直接構音訓練を行った研究には，他にSheltonら(1972)，Sheltonら(1975)のものがある．前者の研究では，8人の学齢児が家で親による構音訓練とモニタリングを受けた．ベー

スラインの設定と治療経過の評価資料として，音の産生課題や音読，会話の評価が繰り返されたが，その結果は一様ではなかった．訓練後の成績は向上していたものの，音の産生課題では有意な変化はみられなかったが，ベースラインの平均点と最終の音読と会話の平均得点では有意差がみられた．訓練後4ヵ月の時点で再評価を行ったが，訓練による改善は維持されていた．

後者の研究は前者と類似しているが，年齢が4歳から6歳と低いという点が異なっていた．前者の研究とは対照的に，この子どもたちは音の産生課題で有意な改善を示していた．この点については，年齢の低い子どもでは先の年長グループの子どもに比べて訓練前の検査得点が低いことが指摘される．つまり，年齢の低いグループは改善の余地がより大きく，その結果として有意差が生じる確率が高かったということである．しかし，年齢の低い子どもでは会話での改善が年長グループより少なかった．Sheltonら(1975)は，モニタリングによる強化訓練は，訓練をはじめた段階で音の産生課題の得点が高かった子どもの会話の得点により大きな影響を及ぼしたのではないかと指摘している．

般化の指針

1. 音の語内位置と音声環境の般化を促進するために，臨床家は通常，まずクライアントのレパートリにある位置や音声環境で目標行動の訓練をはじめる．
2. 語の産生が位置の般化の基盤となるため，この段階の産生は訓練にできるだけ速やかに取り込まれるべきである．
3. 2つまたはそれ以上の音では音声特徴が似ていればいるほど，1つの音から他の音への般化は起こり易い．例えば，[ɝ]を訓練すると，強勢のない[ɚ]と子音の[r]に般化が起きる．また，同族音の一方，例えば[s]を訓練すると，もう一方の[z]を自然と産生するようになる．
4. 1つの音に含まれる特定の弁別素性，例えば[f]で持続性を訓練すると，特に同じの音類に含まれる非訓練音，例えば[ʒ]にその素性が般化する．
5. 音の訓練を開始する際の語内位置について，特定の順序があるか否かはデータ不足から断定できない．伝統的な音の訓練手順である，まず語頭，ついで語末と語中という方法は，現在までの研究では支持されていない(摩擦音以外では，ほとんどの音が，語頭で一番早く発達するのであるが)．語内位置での般化をより促進するためには，すべての位置で同時に音を訓練する方法がよいと思われる．
6. 複数の誤り音のあるクライアントでは，般化を促進するために，訓練対象として選ばれる目標行動は，誤りのパタンを代表し見本音となるものでなくてはならない．音韻プロセスの減少を目標として訓練音を選択する場合には，プロセスが生じている音について，1つの音類ごとに少なくとも1音は選択すべきである．これは，般化は同一の音類内で最も起こ

り易いからである．

7. 音の産生を確立する過程では，様々な音節の音声環境の中で音の産生を促進するのに，無意味音節を用いるのが望ましい．それは，無意味音節は単語を使用する場合に比べて，すでに学習している行動による干渉が少ないからである．ただし，有意味語が無意味音節より早く般化を起こすこともある．それは，有意味語は実際の音素対立，つまり意味的違いをもっているため，正しい産生が音声環境によって強化されるからである．

8. 場面の般化を促進する課題は，文レベルで音が産生できるようになるまで待つより，音を語レベルで正しく言えるようになったらすぐに開始するのが望ましい．しかし，就学前の子どもでは，治療の中で促進しなくても般化はしばしば起こる．

9. 音韻知識が少ない音を訓練すると，音韻知識の多い音を訓練するときより正しい産生が他の音へ般化し易い．非訓練語や音声環境間での般化は，最も音韻知識のある音を訓練した場合により早く起こる．

10. 子どもの音韻変化を促進するのに，子どもの生活環境にいる親などを訓練過程に効果的に組み込むことができる．臨床家は，親や専門家でない人たちにどのような役割を与えるかについて，注意を払う必要がある．第1に，親に音の産生の正確さを判定してもらうならば，親はその音を正しく聞き分けられなくてはならない．第2に，臨床家はその訓練プログラムの中でどのような手順がとられるかを親に理解してもらい，その手順を実施できるかどうかを親は実際に臨床家にその手続きを行ってみせる必要がある．第3に，親が訓練を行える時間には限りがあることを認識し，訓練プログラムは短い時間で終わるように作成する必要がある．第4に，訓練課題はそれぞれ文書にして親などに渡すべきである．最後に，臨床家は，親は教師というより産生をモニタする人として機能することを忘れてはならない．普通，親は自分の子どもを教えるのに必要な忍耐と客観性に欠けるものである．しかし，子どもと同じ生活環境にいる親などが，子どもの訓練に参加することを希望し，訓練技術と時間と寛容さを持ち合わせているときは，臨床家は般化を促進するのに役立つ援助者を得たことになるであろう．

訓練の終了

　クライアントが新しい目標行動を習慣化させ，目標の音韻産生を責任をもって自己モニタリングできるようになったときに，訓練は最終段階となる．この訓練段階は般化の拡大である．
　訓練の最終段階は*維持の段階*(maintenance phase，運動学習の展開)ともいわれ，クライアントが臨床家に会う機会は減少する．この段階は訓練の最終段階とみなされることがある．Shelton (1978)は，構音訓練の最終目標を**自動化**(automatization)と命名し，正常な構音パタンを自発話の段階で自動的に使用できることと定義している．*自動化*という用語は，音産生が自動的に行わ

れる運動行動と考えられている．音の誤りの性質が言語的なものであれば，維持は音韻規則と音素対立の獲得と考えられる．事実，音産生と音韻規則の両者は，治療のこの段階までにはその人の日常の産生行動反応の一部分となっている．自発話の中で一貫して目標行動を使えるようになると，維持の段階は終了したと考えられる．

維持の間，クライアントは新しく獲得した発話パタンへ間欠強化を受ける．というのは，これまで獲得された発話パタンは通常，間欠強化スケジュールで最も消去されにくいからである．また維持の間，自分自身の構音の方法をモニタするように言われる．自己モニタリングの課題は毎日決められた時間の間，クライアントに目標音の産生ができていたかどうかを評価させることである．

目標行動をどの程度維持したかを調べるために，臨床家はクライアントの行動を会話で評価しなければならない．Diedrich(1971)は，発話行動を数えたり図表化する方法を述べているが，発話の状態を外的にモニタできないときもあることを認めている．彼は3分間の"おしゃべり"サンプルは会話での発話をモニタするための最初の方法としてよいものであり，3分間での目標音の誤りの数と正しい数を数えることは，発話をモニタする効果的方法であるとしている．また治療終了前には，モニタする時間を徐々に長くして話をしている時間のほとんどを占めるようにすべきであると提言している．

前述の研究で，BankosonとByrne(1972)は，正しい目標音産生の般化と維持を促進するために考案された，治療の手続きについて報告している．この手続きというのは発話速度を増して目標語のリストを繰り返し読むことである．この運動課題によって，会話への般化が生じたが，会話で目標音を95％もしくはそれ以上正しく産生できる者は1人もいなかった．

Manningら(1976, 1977)は，クライアントが反応をどの程度自動化できるかは，雑音下で正しく構音する能力に関係すると指摘している．彼らは /s/ か /r/ を誤っている子どもの構音能力を測定した．対象は低得点群(*構音の掘り下げ検査で80％未満の得点*)と高得点群(80％以上の得点)に分けられた．子どもたちはイヤホンを通して競合する雑音を両耳で聞きながら，*構音の掘り下げ検査*を受けた．子どもたちはまた，雑音のない静かな状況下で同じテストを受けたが，構音検査の得点は2つの条件下で異なっていた．高得点群の子どもは，低得点群の子どもに比べて，雑音下と静かな条件下での得点差が有意に小さかった．高得点の子どもは雑音の影響を受けにくかったことから，Manningらは，/s/ と /r/ を正しく産生できるようになると，同時にその音の正しい構音動作を自動化すると結論づけた．しかし，雑音が一定の聴力レベルで提示されていないことと刺激状況が均一でないことから，このデータの解釈には注意が必要である．

学習に関する文献により，新しく獲得した音韻パタンの維持あるいは保持(retention)への洞察を深めることができる．音韻治療の観点からは，**保持**は訓練の間に学習した反応を継続して一貫して使用することと考えられる．一度個人が新しい音韻パタンや反応を学習したら，その反応を使用(保持)する必要がある．臨床的研究では，保持はセッション間の保持，あるいは習慣化され

た保持という用語で議論されることもある．セッション間の保持(intersession retention)は，新しく学んだ反応を期間をおいて正しく産生する能力と考えられている．言語臨床家は多くのクライアントが"セッション間で忘れる"ことを観察している．Mowrer(1977)は，セッション間で保持できないのは精神遅滞の子どもに特有な問題であると指摘した．習慣化された保持(habitual retention)というのは，訓練が終了した後も反応を継続的に一貫して使用することである．維持という用語はこの現象を述べるのに用いられる．言語臨床家は，訓練終了後数ヵ月経過してから子どもを訓練に呼ぶことがある．そのようなクライアントは新しく学習した反応を習慣化あるいは保持していなかったことは明らかである．

　Sommers(1969)は，構音の誤りは特に後戻りし易いと報告している．6ヵ月間構音訓練をしていなかった小学生177人を追跡研究したところ，3分の1が後戻りしていた．会話での目標音産生で，/s/と/z/を訓練した子どもは59％が後戻りしていたが，/r/を訓練した子どもではわずか6％しか後戻りしていなかった．彼は終了基準や終了前の達成水準については報告していない．

　一方，Elbertら(1990)は，就学前の子どもを訓練終了3ヵ月後に評価したところ，発話が単語と会話の両方で改善していたことから，学習は治療が終わっても続いていたと報告した．これらのデータは，幼児というのは学習過程に能動的に入り込んで，自分の音韻システムを容易に変化させるという考えを支持している．このような変化は訓練終了後も生じていた．

　習慣的保持あるいは維持における後戻りの原因についてはほとんど知られていないが，習慣的保持に影響する変数は，セッション間の保持に影響するものと恐らく同じものである．Winitz(1969)は，記憶の研究に基づき，誤り音と新しく獲得した音の間に競合する干渉が，正しい構音を保持できない理由の説明になると述べている．/tʃ/を/t/に誤る構音動作を何年も使っていることは，新しく学習した/tʃ/を産生する能力の干渉となる．同様に訓練の初期に単語の中で，新しく学習した/s/のあとに以前使用していた/θ/を挿入するクライアントを臨床家は観察することがある(例：[sθup])．

　Mowrer(1982)は，長期間保持できずに後戻りする子どもや，セッションが3日間あくと以前の学習を忘れてしまう子どもにみられるように，情報の保持に影響するいくつかの因子を指摘している．第1に新しい反応を教えるのに使う教材の有意味性が保持に影響するが，この点について構音学習に関する文献にはデータがない．一般に教材の有意味性が増すほど，忘れる程度は減少する傾向がある．そのため訓練には，子どもにとって意味をもつ材料を使うことが勧められる．例えば，友達，家族，ペット，身近なもの，動物などの名前が適切である．教材の有意味性は長期間の保持に重要な助けとなるが，最初に述べたように訓練の初期の段階(すなわち確立)では意味をもたない材料(例：無意味音節)が有効である．Leonard(1973)は，/s/が有意味語を用いて確立されたときの方が，無意味項目を用いたときより，少ない訓練試行で他の語に般化したと報告している．しかし般化に関するこの考えは，我々が前に干渉について議論したときの考えとは異なるものとしなければならない．なぜなら新しい反応は，有意味項目より無意味項目を用いた方

が少ない試行回数で獲得されるからである．

保持に影響を与える第2の因子は，学習されるものの程度や範囲である．一般に学習過程では試行回数が多いほど保持される．また，言語教材を学習した後もさらに練習すると保持される．満足すべき保持の水準を達成するのに必要な学習の最小量を決めて，不必要な訓練を避けることが重要である．訓練を終了する最適な時期は，訓練を続けても訓練に値する改善が発話に生じない場合である．しかし，この時期がいつであるかについて，臨床家に指針を与えてくれるデータはほとんどない．

保持に影響する第3の因子は，訓練の頻度と練習量である．1回の訓練時間が長いがセッションの頻度は少ない場合(集中訓練)より，セッションの時間が短くても頻度の多い訓練(分散訓練)の方が保持される．このことから，1回の時間が短くて頻度が多いセッションが勧められる．文献によると，Mowrer(1982)は，「統制された心理学の学習実験に基づけば，臨床家は訓練の回数を多くすることによってしっかり保持させることが可能である．しかし発話に関する研究からではこれを確認する有効なデータがなく，訓練頻度という重要な因子は，訓練の量ではなく訓練期間の全体の長さである」と述べている(Mowrer, 1982, p. 259)．

保持に影響する第4の因子は，個人の動機である．動機が強ければ強いほど，学習された教材の内容は保持される．しかし，音韻に関する実験的研究では，言語訓練中の動機についての報告はほとんどなく，あってもごくわずかである．

終了基準

維持の段階は保持をモニタする期間であり，この期間に終了の決定がなされる．終了基準に関するデータは限られており，1つの終了基準を支持するには不十分である．Elbert(1967)によれば，訓練終了は2つの質問に基づく．①クライアントは発話行動において最大の改善を獲得したか，②クライアントはさらに訓練をしなくても現在の発話行動のレベルを維持し改善し続けることが可能か，である．どのような終了基準を用いるにしても，経時的にかつ定期的に音韻行動を評価して基準が決められるべきである．維持の段階は，クライアントが新しい発話パタンを定着できるよう，臨床家がクライアントをモニタし，強化し，力づける最後の機会である．

DiedrichとBangert(1976)は，構音の保持と訓練終了に関するデータを報告している．対象は30項目の探索語テストと3分間の会話サンプルからなる検査を行い，/s/ と /r/ の正しい産生が75%基準レベルに達し訓練を終了した子どもたちである．4ヵ月後，対象児の19%は75%の基準レベル以下に後戻りしていたが，探索テストで75%以上に到達するまで訓練した子どもの方が保持される割合がより高いということはなかった．DiedrichとBangertは，多くの臨床家は構音訓練の間，/s/ と /r/ を誤る子どもたちに正しい構音を保持させようと，必要以上に訓練を続ける傾向があると結論づけた．しかし，基準をより高く(例：95～100%)設定した場合に同じ結論に達するかどうかは明らかでない．

維持と終了の指針

1. 維持の段階では，臨床訓練の頻度が少なくなるため，クライアントは自己モニタリングに責任をもつべきである．
2. 般化の段階の後半と同じように，維持の間も正反応の強化は間欠的に行われるべきである．様々な割合と間隔の強化スケジュールが勧められる．
3. 訓練終了の基準についての有効な情報はほとんどない．その問題はクライアントと臨床家にまかされている．臨床家は，音の訓練のために必要以上に長くクライアントを管理する傾向があるといわれている．言い換えれば，治療がある段階に到達したら，訓練にかかる費用から期待されるほどの訓練効果は得られなくなるのである．

発達性発語失行の治療

　発達性発語失行(developmental verbal dyspraxia：DVD)については，第4章で音韻障害に関連する要因について議論した際に紹介した．第4章では，歴史的および記述的な背景について述べたが，この項では音韻障害の下位グループであるDVDの臨床的治療に関連する問題について述べる．

　DVDは運動と言語の両方の要素を含み，子どもにより症状は多様である．Aram(1984)は，DVDを統語障害と多様な神経学的および構音の誤りを伴う重度で一貫性のある音韻障害を含む症候群と考えている．VellemanとStrand(1994)は，DVDについて階層的な仮説を提案し，子どもは音産生に関する個々の側面(構音の構え，音素，単語)を産生することはできるが，"言語行動を構成する様々な要素間の橋渡し"が非常に困難であることを示唆している(Velleman and Strand, 1994, p.120)．このように運動と言語面の両者に問題があると考えられる．

評価

　DVDの子どもに用いる評価は音韻障害の子どもに用いるものと同じであり，生育歴の聴取，聴力のスクリーニング，他のコミュニケーション障害(言語，声，流暢性)の既往歴の調査を行う．しかし，DVD症例では特定の側面は詳細に評価すべきである．

　口腔機能検査では，口腔器官の強さ，筋緊張，安定性(例：舌を下顎と独立して動かすことができるか／下顎を安定させるために，前に押し出すような特別のことをしているか)を検査する．摂食に関する調査もこの点から興味深いだろう．模倣による運動の遂行とすばやい舌の交互運動能力，およびディアドコキネシス速度を含む自動と随意の両方の運動技能を検査する．VellemanとStrand(1994)は文献を概観し，DVD症例は音の間のわたりが困難であることを示唆している．単

音の構音操作は困難ではないが，速い運動の組み合わせが難しい．連続発話での速い動きでは，特定の構音目標へ絶えず接近が必要である．というのは，語音に関して絶対的なあるいは静的な構えというものはないからである．DVDの子どもにとっては，連続発話を産生する際の固有で動的で重なり合った動きが問題なのである．VellemanとStrand(1994)は，連続での困難さは，音素が連続しているからなのではなく，声帯運動と構音操作の相対的なタイミングが影響する構音レベルでより明らかであり，後者の要因は有声化と母音，特に二重母音にみられる誤りの原因になると述べている．

　発話行為を分析するとき，言語臨床家はDVDの性質，すなわちDVDが発話と言語の階層的レベルを含む障害であることを心に留めておかなければならない．発話として観察される運動，わたり，タイミングは，様々な言語的レベルで評価される(例：意味，統語，音声および音素レベル)．表出が著しく限られている子どもでは，音韻サンプルの独立分析が勧められる．より高い表出能力をもった子どもでは，音節単位内での語音分析に特に注目した伝統的な音韻評価バッテリー(関係分析)が勧められる．この評価バッテリーでは，子どもが産生した音節形態や単語形態は連続発話サンプルから観察することになる．音韻評価には音節数を増した単語の復唱も含まれる(例：*please*, *pleasing*, *pleasingly*)．

　DVDの子どもはコミュニケーション企画の動的な組織化に明らかな問題があるので，超分節的側面にも問題が存在する．喉頭および呼吸システムと口腔のメカニズムの協調が困難である．そのため，抑揚を適切に変えたり，声の大きさを調整したり，適切な共鳴を維持することが難しい．次の語音を産生するための協調運動に時間がかかるので，結果として母音が引き伸ばされてしまう．

　DVDが疑われる子どもたちの評価に関する最後のコメントである．失行やときによって付随する運動性構音障害に配慮するため，神経学的機能を診断してもらうことを目的に重度の子どもを小児神経科医に紹介することは賢明なことかもしれない．発作の既往あるいはその可能性，四肢の失行，神経学的機能に関する一般的な知識は，その子どもの全体的な治療プログラムに影響を与えるので，小児神経科医に紹介することは妥当であるといえる．

DVDに対して勧められる音韻評価バッテリー

1. 生育歴(摂食も含む)
2. 聴力のスクリーニングあるいは検査
3. 声と流暢性のスクリーニング
4. 発話メカニズム検査
    - 形態と機能
    - 筋力，筋緊張，安定性
    - ディアドコキネシス速度

5. 連続発話サンプル
    - 分節音の産生
    - 音節形と単語形の産生
    - 音韻パタンの有無と種類
    - 抑揚，声の大きさ，共鳴
6. 分節音の産生(検査から引用)
    - 子音，母音，二重母音
    - 刺激項目に対する反応で用いられる音節形
7. 音韻プロセスのまとめ
    - 使われているプロセス
    - 欠如しているプロセス
8. 被刺激性検査
    - 分節音
    - 音節
    - 音節数を増した単語
9. 言語の評価
    - 理解と表出
    - 様々な意味的および統語的レベルでの音産生

DVD症例のために特に作られた検査は，『発達性発語失行のスクリーニング検査(Screening Test for Developmental apraxia of Speech)(Blakely, 1980)』である．

治療

　DVDの子どもに対する治療は，音韻治療に対する伝統的な運動あるいは言語的アプローチとは異なるものである．この章の他のところで議論されてきた治療と，ここで述べられる治療の大きな違いは，治療の短期目標と治療で焦点が当てられる産生の単位である．

　主な短期目標は，クライアントの機能的語彙を確立することである．DVDの子どもたちは明瞭度に関しての問題が重大であるので，コミュニケーションに必要な核となる明瞭な語を作る努力が必要である．子どもの音韻産生行動の中の可能な範囲で，音節構造とこれらの音節の組み合わせに焦点を置くようにすると，子どもは言語を組み立てる最初のブロックを獲得できるであろう．

　治療の焦点は主に運動企画に当てられる．音や音節の復唱に重点を置いたドリル運動課題ではなく，進行中の発話のダイナミックな過程に必要な運動の組織化，わたり，タイミングを練習するのに様々な発話や言語的文脈が用いられる．音の連続をより大きなパタンに組み入れるために，刺激材料を変えることが重要である．Rosenbeckら(1984)は，CVあるいはVCではじまる音節

の連続の中で分節音の目標を変化させてパタンを繰り返し，その後CVパタンを変化させて単語の組み合わせへと体系的に入れこんでいくことを勧めている．連続の中で音が使えるようにするもう1つのテクニックは，"タッチ・キューイング(touch-cueing)"として知られている(Bashir, Grahamjones, and Bostwick, 1984)．この手続きでは，連続の中で目標音が産生されたとき，臨床家は子どもの顔の特定の部分や首にさわる．子どもはそれぞれのタッチング・キューと連合させて音を学習していく．このように子どもは様々な運動パタンで音を産生するときに，触覚，聴覚そして視覚的な手がかりを刺激として与えられる．

作業療法(OT)はDVDの子どもたちに興味をもち，これまで関わってきた専門分野である．OTの失行，特に四肢の失行に対する興味が口腔や発語失行に広げられている．彼らのテクニックの一部，特に"感覚統合"に含まれるものは様々なタイプの失行患者に有効であることが報告されている．そのような経緯から，この方法論を言語病理学の専門家はDVDの治療に取り入れてきた．

上唇と下唇を交互に噛むような交互運動，筋緊張に注意を向ける治療などの，構音器官の連続運動に焦点が当てられる．そのような手続きは言語臨床家が通常使う技能ではないため，OTの技術を利用するには特別な訓練が必要である．表7.8(Velleman and Strand, 1994)は，DVD症例の治療に対する指針である．低年齢あるいは重度の子どもたちに対して身振りやパントマイムは動機づけになり，また代替コミュニケーションシステムも勧められる．このような方法を使ってコミュニケーションを促進することは，口頭コミュニケーションはもちろんであるが，言語の他の側面も発達させると考えられている．

表7.8　DVDの子どもに対する発話産生の治療プログラムの基本原則(Velleman and Strand, 1994)

1. 治療では，多様でダイナミックな，様々な言語的文脈において音節構造をコントロールし体制化することに焦点が置かれる．
2. 音節形を変化させて正しい産生を促進し，それらの形をより長く複雑な音素配列パタンへ体制化していくというプログラムが成功する．
3. 単語や句を訓練する前に，単音レベルで音素産生を強調するような音単位の治療プランは，DVDの階層的で動的な運動の問題には当てはまらない．
4. 聴覚弁別訓練は効果がない．
5. 頻度を多くして，休憩を入れた時間の短いセッションが最も有効である．DVDは動的な障害なので，システムの疲労が問題となる．
6. セッションは以下の短いパートから構成される．
   a．準備：身体あるいは口腔の連続運動の模倣．
   b．音節連続の練習：音節連続ドリル練習．子どものレパートリの中に一貫した連続音節の産生を確立させる．構音位置を変化させた連続も含む．例えば，前から後ろへ([bʌdʌgʌ]あるいは"buttercup")あるいは逆に([gʌdʌbʌ]あるいは"go to bed")行う．
   c．歌の練習：核となる語のグループを含む有意味語を練習することによって，発話明瞭度全体を向上させる．
   d．歌を変化させる：鍵となるキャリアフレーズではじまる短い文の練習．その中で1つの語をより長い，より複雑な語へと徐々に変化させていく．

音韻意識と言語臨床家

　研究者たちは，子どもが基本的な読みの能力を獲得できないのは，音韻処理能力に関連することが多いとしている(Moats and Lyon, 1996)．具体的にいうと，低年齢の子どもの音韻意識に関する能力がその後の読み書き行動を予測する指標となることを示唆するデータが増えている．すなわち，音韻意識が乏しい子どもは読みの学習に困難を示す．中等度から重度の音韻障害を示す子どもは，音韻意識の技能が十分ではないことが多い．Hodson(1994)は，幼稚園入園時にことばが不明瞭である子どもは，特に読みの問題にリスクがあることを指摘した．WebsterとPlante(1992)は，4つの音韻意識課題について，ことばの不明瞭さが中等度から重度の子どもと音韻的に正常な子どもを比較し，正常な子どもは音韻的に障害されているグループに比べてより高い得点を示したと報告した．語音産生の問題と読み書き能力(読みの問題)が関連することから，音韻意識は言語臨床家の関心の対象となっている．さらに言語臨床家は，学級担任の教師から意見を求められたり，音韻意識の技能と読みの問題のある子どもに対して直接的な治療を求められることがしばしばある．

　音韻意識(音素の分節化(phoneme segmentation)，音素分析(phoneme analysis)，メタ音韻論(metaphonology)という用語が使われることもある)は，言語音を同定し，操作する能力である．音韻意識とは進行中の発話を単語，音節，音節内単位(開始部(onset)と韻(rime))および個々の音素に分解することである(van Kleeck, 1995)．読みの学習の鍵となるものの1つは，単語を構成する異なる音(音素)を*同定*し，これらの音を書かれた語と結びつける能力である．語の中の音を同定できるだけでなく，読み手はこれらの音を*操作*できなければならない．音の操作は，語を構成する音に分解する，語の韻を合わせる，音から語をつくるという課題を含み，それらはすべて読みの処理に不可欠なものである．Ball(1993)は，「音韻意識というのは，語は独立した単位であることがある程度わかることを含むメタ言語的能力である」(Ball, 1993, p. 130)と述べている．

　小学校低学年で行われる読みに関する最初の指導の目標の1つは，子どもに語音間の関係，自分たちの言語の音韻，活字体の文字，筆記体の文字を教えることである．Swank(1994)，van Kleeck(1995)は文献考察し，音韻意識と読みの技能の発達との関連について以下のようにまとめている．

- 音韻分析と読みの発達の間には有意な相関が存在する．
- 音韻意識の課題の成績は，その後の読みの発達を予測する可能性がある．
- 音韻意識の技能を訓練すると読み書き能力が促進されることもある．
- 音韻意識の技能訓練は正規の読みの指導がはじまる前に行うのが有効であるとされている．
- 子どもが読みの技能を最大限に獲得するためには，音韻意識および文字と音の対応の両方で訓練が必要である．

音韻意識の評価

Ball(1993)は，音韻意識の評価に5つの音韻課題を勧めている．
1. *脚韻を合わせる課題*——読みの能力を促進する技能であるが，それ自体は読みの能力の獲得には十分でない．同韻語を評価する課題には以下のものを含む．①教師や臨床家によって提示された語に対して同韻語を探す，②語を韻によって分類する(子どもは提示された語の中から韻を踏まない語を見つけ出す)，③同韻語の対かどうか判定する，である．
2. *頭韻語の課題*——ある音ではじまる語を同定する．例えば，同じ音ではじまっているかどうかをいくつかの語の中から選択する．
3. *音素の組み立て*——ばらばらに提示された音を2つあるいはそれ以上の音からなる1つの語に組み立てる．
4. *スペリングの課題*——やさしい語や一般的な語を書いてみるように指示し，子どもの綴りを分析する．
5. *音素の分節化*——語を構成する音素に分節化する．この課題はうまく読めるかどうかと密接に関連しており，しかも成績は読みの指導と関連する．この課題については，『*聴覚概念化検査(Auditory Conceptualization Test)(Lindamood and Lindamood, 1979)*』などの市販の評価用教材が利用できる．

音韻意識の全体的な検査がいくつか市販されている．『*音韻意識検査(Test of Phonological Awareness)(Torgeson and Bryant, 1993)*』と『*音韻意識プロフィール(Phonological Awareness Profile)(Robertson and Salter, 1995)*』である．

治療

音韻意識に関するあるタイプの技能は，学校での正式な読みの指導に先立って発達している必要がある(van Kleeck, 1995)．そのような技能とは文を語に分解したり，語を音節に分解したり，音節下位の単位(音節と音素の中間の単位で，*開始部*と*韻*と呼ばれる)に気づくことである．*音節下位の単位 の開始部*は，音節の最初の子音あるいは子音結合である．*韻*は音節の残りの部分，母音と恐らく語末子音あるいは子音結合が含まれる(front という語では，"fr"が開始部で，"ont"が韻である)．Swank(1994)は，音韻意識に2つの段階を仮定している．1つは正式な読みの指導の前に生じる意識であり，もう1つは読みの学習の結果，発達する音韻意識である．

音韻意識の最終段階で発達する技能は，家庭，学校，あるいは幼稚園での遊びを通して主に促進される．わらべうた，指遊び，詩，韻を踏んだ物語，頭韻を踏んだ物語，無意味単語を用いた物語などの音遊びはすべて，子どもに言語音の構造に注目させる活動の例である．これらは正式な読みの指導がはじまる前に，言語臨床家が取り組むことのできる活動である．

音韻意識の第2段階は正式な読みの指導と重複するかもしれないが，この段階で展開される音韻意識の課題は音素の分節化と混成(blending)を含む．言語臨床家は子どもに語を音節に分解することを教えることからはじめる．訓練は *hotdog* のような複合語からはじめるとよい．この課題ではまず単語を2つの語 *hot* と *dog* に分解し，その後2つの単語を1つの語に組み立てるように指示する．子どもが語を音節に分解する方法を理解したら，次は音節を音素に分解するよう教える．語の個々の音素を表すトークンやブロックを使うと効果的なことがある．Blackman(1989)は，"言いながら動かして" と呼ばれるテクニックを紹介している．この方法では子どもにブロックを使って語を分解したり，組み立てるよう教える(Catts and Vartiainen, 1993 を参照のこと)．この場合，訓練は持続音を含むCVあるいはCVC単語から開始し，その後，破裂音を含むより複雑な語へと進めていく．

言語臨床家の役割

音韻意識を促進する多くの活動は，音韻治療あるいは言語治療に組み込まれて行われる．このような活動は，訓練室で個別に行うことも教室の授業で行うこともあり，学級の教師あるいは言語臨床家あるいはその両方が語の音構造についての指導を行う．Catts(1991)は，教科学習に支障をきたす恐れがあるという理由から，すべての言語障害の子どもへの対応に音韻意識訓練を取り入れた方がよいと述べている．

文　　献

Aram, D., "Assessment and treatment of developmental apraxia." *Seminars in Speech and Language*, 5 (1984): 2.

Aungst, L., and J. Frick, "Auditory discrimination ability and consistency of articulation of /r/." *Journal of Speech and Hearing Disorders*, 29 (1964): 76–85.

Backus, O., and J. Beasley, *Speech Therapy with Children*. Boston, Mass.: Houghton Mifflin, 1951.

Baker, R. D., and B. P. Ryan, *Programmed Conditioning for Articulation*. Monterey, Calif.: Monterey Learning Systems, 1971.

Ball, E., "Assessing phoneme awareness." *Language, Speech, and Hearing Services in Schools*, 24 (1993): 130–139.

Bankson, N. W., and M. C. Byrne, "The effect of a timed correct sound production task on carryover." *Journal of Speech and Hearing Research*, 15 (1972): 160–168.

Bashir, A., F. Grahamjones, and R. Bostwick, "A touch-cue method of therapy for developmental apraxia." *Seminars in Speech and Language*, 5 (1984): 127–137.

Bennett, B., C. Bennett, and C. James, "Phonological development from concept to classroom." Paper presented at the Speech-Language-Hearing Association of Virginia Annual Conference, Roanoke, Virginia, 1996.

Bernthal, J. E., M. Greenlee, R. Eblen, and K. Marking, "Detection of mispronunciations: A comparison of adults, normal-speaking children with articulation errors." *Journal of Applied Psycholinguistics*, 8 (1987): 209–222.

Blache, S. E., "A distinctive feature approach." In N. Creaghead, P. Newman, and W. Secord (Eds.), *Assessment and Remediation of Articulatory and Phonological Disorders*. Columbus, Ohio: Charles

E. Merrill, 1989.

Blache, S. E., "Minimal word-pairs and distinctive feature training." In M. Crary (Ed.), *Phonological Intervention: Concepts and Procedures.* San Diego, Calif.: College-Hill Press, 1982.

Black, L., "So you want to dismiss 80 percent of your caseload." Paper presented at the 1972 North Carolina Special Education Conference, Raleigh, N.C., 1972.

Blackman B., "Phonological awareness and word recognition: Assessment and intervention." In A. Kamhi and H. Catts (Eds.), *Reading Disabilities: A Developmental Language Perspective.* Boston, Mass.: Allyn and Bacon, 1989.

Blakely, R., *Screening Test for Developmental Apraxia of Speech.* Tigand, Ore.: C.C. Publications, 1980.

Bradley, D., "A systematic multiple-phoneme approach." In N. Creaghead, P. Newman, and W. Secord (Eds.), *Assessment and Remediation of Articulatory and Phonological Disorders.* Columbus, Ohio: Charles E. Merrill, 1989.

Camarata, S., and R. Schwartz, "Production of object words and action words: Evidence for a relationship between phonology and semantics." *Journal of Speech and Hearing Research,* 26 (1985): 50–53.

Carrier, J. K., "A program of articulation therapy administered by mothers." *Journal of Speech and Hearing Disorders,* 33 (1970): 344–353.

Catts, H., "Facilitating phonological awareness: Role of speech-language pathologists." *Language, Speech, and Hearing Services in Schools,* 22 (1991): 196–203.

Catts, H., and T. Vartiainen, *Sounds Abound,* East Moline, Ill.: Linguasystems, 1993.

Compton, A. J., "Generative studies of children's phonological disorders: A strategy of therapy." In S. Singh (Ed.), *Measurements in Hearing, Speech, and Language.* Baltimore, Md.: University Park Press, 1975.

Costello, J., and C. Bosler, "Generalization and articulation instruction." *Journal of Speech and Hearing Disorders,* 41 (1976): 359–373.

Costello, J., and J. Onstein, "The modification of multiple articulation errors based on distinctive feature theory." *Journal of Speech and Hearing Disorders,* 41 (1976): 199–215.

Curtis, J. R., and J. C. Hardy, "A phonetic study of misarticulation of /r/." *Journal of Speech and Hearing Research,* 2 (1959): 244–257.

Diedrich, W. M., "Procedures for counting and charting a target phoneme." *Language, Speech, and Hearing Services in Schools,* 2 (1971): 18–32.

Diedrich, W. M., and J. Bangert, "Training and speech clinicians in recording and analysis of articulatory behavior." Washington, D.C.: U.S. Office of Education Grant No. OEG-0-70-1689 and OEG-0-71-1689, 1976.

Dinnsen, D., and M. Elbert, "On the relationship between phonology and learning." In M. Elbert, D. Dinnsen, and G. Weismer (Eds.), *Phonological Theory and the Misarticulating Child,* ASHA Monographs. Rockville, Md.: ASHA, 1984.

Elbert, M., "Dismissal Criteria from Therapy." Unpublished manuscript, 1967.

Elbert, M., D. A. Dinnsen, P. Swartzlander, and S. B. Chin, "Generalization to conversational speech." *Journal of Speech and Hearing Disorders,* 55 (1990): 694–699.

Elbert, M., and J. Gierut, *Handbook of Clinical Phonology Approaches to Assessment and Treatment.* San Diego, Calif.: College-Hill Press, 1986.

Elbert, M., and L. V. McReynolds, "Transfer of /r/ across contexts." *Journal of Speech and Hearing Disorders,* 40 (1975): 380–387.

Elbert, M., and L. V. McReynolds, "An experimental analysis of misarticulating children's generalization." *Journal of Speech and Hearing Research,* 21 (1978): 136–149.

Elbert, M., T. W. Powell, and P. Swartzlander, "Toward a technology of generalization: How many exemplars are sufficient?" *Journal of Speech and Hearing Research,* 34 (1991): 81–87.

Elbert, M., B. Rockman, and D. Saltzman, *Contrasts: The Use of Minimal Pairs in Articulation Training.* Austin, Tex.: Exceptional Resources, Inc., 1980.

Elbert, M., R. L. Shelton, and W. B. Arndt, "A task for education of articulation change." *Journal of Speech and Hearing Research,* 10 (1967): 281–288.

Engel, D. C., and L. R. Groth, "Case studies of the effect on carry-over of reinforcing postarticulation responses based on feedback." *Language, Speech, and Hearing Services in Schools,* 7 (1976): 93–101.

Ferrier, L., and M. Davis, "A lexical approach to the remediation of final sound omission." *Journal of Speech and Hearing Disorders,* 38 (1973): 126–130.

Fey, M. E., *Language Intervention with Young Children.*

San Diego, Calif.: College-Hill Press/Little Brown, 1986.

Fey, M. E., "Articulation and phonology: Inextricable constructs in speech pathology." *Language, Speech, and Hearing Services in Schools*, 23 (1992): 225–232.

Fey, M. E., P. L. Cleave, A. I. Ravida, S. H. Long, A. E. Dejmal, and D. L. Easton, "Effects of grammar facilitation on the phonological performance of children with speech and language impairments." *Journal of Speech and Hearing Research*, 37 (1994): 594–607.

Gerber, A., *Goal: Carryover*. Philadelphia, Penn.: Temple University Press, 1973.

Gierut, J., "Maximal opposition approach to phonological treatment." *Journal of Speech and Hearing Disorders*, 54 (1989): 9–19.

Gierut, J. A., "Differential learning of phonological oppositions." *Journal of Speech and Hearing Research*, 33 (1990): 540–549.

Gierut, J., M. Elbert, and D. Dinnsen, "A functional analysis of phonological knowledge and generalization learning in misarticulating children." *Journal of Speech and Hearing Research*, 30 (1987): 462–479.

Gordon-Brannan, M., B. Hodson, and M. Wynne, "Remediating unintelligible utterances of a child with a mild hearing loss." *American Journal of Clinical Practice*, 1 (1992): 28–38.

Gray, B., "A field study on programmed articulation therapy." *Language, Speech, and Hearing Services in Schools*, 5 (1974): 119–131.

Gray, B., and B. Ryan, *A Language Program for the Nonlanguage Child*. Champaign, Ill.: Research Press, 1973.

Gray, S. I., and R. L. Shelton, "Self-monitoring effects on articulation carryover in school-age children." *Language, Speech, and Hearing Services in Schools*, 23 (1992): 334–342.

Hodson, B., "Phonological remediation: A cycles approach." In N. Creaghead, P. Newman, and W. Secord (Eds.), *Assessment and Remediation of Articulatory and Phonological Disorders*. Columbus, Ohio: Charles E. Merrill, 1989.

Hodson, B., "Helping individuals become intelligible, literate, and articulate: The role of phonology." In B. Hodson (Ed.), From Phonology to Metaphonology: Issues, Assessment and Intervention. *Topics in Language Disorders*, 14 (1994): 1–16.

Hodson, B., L. Chin, B. Redmond, and R. Simpson, "Phonological evaluation and remediation of speech deviations of a child with a repaired cleft palate: A case study." *Journal of Speech and Hearing Disorders*, 48 (1983): 93–98.

Hodson, B. W., "Disordered phonologies: What have we learned about assessment and treatment?" (pp. 197–224). In B. Hodson and M. Edwards (Eds.), *Perspectives in Applied Phonology*. Gaithersburg, Md.: Aspen Publishers, Inc., 1997.

Hodson, B., and E. Paden, *Targeting Intelligible Speech: A Phonological Approach to Remediation*. San Diego, Calif.: College-Hill Press, 1983.

Hodson, B., and E. Paden, *Targeting Intelligible Speech: A Phonological Approach to Remediation*, 2nd ed. Austin, Tex.: PRO-ED, 1991.

Hoffman, P., J. Norris, and J. Monjure, "Comparison of process targeting and whole language treatments for phonologically delayed preschool children." *Language, Speech, and Hearing Services in Schools*, 21 (1990): 102–109.

Hoffman, P., G. Schuckers, and R. Daniloff, *Children's Phonetic Disorders: Theory and Treatment*. Boston, Mass.: Little, Brown, 1989.

Ingram, D., "Explanation and phonological remediation." *Child Language Teaching and Therapy*, 2 (1986): 1–19.

Koegel, L. K., R. L. Koegel, and J. C. Ingham, "Programming rapid generalization of correct articulation through self-monitoring procedures." *Journal of Speech and Hearing Disorders*, 51 (1986): 24–32.

Koegel, R., L. Koegel, K. Van Voy, and J. Ingham, "Within-clinic versus outside-of-clinic self-monitoring of articulation to promote generalization." *Journal of Speech and Hearing Disorders*, 53 (1988): 392–399.

La Riviere, C., H. Winitz, J. Reeds, and E. Herriman, "The conceptual reality of selected distinctive features." *Journal of Speech and Hearing Research*, 17 (1974): 122–133.

Leonard, L. B., "The nature of deviant articulation." *Journal of Speech and Hearing Disorders*, 38 (1973): 156–161.

Lindamood, C. H., and P. C. Lindamood, *Lindamood Auditory Conceptualization Test*. New York: Teaching Resources Corporation, 1979.

Locke, J. L., "The inference of speech perception in the phonologically disordered child. Part I. A rationale, some criteria, the conventional tests." *Journal of

Speech and Hearing Disorders, 40 (1980): 431–444.

Low, G., P. Newman, and M. Ravsten, "Pragmatic considerations in treatment: Communication centered instruction." In N. Creaghead, P. Newman, and W. Secord (Eds.), *Assessment and Remediation of Articulatory and Phonological Disorders*. Columbus, Ohio: Charles E. Merrill, 1989.

McCabe, R., and D. Bradley, "Systematic multiple phonemic approach to articulation therapy." *Acta Symbolica*, 6 (1975): 1–18.

McDonald, E. T., *Articulation Testing and Treatment: A Sensory Motor Approach*. Pittsburgh, Penn.: Stanwix House, 1964.

McLean, J. E., "Extending stimulus control of phoneme articulation by operant techniques." In *ASHA Monographs*, 14, Washington, D.C.: American Speech-Language-Hearing Association, 1970.

McNutt, J., "Generalization of /s/ from English to French as a result of phonological remediation." *Journal of Speech-Language Pathology and Audiology/Revue d'orthophonic et d'audiologie*, 18 (1994): 109–114.

McReynolds, L. V., "Articulation generalization during articulation training." *Language and Speech*, 15 (1972): 149–155.

McReynolds, L. V., and S. Bennett, "Distinctive feature generalization in articulation training." *Journal of Speech and Hearing Disorders*, 37 (1972): 462–470.

McReynolds, L. V., and D. Engmann, *Distinctive Feature Analysis of Misarticulations*. Baltimore, M.D.: University Park Press, 1975.

Manning, W. H., N. Keappock, and S. Stick, "The use of auditory masking to estimate automatization of correct articulatory production." *Journal of Speech and Hearing Disorders*, 41 (1976): 143–150.

Manning, W. H., M. L. Wittstruch, R. R. Loyd, and T. F. Campbell, "Automatization of correct production at two levels of articulatory acquisition." *Journal of Speech and Hearing Disorders*, 42 (1977): 77–84.

Masterson, J., "Classroom-based phonological intervention." *American Journal of Speech-Language Pathology: A Journal of Clinical Practice*, 2 (1993): 5–9.

Matheny, N., and J. Panagos, "Comparing the effects of articulation and syntax programs on syntax and articulation improvement." *Language, Speech, and Hearing Services in Schools*, 9 (1978): 57–61.

Moats, L. C., and G. Lyon, "Wanted: Teachers with knowledge of language." *Topics in Language Disorders*, 16 (1996): 73–86.

Monnin, L., and D. A. Huntington, "Relationship of articulatory defects to speech-sound identification." *Journal of Speech and Hearing Research*, 17 (1974): 352–366.

Mowrer, D. E., *Methods of Modifying Speech Behaviors*. Columbus, Ohio: Charles E. Merrill, 1977.

Mowrer, D. E., *Methods of Modifying Speech Behaviors*, 2nd ed. Columbus, Ohio: Charles E. Merrill, 1982.

Mowrer, D. E., R. Baker, and R. Schutz, *S-Programmed Articulation Control Kit*. Tempe, Ariz.: Educational Psychological Research Associates, 1968.

Norris, J., and P. Hoffman, "Language intervention within naturalistic environments." *Language, Speech, and Hearing Services in Schools*, 2 (1990): 72–84.

Olswang, L. B., and B. A. Bain, "The natural occurrence of generalization articulation treatment." *Journal of Communication Disorders*, 18 (1985): 109–129.

Panagos, J., and P. Prelock, "Phonological constraints on the sentence productions of language-disordered children." *Journal of Speech and Hearing Research*, 24 (1982): 171–177.

Powell, J., and M. Elbert, "Generalization following the remediation of early- and later-developing consonant clusters." *Journal of Speech and Hearing Disorders*, 49 (1984): 211–218.

Powell, J., and L. McReynolds, "A procedure for testing position generalization from articulation training." *Journal of Speech and Hearing Research*, 12 (1969): 625–645.

Powers, M. J., "Clinical and educational procedures in functional disorders of articulation." In L. Travis (Ed.), *Handbook of Speech Pathology and Audiology*. Englewood Cliffs, N.J.: Prentice-Hall, 1971.

Robertson, D., and W. Salter, *The Phonological Awareness Profile*. East Moline, Ill.: LinguiSystem, 1995.

Rosenbeck, J. C., R. D. Kent, and L. L. LaPointe, "Apraxia of speech: An overview and some perspectives. In J. C. Rosenbeck, M. R. McNeil, and A. E. Aronson (Eds.), *Apraxia of Speech: Physiology, Acoustics, Linguistics Management* (pp. 1–72). San Diego, Calif.: College-Hill Press, 1984.

Ruscello, D. M., "The importance of word position in articulation therapy." *Language, Speech, and Hearing Services in Schools*, 6 (1975): 190–196.

Ruscello, D., "Motor learning as a model for articulation instruction." In J. Costello (Ed.), *Speech Disorders in Children*. San Diego, Calif.: College-Hill Press,

1984.

Ruscello, D., and R. Shelton, "Planning and self-assessment in articulatory training." *Journal of Speech and Hearing Disorders, 44* (1979): 504–512.

Rvachew, S., "Speech perception training can facilitate sound production learning." *Journal of Speech and Hearing Research, 37* (1994): 347–357.

Savin, H. B., "What the child knows about speech when he starts to learn to read." In J. F. Kavanaugh, and I. G. Mattingly (Eds.), *The Relationships Between Speech and Reading*. Cambridge, Mass.: M.I.T. Press, 1972.

Schrader, M., *Picture Pairs*. San Antonio, Tex.: Communication Skill Builders, 1987.

Schrader, M., *More Picture Pairs*. San Antonio, Tex.: Communication Skill Builders, 1989.

Schwartz, R. G., "Clinical applications of recent advances in phonological theory." *Language, Speech, and Hearing Services in Schools, 23* (1992): 269–276.

Scripture, M. K., and E. Jackson, *A Manual of Exercises for the Correction of Speech Disorders*. Philadelphia, Penn.: F. A. Davis, 1927.

Secord, W., "The traditional approach to treatment." In N. Creaghead, P. Newman, and W. Secord (Eds.), *Assessment and Remediation of Articulatory and Phonological Disorders*. Columbus, Ohio: Charles E. Merrill, 1989.

Shelton, R., "Disorders of articulation." In P. Skinner, and R. Shelton (Eds.), *Speech, Language, and Hearing*. Reading, Mass.: Addison-Wesley, 1978.

Shelton, R. L., A. F. Johnson, and W. B. Arndt, "Monitoring and reinforcement by parents as a means of automating articulatory responses." *Perceptual and Motor Skills, 35* (1972): 759–767.

Shelton, R. L., A. F. Johnson, V. Willis, and W. B. Arndt, "Monitoring and reinforcement by parents as a means of automating articulatory responses: II. Study of pre-school children." *Perceptual and Motor Skills, 40* (1975): 599–610.

Shelton, R., A. Johnson, and W. Arndt, "Delayed judgment speech-sound discrimination and /r/ or /s/ articulation status and improvement." *Journal of Speech and Hearing Research, 20* (1977): 704–717.

Shriberg, L., "A response evocation program for /ɝ/." *Journal of Speech and Hearing Disorders, 40* (1975): 92–105.

Shriberg, L. D., and J. Kwiatkowski, "A retrospective study of spontaneous generalization in speech-delayed children." *Language, Speech and Hearing Services in Schools, 18* (1987): 144–157.

Shriberg, L. D., and J. Kwiatkowski, "Self-monitoring and generalization in preschool speech-delayed children." *Language, Speech and Hearing Services in Schools, 21* (1990): 157–170.

Shriberg, L. D., and J. Kwiatkowski, "Phonological disorders III: A procedure for assessing severity of involvement." *Journal of Speech and Hearing Disorders, 47* (1982): 256–270.

Smit, A. B., and J. Bernthal, "Voicing contrasts and their phonological implications in the speech of articulation-disordered children." *Journal of Speech and Hearing Research, 26* (1983): 19–28.

Sommers, R. K., "Factors in the effectiveness of mothers trained to aid in speech correction." *Journal of Speech and Hearing Disorders, 27* (1962): 178–186.

Sommers, R. K., "The therapy program." In R. Van Hattum (Ed.), *Clinical Speech in the Schools*. Springfield, Ill.: Charles C Thomas, 1969.

Sommers, R. K., A. K. Furlong, F. H. Rhodes, G. R. Fichter, D. C. Bowser, F. H. Copetas, and Z. G. Saunders, "Effects of maternal attitudes upon improvement in articulation when mothers are trained to assist in speech correction." *Journal of Speech and Hearing Disorders, 29* (1964): 126–132.

Sommers, R. K., M. H. Schaeffer, R. H. Leiss, A. J. Gerber, M. A. Bray, D. Fundrella, J. K. Olson, and E. R. Tomkins, "The effectiveness of group and individual therapy." *Journal of Speech and Hearing Research, 9* (1966): 219–225.

Stackhouse, J., "Phonological awareness: Connecting speech and literacy problems." In B. Hodson and M. Edwards (Eds.), *Perspectives in Applied Phonology* (pp. 157–196). Gaithersburg, Md.: Aspen Publishers, Inc., 1997.

Stoel-Gammon, C., and C. Dunn, *Normal and Disordered Phonology in Children*. Baltimore, Md.: University Park Press, 1985.

Stokes, T. F., and D. M. Baer, "An implicit technology of generalization." *Journal of Applied Behavior Analysis, 10* (1977): 349–367.

Swank, L., "Phonological coding abilities: Identification of impairments related to phonologically based reading problems." *Topics in Language Disorders, 14* (1994): 56–71.

Torgeson, J., and B. Bryant, *Phonological Awareness*

Training for Reading. Austin, Tex.: PRO-ED, 1993.

Tyler, A., M. Edwards, and J. Saxman, "Acoustic validation of phonological knowledge and its relationship to treatment." *Journal of Speech and Hearing Disorders*, 55 (1990): 251–261.

Tyler, A. A., and K. T. Sandoval, "Preschoolers with phonological and language disorders: Treating different linguistic domains." *Language, Speech, and Hearing Services in Schools*, 25 (1994): 215–234.

Van Hattum, R. J., "Program scheduling." In R. Van Hattum (Ed.), *Clinical Speech in the Schools*. Springfield, Ill.: Charles C Thomas, 1969.

van Kleeck, A., "Emphasizing form and meaning repeatedly in prereading and early reading instruction." *Topics in Language Disorders*, 16 (1995): 27–49.

Van Riper, C., *Speech Correction: Principles and Methods*. Englewood Cliffs, N.J.: Prentice-Hall, 1939.

Van Riper, C., *Speech Correction: Principles and Methods*, 6th ed. Englewood Cliffs, N.J.: Prentice-Hall, 1978.

Van Riper, C., and L. Emerick, *Speech Correction: An Introduction to Speech Pathology and Audiology*. Englewood Cliffs, N.J.: Prentice-Hall, 1984.

Van Riper, C., and R. Erickson, *Speech Correction: An Introduction to Speech Pathology and Audiology*, 9th ed. Englewood Cliffs, N.J.: Prentice-Hall, 1996.

Velleman, S., and K. Strand, "Developmental verbal dyspraxia." In J. Bernthal, and N. Bankson (Eds.), *Child Phonology: Characteristics, Assessment, and Intervention with Special Populations* (pp. 110–139). New York: Thieme Publishers, 1994.

Weaver-Spurlock, S., and J. Brasseur, "Position training on the generalization training of [s]." *Language, Speech, and Hearing Services in Schools*, 19 (1988): 259–271.

Weber, J., "Patterning of deviant articulation behavior." *Journal of Speech and Hearing Disorders*, 35 (1970): 135–141.

Webster, P. E., and A. S. Plante, "Effects of phonological impairment on word, syllable, and phoneme segmentation and reading." *Language, Speech, and Hearing Services in Schools*, 23 (1992): 176–182.

Weiner, F., "Treatment of phonological disability using the method of meaningful minimal contrast: Two case studies." *Journal of Speech and Hearing Disorders*, 46 (1981): 97–103.

Weiner, F., and N. Bankson, "Teaching features." *Language, Speech, and Hearing Services in Schools*, 9 (1978): 29–34.

Weismer, G., D. Dinnsen, and M. Elbert, "A study of the voicing distinction associated with omitted, word-final stops." *Journal of Speech and Hearing Disorders*, 46 (1981): 91–103.

Weston, A. J., and J. V. Irwin, "Use of paired-stimuli in modification of articulation." *Perceptual and Motor Skills*, 32 (1971): 947–957.

Williams, A. L., "Generalization patterns associated with training least phonological knowledge." *Journal of Speech and Hearing Research*, 34 (1991): 722–733.

Williams, G., and L. V. McReynolds, "The relationship between discrimination and articulation training in children with misarticulation." *Journal of Speech and Hearing Research*, 18 (1975): 401–412.

Winitz, H., *Articulatory Acquisition and Behavior*. Englewood Cliffs, N.J.: Prentice-Hall, 1969.

Winitz, H., *From Syllable to Conversation*. Baltimore, Md.: University Park Press, 1975.

Winitz, H., "Auditory considerations in articulation training." In H. Winitz (Ed.), *Treating Articulation Disorders for Clinicians by Clinicians*. Baltimore, Md.: University Park Press, 1984.

Wolfe, V. I., S. D. Blocker, and N. J. Prater, "Articulatory generalization in two word-medial and ambisyllabic contexts." *Language, Speech, and Hearing Services in Schools*, 19 (1988): 251–258.

JULIE J. MASTERSON, STEVEN H. LONG, EUGENE H. BUDER

8

臨床音韻論における機器の使用

　コンピュータの汎用性や効用は，臨床家や研究者が音韻サンプルを分析する方法に影響を与えてきた．この章では，コンピュータを基盤とした機器の基本的な2つのタイプについて話を進めていく．第1は，コンピュータ化された音韻分析（computerized phonological analysis：CPA）であり，臨床家や研究者がサンプルに含まれた目標語と音声型を表す文字をキーボードから打ち込み，これらのデータの分析をいろいろな方法で行うものである．第2は，コンピュータ化された音響音声分析（computerized acoustic phonetic analysis：CAPA）であり，スピーチの信号そのものをコンピュータに入力して分析するものである．このような技術のどちらも，音韻分析に興味をもつ臨床家や研究者らに大きな利益をもたらすものである．

コンピュータ化された音韻分析

　何年もの間，言語病理学者たちと話をしてきて，我々は臨床技術の夢をいろいろ聞いてきた．この夢の中では，臨床家は子どものスピーチサンプルを録音し，テープをかっこいいハイテク・ボックスに入れ，ボタンを押すと，印刷された音声表記や音韻パタンの分析を集めることができるのである．残念ながら，これは今のところは夢にすぎず，いつ実現するか見当もつかない．当分の間は，臨床家は現存する，**コンピュータ化された音韻分析**（computerized phonological analysis：CPA）という方法とその使い方を知るべきである．この知識があれば，臨床家は，コンピュータのハードウェアやソフトウェアを手に入れるときに賢い消費者として選択ができるし，また現存する技術を臨床面で適切に使用できるようになるであろう．

　CPAの多くの利点が主張されてきたが，中でも，①時間を節約できる，②より詳細な分析を行うことができる，の2点が際立った利点である．臨床家は，たいてい多くのクライアントを担当しており，それぞれのサンプルの分析に多くの時間を費やすことは不可能である．CPAのパッケージの中には，音声目録を引き出し，400語のサンプルの置き換えと音韻規則の分析を1分以内に行

うことができるものもある．データの入力にいくらか時間が必要ではあるが，分析時間を節約できることは，臨床家が結果の解釈および適切な訓練計画に時間のほとんどを当てることができるという有効性があり，それら2つのことはコンピュータ単独ではできないことである．

このCPAについての論考を整理するために，我々はいろいろなプログラムを評価したり，判断したりする際に用いる5つのパラメータを同定した．それらは，①データ入力の方法，②データ処理の方法，③分析結果の出力法，④必要となるハードウェア，⑤マニュアルとサポート，である．消費者の観点から，これら5つの特徴は，そのプログラムが購入可能であるか，実用的であるか，臨床的に価値のある分析を行うことができるかを大きく決定する．

これら5つの点について検討するにあたって，現在入手できる7つのCPAプログラム・パッケージを紹介する．それらは，『自動構音分析プラス(Automatic Articulation Analysis Plus：AAAP)(Weiner, 1993, 1995)』，『音韻プロセスのコンピュータ分析/バージョン1.0(Computer Analysis of Phonological Processes Version 1.0：CAPP)(Hodson, 1985)』，『コンピュータ・プロファイリング(Computerized Profiling：CP)(Long and Fey, 1993)』，『音韻分析のためのインタラクティブ・システム(Interactive System for Phonological Analysis：ISPA)(Masterson and Pagan, 1993)』，『論理的国際音声プログラム/バージョン1.03(Logical International Phonetic Programs Version 1.03：LIPP)(Oller and Delgado, 1990)』，『パイ言語分析/バージョン2.0(Pye Analysis of Language Version 2.0：PAL)(Pye, 1987)』，『音声・音韻評価記録検査プログラム/バージョン4.0(Programs to Examine Phonetic and Phonological Evaluation Records Version 4.0：PEPPER)(Shriberg, 1986)』，の7つである．

データ入力

使用者の観点からみると，CPAのプログラムの重要な点は，データ入力の方法である．これは主に，ソフトウェアを学習したり使ったりするのが簡便であるかどうかを決定する．様々なCPAプログラムのデータ入力の方法にみられる相違点を以下で検討していく．

音声文字

CPAのソフトウェアは，コンピュータのキーボードから音声表記を入力し，画面上にそのデータを表示し，紙に印刷する方法を提供するものでなければならない．マイクロコンピュータは，テキスト文字(文字および数字)あるいはグラフィックスのどちらでも扱えるようにプログラムがつくられている．従来，テキスト対応のプログラムはグラフィック対応のプログラムより簡単につくることができ，複雑なハードウェアは要求されなかった．しかし，この違いは最近はなくなってきている．マッキントッシュ・コンピュータではすべてグラフィック対応のプログラムが作動し，実質的には1990年以降に生産されたすべてのPCコンピュータ(訳注：IBM互換機)も同様で

ある．

　テキスト文字はキーボードのキーを押すことによって入力され，コンピュータの中に保存されているコードの集合によって画面や紙に表示される．CPAソフトウェアのテキスト対応のプログラミングの限界は，①すべてのIPA文字や補助記号がテキスト文字として扱えるわけではない，②文字は左から右への系列で必ず表示される，の2点である．この左から右への表示のために，補助記号が分節音の上部，下部あるいは右上に配置することができないのである．CPA(PCコンピュータの場合のPALやCP)のためのテキスト対応のプログラムは，扱えないIPA記号(例えば，あいまい母音は@という記号で表示することができる)を扱える文字で置き換えることによって，これらの限界を回避している．補助記号は，それらが修飾する子音・母音の分節音の常に右に配置することになる．このようにして書かれたプログラムを操作するには，ユーザは音声表示の代替システムを学習し，このシステムとIPAとの間を自由に行き来することができるようにならなければならない．はじめのうちは，いくらか混乱したり考え込んだりすることが必要になるかもしれないが，ユーザが代替の表記システムに慣れるにつれてそういった問題は少なくなるであろう．

　CPA(マッキントッシュの場合はISPA，LIPP，PEPPER，AAAP，CP)のためのグラフィック対応のプログラムは，すべてのIPA記号を表示するために特別なフォントを使用している．一般的に音声記号を入力するには，コンピュータのキーボードにあるキーと記号との対応を，すべて覚えておかなければならないし(例えば，小文字の p を押すことで無声両唇破裂音の記号を入力する)，他のあらゆる記号を入力するために独特のキーの組み合わせを用いなければならない(例えば，コントロール・キーを押しながら s を押すと無声口蓋摩擦音 /ʃ/ の記号を表示する)．ユーザは，ソフトウェアのキーボードの配置を学習しなければならず，また2つ以上のキーを同時に押さなければならないので，タッチ・タイプすることはいくらか難しいかもしれない．

目標音形と産生音形との対応

　置き換えと省略の分析は，目標音形をクライアントが産生する表記と比較することによって行われる．CPAソフトウェアは，"何と何が対応するのか"を決定できるものでなければならない．例えば，もし目標音形 /klin/ の代わりに [ti] が産生されたとすると，プログラムは子音結合の /kl/ を [t] として，母音 /i/ は [i] として，/n/ は省略されたとして認識しなければならない．

　ソフトウェアは，目標音形と産生音形との間の対応を確立しなければならず，もしそれができないならば，ユーザがその対応関係を特定してやる必要がある．もしユーザが対応関係を特定するとすれば，目標音形と産生音形の両方で音韻単位の境界を示すフォーマットでデータを入力しなければならない．これを行うためには，この2つの形が縦に並んで表示されことが必要である．例えば，/smok/→[mot] の場合では，以下のように入力される．

目標音形：　　smok
産生音形：　　mot

ISPA や LIPP のようなプログラムで使われているこのようなフォーマットでは，目標音形と産生音形が，どの音が変化してどの音が正しく産生されているか(例えば，/sm/→[m]になり，/o/ は正しく産生されるが，/k/→[t]となっている)を決定するために，縦列ごとに比較することができる．

CP は音の連鎖の中で母音を同定し，他のすべてを子音とみなすことによって，自動的に音の対応を決定する．例えば，/wægən/→[wædə] の場合，プログラムは目標音形と産生音形の両方をスキャンして母音を見つけることができる．

目標音形：　　wægən
　　　　　　　　 V V
産生音形：　　wædə
　　　　　　　　 V V

他の分節はすべて子音として同定され，2つの形がその母音にしたがって並べられる．

目標音形：　　wægən
　　　　　　　CVCVC
産生音形：　　wædə
　　　　　　　CVCV

もしプログラムが，目標音形と産生音形で母音の数が違っていることに気づいたならば，音節構造の中で変化が起きたのか(例えば，"弱音節削除(weak syllable deletion)")，データ入力の際に誤りが起きたのかをプログラム自身が判断する．

目標音形と産生音形との間に一対一対応がなければいけないので，コンピュータ音韻分析をする際には，いくつかの問題が生じる．第1の問題は，子音が削除されたり，付加されたりする場合に起こる．例えば，子音結合が縮小した場合，どの分節音が削除されたのかを決定する必要がある．もし /ski/ が [ti] と産生されたならば，ユーザによる決定でも，コンピュータによる自動的な方法でも，子音結合縮小(cluster reduction)が同定されるだろう．しかし，この誤りを破裂音化(stopping)ととるか，前方化(fronting)と分類するかは，対応が [t] と /s/ にあるのか，それとも [t] と /k/ との間にあるのかに左右される．これによって，クライアントの音韻的問題の性質についてやや異なった判断につながるかもしれない．

分節音の比較に内在するもう1つの固有の問題点は，分節音 対 分節音(segment-to-segment)の関係に基づかない誤りの出現である．例えば，音融合(coalescence)は，子音結合中の各子音の特徴が /slip/→[fip] のように，子音結合全体が置き換えられた第3の子音の中に含まれる．分節音の比較では，分節音が1つ削除されたと数え，残りの子音結合の子音と置き換えられた音との間の関係については認識しない．

CPA プログラムはすべて(それが変更できることもできないこともあるが)，音韻規則を決定す

る一連の定義をもっている．これらの定義は，特定の分節音置き換えパタンの形で示されることが多い．例えば，あるプログラムは /k/→[t] が出現したら必ず軟口蓋音前方化が生じたとするかもしれない可能性がある．このアプローチは誤解を招くことがある．軟口蓋音の前方化よりもむしろ歯茎音の同化のために，/kot/ を [tot] と産生する子どもがいるかもしれない．もしパタンが歯茎音の同化であれば，目標音形として歯茎音を含まない単語の中で産生された軟口蓋音は，正しく産生されるであろう．多くのプログラムは，このような誤り音を同化とするが，しかしまた軟口蓋音の前方化の出現とすることもある．もし結果がパーセンテージだけを示すならば，ユーザは子どもの音韻パタンを誤解するかもしれない．PEPPER や ISPA のようなプログラムは，この置き換えを前方化と同化と両方の例として扱っている．これらのプログラムは，特定のプロセスによって影響を受けたと分類された単語のすべてを出力する．そして，ユーザがその分類が適切であるかどうかを決定する．

単語あるいは連続発話

　CPA ソフトウェアは，単語あるいは連続発話といったデータを入力することができる．いずれの方法も単語あるいは連続発話として引き出されたデータを分析することはできるが，課題へのアプローチの仕方はそれぞれ異なっている．例えば，ISPA のような単語を扱うプログラムでは，標準化された単語構音検査から得たデータを，単語ごとに入力する．

　　　［入力 1］　　　horse
　　　音声目標：　　　hɔrs
　　　音声表記：　　　hɔt
　　　［入力 2］　　　pig
　　　音声目標：　　　pɪg
　　　音声表記：　　　pɪd

　連続発話のサンプルからのデータは，単語の連続として入力する．*Goats eat hay* という文は以下の方法で入力する．

　　　［入力 1］　　　goats
　　　音声目標：　　　gots
　　　音声表記：　　　dots
　　　［入力 2］　　　eat
　　　音声目標：　　　it
　　　音声表記：　　　it
　　　［入力 3］　　　hay
　　　音声目標：　　　he
　　　音声表記：　　　he

PEPPERやCPのような連続発話用のプログラムでは，構音検査で得た語を単一項目として入力し，一行に並べることができる．

［入力1］	horse	pig	clock	host	yellow	block
音声目標：	hɔrs	pɪg	klak	gost	jɛlo	blak
音声表記：	hɔ t	pɪd	k ak	gos	jɛwo	b at

同様に，自発話のサンプルから得たデータは，連続発話分析プログラムでは以下のように入力される．

［入力1］	He	raises	horses
音声目標：	hi	rezɪz	hɔrsɪz
音声表記：	hi	redɪ	hɔrtɪ

単語を分析するために作られたプログラムを用いるときには，文は分割して各項目の連続として扱わなければならない．

［入力1］	He
音声目標：	hi
音声表記：	hi
［入力2］	raises
音声目標：	rezɪz
音声表記：	redɪ
［入力3］	horses
音声目標：	hɔrsɪz
音声表記：	hɔrtɪ

我々の知る限り，単語の境界を越えて作用する規則を分析するプログラムは市販されていない（しかし，LIPPにはそれができる可能性がある）．したがって，連続発話の入力が行われるようにつくられたプログラムでも，最終的にはそれぞれの文を個々の単語に分け，単語 対 単語の比較を基礎とする分析を行う．連続発話用プログラムは，音声表記されたときの発話の完全な形式を維持するという点においてのみ利点がある．

目標音の閉集合と開集合

CPAソフトウェアは，目標音の特定の集合(閉集合(*closed set*))を扱える場合と，ユーザが自分自身の目標音(開集合(*open set*))を入力できる場合とがある．もし，ソフトウェアが閉集合を用いるならば，データが欠けていること(ゼロ反応)は許されない．つまり，臨床家はデータの集合の中であらゆる項目に対する反応を得る必要があり，さもないとプログラムは正確な分析を行うことはできない．

CAPPやAAAPは，目標音の閉集合のみで作動するCPAプログラムの例である．1つの分析

から次の分析へと移っても目標音は変わらないので，プログラムは変数のより小さな組み合わせで作動し，その方がデータの出力がより速い．例えば，それぞれの目標語を個々の音に分節化したものをプログラムの中に保存しておけば，その情報をすぐにデータ分析用に使うことができる．さらに，プログラムはどの単位項目が特定の分析に関連があるかを知っているので，音類あるいは素性クラスを基盤とする分析は非常に単純化される．もしプログラムが75語の閉集合をもち，9, 16, 33, 37, 48, 64の項目だけが軟口蓋子音を含むとすると，軟口蓋音の置き換えや前方化については，これらの項目だけを検査すれば済む．

　要約すると，閉集合のプログラムは，学習したり操作したりすることが容易であるという利点がある．また，開集合のプログラムに比べてデータの出力が速い．しかし，パワーPCやペンティアム・チップのような処理の速いプロセッサーが今では使えるので，この2つのタイプのプログラムの間の処理の速さの違いはもはやほとんどない．閉集合のプログラムを使用する場合の不利な点は，①プログラムがもっている刺激のセットが，あるクライアントにとって適切でない場合がある，②刺激の数が制限されているので，適切なサンプルとはならないかもしれない，③通常，産生形の完全なセットを必要とするが，これは得にくいものである，④連続発話を分析することはできない，である．自発話から集められたサンプルは，開集合のプログラムでしか分析できない．

時間節約の特徴

　前述の例が示すように，CPAのデータ入力は，少なくとも2つ，ときに3つの方法がある．*説明形*(the gloss form, 正書法の形(orthographic form))，*目標音形*(音声形)，*産生形*(音声形)である．自動的に1つかあるいはそれ以上の項目を与えてくれる機能がプログラムにあれば，かなりの時間節約になるであろう．

　もしプログラムが目標音の閉集合で作動するならば，目標音形はプログラムの中に埋め込まれ，変更できない．しかし，もしプログラムが目標音の開集合で作動するならば，ディスクにこれらの形を保存する．この特徴によって，ユーザはそれぞれのクライアントごとに，説明形あるいは目標音形(または両方)から構成されたファイルをつくることができる．

　LIPPやCPのようなCPAプログラムの中には，説明形と目標音形が一組になった音声辞書をもつものがある．ユーザが，サンプル中で産生された単語の正書形を入力すると，プログラムが辞書の中で対応する目標音形を探す．もしそれが辞書の中になければ，ユーザは目標音形を入力しなければならない．目標音形を入力する必要がある場合，恐らくデータ入力の過程はかなり遅くなるであろう．

データ処理

　CPAプログラムはすべて，**関係分析**(relational analysis，置き換えと省略)を行い，また同じように**独立分析**(independent analysis，音声産生の目録)を行うものが多い．分析方法が異なるのは，各プログラムの仮定するところが異なっていたり，モデルが違うためである．以下の段落の中で，このような4つの仮定を検討する．

構造上の単位

　音韻分析の構造上の単位は，音節あるいは単語である．CPAソフトウェアでは，どの構造上の単位が用いられているかによって，語中あるいは子音結合中の音の位置が異なって分析される．例えば，ここに示すように，*grandma*, *spoonful*, *airplane* という単語はすべて隣接子音(adjacent consonants)を含むものであるが，それらはPEPPERやCAPPでは語中子音結合として分析される．これらのソフトウェアは，単語を基礎的な構造上の単位として扱うからである．

　　　　grændma　　spunfʊl　　ɛrplen
　　　　　-CCC-　　　-CC-　　　-CC-

　CPにおいてそうであるように，もし音節が構造上の単位とされるならば，子音はその音節内での位置によって，語頭，語中，語末の単子音あるいは，子音結合として分類される．

　　　　grænd ma　　spun fʊl　　ɛr plen
　　　　-CC C-　　　-C C-　　　-CC-

　単語を基盤とする構造では，プログラマーは単純な論理を用いることができる．つまり，単語の最初にある子音は語頭子音として，単語の最後にある子音は語末子音として，そして他のすべてを語中子音と同定する．それとは逆に，音節を基盤とする構造では，**音素配列論**(phonotactic)の情報(英語において許される音の連続)が要求される．例えば，ISPAは，語中に子音がきたときにはいつも，"許容できる"子音結合のリストを調べる．もし，ある連続がリストにはないが，3つ以上の子音から構成されていると，リストに存在する並べられた音を探すために検索がはじまる．例えば，以下のようなものである．

　　　　græ ndma　　　　　　　子音の連続［ndm］発見；
　　　　［ndm］がリストにない；　　［nd］はリストにある
　　　　græ nd ma　　　　　　　提示される単語

　CPのように，音節が基盤となるプログラムには，決定をユーザに任せるものもある．連接の記号(juncture symbol)を入力すると，プログラムが単位を適切に区分する．例えば，もし *grasshopper* という単語が以下のように入力されると，

　　　目標音：　　græs+hapɚ
　　　産生：　　　gwæs+hapɚ

プログラムは，/græ s/→[gwæ s] や /hapɚ/→[hapɚ] という音の変化を分析するであろう．

添付書類を読んだり，データファイルを使って試みることによって，CPA ソフトウェアが音節に基づくものであるか，単語に基づくものであるかを調べることが重要である．もしプログラムが自動的に分節化を決定するならば，ユーザは，目標である多音節単語に特別な注意を払うべきである．もしプログラムがあらゆる語中子音を語中の位置として扱うならば，ユーザは目標音の一部をばらばらに入力することによって，この限界を乗り越えることができる．例えば *butterfly* という単語は，2 つの項目 ①*butter*，②*fly* として入力できる．ユーザが産生形を正確に分節化し，単語数を基盤とする統計上の数値が増えてしまうことを記憶しておけば，この方法はうまくいくであろう．

複合規則の適応

複数の音韻規則の適応を反映する音の変化もある．例えば，臨床家が，/slip/ を [tip] と産生する子どもに出会ったとする．子音結合から破裂音への語頭音の変化は，基底となる 2 つの過程からの結果と解釈することができる．1 つの解釈は子音結合から単音への縮小（子音結合縮小）であり，もう 1 つは，摩擦音の破裂音への置き換えである．理想的には，CPA ソフトウェアは，このような多段階の音変化を同定できるようになるべきである．

音韻規則の同定には，複数の方法がある．音の置き換えのみに応用されるものであるが，最も単純な方法では，プログラムは，特定の音韻パタンの実現形として機能するあらゆる置き換えパタンを検索する．例えば，以下の置き換えにあるような軟口蓋音の前方化の例をプログラムは同定することができる．/ŋ/→[n]，/k/→[t]，/g/→[d] である（音韻プロセスがどのように定義されるかによって，他の置き換え /ŋ/→[d]，/k/→[d] などもまた含まれる）．CP で用いられるこの方法は，単一段階の置き換えや省略を発見するには効果的である．しかし，2 つ以上の規則の結果として起こる音の変化は同定できないであろう．2 つの段階のパタンの定義をすることは可能である．例えば，あるプログラムは /ʃ/→[t] の置き換えを検索し，口蓋音の前方化と破裂音化として常に分類する．しかしこれらの 2 つのプロセスは他の置き換えパタンの中でも独立に働いているという証拠がなければ，この解釈に不満をもつ人もいるかもしれない．このプログラムは，データの中で他のパタンを異なった観点から検討する必要があり，それが厖大なプログラム課題となる．もう 1 つの方法は，ISPA や LIPP に用いられるようなものであるが，個々の音や音韻規則の特徴的記述（featural description，例：軟口蓋音→歯茎音）によって作動する．したがって，規則の同定は 2 段階で行われる．まず，プログラムは特徴的記述と合う音を探して産生形をスキャンする（例：あらゆる軟口蓋音）．そして特徴的記述における他の条件に合うものを探して産生形をスキャンする（例：あらゆる歯茎音）．この方法では，分節音は複合規則として機能する可能性があり，置き換えは複数の規則を表すものとして数えられる．例えば，*log* という単語の語末 /g/ は軟口蓋音で，前方化の可能性ありとして分類される．また，語末子音であるから語末子音の省略

としての可能性，さらに有声の分節音であるから語末子音の無声化の可能性ありとして処理される．この方法では，多段階規則の決定が可能になるが，個々の規則の出現率を増大させる可能性があるという欠点をもつ．

　明らかに両方の方法とも長所と短所がある．CPAソフトウェアの目的は，解釈を助けるやり方でデータをまとめることであることを，臨床家は覚えておかなければならない．あるプログラムが，すべてのユーザに合うような方法でデータのまとめおよび解釈を行うわけではない，ということは驚くべきことではない．CPAソフトウェアを効果的に使用する鍵は，プログラムが規定しているまとめ方を認識することである．多様に解釈され得る音の単純化がよい例である．もしこれらが分析されなければ，ユーザはプログラムがそれらをどう扱っているかを調べるべきであろう．もしこのような音の単純化が，"個人的な癖"あるいは"その他の"置き換えといった一般のカテゴリに分類されたとすれば，ユーザが分析の仕事をしなければならない．

ユーザが決定するプログラムの操作

　臨床家は音韻評価および分析の中で，独自のニーズあるいは好みをもっているものである．もしこれらの好みが特定のCPAプログラムに合わないならば，ユーザはプログラムに順応するか，ソフトウェアを修正するかしなければならない．

　プログラムの修正方法は，出力の仕様の一部を変更することから，そのプログラムの中でなされた基本的な決定を変えることまで，様々である．ユーザは，自分の好みに合わせるために，出力の中の用語を変えることを望むかもしれない．例えば，"閉鎖音"よりも"破裂音"，"混成語"よりも"子音結合"，"わたり音化"よりも"流音の単純化"を好む人もいる．臨床家は，あるカテゴリを再定義することもまた望むかもしれない．例えば，語末子音の削除の分析から，母音の後の流音の省略を除外することを好むユーザもいるかもしれない．

　CPAソフトウェアのための開放的なデザインをつくる最も簡単な方法は，選択された変数がディスクの中に保存され，プログラムが作動するたびに呼び出されるようにプログラムをつくり上げることである．そうすれば，変数を直接修正したり(例：ワープロソフトで編集することによって)，ユーティリティ・モジュール(utility module，訳注：基本ソフトあるいは応用ソフトの一部の機能を修正あるいは代替するような小規模プログラム)を使って修正することもできる．LIPPやCPのようなユーザによるこの種の入力を許すプログラムは，つくることが難しい．それは，修正時に不注意でプログラムを破壊してしまわないように保証されなければならないからである．どのプログラムの修正でも，常にマスター・プログラム・ディスクのコピーを使って行うべきである．したがって，ユーザが修正できるプログラムは，コピーに対してプロテクトがかかっていてはならない．

速さ

　CPA ソフトウェアを用いる主要な理由の 1 つは，時間節約の可能性である．手動で分析することと比較して，CPA ソフトウェアはすべて，はるかに効率的である．プログラムの速さは，ハードウェアとソフトウェアの両方に関する要因がかけ合わされて決まる．プログラムが書かれている言語は，それがどのくらい速く動くかに多少影響するであろう．最近のプログラムはすべて，すでにコンパイル(compile，訳注：使用目的である基本ソフトのためにプログラムを加工すること)されており，したがってこのような速さの違いがなくなる傾向にある．

　コンピュータのマイクロプロセッサの速さは，プログラムの指令が実行される速度を決定するものである．改良されたマイクロプロセッサが発達すると，より新しいモデルのコンピュータの中に組み込まれる．新しいマイクロプロセッサを含む CPU アクセラレータを付加することによって，古いマイクロコンピュータの性能を改善することが可能になる場合がある．

　入力あるいは出力操作の速さは，特定の CPA プログラムのデザイン次第で重要性が大きくも小さくもなる．もしプログラムが，データや変数の読み込み，一時ファイル(temporary file，訳注：一時的な作業のためのファイル．再起動すると消えるファイル)へのデータの保存，ディスクファイルへのプログラム出力の書き込みのような大量のディスク操作をする場合は，より効率的な入力あるいは出力は重要なものとなるであろう．入力あるいは出力時における最も大きな変数は，ディスクドライブが作動する速さである．ハードディスクドライブは，フロッピードライブよりも非常に速く作動するであろう．RAM ディスクあるいは RAM キャッシュ(機械的ディスクドライブをまねる電気的メモリ)を使えばより高速になるが，停電あるいは機械の作動不良時にデータを失う危険性もまた起こってくる．

　ユーザは，様々な分析(音声目録や対応関係，規則構造など)が，一連の独立した操作の中で行われるようプログラムをまとめ上げることにより，分析速度をある程度制御できる．ユーザはその分析のうちのどれを行えばよいか決定し，不必要な分析にかかる時間を節約することができる．PEPPER，LIPP，CP そして ISPA ではすべて，このような制御が可能である．

　ユーザは，彼ら自身の時間の要求や仕事のやり方に関連して速さの問題を検討すべきである．CPA ソフトウェアは，検査データをすばやく分析し，結果を解釈してクライアントに示すことを目的として使うことができる．このような場合，速さは極めて重要な必要条件であり，プログラムを選択するにあたって他の考慮すべき点よりも重きをなすかもしれない．一方，CPA ソフトウェアの主要目的がより詳細な分析を得ることであるならば，プログラム実行の速さはそれほど重要ではない．

　もし速さが重要であるならば，ユーザはハードウェアのグレードを上げることによって，速さの向上を検討してもよい．よく使うプログラムがより速く動くようになるなら，ハードディスクドライブや CPU アクセラレータへの出費は安いものである．

出力

　出力の方法や出力を表示する形式は，CPAソフトウェアにとっては重要な問題である．理想的には，出力はユーザの制御下にあり，かつ結果についてさらに確認を行うものである．スクリーン，印刷物，またディスクファイルなどにも結果を出力できなければならない．

ユーザの制御

　どんな種類の分析ができるかということは，何種類か存在するCPAプログラムにとって重要な点である．例えば，音声分析，置き換えの分析や規則の分析のできるプログラムもある．ユーザはこれらの分析すべてが必要ではないこともあるので，必要なもののみを選択できるとより有効である．

結果の確認

　臨床家は音声分析や規則分析から予備的に結果を調べた場合，さらに情報が欲しいと思うこともよくあることであろう．例えば，特定の音声環境あるいは音素配列上の制限のもとに生じた置き換えや，音韻規則などのように，結果のうちの一部のデータを選んで確認してみたいと思うかもしれない．ユーザは，特定の置き換えが用いられたすべての語や，あるいはある目標音素や素性が生じたすべての単語を調べてみたいと思うかもしれない．ある特定の規則が関わっている可能性のある語群を調べてみたいと思うかもしれない．これらの一部のデータを選ぶにあたって，さらなる分析の選択（例：音声環境の影響など）が利用可能であれば，ユーザは規則や置き換えが起きる環境を決定できるであろう．ISPAやCPは，このような確認ができるプログラムである．

結果の保存

　CPAソフトウェアは，結果をモニタやプリンタあるいはディスクファイルに出力させることができなければならない．もしデータの出力がグラフィック・モードで行われるならば，スクリーンやプリンタの互換性が重要である．ディスクに保存された分析結果は，特に有益である．ほとんどのワードプロセッサのプログラムによって引き出すことができ，報告書やIEP（訳注：個別教育プログラム（Individualized Educational Program））や原稿などに入れることができるからである．LIPP，ISPA，CPはすべてディスクファイルの出力の選択がある．

ハードウェアの必要条件と価格

　最近のCPAパッケージのほとんどは，IBM互換機あるいはマッキントッシュのマイクロコンピュータで作動するようにつくられている．アップルIIシリーズ（II，IIe，IIc，IIGS）で作動す

るバージョンもまだいくつかある．音声分析プログラムは価格の幅があり，他の多くの製品と同じように，高価なものがプログラムの質を保証するわけではなく，個々の臨床家のニーズによく合うものとも限らない．したがって，費用と特色を，購入前にユーザが十分に評価すべきである．ソフトウェアのパッケージに必要な費用は，パッケージそのものの価格だけではない．特別なハードウェアの部品を必要とするプログラムもあり，それらの費用も考慮されるべきである．

添付文書およびサポート

　添付文書およびサポートは見落とされやすいので，ソフトウェアの評価における隠れた要件として言及されることがよくある．マニュアルの明快さや詳細さ，教本プログラムの添付，そして技術サポートの有効性は，すべてプログラムにとって重要な点である．

マニュアル

　適切な添付文書は，コンピュータ・プログラムにとって最も重要である．ユーザに期待される知識レベルは，明確に述べられるべきであり，それにしたがってマニュアルが書かれるべきである．ほとんどのマニュアルは音声分析についての最低限の基礎的な知識があることを想定し，サンプルの収集やあらかじめ行う音声表記についてはほとんど触れていない．これらのマニュアルは，典型的には，ユーザがすでによく使っている分析をより簡便にするために，ソフトウェアをどのように用いるかという基礎的な情報を提供するものである．このように，これらのマニュアルは，音韻分析の理論的背景あるいは応用についての情報を含まないであろう．しかし，特定の規則の定義が研究者によって異なることがあるので，マニュアルはすべて音韻規則をどのように当てはめるかという基準をはっきりさせるべきである．

　マニュアルには，ソフトウェアを操作するための明確な指示がなければならない．これは，それぞれのメニューの選択に関する定義と機能が当然含まれる．様々な分析を行うために用いられるオプションの順序の例は，はっきりと示されるべきである．プログラムの基本的な操作を理解する前に，ユーザが情報の海を苦労して渡ることがあってはいけない．

教本プログラム

　ソフトウェアパッケージに含まれた方がよいもう1つは，教本プログラムである．教本はプログラムの操作をユーザにやらせてみるためのものであり，これを実際に経験することで，その後の使用がより簡単に理解されるようになる．PEPPER, LIPP, CP そして ISPA が教本を提供している．様々な興味深い分析を行う一連の段階をそれぞれ説明している．

表 8.1 現在入手可能な音韻分析コンピュータ・プログラムの特徴

	AAAP	CAPP	PEPPER	ISPA	CP-Mac	CP-IBM	LIPP	PAL
符号	IPA[a]	字訳	IPA	IPA	IPA	字訳	IPAあるいはユーザが決定	字訳
表記レベル	簡略	簡略	簡略/精密	簡略/精密	簡略/精密	簡略/精密	簡略/精密超簡略	簡略/精密
データセット	固定	固定	開	開	開	開	開	開
複合規則	なし	なし	なし	あり	なし	なし	あり	なし
分析単位	単語	単語	単語	単語/音節	単語/音節	単語/音節	ユーザが決定	単語
音声辞書	なし	なし	なし	なし	あり	あり	あり	あり
ユーザが修正可能な特徴	なし	なし	分析の数/タイプ	分析の数/タイプ；キーボード[b]	分析の数；キーボード[b]	分析の数/タイプ／規則の定義	分析の数/タイプ[d]／キーボード	なし
出力装置	モニタプリンタ	モニタプリンタ	モニタプリンタディスクファイル	モニタプリンタディスクファイル	モニタプリンタディスクファイル	モニタプリンタディスクファイル	モニタプリンタディスクファイル	モニタプリンタディスクファイル
ハードウェアの必要条件	アップルII フロッピー1枚	IBM/互換機：ハードディスク	IBM/互換機：640k RAM；2つのフロッピードライブあるいはハードディスク；数学手続きに特定のモニタとプリンタ	マック・プラス以上；フロッピーあるいはハードディスク	マック・プラス以上；ハードディスク	IBM/互換機：256k RAM；2つのフロッピードライブまたはハードディスク	IBM/互換機：640k RAM；EGAあるいはVGA；マウス	IBM/互換機：256k RAM；フロッピーあるいはハードディスク

a：印刷された文字は字訳を用いており、IPA 符号ではない。
b：キーボードは、マクロ・メーカー・ファイル (Macro Maker files) によって再配置されたものである。
c：記録は、モニタの側方より提示される。
d：LIPP 以上でのみ有用である。

技術サポート

ソフトウェアの価格は，その価格にみあった投資である．パッケージにはすべて，追加のサポートが必要な場合に備えて，住所と電話番号が書かれていなければならない．ソフトウェアの開発者がソフトウェアの違法コピーを防ぐためには，登録されたユーザに適切な技術サポートを供給していくことが必要である．

要約

表8.1は，現在入手できるいくつかのCPAプログラムについて簡単な説明を示している．それぞれのプログラムは以下の点について考慮されている．つまり，用いられている記号，使用可能である音声表記のレベル，データのセット，複合規則の取り扱い方法，分析単位，音声辞書の有無，ユーザが変更できる特徴，出力装置，コピー防止機構，そしてハードウェアの必要条件である．

CPAソフトウェアは，臨床家に多くの利益をもたらす．時間の節約に加えて，他の手段では達成することが困難であるような，深い分析が可能である．CPAにも固有な問題があるにはあるが，ユーザの側でそれに気づいたり，よい判断を下すことによって，たいてい克服できる．我々は，臨床家の正確なデータ入力や結果の解釈に対する責任を強調する一方，CPAソフトウェアの能力や魅力を説明してきた．マイクロコンピュータは，非常に速い計算機であり，効率のよいまとめができる機械であるが，ほとんど融通のきかないものでもある．したがって，CPAソフトウェアは，クライアントの音韻体系の状態を決定できる専門家の補助としてのみ機能することができるのである．

コンピュータ化された音響音声分析

臨床家が広く普通に使用するにはまだ至っていないが，**コンピュータ化された音響音声分析**（computerized acoustic phonetic analysis：CAPA）は，音韻障害や構音障害の評価や治療において役に立つ情報を供給することができる．デジタル化されたスピーチサンプルの視覚的表示や量的測定ができれば，サンプルの音声表記が簡便化されるであろうし，認知下のレベルの構音障害と音韻障害を区別する助けになる．また，障害の評価や診断を補助でき，治療の助けとなり（IBM社のSpeech Viewer IIやMicro VideoのVideo Voiceと同じようなシステムを使った，視覚的フィードバックを通して），治療効果の検証や実際の改善の記録を提供することができる．

CAPAは，かつては資金が豊富で高度な研究を行う研究室でのみ利用可能で，研究者が使用してきたものであるが，今や標準的デスクトップパソコンやいろいろな市販のソフトウェア・プログラムを用いるようなラップトップのマイクロコンピュータでも使うことができる．マイクロコ

ンピュータが標準機能としてマルチメディア的能力をもつようになって，デジタル音声の録音と再生能力はほとんどのシステムで標準であり，多くの最新の発話分析プログラムは，これらの特性を用いている．約500ドルほどを基本的なコンピュータ装置の価格に付加することで，臨床家は，構音障害や音韻障害を理解したり扱ったりする基本的な技術としての音響音声分析を用いることができる．

技術的および予算的な制約は，もはやコンピュータ化された音響音韻分析(CAPA)の使用への主な障害とはならないので，臨床業務へのこの技術の適用は，現在はより簡単に行うことができる．CAPAの適用において最良の目標にはどんなものがあるか？　その方法が正しいというある種の確信をもって，これらの目標がどのように到達されるのだろうか？　こういった疑問は，当該ソフトウェア・プログラムがますます使い易くなるにつれて急を要するものになっている．これらの疑問への解答のうちいくつかは明確になってきているが，残念ながらCAPAに対する目標および目標への到達方法という両方の疑問ともまだ解決されていない．事実，一般に話しことばや言語の障害に対する音響分析の適切性や正確な適用についての精力的な討論が，『Journal of Speech and Hearing Research』や『Journal of the Acoustical Society of America』といった雑誌の中で行われている．例えば，調音結合やその発達についての，様々なあるいはときに対照的な観点が，異なった音響分析の枠組みを用いた研究者たちによって提示されている(例：Hodge, 1989；Nittrouer, Studdert-Kennedy, and McGowan, 1989；Sussman, Minifie, Buder, Stoel-Gammon, and Smith, 1996)．さらに，音声障害における揺らぎ(perturbation)の測定のように，病理的なものとの関連について応用されてきたこれまでの音響測定が，微妙な調整の問題に関する技術的な理由(Green, Buder, Rodda, and Moore, 1997；Titze, 1995)および，知覚との関連問題のような解釈上の理由(Rabinov, Kreiman, Gerratt, and Bielamowicz, 1995)から，疑問がもたれるようになってきている．しかし，発話の変数(例：フォルマント周波数や持続時間，基本周波数，強度など)および，それらの変異可能性に関する優れたデータが，子どもと成人の正常な音韻に関して集められており(Eguchi and Hirsh, 1969；Kent and Forner, 1979；Smith, 1978)，このような研究の適用範囲は急速に広がりつつある．

この章の主要な目的は，最新のマイクロコンピュータを基礎とした音響分析プログラムを使用する主な利益と困難さのいくつかを確認することであろう．このようなプログラムがもたらす望ましい基本的な可能性に触れることによって，読者がプログラムを選択する際の助けとしたい．最新の音響音声分析技術に対する詳細な説明をすることは，この章の範囲内では無理である．したがって，読者が言語音の音響学やこのような言語音の表示法(スペクトログラムのような)に多少精通していることを想定している．音響分析を適切に行うには，以下の事柄を熟知していることが要求される．つまり，圧力波としての音の性質，周期音のスペクトル成分(例：基本周波数と倍音)，音源を音響的特徴に加工する声道内の様々な共鳴を同定するのに用いられる諸特徴(例：フォルマントおよび摩擦音や破裂直後の乱流雑音の周波数の中心部)などである．スピーチの音響

分析あるいは他の機器による分析に関する研究については，また別に文献がある．例えば，一般的な臨床業務における機器については Baken(1987)を，特に音響音声学については Kent and Read (1992)を参照するとよいであろう．本書の第1章でも有用な背景となる知識を提供している（特に音響的考察に関する部分を参照のこと）．

　音響分析は，知覚による観察を確認するためにしばしば行われるものであり，他の点では等しくみえる構音パタンを区別するときに，特に価値がある．この種の分析で，完全な音素の置き換えとみえるものが実は部分的な置換であることがわかることがある．例えば，臨床家は，子どもが語頭の子音の有声化を行っているとまず考えたとしよう．しかし，もし無声である目標音に代わって用いられる割り込み子音(intruding consonant)が有声子音の目標音と異なった有声開始時間(VOT)を示すならば，これは当てはまらないであろう(Weismer, 1984)．聞き手が容易に知覚できないような音響的特徴の存在を立証するのに適当な音響測定のアイディアを見つけたいのであれば，Weismer(1984)の論文を読むことを勧める．我々がこれから検討していくように，このような研究は，発話の誤りの性質が主に音韻上のものであるか，あるいは構音上のものであるか区別するために役立つ見通しを提供することができる．

　本書のこの部分では，臨床家や研究者たちが，適切な録音をし，サンプルをデジタル化し，そしてスピーチサンプルの基本的な音響的パラメータのいくつかを分析し定量化することができるように手助けをするものである．分節音および超分節音の測定については，子どもの音韻における応用を念頭に置いて具体例をいくつか選んで挙げるつもりである．2つの IBM 互換機用の CAPA システム，つまり CSL と CSpeechSP を使って例示を行っていくことにする．

録音

　録音を分析する方法は，録音の質によって異なる．本書の第5章に，Allen(1984)が推薦する優れた方法を引用している．テーブルや床に立てたマイクロフォンとかなり質のよいオーディオカセットレコーダを使って，適切な録音をした発話を使えば，多くの測定は可能である．基礎的な音声表記も，クライアントや被検者に装着したマイクロフォンを用いて行った高品質のステレオ録音があればずっと容易になるし，有効な音響分析測定のレンジが特に広くなる．したがって，Allen の推薦する方法に付け加えて，入手可能であれば装着可能なマイクロフォンと高品質の録音装置の使用を推奨したい．

　高品質(high quality)は，オーディオカセットで十分得られるもので，たいてい DAT テープやビデオカセットの高明瞭音(Hi Definition sound)のような他のメディアとほぼ等しく優れたものである．それほど頻繁ではないが，録音と同時に行うビデオ録画は，後の注釈や音声表記，発話中の口腔顔面の状態の確認などの補助になる．安価で高容量の貯蔵装置と，コンピュータの音の入力出力装置を広く使うことができるようになったので，マイクロコンピュータのハードディ

スクに直接録音することでさえ(録音のデジタル型)，さほど費用がかからなくなってきている．

　ステレオ録音は，言語臨床家や家族(例：子どもの母親など)あるいは録音場面に参加している研究者に，マイクロフォンを取り付ければ簡単に行うことができる．そして，この信号を，子どもの録音に使っていないチャンネルに送ることができる．あるいは別の方法として，第2のチャンネルは部屋に設置したマイクロフォンからとることもできる．Allen(1984)が示しているように，ステレオ録音は明瞭度や理解度の改善のために望ましいものであり，それは多くの要因によるものである．例えば，両耳に提示することが音源定位を補助し，会話の中で他の人が話している内容を聞くことによって，障害された発話の音声表記に文脈を与えることができる．

　クライアントにマイクロフォンを装着すると，主としてマイクロフォンと音源との距離が変わることによって起こる強度の変化を減少させ，また部屋の騒音と残響効果を減少させるので，音声表記と分析の両方に有効である．衣服に装着する小型マイクロフォン(子どもにはマイクを隠したり衣服に縫いつけたりするのが効果的かもしれない)や，口唇からの適切な距離でマイクロフォンが動くアーム付きのヘッドフォン型マイクロフォン(どちらかといえば成人向きである)などが選択できる．座位よりも活動的な自由遊び場面でより多く話す幼児にとって，装着型マイクロフォンの使用は特に重要である．ワイヤレス・マイクロフォンがあればこれを選択してもよい．

デジタル化

　マイクロフォンからでも録音の再生からでも，発話がコンピュータに電気的信号として取り込まれるとき，**デジタル化**を行う(事実，DATテープはすでに音をデジタル化して録音し，これらの録音はコンピュータにデジタル音の"ファイル"として直接通すことができる)．基本的に，語音はすべて，本来は時間軸上の圧力変化である．したがって，2つの連続した次元，すなわち時間と圧力が存在する．DATでもコンピュータでも，デジタル化とは，連続した(アナログ)量を，不連続な(デジタル)量にすることによって"離散化する(discretizes)"ことである．

　アナログとデジタルとの違いを理解する1つの方法は，アナログの数は無限の有効小数位をもつことができるが，一方デジタルの数は常にある決まった有限の桁数をもつということを考慮することである．*離散化*，つまりアナログ量を表すためにあるデジタル数を選択することは，音波の両方の次元でなされる，つまり ①*時間*に対するサンプリング，②*強度*に対する量子化，である．時間のサンプリングの主な仕様は，Hz(周波数)で測定されるそのレートである．強度の主な仕様は量子化であり，それはデジタル数における桁数によって定義され，ビットで表される．サンプリングの速さと量子化という2つの仕様は，どれだけの速さでデジタルサンプリングが行われるか，そしてどれだけ正確にそのサンプルの中で音圧レベルが測定されるかを示している．

　ビットの仕様(すなわち，量子化ビット数)は，たいてい15か16が最適である．16ビットあれば，音圧96デシベルの強度(あるいは65,536レベル)の符号化が可能である．ここまで細かな分

解能であれば，実質的には発話に関する詳細はすべて含まれる．極めて強度の低い信号における細かな変化をみる際に，分解能のレベルが多いということは特に重要である．例えば，非歯擦摩擦音はたいてい非常に強度が低く，16ビットの量子化はこの音類をデジタル化するときには特に重要である．

子どもの発話を最適な形で分析するにあたって最も決定的となる可能性があるのは，サンプリング周波数の仕様(kHz)である．44.1 kHzのサンプリング周波数は，"CDの音質"とみなされる．このサンプリング周波数は，約20,000 Hzまでの周波数のエネルギを貯えており，正確に子どもの発話を表すのに十分である．

発話は，電話の伝送(例：300～3,000 Hz)のように非常に狭い周波数帯域で十分明瞭となるが，完全な音響分析はより広い周波数帯域で行われるべきである．幼児の発話では，第3フォルマントの周波数は5 kHzを超えることもあり，摩擦音のエネルギは，10 kHzかあるいはそれ以上になることもある．22 kHzのサンプリング周波数はたいていの状況において，恐らく適切であろう．

信号における周波数の範囲は，スペクトル分析(spectrum analysis)で目で見ることができ，これは音のエネルギー全体をそれぞれの正弦波周波数成分に分解し，周波数領域を表現するものである．離散フーリエ変換は，デジタル化された発話からスペクトルを得る最も一般的な方法であり，3次元的時間変化スペクトログラムと同じく，パワースペクトルの表示にとって基礎となるものである．スペクトログラムでは，異なった性や年齢の人々によって発話された同じ単語の周波数幅を比較することができる．図8.1は単語"shoe"の /ʃ/ を発話している異なった3人の話者による4つのスペクトログラムを表示している．この表示はCSLシステムからのもので，単一スクリーン表示からみたパネル(あるいは"表示(views)")である(スクリーン上部に一連のプルダウン・コマンド・メニュー(a set of drop-down command menus)が本来はあるが，ここでは見えていない)．各パネルの範囲は10 kHzである．パネルAとBは1人の成人男性が発話した同じ単語の異なった表示であり，パネルCとDはそれぞれ成人女性と30ヵ月の子どもの発話した単語を示している．

スペクトログラフの表示を解釈するためには，分析フィルターの実効帯域幅を検討する必要がある．スペクトログラム上での分析帯域幅がスペクトログラムに与える基本的な影響を読者に思い出してもらうため，パネルAは28 Hzの*狭帯域*(narrowband)の設定で計算され(たくさんのサンプルがフーリエ変換される)，パネルBは146 Hzの*広帯域*(wideband)の設定で計算されている(フーリエ変換されるサンプルはパネルAより少ない)．パネルA(広帯域)は周期的な有声音の中の倍音に対して詳細な周波数分解能を示しており，パネルB(狭帯域)は有声部分の声帯振動に対して詳細な時間的分解能を示している．分析における帯域幅を理解することが重要であるのは，分析が f_0，つまり年齢や性に依存しているからである．"広い"か"狭い"かの違いは，厳密な意味での絶対値によってではなく，倍音あるいは声帯振動のどちらに対して高い分解能を求めるか

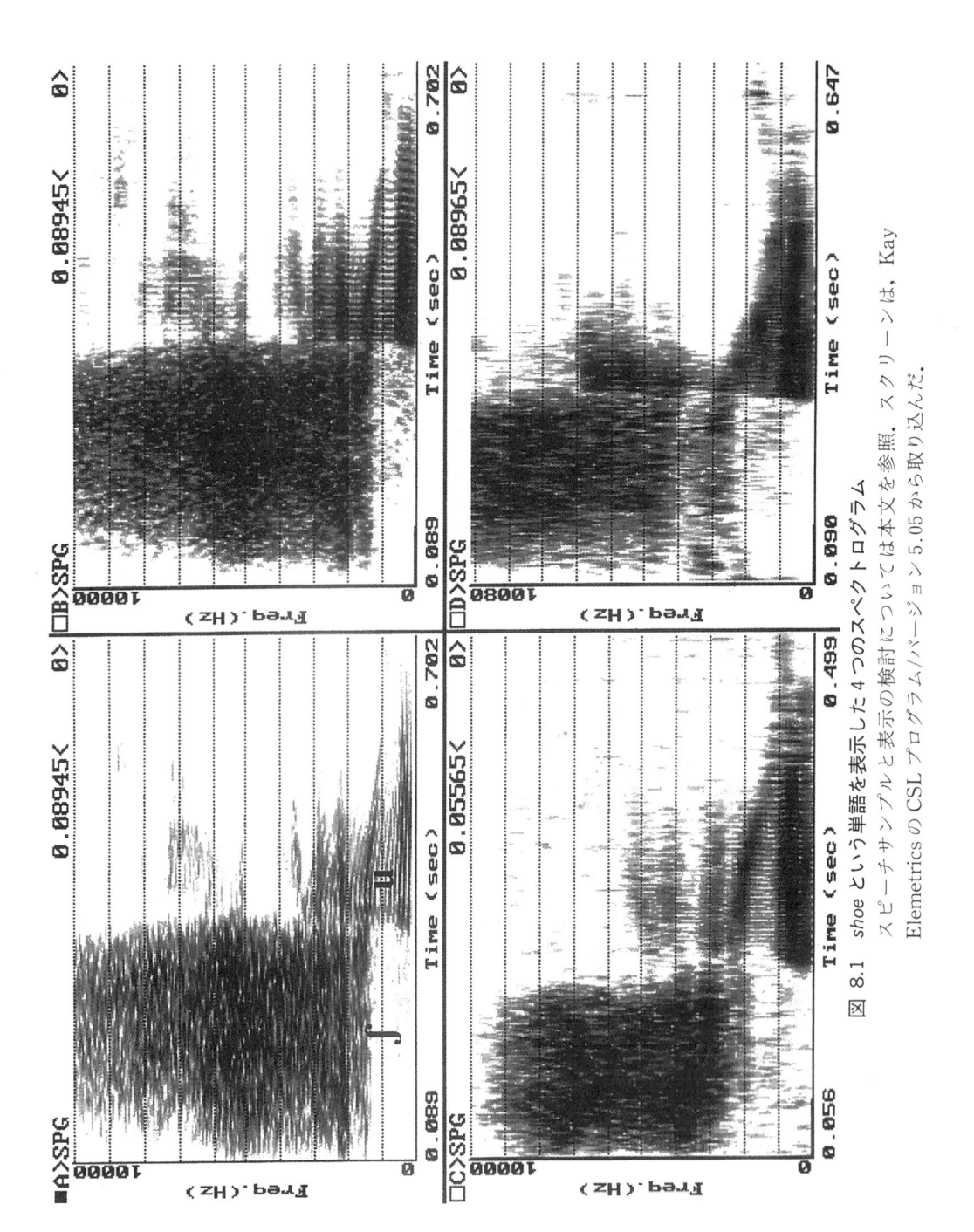

図 8.1 *shoe* という単語を表示した 4 つのスペクトログラム
スピーチサンプルと表示の検討については本文を参照．スクリーンは，Kay Elemetrics の CSL プログラム/バージョン 5.05 から取り込んだ．

によって真の意味で最適に定義される．f_0 を越える分析帯域幅は"広い"ことになるが(例：パネルBでの低いピッチの男性の声についていえば146 Hz)，それはこの時点で帯域幅が倍音間の差よりも広くなるからである．変換後のサイズ(サンプル数)が声帯振動パルスよりも長くならないのはまさにこの点であり，その結果，声帯振動のサイクルの詳細を分析できるのである．

　要約すると，"等しい"帯域幅で男性，女性，子どもの声を分析するためには，分析者はこれらの被検者の平均 f_0 の増加にしたがって現実の分析帯域幅を増加させるべきである(しかし，後に検討するように，あるフォルマント分析の状況でこれに対するいくつかの例外が存在する)．図8.1 のパネルCとDは，女性と子どもの発話した shoe というサンプルの広帯域分析を示している．これらの例では，倍音ではなく声帯振動の表示を保持するために，分析の帯域幅はこれらのサンプルにおいて f_0 のピーク以上に上げている．特に子どものサンプルでは，このようにすると分析結果がより広いフォルマントとして出てくることに注意しなければならない．

　全体として，図8.1 は，成人男性から幼児に至るまで基本的なサンプル特徴をすべて表示するためには，周波数幅を増やしていかなければならないことを示している．最初の成人男性の第5フォルマントまでが，スペクトログラムが4 kHz 以下の中に入っていることに注意して欲しい．女性のスピーチ(パネルC)では，5 kHz あるいは6 kHz がこれらのフォルマントをカバーするのに必要であり，そして子どもの第5フォルマントは7 kHz にも達する．恐らく子音構造を充分に分析するのにより重要なことは，摩擦の中心周波数が8 kHz を越えることである．このことは，子どものスピーチをデジタル化する際に，高いサンプリング周波数が必要だということを強調している．コンピュータ内の保存容量が問題ではない場合には，より高いサンプリング周波数は，あらゆる発話の分析にとってたいてい有利なものである．

パラメータ分析

　スペクトログラム上で大量の詳細な情報を見ることができる．そこでここでは，話者の構音のパタンあるいは音韻のパタンに最も関与するスピーチの諸相を表す特定の性質，つまりパラメータを抽出する必要性を強調しておく．言語音を記述するパラメータには，分節音の持続時間，母音フォルマント，基本周波数，強度，スペクトル型，などのようなものがある．ここではCAPAを説明する目的があるので，我々は分節音の持続時間，基本周波数そしてスペクトル型に焦点を当てることにする．2種類の分析が行われる．1つは1人の子どもの2つの発話を相互に比較するもので，もう1つは子どもの発話と成人のモデルとを比較するものである．

同一話者内での比較

　図8.2 は同じ30ヵ月の子どもの異なる発話を，それぞれ2つのスペクトログラムで示したものである．ここでのサンプルの選択は，Weismer(1984)が記述した分析方法から示唆されたもので

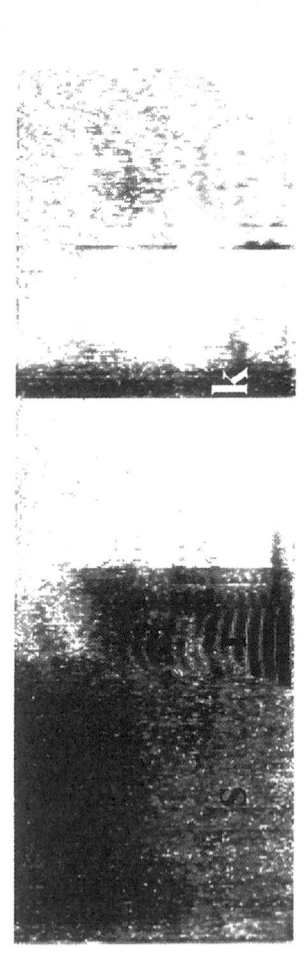

図 8.2 30ヵ月の男児によって発話された chick（上方）と stick（下方）という単語を表示した2つのスペクトログラム

発話の音声特徴の検討については本文を参照．スクリーンは，Paul Milenkovic の CSpeechSP プログラムのベータテスト・バージョンから取り込んだ．

ある．この子どもは，簡略表記をすれば，/tʃ/→[s]，/st/→[s] というような，複合語頭子音を /s/ へ置き換えた症例である．確かに，両方の場合とも摩擦音のスペクトルのエネルギーは中央の線より上に集中している（すなわち，少なくとも 5 kHz 以上）．したがって，きれいな /s/ として恐らく聞こえるであろう．しかし，*chick* の産生では，はっきりしているが小さい破裂の解放が摩擦音に先行していた．集中して聞き，カーソルで破裂の境界をはっきりさせ，破裂を聞き取ることに影響する逆行のマスキング効果を防ぐために，後続する摩擦音のほとんどを切りとばすことによって，強度の低い破裂音のバーストがはっきり聞こえた．子どもは破擦音産生のための音韻的必要条件を認識しているようにみえるが，恐らく適正な破裂音と摩擦音の連続に必要な圧力を充分に実現していなかったようである．さらに，この摩擦は共鳴周波数が非常に高かったので，構音位置は口蓋よりもむしろ歯茎である．もし子どもが意識して破擦音の破裂部分を歯茎で行っていたとすれば，これは当然のことといえよう．要するに，破擦音が構音として充分に形成されているわけではないが，音韻的には単純な /s/ ではない．

　同じ子どもの発話である *stick* が，図 8.2 の下の方のパネルに描かれている．2 つのパネルは時間順に並んでおり，スクリーン全体がちょうど 1 秒未満である．したがって，上の方の発話で産生速度が著しく遅いという違いをみることができる．しかし，上の単語（*chick*）の破擦音での摩擦音の部分は，全体の単語の長さの約 44% を占めるにすぎないが，一方，下の単語（*stick*）の摩擦音の部分は全単語の 66% 以上を占めている．後続母音と比べてこの部分が著しく引き延ばされており，このことは，両方とも /s/ に聞こえるとしても，子どもが破擦音 /tʃ/ と子音結合 /st/ との間の対立に気づいていると考えてよいであろう．この解釈を確認するには，子どもの真の /s/ の構音および，より多くのサンプルと比較し，結果の一貫性を判断しなければならない．3 つのポイントがこの例で確認できる．①Weismer(1984) が指摘したように，分節音の持続時間の分析は完全な置き換えであるかどうかを判断する上で診断的価値のあるものである．②スペクトログラムを見ることは，完全な置き換えであるかどうか（前述の，子どもが何とかして破擦音を構音しようとしたときにみられる弱い破裂音）についての聴覚的特徴をとらえることの難しさを示している．そして，③子どもの発話を相互に比較する独立の音響分析は有益である．

　分節音の持続時間の測定は，常に明快なものとは限らない．主な理由は，一連の不連続的かつ音韻的に同定される音素を，スピーチの音響的生理学的記録の中に見つけるのは困難であるということである．構音された音素を，砕いて混ぜられた卵になぞらえている Hockett(1955) による有名な類推（訳注：第 1 章 p. 37 参照）は，音素境界を位置づけて分節音の持続時間を整理しようとするときに臨床家が直面している状況をよく説明している．

　分節音を線引きし，その持続時間を測定するために音響的表示を用いるいくつかの分析練習は，ユーザの能力を高めることができる．事実，これらの練習は，有効な表示とスピーチの表示の解釈に依存している測定であれば，どのような測定でもその質を向上させるはずである．まず，ユーザはできる限り多くの関連性のある表示を結合させるべきである．多くの時間測定を，波形で行

うことができる．そして波形は単に未変換のデータサンプルの時間領域の表現なので，離散的な時間軸上の事象を決定するには極めて正確なものである．しかし，ユーザは，その周波数構造をスペクトルで調べなければ，特定の波形パタンや特徴が何を表しているのかを確信することはできない．例えば，スピーチ信号の周辺の背景雑音をスペクトログラフで表示しなければ，/θ/のような弱い摩擦音を認識することはできないであろう．

　これと関連したもう1つの要点は，表示そのものの設定のみならず，表示を生成する分析アルゴリズムを制御するパラメータに関しても，同じように表示を常に最適な状態に保っておくことである．基本的に，ユーザはゲイン(gain(訳注：利得のこと．レベル調節の際，利得が大きいと信号の振幅は大きくなり，利得が小さいと信号の振幅は小さくなる))が適切かどうかに常に気を配るべきである．もし，表示があまりにも薄いようならば，特徴は恐らく見逃され，持続時間の測定も誤った事象に基づいてなされるかもしれない．表示が薄ければ変異の中あるいは前後の微妙な変異がわかりにくくなる可能性もあり，また背景雑音が発話の事象のように見えてしまうことさえあり得る．明瞭な表示ゲインを得ることがデジタル化のはじめである．入力信号のうち，音の大きい部分をビット・レンジいっぱいに入れるべきである．しかし，分析プログラムはすべて何らかの表示ゲイン調整機能がついている．そしてこれは，スペクトログラムにとって特に重要なことである．

　効果的な分析のための3つ目の要因は，情報源として，またときには判断の最終的な基盤として，検者の耳を使用することである．信号処理の技術や視覚表示は音響的記録の詳細な諸相(ときには聞き取れないものでさえ)を引き出し客観化する強力な道具ではあるが，ほとんどの発話測定は知覚可能な特徴を確認するのに用いられるのである．CAPAプログラムを使用することによって，分析者は信号の一部を選んで再生して，波形の部分をカーソルで指定することによって，このような知覚をさらに正確に行うことができる(そして，多くの速かったり弱かったりする信号成分を通常は覆い隠してしまうマスキング効果を避けることができる)．例えば，持続時間を測定したり，あるいは分節音に分ける課題の場合，我々は，発話に関連するあらゆる可聴事象ではなく，知覚された分節音の長さのみを同定することに関心があるかもしれない．具体的に言うと，声道の運動が発話から単なる呼気へ戻る間でさえ，開音節の最後の部分ではかなり長く声帯が振動している．こうした場合，可聴事象がもはや発話における分節音の産生と関連がなくなるときを決定するのが耳である．

　この後者のポイントは，分析者が話し手の言語的意図を考慮する必要があることを示しており，そして，発話の測定について恐らく最後であり，最も重要なポイントであることを示している．コンピュータが生成する特定の"読み"にとらわれることなく，話者に関する知識と文脈とともにすべての感覚を動員して，表示サンプルを正確に解釈するのが優れた分析者というものである．さらに，分析の目的自体が，"正確さ"の判断基準を示している．つまり，神経疾患による生理学的な運動性構音障害，あるいは他の構音の誤りパタンが調査対象であるならば，話し手の産

生パタンに関するあらゆる音響的データを，閾値下のものもそうでないものも含めて調査すべきである．一方で，もし聞き手の視点に基づいた音韻的単位が分析目標であるならば，分析者は信号の一般的特徴に焦点を合わせるべきであり，発声器官が一時的に制御できなくなったことに起因する，意図されたものでないことが明白なランダムな変異は，無視してもかまわないと思われる．

　前述の例は，単純な摩擦音ではなく，破擦音あるいは子音結合を子どもが意図していたという証拠として，子どもの粗擦性摩擦音を調査したものである．そのあとの例は，制御できないと思われる発声行動を例示するもので，音節持続時間の測定に関して問題提起をし，子どもの発声能力の安定度についての関心をもつものである．成人モデルと子どもの発声を比較するような分析は，信号を解釈する助けとなるものでなければならない．このどちらの場合でも，意図的かつ言語的に制御されている生理的行動と，制御されていない可聴的事象とを識別するには，分析者には読心術者的な能力が要求される．音響音声学的分析は，この過程における道具にすぎず，研究者にのしかかる判断という重荷を軽減するものではない．そしてこれは，最も単純な測定に関しても同じである．

話者間比較

　図8.3は，生後30ヵ月の女児による"monkeys"/mʌŋkiz/の波形，基本周波数の軌跡とスペクトログラムを示している．このスペクトログラムでは，興味深い主要な構音事象に関するかなり明確な判断基準が示されている．最初の主な共鳴が(高周波数域でやや強度が下がっている)鼻音とともに開始し，中低母音において開始し，それから強度の低い音節末の鼻音に入るにつれて減衰していく．破裂音の無音区間の後，軟口蓋閉鎖が気音とともに開放され，さらにその後に，前舌高母音の発声がはじまっている．しかし，発声が語末の摩擦に先立って減衰しており，語末子音は無声化しているように見える(実際，無声化しているように聞こえる)．これは果たして，通常の語末子音の無声化なのか，それとも病的な声なのか，それとも正常の構音や音韻のパタンを反映しているのか？

　この語が句の最後の位置で発話されたものであることを考慮すると，(特に英語では)音調の下降，末尾の音節の延長，末尾の子音の無声化などが予測される．句末の韻律標識は，末尾の摩擦音を無声化する(/z/→[s])という音韻的効果をもつ．層相互作用(tier interaction, Bernhardt and Stoel-Gammon, 1994)の一例である．そのような超分節音的要素については，f_0および強度などの韻律パラメータを調べる．図8.3では，f_0は波形の下に表示されている．

　恐らく，このf_0の図の最も顕著な特徴は，一見誤りと見えることである．コンピュータ分析プログラムは推測を必要としない，実用的な結果を自動的に出してくるべきであるという期待に背くことを意図してこの表示が選択されている．しかし，この分析を出すのに使用されたプログラム，つまりCSpeechSPは，アルゴリズム変更に使うことのできる制御パラメータが11あり，こ

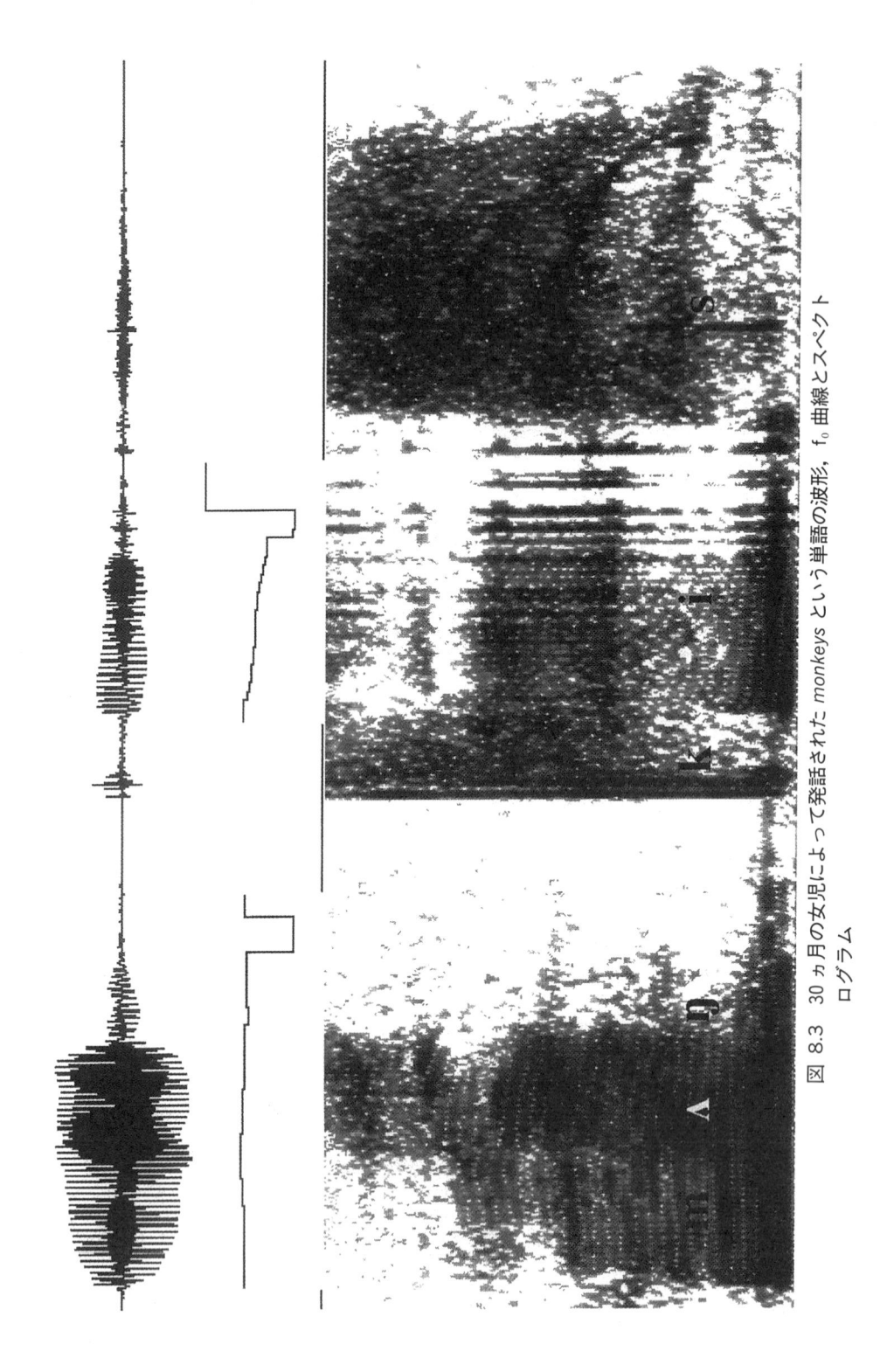

図 8.3 30ヵ月の女児によって発話された monkeys という単語の波形，f_0 曲線とスペクトログラム

の図は分析パラメータ設定を初期設定にしたままの状態で得られた結果である．この状況は，積極的な分析者でなければならないことを再び示している．

　すべてのパラメータ設定がここで議論の種となるわけではないが，図8.3で示された結果は論考に価するであろう．最初の音節の末尾で唐突に出現するf_0の低下は，実際，鼻音から完全な破裂音へと遷移する最中に生じている．ここで波形において劇的に強度が下がっていることに注意して欲しい．破裂音の"ギャップ"の前後の値付近で，強度が低い基本周波数に対してアルゴリズムを"敏感化"するようなパラメータ設定も可能ではあるが，このような場合，音のエネルギーが知覚的には目立たないことを認識し，f_0の読みをまったく無視してしまう方がずっと簡単な対応策であろう．強度の低い波形を"無声"として除外するようにデシベル閾値パラメータを調整することによって，これを行うことができる．第2音節後半部内の，明確に非周期的な発声パタンの方が，ずっと興味深い．

　f_0抽出をさらに吟味する前に，成人モデルを考察して臨床家の予想を微調整することもいいかもしれない．図8.4には，前述の子どもと同じ地域出身の成人女性による *monkeys* の句末の発話が示されており，これによって比較すべき点が明らかになるであろう．このスペクトログラムは，子どもの発話と比べて以下の3つの相似点があり，有用な視点を提供してくれる．①末尾の子音が無声化している，②末尾の子音の直前の最終音節の発声において連続性に欠けている，③f_0の軌跡がこの末尾の音節で同様の特徴的な低下を示している，ことである．前述の子どもの産生における潜在的逸脱とみえたものが，実は成人でもみられるパタンが少々形を変えたにすぎないものであることがわかる．句末かつ語末での無声化および低下とともに，声門音化した発声や成人のスペクトログラムで明瞭に現れている二重パルス発声をみることすらよくあることである（母音 /ɪ/ の末尾に生じている強い縦線が，当母音の前半中の普通の声門パルスに比べて約半分の周波数であることに注目して欲しい）．したがって，このような状況でのCAPA使用に関して，図8.4が示すようなf_0の分析は，第2音節で急激に低下しているにもかかわらず，不正確ではないことに注目すべきである．周波数が突然約半分になっているが，ここでもまた，分析の対象となるのが音響的に定義されたサイクルを同定することなのか，それとも話し手が意図したイントネーション形を再現することなのかということが問題になるであろう．後者の視点からすると，f_0の軌跡の突然の段差は，不適切な音声環境で生じる標準的ではない発声の現れとして無視してかまわない（ここでは急激なf_0の低下は知覚の対象にならないのである）．同様の分析が子どもの例にも当てはまるであろうか？

　図8.5は，前述の子どもから採取して判別が難しい部分を拡大表示している．この視点からはっきりすることは，このf_0曲線を算出した基本周波数アルゴリズムが，発声サイクルの中でいくつかの不規則性によって混乱していることである．この分析が正確なものであると確信できるであろうか？　基本周波数分析をチェックする非常に信頼性の高い方法が1つある．それは波形の中で声門パルスを同定できる限り，基本周波数はそれら声門パルスのうちの1つの逆数にすぎない，

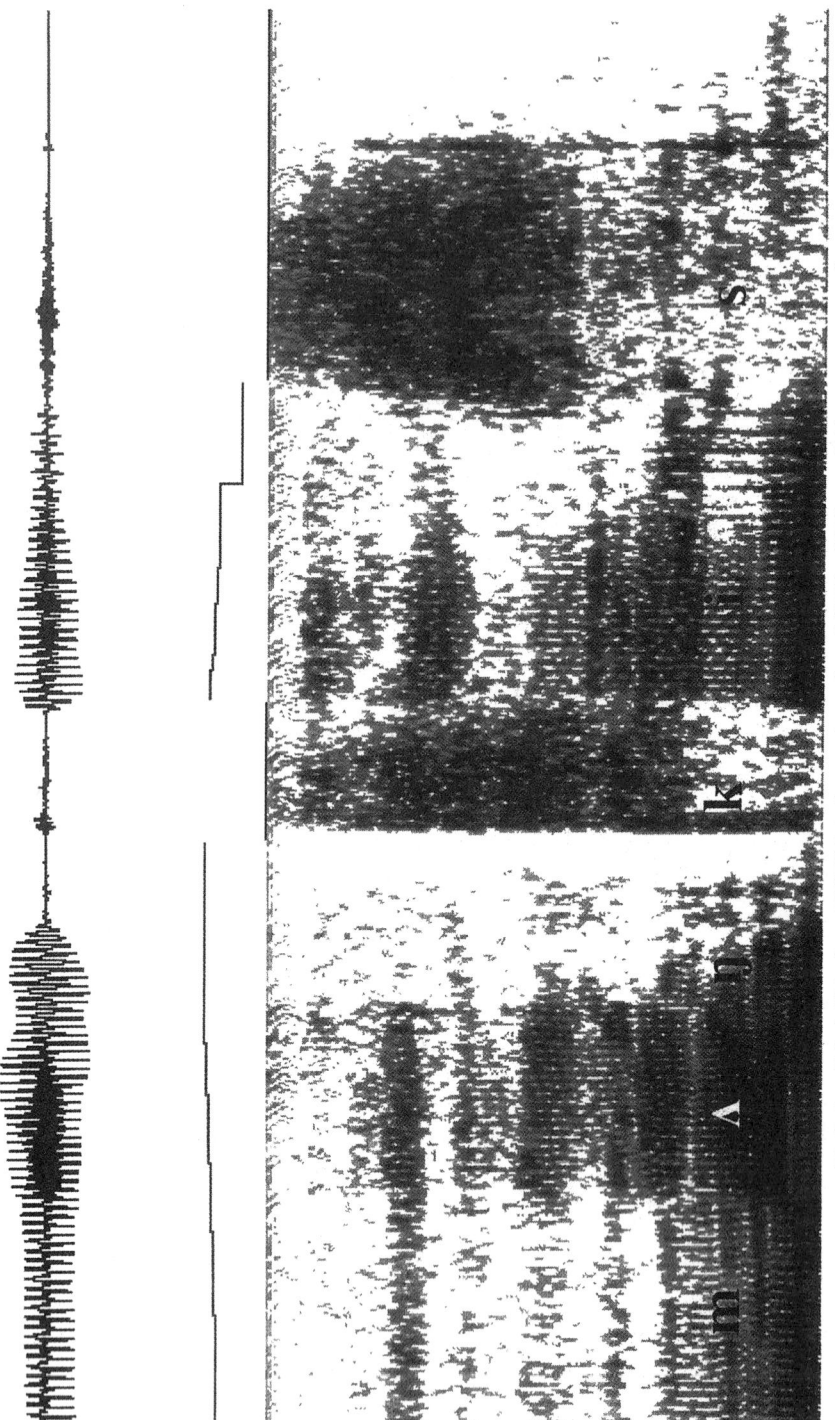

図 8.4 成人女性によって発話された monkeys という単語の波形, f_0 曲線とスペクトログラム

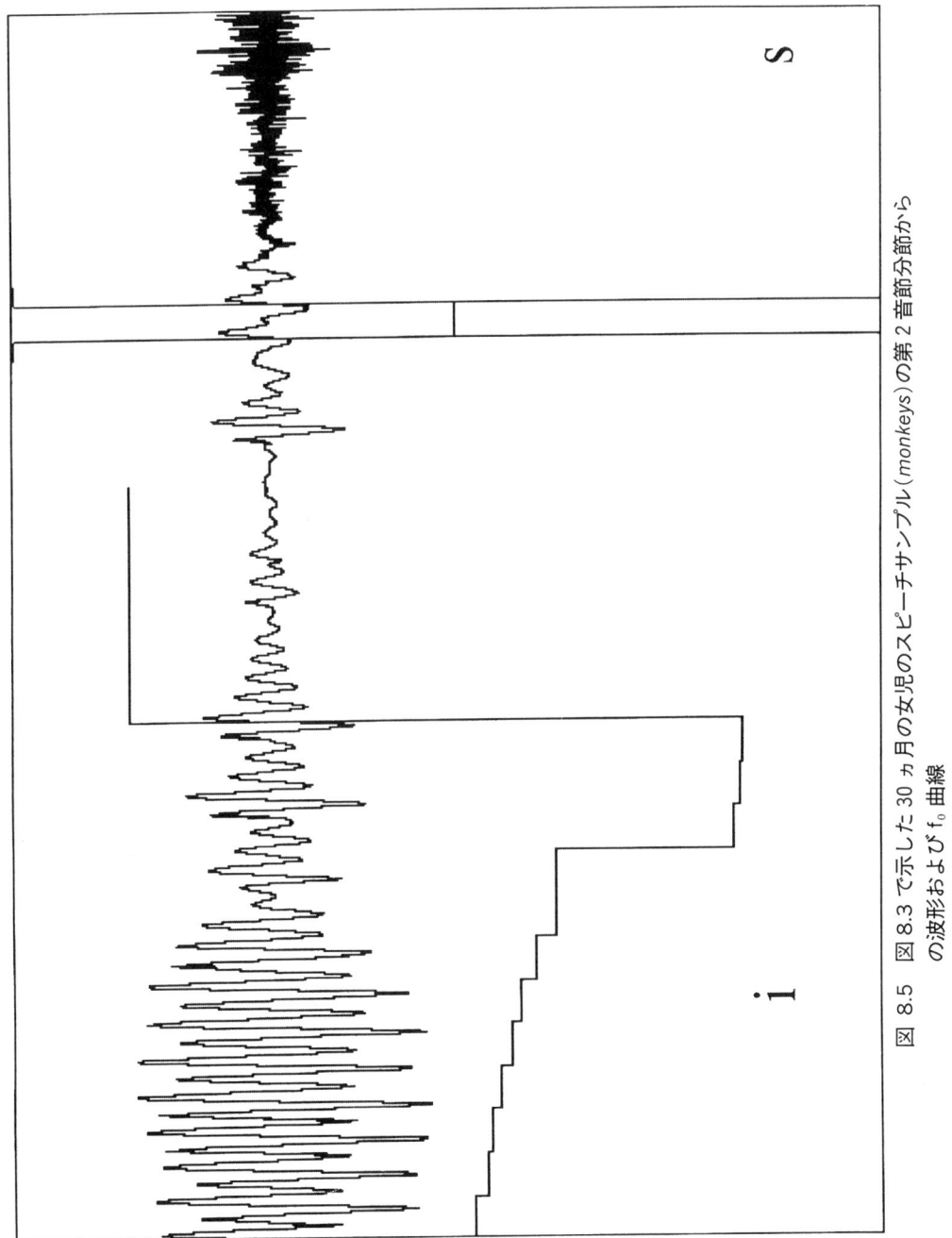

第 8 章 臨床音韻論における機器の使用　399

図 8.5　図 8.3 で示した 30 カ月の女児のスピーチサンプル (monkeys) の第 2 音節分節からの波形および f_0 曲線

ということである．図 8.4 が示すように，この原則は CSpeechSP のインターフェイスでも用いられている．カーソルを使って声門パルスの範囲を定め，画面下の曲線表示(縦のカーソルの間にある縞を参照)f_0 値を入力することを可能にするユーティリティが付属している．周波数において前の曲線とだいたい等しい速度の声門パルスがあるという証拠がみられるので，この例では，摩擦の開始に至るちょうどそのときまで発声が続いているとみなすことができるかもしれない．言語的文脈，成人モデル，そして空白中の声門パルスの存在は，この音節を正常でかつ連続的な有声音であるとしても正当であろう．成人における声門音が 2〜3 の二重パルスだけもつ，非常に"きれいな"ものになっているのに対し，子どもの音節末の発声はずっと不規則であることに注目すると面白いであろう．この不規則性にもかかわらず，ここで問題となるのは f_0 抽出アルゴリズムの"不調"ではないし(ここでは基本周波数は存在しないので，機械が不調だったわけではない！)，当音節を通して子どもが均質な発声を維持できなかったことでもない(成人でもできていない！)．この最後の例が主に指し示す要点は，信号処理ルーティンは，たとえ正しく使用したとしても，分析者の目的次第ではあるが，望ましい結果が得られたり得られなかったりすることがある，ということである．

他のパラメータ

　子音の構音，分節音の持続時間，基本周波数などに関して，これまで信号の性質に対する注意および慎重なプログラム使用について述べてきたが，その他の多くのスピーチパラメータも同様な注意が必要である．特にフォルマント周波数分析をきちんと行うには，スペクトル分析に用いられる制御パラメータをよく理解しておくことと，スピーチ産生の音響的理論のしっかりした知識をもつことが要求される．これらの項目はこの章の範囲とテーマを越える細部が絡んでくる．子どものスピーチのデータを分析し実験研究的応用を行うための CSL 使用については，Buder (1996) にさらに詳細な事柄が提示されている．そこで記述されているシステムは，喃語期および初期のことばにおける母音と子音研究で用いられてきたものである(Stoel-Gammon, Buder, and Kehoe, 1995；Sussman et al., 1996)．

　一般的な視点からは，他の測定に関する論議と基本的には同じ原則が当てはまる．CAPA に関する主要な点を再考することを兼ねて，ここでその原則を要約する．第1に，マルチディスプレイはいろいろな角度からの再確認を行う際には最上のものである．フォルマント分析については，広帯域および狭帯域のスペクトログラム，FFT ベースのパワースペクトル，そして線形予測係数 (Linear Predictive Coefficients：LPC)ベースのパワースペクトラムを使用することが賢明である (Kent and Read, 1992 にさらに詳細に記述されているので参照のこと)．"自動的な" LPC ベースのフォルマント・トラッキング・ルーティンをもつシステムが多いが，こういうものは注意した方がよく，しばしば障害された発話あるいは発達途上の発話を調べるには，広範な制御パラメータ調整を必要とすることが多い．しかもすべてのシステムが，ユーザがこのような制御パラメー

タにアクセスできるようになっているわけではない．

　次に，分析者は，必ず分析の設定，表示のレンジや明瞭度などを最大限調整しなければならない．サンプリング周波数と分析帯域幅についてはすでに述べている．高い基本周波数をもつサンプルに関しては，分析帯域幅を増やしておくのが一般的には賢明なのであるが，最高に正確な周波数領域測定を得るためには，狭帯域分析を採用することが必要になる場合もある．コンピュータ・スクリーン上のスペクトログラムからの周波数測定を行う際，ある周波数レンジに割り当てられているピクセル数によっても，正確度が限定されてくる(そこで，カーソルが最も細かく移動することができる幅をとる)．ある周波数レンジを"拡大"してより細かなスペクトル特徴を選択できるなら，この精度を最大限にすることができる場合もあるであろう．

　第3に，優れた分析者は，測定の妥当性を評価するのに常に耳に頼るということである．実際は単一フォルマントによって引き出されているのに，2つの倍音を2つの独立したフォルマントとしてみてしまったり，あるいは逆に，実際には2つのフォルマントが近接しているだけであるにもかかわらず，フォルマントが1つしかないと思ってしまうのもありがちなことである．こういう状況はともに，フォルマントが極端な位置に移動している /i/ や /u/ のような，母音三角形の最上部に位置する母音で起こり易い．しかし，一度耳で聞きさえすれば，注意深い分析者なら正しい判断へ戻れるであろう．

　最後に，優れた機器使用者は，自分の機器の限界や欠点を常に理解しており，誤っていたり，あるいは見当はずれな分析結果を機械が提示しても，だまされたり，混乱させられたりはしない．コンピュータ・ベースの分析機器の能力と，完全なマルチモード意識をもつ人間の間に存在する著しい違いに常に注意し，両者の長所を利用すべきである．コンピュータによる音響音声学的分析システムは，すばやく明快な表示を行ったり，複雑な分析アルゴリズムを実行できる能力がますます増大し続けている．このことは，発話に関する我々の全知識と我々の感覚のうちの多くを用いて，音韻的，構音的行動のパタンを認知することができる機会が向上するだけでなく，そのようにする義務があるということなのである．

要　　　約

　この章では，最適な音韻分析を行うために用いる，コンピュータ・ベースのツールについて論じた．これらのツールの主要な利点は，特に速度と詳細さの領域である．一方，どのような分析であっても，機器は，補助的な役割として機能すべきであることも，努めて明確にしようとした．コンピュータが行った分析結果であっても，必ず正しいとは限らない．音韻分析および音響音声学的分析において，コンピュータが行う分析は，臨床家や研究者によって適切に解釈されなければ，価値はないのである．

文　　献

Allen, G., "Some tips on tape recording speech-language samples." *Journal of the National Student Speech-Language-Hearing Association*, 12 (1984): 10–17.

Baken, R. J. *Clinical Measurement of Speech and Voice.* Boston: Allyn and Bacon, 1987.

Bernhardt, G., and C. Stoel-Gammon, "Nonlinear phonology: Introduction and clinical application: Tutorial." *Journal of Speech and Hearing Research*, 37 (1994): 123–143.

Buder, E. H., "Experimental phonology using acoustic phonetic methods: Formant measures from child speech" (pp. 254–265). In B. Bernhardt, D. Ingram, and J. Gilbert (Eds.), *Proceedings of the UBC International Conference on Phonological Acquisition*. Somerville, Mass.: Cascadilla, 1996.

Buder, E. H., and R. D. Kent, "Survey of microcomputer-based speech acoustic analysis systems." Poster session presented at the annual convention of the American Speech-Language-Hearing Association. Orlando, Fla., 1995.

Eguchi, S., and I. J. Hirsh, "Development of speech sounds in children." *Acta Otolaryngologic*, Suppl. 257 (1969): 5–48.

Green, J., E. H. Buder, P. Rodda, and C. Moore, "Reliability of measurement across several acoustic voice analysis systems." In M. Cannito, K. Yorkston, and D. Beukelman (Eds.), *Motor Speech Disorders: Neuromotor Speech Disorders: Nature, Assessment and Management.* Baltimore, Md.: Paul H. Brookes, 1997.

Hockett, C. F., "A manual of phonology." In *International Journal of American Linguistics* (Memoir II). Baltimore, Md.: Waverly, 1955.

Hodge, M. M., "A comparison of spectral temporal measures across speaker age: Implications for an acoustical characterization of speech acquisition." Ph.D. thesis. University of Wisconsin–Madison, Madison, Wis., 1989.

Hodson, B., *Computerized Assessment of Phonological Processes: Version 1.0* (Apple II Series Computer Program). Danville, Ill.: Interstate, 1985.

Kent, R. D., and L. Forner, "Developmental study of vowel formant frequencies in an imitation task." *Journal of the Acoustical Society of America*, 65 (1979): 208–217.

Kent, R. D., and C. Read, *The Acoustic Analysis of Speech.* San Diego: Singular, 1992.

Long, S., and M. Fey, *Computerized Profiling: Version 1.0* (Macintosh Computer Program). San Antonio, Tex.: The Psychological Corporation, 1993.

Long, S., and M. Fey, *Computerized Profiling: Version 7.0* (MS-DOS Computer Program). San Antonio, Tex.: The Psychological Corporation, 1993.

Masterson, J., and F. Pagan, *Interactive System for Phonological Analysis: Version 1.0* (Macintosh Computer Program). San Antonio, Tex.: The Psychological Corporation, 1993.

Nittrouer, S., M. Studdert-Kennedy., and R. S. McGowan, "The emergence of phonetic segments: Evidence from the spectral structure of fricative-vowel sequences spoken by children and adults." *Journal of Speech and Hearing Research*, 32 (1989): 120–132.

Oller, K., and R. Delgado, *Logical International Phonetic Programs: Version 1.03* (MS-DOS Computer Program). Miami, Fla.: Intelligent Hearing Systems, 1990.

Pye, C., *Pye Analysis of Language: Version 2.0* (MS-DOS Computer Program). Lawrence, Kan.: 200 Arrowhead Drive, 1987.

Rabinov, C. R., J. Kreiman, B. R. Gerratt, and S. Bielamowicz, "Comparing reliability of perceptual ratings of roughness and acoustic measures of jitter." *Journal of Speech and Hearing Research*, 35 (1995): 26–32.

Shriberg, L., *Program to Examine Phonetic and Phonological Evaluation Records, Version 4.0* (MS-DOS Computer Program). Hillsdale, N.J.: Erlbaum, 1986.

Smith, B. L., "Temporal aspects of English speech production: A developmental perspective." *Journal of Phonetics* 6 (1978): 37–67.

Stoel-Gammon, C., E. H. Buder, and M. Kehoe, "Acquisition of phonemic and phonetic aspects of vowel duration: A comparison of English and Swedish." *The Proceedings of the XIIIth International Congress of Phonetic Sciences*, 4 (1995): 30–37.

Sussman, H., F. Minifie, E. Buder, C. Stoel-Gammon, and J. Smith, "Consonant-vowel dependencies in babbling and early words: A locus equation approach." *Journal of Speech and Hearing Research*, *39* (1996): 424–433.

Titze, I., *Summary Statement for the Workshop on Acoustic Voice Analysis*. Iowa City, Iowa: National Center for Voice and Speech, 1995.

Weiner, F. *Automatic Articulation Analysis Plus* (Windows Computer Program). State College, Penn.: Parrot Software, 1993, 1995.

Weismer, G., "Acoustic analysis strategies for the refinement of phonological analysis." In M. Elbert, D. A. Dinnsen, and G. Weismer (Eds.), *Phonological Theory and the Misarticulating Child, ASHA Monographs*, *22* (pp. 69–85). Rockville, Md.: ASHA, 1984.

付録
音の訓練法

特定の音を産生するための訓練法

　第7章で述べた基礎の確立に関する訓練法の付録として，音の訓練法について以下に述べる．臨床家は音素を確立するための一般的なアプローチだけでなく，音を教える方法についても熟知していなければならない．構音位置づけ法や漸次接近法に関してより広範なアイデアを求めるなら，NemoyとDavis(1954)の資料を調べるとよい．以下に述べる訓練法は，誤りの頻度が高い子音の訓練に関する様々なアイデアを集めたものであり，音を確実に産生できるようにするための技法を数多くまた幅広く身につけようとしている人に役立つであろう．単語リストまたはドリルの材料を必要とする場合は，『*構音治療と子音のドリルブック* (Articulation Therapy and Consonant Drill Book) (Goda, 1970)』，『*声と構音に関するドリルブック* (Voice and Articulation Drill Book) (Fairbanks, 1960)』，『*よりよい話しことばとよりよい音読* (Better Speech and Better Reading) (Schoolfield, 1951)』，『*音声環境ドリルブック* (Phonetic Context Drillbook) (Griffith and Miner, 1979)』，『*対比：構音訓練における最小対の使用* (Contrasts：The Use of Minimal Pairs in Articulation Training) (Elbert, Rockman and Saltzman, 1980)』を参照するとよい．

歯間リスプの訓練法

　/s/では，舌を上顎前歯または下顎前歯(通常，クライアントのやり易い方)の後方に置くように教えることを忘れないようにする．

1. 上下顎前歯の歯間に舌を挺出し，/θ/音を産生するようにクライアントに指示する．次に舌尖を舌圧子のような薄いへらで内側へ押す．バリエーションの1つとして，/θ/と発音しな

がら，ゆっくりと徐々に舌を引っ込めるようにし，そのまま /θ/ を産生しながら舌尖で前歯の裏を擦るようにして上方に移動させる．

2. tea のような単語で /t/ を産生するように指示する．/t/ の破裂に続いて，強い帯気を伴って発音するように指示する．帯気を伴った破裂に続いて，舌尖を歯茎部からゆっくり後方へ滑らせる．その結果，[ts] が産生される．次に，[ts] の [s] の部分を引き伸ばす．

3. /t/ と /s/ の舌の位置が似ていることを指摘しながら，次のような対語を発音させる．
   tea-sea　　teal-seal　　tell-sell　　told-sold　　tame-same　　tip-sip
   top-sop　　tight-sight　too-Sue　　tub-sub　　turf-surf　　till-sill

4. 口を開けさせて，/t/ の位置に舌を置き，わずかに舌尖を下げ，舌の中央にできた溝から呼気を流出させる．口の前に指を置くと呼気の流出を感じることができる．

5. まず /ʃ/ を産生させ，次に微笑むように口唇を後ろに引いて，舌をわずかに前方に押し出すように指示する．

6. /i/ と言いながら，/s/ を産生するように歯と舌の隙間から呼気を流出させるように指示する．

7. 舌の中央に溝をつくらせ，そこにストローを挿入し，ストローの先から /s/ を産生するように呼気を流出させる．

8. 正しい /z/ が産生できる場合は，zero のような単語を用いる．最初の音を引き伸ばしながらささやき声で発音させ，十分注意してその音を聞き，そのときの舌の位置を感じるように指示する．そこで産生された音がクライアントのモデル音となる．

9. 次のような構音点法の手がかりを用いるように指導する．
   a．舌を挙上させ，舌の側縁を上顎歯列の臼歯部にしっかりと接触させる．
   b．舌の正中線上にわずかな舌の溝をつくる．
   c．上顎前歯の後方約 1/4 インチ（5 mm）のところに舌尖を置く．
   d．上下の前歯を閉じる．
   e．舌の溝に沿って下顎前歯の切縁に向かって呼気を流出させる．

側音化リスプの訓練法

1. 口角にストローを挿入する．側音化の [s] が産生されると，呼気が流出する口角に挿入したストローが共鳴する．ストローを上下顎前歯の中央に挿入し，正しい /s/ を産生すると，口の中央部から呼気が流出してストローが共鳴する．

2. 口の前方に羽毛，細長い紙，指を置いて，呼気が口の中央から流出することに注意を向けさせる．[s] を産生している間，人差し指で軽く切歯に指を当てるように指示する．[s] が上顎前歯の中央の隙間から産生されていれば，指先を当てたときに呼気の持続的な流れが途切れるが，[s] が側方から産生されている場合は，呼気の流れが途切れないことに注意させる．

クライアントに息を吸い込むように指示し，吸い込むときの冷たい感覚に注意を払うように指示すると，中央の狭めについて意識するようになる．その後，息を吸い込んだのと同じ隙間から呼気を流出するように指示する．

3. 呼気が流出する溝をつくるために，舌の正中線を舌圧子で押し下げるように指示する．
4. /s/ を発音するつもりで口唇を横に引き，舌を前方に押し出すように指示する．
5. /t/ を発音するように指示するが，破裂の構えを比較的長く維持させてから，口唇を後ろに引き，下顎を軽く下げる．舌の正中線の溝が適切に維持されていれば，[ts] という音が聞こえる．次に，[ts] の [s] の部分の長さを長くして，音が /s/ に近似するまで [t] の破裂の部分を徐々に減少させる．

/ɝ/ の訓練法

1. クライアントに虎の唸り声(*grrr*)，雄鶏の鳴き声(*r-rr-rr*)，レーシングカーの音(*rrrr*)などを出させる．
2. 下顎を下げ，/l/ と言いながら [ɝ] の音が産生されるまで，舌尖を後方へ移動するように指示する．同様に [n] から [nɝ]，[d] から [dɝ] へと誘導することもできる．
3. クライアントに /l/ を産生するよう指示する．次に舌圧子でやさしく舌尖を後方へ押す．舌圧子が舌尖と歯茎部の間に挿入されるところまで押すと [ɝ] の音が産生される．
4. /ɝ/ 音に加えて，舌尖を歯茎部につけながらふるえ音を模倣するように指示する．その後，ふるえ音の模倣を中止して，/ɝ/ 音のみを産生し続ける．
5. 単語 *father* の /a/ を産生するように指導する．子どもが [a] を産生したら，舌尖と舌端を挙上するように指示する．舌を口蓋の方向に挙上させるが，口蓋と接触しないようにする．
6. /i/ を産生するように指示し，次に舌尖を挙上しながら後退させるようにして /ɝ/ を産生させる．
7. /θ/ のように切歯の間に軽く舌をはさむように指示し，その次にすばやく舌尖を後退させて，/ɝ/ を産生する．そのとき，母音が侵入しないように舌尖は歯茎部付近に保ったままでいるように指示する．
8. /z/ を発音するように指示し，そのまま下顎を下げて /ɝ/ と発音するように指示する．
9. /d/ の舌の位置をとるように指示し，次に舌をわずかに後退させると同時に下げて /ɝ/ と発音させる．/tr/，/θr/，/gr/ のような別の子音結合も同様に用いられる．
10. クライアントに自分の指で左右の口角を引かせ，次に長く引き伸ばした /n/ を産生するように指示し，舌を後方部に向けて巻き上げ，音を産生し続けると /ɝ/ の音になる．
11. /w/ と /r/ が語頭にある対語を対比させる．この課題では，/r/ を /w/ に置換しているクライアントに対しては，これらの音の違いをより明確にすることができる．

wipe-ripe	*wan-ran*	*woo-rue*	*wing-ring*	*way-ray*	*wake-rake*
wag-rag	*wail-rail*	*woe-roe*	*weep-reap*	*wed-red*	

/l/ の訓練法

1. 鏡を見ながら口を開けて /l/ を産生するようにクライアントに指示する．
2. /l/ のための舌の位置をとり，次に /a/ を産生するために舌尖を下げる．これらの動作を交互に行う．その結果，[la]，[la]，[la] の音が出る．/a/ の代わりに /i/ と /u/ を用いて，この方法を行うことができる．
3. 臨床家が [leɪ]，[li]，[laɪ] というような無意味な音節を歌うように示し，クライアントに模倣させる．
4. ペロペロキャンディー，ピーナッツバターや舌圧子を使って，正しい /l/ を産生するときに舌尖が接触する部位に相当する歯茎部に触れる．次に，その舌の位置から，/l/ と言う．
5. 鳥のくちばしに例えるなら，一方が舌で，もう一方が口蓋であるとクライアントに説明する．舌を上顎前歯の後方に置いて，小鳥がさえずるときのくちばしの動きのようにすばやく上下に動かし，/a/ と言う．

/f/ と /v/ の訓練法

1. 下唇と上顎前歯とを接触させ息を吹くように指示する．/f/ または /v/ が産生されている間，口の前方に羽毛や細長い紙を置いて呼気流を当てるようにすると，呼気流に注意を向けることができるかもしれない．
2. [a] と言うように指示し，そのまま下唇を上顎前歯の切縁に当てて呼気を出し続けると，摩擦音が聞こえる．

/k/ と /g/ の訓練法

1. 子どものオトガイ下の皮膚を臨床家が下から手で押し上げ，ささやき声で [kʌ] と言うと同時に押し上げていた手を離す．
2. 舌尖を後方に移動させ下顎前歯の後方で維持する．必要なら舌圧子を用いて，舌尖の後方移動を介助する．舌の後方部を挙上させて，口腔内圧を高めるように指示する．その後，すばやく舌の後方部の接触が開放されると，圧縮された呼気が一挙に流出する．
3. 臨床家は銃を発射するようなつもりで，[ka] と言うときの舌と軟口蓋との摩擦音を産生してみせて，クライアントに模倣させる．

4. [k] から [t] へ舌を動かしながら，舌の後方と前方を交互に挙上する運動を行わせる．

/t/ と /d/ の訓練法

1. 鏡を見ながら，舌尖を上顎前歯の歯茎部にしっかり押し付けるように指示する．その後すばやく舌尖を下げると，呼気が開放され，/t/ と /d/ に近い音が産生される．
2. /p/ 音をつくるように指示する．ついで，口唇の間に舌尖を挿入して，もう一度 /p/ と言わせる．この課題では，舌尖でつくられる破裂の触感覚を体得させることができるが，/t/ または /d/ の正しい位置で音がつくられるのではない．次に，舌尖と上口唇だけで /t/，/d/ の類似音を産生させる．最後に舌尖と歯茎部を接触させて同様の音をつくることを指示する．

文　　献

Elbert, M., B. Rockman, and D. Saltzman, *Contrasts: The Use of Minimal Pairs in Articulation Training*. Austin, Tex.: Exceptional Resources, 1980.

Fairbanks, G., *Voice and Articulation Drill Book*, New York: Harper & Row, 1960.

Goda, S., *Articulation Therapy and Consonant Drill Book*. New York: Grune and Stratton, 1970.

Griffith, J., and L. E. Miner, *Phonetic Context Drillbook*. Englewood Cliffs, N.J.: Prentice Hall, 1979.

Nemoy, E. M., and S. F. Davis, *The Correction of Defective Consonant Sounds*. Magnolia, Mass.: Expression Company, 1954.

Schoolfield, L. D., *Better Speech and Better Reading*. Magnolia, Mass.: Expression Company, 1951.

文献著者名索引

【A】

Abramson, A.S. ···79
Adams, S.G. ··34
Ainsworth, S. ···236
Aitchison, J. ···································149, 150, 151
Allen, G. ···230, 388
Allen, G.D. ··61, 132
American Speech-Language-Hearing Association
 ···186, 187, 188
Anderson, S.R. ··73
Anthony, A. ··274
Aram, D. ···206, 358
Arlt, P.B. ··120, 122
Arndt, W. ·····················158, 170, 171, 180, 231, 300
Arndt, W.B. ·····················181, 239, 344, 348, 352, 353
Arnst, D. ···179
Aronson, A. ··189, 190, 192
Atkinson, F. ··65
Aungst, L. ···169, 170, 180, 300

【B】

Backus, O. ···176, 340
Bacri, N. ··89
Baddeley, A. ···145
Baddeley, A.D. ···145
Baer, D.M. ···343
Bain, B.A. ··345, 350
Baken, R.J. ··387
Baker, R. ··171, 352
Baker, R.D. ···315, 319
Ball, E. ··362, 363
Bangert, J. ··357
Bankson, N. ···············169, 170, 174, 175, 222, 327, 330
Bankson, N.W. ···222, 242, 268, 271, 273, 274, 350, 355
Barton, D. ·····························103, 104, 132, 143, 166
Bashir, A. ···361
Bauer, H.R. ···60, 94
Bayly, J. ··81

Beasley, J. ··340
Beckman, M.E. ··36
Behne, D. ··34
Beiter, A.L. ··163
Benito-Garcia, C.R. ······································132
Bennett, B. ··351
Bennett, C. ··351
Bennett, S. ···································291, 326, 327, 330, 349
Berg, T. ··130
Berman, R.A. ··127
Bernhardt, B. ·····································56, 74, 75, 76, 395
Bernhardt, G. ··76
Bernstein, L.E. ··85
Bernstein, M. ··174
Bernthal, J. ···103, 132, 158, 204, 205, 222, 231, 233, 352
Bernthal, J.E. ···45, 120, 123, 141, 222, 242, 268, 271,
 273, 274, 276, 301
Bertoncini, J. ··60, 82
Beukelman, D.R. ···45
Bielamowics, S. ···386
Bird, A. ·························120, 123, 204, 205, 271, 273, 276
Bishop, M. ··180
Blache, S.E. ···327, 329
Black, L. ···315
Blackman, B. ··364
Blakely, R. ··360
Bleile, K. ···195
Bless, D. ···196
Bloch, R. ···209
Blocker, S.D. ··345
Bloedel, S. ···259
Bloomer, H. ···175, 176
Bock, J.K. ··4
Bogle, D. ···274
Bonvillian, J.D. ··61
Bordon, G. ···179
Bosler, C. ··350
Bostwick, R. ···361
Bowerman, M. ······································109, 133
Bowser, D.C. ··293, 352
Boysson-Bardies, B. de···65, 72, 87, 88, 89, 94, 95, 96,
 97

Bradbury, D. ·················208
Bradbury, D.E. ·················120,121,134
Bradley, D. ·················185,312,314,315
Braida, L.D. ·················33
Braine, M.D.S. ·················69,130
Branigan, G. ·················41,59,60
Brasseur, J. ·················345
Bray, M.A. ·················293
Bricker, D. ·················104
Bricker, W. ·················104
Bricker, W.A. ·················120,122
Brodeur, A. ·················177
Broen, P. ·················168,207,209
Broen, P.A. ·················105,201,206
Browman, C.P. ·················73
Brown, J. ·················189,190,192
Brown-Sweeney, S. ·················87
Bruggeman, C. ·················206
Bryant, B. ·················362
Buchanan, M. ·················145
Buck, M. ·················236,238,261
Buder, E. ·················386,400
Buder, E.H. ·················386,400
Bumpas, T. ·················236
Burchinal, M. ·················129,274
Burchinal, M.R. ·················164
Burk, K. ·················179,180
Bush, C.N. ·················227
Butterfield, E. ·················165
Byrne, M. ·················174,175,201
Byrne, M.C. ·················350,355

【C】

Cairns, G. ·················165
Calvert, D. ·················161
Camarata, S. ·················338
Campbell, T.F. ·················355
Canning, B. ·················183
Carrell, J. ·················166
Carrier, J.K. ·················350,352
Carter, E. ·················236,238,261
Carterette, E. ·················279

Case, I. ·················208
Case, I.M. ·················120,121,134
Casey, B.J. ·················93
Casteel, R. ·················185
Catts, H. ·················364
Catts, H.W. ·················137,201,202
Cavagna, G.A. ·················32
Chalian, B. ·················177
Chaney, C. ·················169
Chiat, S. ·················56,109,150,151
Chin, L. ·················338
Chin, S.B. ·················56,347,351,356
Chomsky, N. ·················13,28,30,42,55,56,67,75,147
Christensen, L. ·················120,131
Churchill, J. ·················163
Clark, E.V. ·················133
Clark, R. ·················166
Clarke-Klein, S. ·················162,164
Cleave, P.L. ·················199,341
Clements, G.N. ·················55
Clumeck, H. ·················103,132,143
Cohen, A. ·················35
Cole, R.A. ·················139,140,141,143
Collier, R. ·················35
Compton, A. ·················242
Compton, A.J. ·················345
Conkey, H. ·················236
Cooper, J.A. ·················98
Copetas, F.H. ·················293,352
Coplan, J. ·················258
Costello, J. ·················330,350
Council, C. ·················195
Crary, M. ·················193
Crowe Hall, B.J. ·················284
Cruttenden, A. ·················97
Crystal, D. ·················36,59
Culatta, R. ·················186
Curtis, J. ·················168,233
Curtis, J.R. ·················303

【D】

Daniloff, R. ·················189,190,191,192,234

Daniloff, R.G. ……170, 181, 197, 199, 276, 320, 338, 340
Darley, F. ……40
Davis, B.F. ……71
Davis, B.L. ……94, 95
Davis, E. ……208
Davis, M. ……335
Davis, M.K. ……137
Davis, S.F. ……405
Dawson, L. ……204
De Renzi, E. ……191
Dejmal, A.E. ……199, 341
Delack, J.B. ……89
Delery, D.B. ……84, 93
Delgado, R. ……372
Delp, M. ……238, 261
Demorest, M.E. ……85
Deser, T. ……152
Deville, G. ……91
Dewey, G. ……27
Dickey, S. ……138, 234
Diedrich, W. ……193, 237, 261, 277, 278
Diedrich, W.M. ……351, 355, 357
Diehl, C. ……166
Dinnsen, D. ……278, 352
Dinnsen, D.A. ……56, 277, 281, 347, 351, 352
Dolinsky, J. ……180
Donaldson, R. ……177
Donegan, P. ……68
Dore, J. ……93
Drumwright, A. ……222
Dubois, E. ……158, 231, 233
Dunn, C. ……133, 161, 230, 243, 244, 274, 325
Durand, C. ……65, 72, 88, 96
Durlach, N.I. ……33
Dworkin, J. ……183, 186

【E】

Easton, D.L. ……199, 341
Eblen, R. ……141, 301
Edwards, J. ……36
Edwards, M. ……266, 267, 352
Edwards, M.L. ……69, 131, 225, 227

Eguchi, S. ……61, 386
Ehri, L.C. ……148, 149, 152
Eilers, R.E. ……65, 80, 81, 86, 104, 132, 168
Eimas, P. ……78, 165
Ekelman, B. ……206
Elbers, L. ……86
Elbert, M. ……72, 86, 94, 95, 98, 110, 126, 180, 239, 241, 270, 275, 277, 278, 281, 283, 291, 301, 331, 332, 333, 335, 344, 345, 346, 347, 348, 351, 352, 356, 357, 405
Elliott, L.L. ……140, 142
Ellis, D. ……238, 261
Emerick, L. ……300, 302, 307
Engel, D.C. ……351
Engmann, D. ……326
Erickson, R. ……222, 310, 347
Evan, K.E. ……140
Everhart, R. ……200, 201, 204, 205
Ewanowski, S. ……179

【F】

Fairbanks, G. ……173, 174, 175, 405
Faircloth, M. ……233
Faircloth, S. ……233
Farquhar, M.S. ……238, 261
Farwell, C.B. ……68, 98, 108, 109, 110
Fee, J. ……127, 128
Felsenfeld, S. ……201, 206
Ferguson, C.A. ……66, 67, 70, 72, 76, 86, 91, 92, 94, 95, 98, 99, 100, 108, 109, 110, 111, 122, 124, 126, 128, 131, 147
Fernald, A. ……81
Ferrier, L. ……335
Fey, M. ……372
Fey, M.E. ……133, 199, 291, 325, 338, 341
Fichter, G.R. ……293, 352
Fisher, H.B. ……232
Fitzsimons, R. ……200
Fletcher, S. ……175, 183, 185
Fluharty, N. ……223
Flynn, P. ……201
Folger, K. ……127, 128
Folger, M.K. ……199, 208

Footo, M.M. 129,164,274
Forner, L. 386
Forner, L.L. 61
Foster, D. 263
Fowlow, P.J. 89
Francescato, G. 65
Franklin, M.B. 93
Frauenfelder, U.H. 139
Freebairn-Farr, L. 201
Freilinger, J. 204,205
Freilinger, J.J. 120,123,271,273,276
Frick, J. 169,170,300
Fristoe, M. 231,250,273
Fry, D. 35
Fry, D.B. 71
Fucci, D. 179
Fudala, J.B. 258,273
Fundrella, D. 238,261,293
Furbee, C. 200,201,205
Furlong, A.K. 293,352
Furr, M. 158

【G】

Gaines, F. 175
Gallagher, R. 233
Gammon, S. 181
Gandour, J. 56,133
Garnica, O.K. 66,103
Garrett, R. 167
Gavin, A. 81
Geith, A. 167
Gerber, A. 238,261,347
Gerber, A.J. 293
Gerratt, B.R. 386
Gierut, J. 241,270,278,282,291,325,331,334,335,
351,352
Gierut, J.A. 281,283
Gilbert, J.H.V. 92,132,138,145,146,147
Giles, S.B. 23
Glaman, G. 206
Gleason, J. 258
Goda, S. 405

Gogate, L. 84,93
Goldman, R. 167,231,250,273
Goldsmith, J. 56
Goldsmith, J.A. 56,73
Goodban, M.J. 120,122
Goodman, M. 195
Goodsitt, J. 60
Goodstein, L. 73,209
Gordon-Brannan, M. 258,259,338
Gottsleben, R. 195
Grahamjones, F. 361
Gray, B. 319,338,352
Gray, S.I. 172,351
Green, E. 173
Green, J. 386
Greenlee, M. 95,98,101,125,126,127,129,130,131,
135,136,137,138,141,301
Griffith, J. 405
Grosjean, F. 139
Gross, G. 197
Groth, L.R. 351
Grunwell, P. 69,126,129,252,274,275
Guyette, R. 193

【H】

Haelsig, P.C. 129
Haley, V. 238,261
Hall, M. 166,200,204
Halle, M. 13,28,30,55,56,147
Hallé, P. 72,88
Hallé, P.A. 97
Hammer, M.A. 140
Hand, L. 120,123,204,205,271,273,276
Hansen, B. 167
Hanson, M. 278
Hanson, M.L. 184,185,186
Hardcastle, W.J. 48
Hardy, J. 181,233
Hardy, J.C. 303
Harrington, J. 236
Hawk, A. 175,176
Hawkins, S. 145,146

Hayes, B.	56
Haynes, S.	191
Hedrick, D.	120, 121, 122, 134, 271, 272, 273
Hedrick, D.L.	272
Henderson, F.W.	164
Herriman, E.	301, 331
Higgins, R.	236
Hilton, L.	186
Hirsh, I.J.	61, 386
Hixon, T.J.	32, 61
Hoard, J.E.	49, 52
Hockett, C.F.	37, 393
Hodge, M.M.	386
Hodson, B.	163, 203, 242, 268, 278, 281, 291, 292, 335, 336, 337, 338, 362, 372
Hodson, B.W.	130, 144, 273, 335
Hoffman, K.	225, 228, 279
Hoffman, P.	170, 199, 202, 276, 320, 338, 339, 340, 341, 342
Hoffman, P.R.	233, 269
Holland, A.	171
Holloway, M.	197, 199
Horan, E.A.	61
House, A.	180, 181
House, H.	180
Householder, F.W.	80
Howard, B.H.	138
Hubley, P.	85
Hull, F.	197, 204
Hulme, C.	145
Humphrey, K.	92
Huntington, D.A.	132, 300
Hustedde, C.G.	61
Hutton, S.	242
Hyman, L.M.	49

【I】

Ingham, J.	172, 351
Ingham, J.C.	172, 351
Ingram, D.	52, 69, 120, 125, 126, 127, 128, 131, 132, 230, 232, 236, 242, 274, 296, 337
Ingram, T.	274

Irwin, J.	279
Irwin, J.V.	345
Irwin, R.	170, 261
Itoh, M.	191
Iverson, G.	75

【J】

Jackson, E.	304
Jaeger, J.J.	147, 148, 149
Jaffe, M.	193
Jakimik, J.	140
Jakobson, R.	66, 72, 123
James, C.	351
Jann, G.	185
Jann, H.	185
Johns, D.	178, 191
Johnson, A.	158, 170, 171, 300
Johnson, A.F.	181, 352, 353
Johnson, C.E.	146, 147
Jones, B.	163
Jones, M.	279
Jong, K.J.	35
Jordan, E.P.	233
Jordan, L.	181
Jusczyk, P.	60, 78, 165
Jusczyk, P.W.	81, 82

【K】

Kamhi, A.G.	137
Kantner, C.E.	23
Karzon, R.B.	81
Kay, E.	96
Keappock, N.	355
Kehoe, M.	161, 400
Kenny, K.	204
Kent, R.	239
Kent, R.D.	35, 39, 40, 48, 55, 60, 61, 71, 76, 83, 84, 87, 89, 94, 96, 227, 259, 360, 386, 387, 400
Kern, C.	120, 121, 122, 134, 271
Kern, C.A.	272
Keyser, S.J.	55
Khan, L.M.	240, 242, 268, 274

Kim, C. ···181
Kiparsky, P.··67
Kisatsky, T. ·································238,261
Klatt, D.H. ··59
Kleffner, F.······································284
Klein, H. ·······························126,137,138
Klich, R. ····································197,198
Koch, H. ··207
Koch, M.A.······································164
Koegel, L. ·································172,351
Koegel, L.K. ······························172,351
Koegel, R. ·································172,351
Koegel, R.L. ······························172,351
Kreiman, J.·····································386
Kronvall, E. ····································166
Kuhl, P.K. ·····································79,80
Kumin, L. ······································195
Kutz, K. ··169
Kwiatkowski, J. ···134,158,163,197,206,209,225,
　228,233,241,242,257,258,259,278,294,295,351

【L】

La Riviere, C. ·····························301,331
La Voie, L. ·····································65
Ladefoged, P. ·······························19,25,30
Landberg, I. ····································84
Langsdale, T.E. ·································95
Lapko, L. ·································169,170
Lapointe, L. ···································191
LaPointe, L.L. ·································360
Lawrence, A. ··································145
Lehiste, I. ·····································36
Leiss, R. ·································238,261
Leiss, R.H. ···································293
Leonard, L.·································199,208
Leonard, L.B.························92,98,127,128,356
Leonard, R.J. ····························176,177,178
Leopold, W.F. ·························70,110,125,130
Levitt, H. ····································31,161
Lewis, B. ·································201,206
Lewis, M.M.·····································91
Lewis, N.P.································242,268,274

Liberman, I. ···································202
Liebergott, J. ···································61
Lieberman, P. ·································36,87
Lindamood, C.H. ·······························363
Lindamood, P.C. ·······························363
Lindblom, B. ·························33,34,60,72,76
Lindblom, B.E.F.································32
Lindner, G. ····································91
Ling, D. ·······································160
Lintner, M. ·································174,175
Lisker, L. ·····································79,101
Lleó, C. ·······································128
Locke, J. ·····································251
Locke, J.L. ···71,72,76,80,92,101,105,106,107,122,
　166,168,169,180,206,300
Lof, G.L. ··································228,278
Logemann, J.A.·································232
Long, S. ·······································372
Long, S.H. ·································199,341
Love, R. ·······································194
Low, G. ·······································340
Loyd, R.R. ····································355
Luckau, J.M. ··································227
Lundberg, L.J.··································84
Lundeen, C. ···································160
Luper, H. ·····································196
Lux, I. ··236
Lyon, G. ······································362

【M】

MacKain, K.S.···································81
Macken, M.A. ···67,70,76,98,104,111,124,125,128,
　132,135,227
MacNeilage, P.F. ·······················32,71,94,95,98
MacWhinney, B.··································65
Mader, J.······································279
Madison, C.L. ·································129
Magnusson, E. ·································126
Majid, A.······································177
Manning, W.H. ································355
Margaria, R. ···································32
Marking, K. ·······························141,301

Marquardt, T. …197
Marslen-Wilson, W.D. …139, 140, 142
Martin, R.E. …48
Mase, D. …167
Mason, R. …184, 246, 247, 249
Mason, R.M. …184, 185
Massengill, R. …177
Masterson, J. …294, 372
Matheny, A. …206
Matheny, N. …199, 338
Mather, P …206
Matthies, M.L. …163
Maxwell, E.M. …69
Maxwell, S. …177
May, E. …191
McCabe, R. …312, 314, 315
McCarthy, L. …56
McCune, L. …75, 76, 84, 93, 109
McDonald, E. …222, 239
McDonald, E.T. …169, 179, 180, 183, 302, 319
McEnery, E. …175
McGowan, R.S. …386
McGue, M. …201, 206
McIssac, M. …274
McLean, J.E. …345
McNeill, D. …61
McNutt, J. …180, 183, 348
McReynolds, L. …159, 171, 345, 347
McReynolds, L.V. …275, 277, 291, 300, 326, 327, 330, 344, 345, 346, 347, 349
Mehler, J. …60
Meldrum, J. …175
Mengert, E.G. …120, 121, 134
Mengert, I …208
Menn, L. …66, 67, 70, 71, 73, 76, 83, 89, 92, 109, 125
Menyuk, P. …61, 71, 83, 145, 169
Mestre, J. …174, 186
Metsala, J.L. …143
Miccio, A. …277
Mielke, P. …204
Milisen, R. …203, 234, 236, 261
Miller, J. …67, 98, 135

Miller, R. …67, 89, 93, 98, 135
Miller, R.T. …93
Mills, A. …204
Miner, L.E. …405
Mines, M. …278
Minifie, F. …239, 386, 400
Minifie, F.D. …40, 80
Miolo, G. …259
Mitchell, P.R. …87
Moats, L.C. …362
Moll, K.L. …39, 40, 55
Monjure, J. …199, 338, 339, 340, 341, 342
Monnin, L. …300
Monson, R. …164
Moon, S.J. …34
Moore, C. …386
Morley, D. …204
Morley, M.E. …192
Morris, H. …181
Morrison, J.A. …230, 233
Morse, P. …60
Moskowitz, A.I. …109, 127, 131, 148, 149
Mowrer, D. …171
Mowrer, D.E. …352, 356, 357
Mowrer, O. …65
Muir, C. …145
Mulford, R. …96
Murray, A.D. …83, 84, 87, 89, 96
Murray, J. …81

【N】

Naeser, M.A. …61
Neils, J. …206
Nemoy, E.M. …405
Nespor, M. …73
Netsell, R. …35, 61
Netsell, R.A. …179
Nettelbladt, U. …126
Newman, P. …340
Newton, L. …161
Nittrouer, S. …386
Norris, J. …199, 338, 339, 340, 341, 342

Novak, M.A. ·163
Novak, R. ·163

【O】

Ohara, J.J. ·145
Oller, D.K. ·372
Oller, K. ·61,65,84,85,86,89,104,124,132,168
Olmsted, D. ·66,120,122
Olmsted, D.L. ·98
Olson, J.K. ·293
Olswang, L.B. ·345,350
Onstein, J. ·330
Osberger, M.J. ·61
Otomo, K. ·86,96

【P】

Paden, E. ·203,291,335,336,337,338
Paden, E.P. ·130,144,163,273
Pagan, F. ·372
Paletta, F. ·177
Palmer, J. ·185
Panagos, J. ·197,198,199,338
Paradis, C. ·73
Parker, F. ·29,263
Parlour, S. ·207,209
Paterson, M. ·161
Paul, R. ·199
Payne, A. ·151,152
Payne, A.C. ·151
Paynter, W. ·236
Pearson, D. ·71
Pegg, J.E. ·93
Peizer, D.B. ·70,128
Pendergast, K. ·138,166,234
Perfetti, C.A. ·140,141,143
Perkell, J.S. ·55
Perkins, W. ·204,208
Petersen, J.D. ·227
Picheny, M.A. ·33
Picknell, K. ·177
Pieczuro, A. ·191
Pilberg, M. ·170
Plante, A.S. ·362
Poizat, M. ·89
Pollack, K. ·236
Pollio, H ·196
Pond, R. ·223
Poole, E. ·120
Porges, S. ·93
Powell, J. ·345,346,347,348
Powell, T.W. ·277,346
Powers, M. ·208
Powers, M.J. ·293,294,300
Prater, N.J. ·345
Prather, E. ·120,121,122,134,204,271
Prather, E.M. ·272
Preisser, D.A. ·130,273
Prelock, P. ·198,338
Priestly, T.M.S. ·70
Prins, D. ·158,167,205
Proffit, W. ·184
Proffit, W.R. ·184,185
Prosek, R. ·181
Purves, B.A. ·138,145,146
Pye, C. ·372

【Q】

Quine, M. ·198

【R】

Rabiner, L. ·31
Rabinov, C.R. ·386
Raeburn, V.P. ·61
Ramer, A.L.H. ·93,99
Rasmus, B. ·166
Ratusnik, D. ·233
Ravida, A.I. ·199,341
Ravsten, M. ·340
Read, C. ·35,387,400
Redmond, B. ·338
Reeds, J. ·301,331
Reid, G. ·166,194
Reinhart, R. ·195
Revucky, M. ·238,261

Reynolds, W.M. ·················258, 273
Rhodes, F.H. ·····················293, 352
Richards, J.E. ························93
Riley, K. ·····························263
Ringel, R. ················179, 180, 181
Robb, M.P. ···························97
Roberts, J.E. ··········129, 162, 164, 274
Robertson, D. ······················363
Rockman, B. ············301, 332, 333, 405
Rodda, P. ·························386
Roe, V. ························203, 234
Rose, M. ···························183
Rosenbeck, J.C. ····················360
Rosenbek, J. ·······················192
Rosenberg, A. ·······················31
Rosin, M. ···························195
Roug, L. ·····························84
Roug-Hellichius, L. ················84, 93
Ruscello, D. ···············197, 246, 297, 345
Ruscello, D.M. ·····················181
Rvachew, S. ····················171, 300
Ryan, B. ···························338
Ryan, B.P. ·····················315, 319

【S】

Sagart, L. ···················65, 72, 88, 89
Sagey, E. ···························56
Sakuda, M. ·························45
Salter, W. ··························363
Saltzman, D. ············301, 332, 333, 405
Sander, E. ·············121, 134, 271, 272, 276
Sandoval, K.T. ·····················341
Sasanuma, S. ·····················191
Saunders, Z.G. ················293, 352
Savin, H.B. ························301
Sax, M. ···························120
Saxman, J. ····················197, 352
Saxman, J.H. ·······················97
Sayler, H. ·························203
Salyer, K. ·························178
Scarborough-Franks, L. ·············149
Schaeffer, M.H. ····················293

Schildroth, A.N. ···················164
Schlanger, B. ······················195
Schmauch, V ······················197
Schmitt, J.F. ·······················138
Schmitt, L.S. ······················138
Schoolfield, L.D. ···················405
Schrader, M. ······················333
Schreiber, P.A. ·····················35
Schuckers, G. ············233, 320, 338, 340
Schuckers, G.H. ···················269
Schultz, M. ·························61
Schutz, R. ·····················171, 352
Schwartz, A. ······················167
Schwartz, R. ·······92, 98, 127, 128, 199, 208, 338
Schwartz, R.G. ·················56, 296
Scott, C. ··················178, 180, 181
Scripture, M.K. ····················304
Secord, W. ············239, 277, 278, 309, 310
Selmar, J. ····················138, 234
Shankweiler, D. ···················202
Shelton, R. ···158, 170, 171, 181, 184, 231, 269, 297, 300, 301, 354
Shelton, R.L. ······172, 180, 239, 344, 348, 351, 352, 353
Sherman, D. ······················167
Shibamoto, J.S. ····················98
Shoup, J. ·························278
Shriber, L. ···134, 158, 195, 197, 206, 209, 230, 233, 241, 242, 278, 305, 372
Shriberg, L.D. ···69, 163, 199, 225, 227, 228, 230, 233, 257, 258, 259, 294, 295, 351
Shriner, T. ···················197, 199, 233
Shvachkin, N.K.H. ·················103
Siegel, R. ·························236
Silber, R. ························71, 83
Silverman, E. ·····················284
Simmons, H. ··················67, 98, 135
Simon, T. ··························81
Simpson, R. ······················338
Siqueland, E. ·····················78, 165
Sistrunk, D. ·······················195
Skelly, M. ·························177
Skinner, B.F. ·······················67

Sloat, C. ···49,52
Slobin, D.I. ·····································109,150
Smit, A. ···204,205
Smit, A.B. ···103,120,122,123,132,271,273,276,352
Smith, A.J. ···163
Smith, B. ···195
Smith, B.L. ·····················61,87,132,145,269,386
Smith, J. ··386,400
Smith, M.W. ···236
Smith, N.V. ············68,71,76,92,104,112,128,130
Smith, P. ···181
Smith, R. ···238,261
Snow, J. ··236,261
Snow, K. ··································120,122,174,175
Soder, A. ···138
Soder, A.L. ··234
Sommers, R. ···195
Sommers, R.K. ·················238,261,293,352,356
Sonderman, J. ···171
Spector, D. ··177
Spencer, A. ···56,75
Spriestersbach, D. ·······························168,209
St.Louis, K. ·····································197,246
Stackhouse, J. ···337
Stager, S. ···170
Stampe, D. ······················52,54,68,71,76,92,241
Stark, R.E. ···84,85
Starr, C. ··174
Steiner, V. ···223
Stelcik, J. ··170
Stemberger, J. ··75
Stemberger, J.P. ······································128
Stephens, M.I. ··276
Stick, S. ··355
Stockman, I. ··222
Stoel, C. ···65
Stoel, C.M. ··227
Stoel-Gammon, C. ···66,74,75,76,86,87,96,98,128,
   133,134,161,195,230,243,244,274,325,386,395,
   400
Stokes, T.F. ··343
Straf, M. ··149,150
Straight, H.S. ···107
Strand, K. ···························192,193,358,389,361
Strange, W. ·······································105,168
Streeter, L.A. ··81
Streit, H. ···204
Stromberg, H. ···161
Studdert-Kennedy, M. ································386
Subtelny, J. ·································45,174,186
Subtelny, J. ·······································174,186
Subtelny, J.D. ··186
Sufit, R.L. ··48
Sundberg, U. ···96
Sussman, H. ······································386,400
Swank, L. ··362,363
Swartzlander, P. ·····················346,347,351,356
Swift, E. ···196

【T】

t'Hart, J. ···35
Taylor, S.H. ···49,52
Tees, R.C. ··92
Templeton, S. ···149
Templin, M. ···169,204,205,206,207,234,236,271,
   273
Templin, M.C. ·······························120,121,122,123
Thevenin, D.M. ··65
Thompson, A.E. ··61
Thompson, E. ···60
Thomson, N. ···145
Tiffany, W. ··183
Timmons, R. ···204
Tingley, B.M. ··61
Titze, I. ··386
Tobin, A.R. ··272
Tomkins, E.R. ···293
Torgeson, J. ···363
Towne, R. ··193
Travis, L. ··166
Trehub, S. ···60
Trehub, S.E. ·····································80,81,92
Trevarthan, C. ··85
Trombetta, M. ···261

Turton, L.J. ··276
Tye-Murray, N. ···161
Tyler, A. ··197,199,352
Tyler, A.A. ··95,341
Tyler, L.K. ··139,142

【V】

Van Hattum, R.J. ······································292,293
van Kleeck, A. ··362,363
Van Riper, C. ···222,240,300,302,306,307,310,334,
347
Van Voy, K. ··172,357
Vartiainen, T. ··364
Veach, S. ··120,131
Veatch, J. ··167
Velleman, S. ·········76,98,109,192,193,358,359,361
Velleman, S.L. ····································74,106,168
Ver Hoeve, J. ···60
Vetter, D.K. ··196
Vignolo, L. ···191
Vigorito, J. ···78,165
Vihman, M.M. ···67,71,72,75,76,84,86,89,92,93,
94,95,96,97,98,104,107,109,111,125,126,127,
128,129,130,131,135,136,137,138,143,150
Vincent-Smith, L. ···104
Vogel, I. ··73

【W】

Walley, A.C. ···140,143
Walsh, H. ··29,263
Ward, M. ··185
Waterson, N. ····················69,70,71,73,76,92,109
Watterson, K. ···197,199
Weaver, C. ··200,201,205
Weaver-Spurlock, S. ···345
Weber, J. ··300
Webster, B. ··120,131
Webster, P.E. ··362
Weeks, T.A. ···70,128
Weinberg, B. ···177
Weiner, F. ···242,301,325,327,330,331,332,335,346,
347,372

Weiner, F.F. ··267
Weiner, P. ··167
Weismer, G. ··352,387,391,393
Wellman, B. ··208
Wellman, B.L. ··120,121,134
Werker, J.F. ···92,93
Wertz, R. ··191,192
West, J. ··261
West, R. ··23
Weston, A.J. ···345
Wheeler, D. ···75
Whitaker, J. ··196
Wickwire, N. ··246,247,249
Widder, C. ···195
Wilcox, M.J. ··127,128,199,208
Wilhelm, C.L. ··181
Willeford, J. ··204
Williams, A.L. ··352
Williams, F. ···284
Williams, G. ··159,171,300
Willis, V. ···181,352,353
Wilson, F. ··195
Wilson, W.R. ···81
Winitz, H. ···158,159,167,183,194,204,205,208,234,
236,249,252,253,276,300,301,308,331,334,347,
356
Wise, C.M. ···23
Wittstruch, M.L. ···355
Wolfe, V. ··170
Wolfe, V.I. ···345
Wolk, S. ···164
Wong, S. ··279
Woodcock, R. ··250
Woolf, G. ···170
Worth, J. ···45
Wright, V. ···231
Wynne, M. ··338

【Y】

Yoss, K. ···192

【Z】

Zetterström, R. 60

Zimmerman, I. 223
Zlatin, M. 85

日本語索引

【あ】

「r」音(rhotic) ……………………18, 234-236, 272
誤りのパタン分析(pattern analysis, error)…262-268
アリゾナ構音能力尺度(Arizona Articulation
　　Proficiency Scale) ……………………273, 315

【い】

異音(allophone) ……………………………………2-3
異音変異(allophonic variation) …………………2-3
　　自由変異(free variation)……………………3
　　相補分布(complementary distribution) ……3
咽頭(pharynx) …………………………………248
イントネーション ……………………………31-32
インピーダンススクリーニング(impedence
　　screening) …………………………………249
韻律の特徴(prosodic features)→超分節素を参照せよ

【う】

運動アプローチ(motor approaches to treatment)
　…297-324 →治療システムとアプローチも参照せよ
運動性構音障害(dysarthria) ………………189-190
運動能力(motor abilities)………………61, 182-184

【お】

置き換え(substitutions)→置換を参照せよ
音位転換(methathesis) ……………………54, 264
音韻意識(phonological awareness) …………362-364
音韻過程(phonological process) …49, 52-54, 240-241
　　音韻過程と音韻プロセス……………………54
音韻規則(phonological rules) ………49-52, 124, 147
音韻知覚(phonological perception)→言語知覚, 語音
　　弁別を参照せよ
音韻知識(phonological knowledge) ……270, 281-283
音韻の獲得／発達(phonological acquisition/
　　development)
　　1歳児のプロフィール ……………………98-99
　　学齢児の産生 ………………………………144-152
　　学齢児の知覚…139-144 →語音弁別も参照せよ
　　言語知覚→言語知覚を参照せよ
　　個々の音の基準 ……………119-124, 270-276
　　時間的調整(temporal coordination)……145-147
　　乳児の音の産生→乳児の音の産生を参照せよ
　　乳児の知覚→乳児の知覚を参照せよ
　　幼児(およそ2〜4歳児)の産生…………119-139
　　　　移行期(transition period) …90-97, 108-112
　　　　音韻プロセス(phonological processes)…124
　　　　　-133, 134-139, 270-276
　　　　個人差 ……………………111, 133-139
　　　　発達基準の研究(developmental norm
　　　　　studies) ……………………119, 270-276
　　　　摩擦音(fricatives) …………………131-132
　　理論…57-59 →音韻発達のモデルも参照せよ
音韻の慣用形(phonological idioms) ……70, 109-110
音韻の再体制化(phonological reorganization) …147
　-151
音韻パタン(phonological patterns)…262-270 →音韻
　プロセスも参照せよ
音韻発達のモデル(phonological development
　models) ……………………………………66-76
　　韻律理論(metrical theory) ………………56
　　韻律モデル(prosodic model) ……………69
　　構造主義言語学派(structuralist) ………66-67
　　行動主義学派(behaviorist) ………………66
　　自己組織化のモデル(self-organizing model)…71
　　　-72
　　自然音韻論(natural phonology) ………68
　　自律分節理論(autosegmental theory) ………56
　　生成音韻論(generative phonology) ………68-69
　　生物学的モデル(biological model) ………71
　　素性階層理論(feature geometry) ………56
　　認知モデル(cognitive model) ……………69-70
　　非線状音韻論(nonlinear phonology) …55-57, 73
　　　-76
音韻評価の方法(phonological assessment
　procedures) ………………………………219-253
音韻プロセス(phonological processes)…53, 124-133,
　263-270
　　子どもにみられる一般的なプロセス…124-133, 263
　　　-267
　　　置き換えプロセス(substitution processes)

　　　　　　……124,131-132,136-137,265-266,274
　　　後方化(backing) ……………………265
　　　語末子音の無声化(devoicing of final
　　　　consonants) ………………132,266,274
　　　声門破裂音化(glottal replacement)
　　　　………………………………………266
　　　前方化(fronting) ……125,130,136,265,
　　　　274
　　　破擦音化(affrication) ………………265
　　　破裂音化(stopping) …131-132,138,265,
　　　　274
　　　非破擦音化(deaffrication) ……138,266
　　　非鼻音化(denasalization) …………266
　　　母音の前での有声化(prevocalic
　　　　voicing) ………………………266,274
　　　流音のわたり音化(gliding of liquids)
　　　　……………………………131,265,274
　　　流音・鼻音の母音化(vocalization)
　　　　……………………………………266,274
音節構造の変化(syllable structure
　changes)…125-130,136-137,263-265,274,
　374
　　　音位転換(metathesis) …………136,264
　　　強勢のない音節の省略(unstressed
　　　　syllable deletion) …125-126,263,274
　　　語中音添加(音の挿入)(epenthesis)
　　　　………………………………264,274
　　　語末子音の省略(final consonant
　　　　deletion) ……………125-126,263,274
　　　子音結合の縮小(cluster reduction)
　　　　…………………………126,130,264,274
　　　同音反復(reduplication)
　　　　………………125,127-129,263-264,274
　　　同化プロセス(assimilation process)
　　　　……………………………………264-265
　　　融合(coalescence) ……………264,374
音の選好(sound preference) ………………267
同化(調和)プロセス(assimilation processes
　(harmony processes))…126,127-129,264
　-265,274
　　　逆行性(regressive) …………………264
　　　唇音(labial) ……………………………265

　　　進行性(progressive) …………………264
　　　軟口蓋音(velar) ………………264-265
　　　鼻音(nasal) ……………………………265
　　　複数のパタンの発生(multiple pattern
　　　　occurrence) …………………266-267
　　　まれなパタンの発生(unusual pattern
　　　　occurrence) …………………………267
　　　治療 ……………………………289-364
　　　配列表(chronology) …………………275
音韻プロセスの評価(assessment of phonological
　processes) ……………………………………268
音韻プロセス分析(phonological process analysis)
　………………………………………263-267,281
音韻論(phonology) ………………………8,49
音響音声学(acoustic phonetics) ……8,46-47
　　　持続時間(duration) ………………46-47
　　　周波数(frequency) …………………46-47
　　　振幅(amplitude) ……………………46-47
音声環境(phonetic context)
　　　正しい産生の促進 ………………302-305
　　　治療 ……………………………319-323
　　　評価 ……………………238-240,280-281
音声記号／表記(phonetic symbols/transcription)
　………………………………………………2,11
音節(syllable)
　　　形態(shape) …………………16,134,199
　　　構造の変化(structure changes)→音韻プロセスを
　　　　参照せよ
　　　発達 …………………………60-62,94-95
音素(phoneme) ……………………………………6
音素の誤り(phonemic errors) …………………2
音素表記(phonemic transcription) …………2
音素分析(phoneme analysis)…354 →音韻意識も参照
　せよ
音の挿入(語中音添加)(epenthesis) ………54,264,274
音の目録(sound inventories)→構音検査を参照せよ
音を引き出す(sound evocation) ……………315-316

【か】

開鼻声(hypernasality) ………………………178
会話(conversational speech) …224,229-232,238-240
カテゴリ知覚(categorical perception) ………79-80

関係分析(relational analysis) ············243-245, 378
KhanとLewisによる音韻分析(Khan-Lewis
　Phonologic Analysis) ···············268, 274-275

【き】

器質性要因(organic factors) ··············160-178
　　感覚(sensory)··············160-164, 179-182
　　構造的な異常(structural anomalies) ···172-176
　　神経運動(neuromotor)······················189-194
基底表示(underlying representation) ·········269-270
キャリオーバ(carry-over)→訓練；般化を参照せよ
強化(reinforcement) ························290
強勢(stress) ································31
　　――の理論(theory of) ················35-36
共鳴性(sonorants) ·························13, 28
巨舌症(macroglossia) ···················175, 248
筋感覚(kinesthetic) ··············48-49, 179-182

【く】

グループ訓練 ·····························293-294
訓練
　　維持(maintenance) ······71, 298, 313, 354-355, 356
　　基礎の確立の段階(establishment phase) ···298-306
　　終了(dismissal) ························354-357
　　般化(generalization) ·············298, 343-354
　　　　位置(position) ·····················345-346
　　　　親の役割 ···························352-353
　　　　音および素性間の般化(across sound and
　　　　　feature generalization) ···········348-349
　　　　音声環境間の般化(across context
　　　　　generalization) ······················346
　　　　音と素性(sound and feature) ······348-349
　　　　言語単位間の般化(across linguistic-unit
　　　　　generalization) ·················346-348
　　　　語内位置間の般化(across word position
　　　　　generalization) ·················345-346
　　　　刺激の般化(stimulus generalization) ···344
　　　　指針(guidelines) ·····················353-354
　　　　場面間の般化(across situations
　　　　　generalization) ·················349-352
　　　　反応の般化(response generalization) ···344

【け】

形態素(morpheme) ····························2
ケースの選択 ······················257-285, 283-285
　　誤りのパタン(error patterns) ···········262-270
　　指針 ····································276-277
　　社会的―職業的期待(social-vocational
　　　expectations) ·······················284-285
　　重症度(severity) ·······················259-261
　　発達の適切性(developmental appropriateness)
　　　······································270-276
　　発話明瞭度(intelligibility) ············257-259
　　被刺激性(stimulability) ·····················261
　　方言(dialectal considerations) ········283-284
ゲーティング課題(gating task) ·················139
言語学的アプローチ(linguistic-based approaches to
　intervention) ···295-296, 324-343 →治療システムと
　アプローチも参照せよ
言語知覚(linguistic perception) ············99-108
　　完全 対 部分的(full vs. partial) ·······103-104
　　研究の方法(methods to study) ··········102-104
　　産生との相互作用(interaction with
　　　production) ·························104-107
検者間の信頼性(interjudge reliability) ······228-229
検者内の信頼性(introjudge reliability) ···········229
原初語(protowords) ····························93

【こ】

構音(articulation)→音韻論も参照せよ
　　誤りのカテゴリ(error categories) ······161-164
　　一貫性(consistency) ··············170, 238-240
　　関連要因 ································157-210
　　　神経運動要因(neuromotor factors) ···189-194
　　　心理社会的要因(psycho social factors)
　　　　·····································203-210
　　　　　家族歴 ··························206-207
　　　　　きょうだい ·····················207-208
　　　　　社会経済的状態 ·················205-206
　　　　　性格 ····························209-210
　　　　　性差 ····························204-205
　　　　　年齢 ····························203-204

聴知覚的要因(auditory perception factors)
　　　　　……………………………………159-172
認知言語学的要因(cognitive-linguistic
　factors) ……………………………194-203
　　　学業成績 ………………………200-203
　　　言語発達 ………………………196-200
　　　知能 ……………………………194-196
発話のメカニズムの要因(speech
　mechanism factors)………………172-182
　　　運動 ……………………………182-184
　　　大きな構造的変異(major structural
　　　　variations) ………………176-178
　　　口腔感覚(oral sensory) ……179-182
　　　舌突出(tongue thrust) ………184-188
　　　微細な構造的変異(minor structural
　　　　variations) ………………172-176
自動化(automatization) ………………354
発達／獲得(development/acquisition)→音韻の
　獲得／発達を参照せよ
構音位置(place of articulation) ………16-27
　唇／軟口蓋(labial/velar) ……………16-18
　唇歯(labiodental) ………………………16-18,21
　声門(glottal) ……………………………16-18,27
　舌ー硬口蓋(linguapalatal) ……………16-18,25
　舌ー歯／歯間(linguadental/interdental)……16-18,22
　舌ー歯茎(lingua-alveolar) ……………16-18,22-24
　舌ー軟口蓋(linguavelar) ………………16-18,26
　両唇(bilabial) …………………………16-18,19-21
構音位置づけ法(phonetic placement) ………303-304
構音／音韻のスクリーニング ……………220-223
構音／音韻の評価 ……………………219-253
　関連要因の評価法
　　　口腔診査(oral cavity examination)…246-249
　　　語音弁別検査(speech sound
　　　　discrimination) ……………250-253
　　　聴力のスクリーニング(audiological
　　　　screening) ………………249-250
　　　病歴(case history) ……………245-246
　検査と方法…224,232-237,268 →構音検査，音韻
　　プロセスの評価も参照せよ

サンプリングの方法(sampling procedures)…229-240
　　　音声環境検査(contextual testing)…238-240
　　　音の目録(sound inventories) ………232-237
　　　単語の検査(single-word testing) …232-237
　　　被刺激性(stimulability) ……………237-238
　　　連続発話(connected speech) ………229-232
　　　正しく発音された子音のパーセンテージ
　　　　(percentage of consonants correct)…259-261
　　　評価測定の選択 ………………………224
　　　表記と採点の方法 …………………225-229
構音／音韻評価の分析方法(analysis procedures of
　articulation/phonological assessments)…262-268
　→構音／音韻の評価も参照せよ
構音検査／評価の方法 ………………224,232-237,268
構音の誤りの評価 ………………225-229,259-261
　　　省略(omissions) ……………………161-162,225
　　　置換(substitutions) …………103-104,162,225
　　　歪み(distortions) ……………………162,225
　　　付加(additions) …………………………162
　　　補助記号の使用(diacritics, use in) ……225-228
構音の一貫性(consistency of articulation)…170,238-240
構音の一貫性に関する臨床検査(Clinical Probes of
　Articulation Consistency(C-PAC)) ………239
構音のための条件づけプログラム(programmed
　conditioning for articulation) ……………315-319
構音の掘り下げ検査(Deep Test of Articulation)
　………………………………169-170,239-240,355
構音の予測スクリーニング検査(Predictive
　Screening Test of Articulation) ………222
口蓋(palate) ……………175-176,177-178,247-248
口蓋垂裂(bifid uvula) ………………………248
口蓋裂(cleft palate) …………………176,247-248
口峡(fauces) ……………………………………248
口腔感覚遮断(oral blockade) …………………179
口腔感覚知覚(oral sensory perception) ……179-182
口腔失行(oral apraxia) ………………………191
口腔診査(oral cavity examination) …172-182,246-249
口腔内呼気圧(breath pressure, intraoral) ……43-45
口腔立体認知能力(oral stereognosis) …………180

咬合(occlusion) ……………………173-178
硬口蓋(hard palate) ………………175-176,177,247
硬口蓋音化(palatalization) ………………53
口唇(lip(s)) ……………………………………6
　構造的変異(structural variations) ……172,176
　語音産生時の位置(position for speech sounds)
　………………………………7,8-13,16-27,41
構成遊び(structured play) ………………294
後続事象(consequent events)…290 →強化も参照せよ
広範囲訓練(training broad) ………………291
後方化(backing) ……………………………265
ゴールドマン-フリスト-ウッドコック診断的聴覚弁別
　検査(Goldman-Fristoe-Woodcock Diagnostic
　Auditory Discrimination Test) ……………250
ゴールドマン-フリスト構音検査(Goldman-Fristoe
　Test of Articulation) ……………………231,273
語音産生課題(sound production task) ……………239
語音弁別(speech sound discrimination) …8,77-83,
　99-108,139-144,165-172,307-308
　外的 対 内的(external vs. internal) …167-170
　獲得→言語知覚，乳児の知覚を参照せよ
　訓練 ……………………………300-302,307-308
　検査 ……………………………101-107,250-253
　　Winitzの音韻能力検査(Winitz's
　　　phonological performance test) ……252
　　音韻対立検査(phonological contrast
　　　testing) ……………………………252-253
　　Lockeの語音産生知覚検査(Locke's speech
　　　production perception task) ……251-252
　構音と弁別の関係 ……104-107,166-167,170-172
　弁別能力の改善 ……………………………170-172
　連続発話 ……………………………………139-144
呼気圧(air pressure (intraoral)) ……………43-45
呼気流(airflow (aerodynamics)) ……………43-45
国際音声字母(International Phonetic Alphabet)
　……………………………………11-12,31,225
ことばの誤用(malapropisms) ………………149
語末子音の省略(final consonant deletion) ……125-
　126,263,274
語末子音の無声化(devoicing of final consonants)
　………………………………49,132,266,274
固有受容感覚のフィードバック(proprioceptive
　feedback) ………………………………48-49
コンピュータ化された音韻分析(computerized
　phonological analysis (CPA)) ……371-385
　CPAの説明 ………………………………384
　出力(output) ……………………………382
　データ処理(data processing) ……………378-380
　データ入力(data entry) …………………372-377
　添付文書及びサポート(documentation and
　　support) ………………………………383-385
　ハードウェアの必要条件と価格(hardware
　　requirements and coast) ……………382-383
　速さ(speed) ………………………………381
コンピュータ化された音響音声分析(computerized
　acoustic phonetic analysis (CAPA)) ……385-401
　デジタル化(digitizing) …………………388-390
　パラメータ分析(parameter analysis) …391-401
　録音 ………………………………………387-388
コンピュータ化された訓練 …………300-302,331-335

【さ】

サイクルアプローチ(cycles approach)…291-292,335
　-338
最小対(minimal pairs) …325,331-335 →語音弁別も
　参照せよ
最小対対立訓練(minimal pair constant therapy)
　………………………………………………331-335
最大対立(maximal oppositions) …………………334
産生訓練(production training) ………………302-305
　音声環境の利用(contextual utilization) …303,
　　319-323
　構音位置づけ法(phonetic placement) …303-304
　漸次接近法(successive approximation) …304-
　　305
　模倣(imitation) ……………………………302

【し】

CPAのパッケージ(computerized phonological
　analysis packages) ……………………371-385
　音韻プロセスのコンピュータ分析(Computerized
　　Analysis of Phonological Process (CAPP))
　　………………………………372,376,378,384
　音韻分析のためのインタラクティブ・システム(マ

ッキントッシュ)(Macintosh Interactive System for Phonological Analysis (Mac-ISPA))…372,373,375,378,379,381,382,383,384
音声・音韻評価記録検査プログラム(Programs to Examine Phonetic and Phonological Evaluation Records (PEPPER))…372,373,375,376,378,381,383,384
コンピュータ・プロファイリング(Computerized Profiling (CP))…372,373,376,377,378,380,381,382,383,384
自動構音分析プラス(Automatic Articulation Analysis Plus (AAAP))…………372,376,384
パイ言語分析(Pye Analysis of Language (PAL))………………………372,373,384
論理的国際音声プログラム(Logical International Phonetic Programs (LIPP))…372,373,376,377,379,380,381,382,383,384
子音(consonant(s))…………………………16-30
 結合(clusters)………49,126,129,264,274
 語末音の省略(final deletion of)…125-126,263,274
 出現頻度(frequency of occurrence)……27,278-280
 成節(syllabic)………………………………31
 同化(assimilation)…53,125,127-129,132-133,264,274
 ——の獲得(acquisition of)…………65-76,83-90
 分類(classification)………………………16-30
  構音位置(place)…………………………16-27
   唇／軟口蓋(labial/velar)…………16-18
   唇歯(labiodental)…………16-18,21
   声門(glottal)…………………16-18,27
   舌―硬口蓋(linguapalatal)…16-18,25
   舌―歯／歯間(linguadental/interdental)………………16-18,22
   舌―歯茎(lingua-alveolar)…16-18,22-24
   舌―軟口蓋(linguavelar)……16,18,26
   両唇(bilabial)…………16-18,19-21
  構音様式(manner)…………………16-19
   r音(rhotic)…………………………18

   側音(lateral)…………………………18
   破擦音(affricates)…………17-18,46-47
   破裂音(閉鎖音)(stops)……………17,47
   鼻音(nasals)…………………………18,47
   摩擦音(fricatives)…………17,46-47
   流音(/r/, /l/)(liquids)………18,46-47
   わたり音(glides)……………19,46-47
  有声音 対 無声音(voiced vs. voiceless)…16-19
 弁別素性(distinctive features)……………28-30
 連続発話に生じる出現率(occurrence in continuous speech)………………………279
刺激の般化(stimulus generalization)…………344
自己モニタリング(self-monitoring)…167-170,351,355
歯擦音(sibilants)………………………………162
自然音韻過程(natural phonological processes)…52-55,68
持続性(continuant)……………………………29
失行(apraxia/dyspraxia)………………190-194
自動化(automatization)……………320-323,354
自発話サンプル(spontaneous speech sample)…229-232
写真構音検査(Photo Articulation Test)…………234
就学前の言語スケール(Preschool Language Scale)…………………………223
習慣化した産生(習慣的な産生)(customary production)………………………121,271
重症度(severity)……………………………259-261
集中的スケジュール(block scheduling)……292-293
純音のスクリーニング(pure tone screening)……249
小舌症(microglossia)……………………175,248
触覚のフィードバック(tactile feedback)…48-49,179-182
歯列(dentition)………173-175,184-186,247-248
神経運動障害(neurological involvement)…189-194
 運動性構音障害(dysarthria)……………189-190
 失行(apraxia)………………………190-191
 発達性発語失行(developmental verbal dyspraxia)………………………191-192

【せ】

精密表記法(close transcription) ……………………225
声門音(glottal sounds) ………………16-18, 27, 257
舌(tongue) ………………………6, 16-27, 175-176
    巨舌症(macroglossia) ………………………175, 248
    子音構音時の位置(position for consonants)…16-27
    小舌症(microglossia) ………………………175, 248
    舌小帯(frenum) ……………………………175, 249
    舌切除(glossectomy) ……………………………176
    母音構音時の位置(position for vowels) …8-15
舌小帯短縮症(ankyloglossia) ……………………175
舌突出(tongue thrust) ……………………184-188
前言語期(prelinguistic period)→乳児の音の産生，乳児の知覚を参照せよ
    産生…………………………………………77, 83-90
    知覚…………………………………………77-83
先行事象(antecedent events) ……………………290
漸次接近法(successive approximation) ……304-305
前方化(fronting) ……………125, 130, 136, 265, 274
前方化リスプ(frontal lisp) ………………………185

【そ】

阻害音(obstruents) ……………………………13, 28
側音(lateral) ……………………………………18, 272
促進的音声環境(facilitating contexts)…36-43, 303
側方リスプ(lateral lisp) …………………………276
粗擦性(stridency) …………………………………29
ソフトウェア(software) ……………………371-401

【た】

退行(後戻り)(regression) ………………70, 110, 356
対立(contrasts)→語音弁別も参照せよ
    獲得 …………………………………………132-133
    治療 …………………………………………331-335
    評価 …………………………………………250-253
対立訓練(contrast training) …………………301-302
多音素法による治療(multiple phonemic approach to treatment) ……………………………312-315
多変量解析(multivariate analysis) ………………158
多様化した喃語(variegated babbling) ……………86

単音 ………………………………299, 302, 307, 309
単語産生(single word productions) …………232-237

【ち】

知覚(perception)
    音韻の再体制化(phonological reorganization)
    ………………………………………………147-151
    語彙体系における差異(differences in lexical organization) ………………149-151
    スペリングの影響(influence of spelling)
    ………………………………………………148-149
    仲間からの影響(influence of peer group)
    ………………………………………………151-152
    読み書き能力の影響(influence of literacy)
    ………………………………………………………147
    感覚 …………………………………………179-182
    言語→言語知覚，語音弁別を参照せよ
    前言語期(prelinguistic)→乳児の知覚を参照せよ
    話しことば(speech)→語音弁別を参照せよ
    語の認知(word recognition) ………140-143
    連続発話(running speech) ………139-140
知覚訓練(perceptual training) ………………300-302
置換(substitution) ………………103-104, 162, 225
調音音声学(articulatory phonetics) …………………8
調音結合(coarticulation) ……………36-43, 61, 233
    重なり合い(overlapping) ………………38-41
    保持的調音結合(retentive coarticulation) …38
    予測的調音結合(anticipatory coarticulation)
    …………………………………………………37, 61
聴覚弁別(auditory discrimination) …77-83, 307-308
    →語音弁別も参照せよ
超分節素(suprasegmentals) …………30-35, 46-47, 59
    イントネーション(intonation) …………………31
    大きさ(loudness) ………………………………32
    下降調(declination) ……………………………35
    強勢(stress) ……………………………………31
    強勢の理論(theory of stress) ……………35-36
    語彙的強勢の影響(lexical stress effects) ……35
    速度(rate) ………………………………………32
    対比強勢(contrastive stress) ……………………34
    高さのレベル(pitch level) ……………………32
    発達(development) ……………………………89, 109

母音弱化(vowel reduction) ……………33
　　連接(juncture) ………………………32
聴力損失(hearing loss) ………………160-164
　　発話明瞭度(speech intelligibility) …………164
　　話しことばへの影響 ………………161-164
聴力のスクリーニング(audiological screening)…249
　-250
調和プロセス(harmony processes)→同化を参照せよ
治療(therapy/intervention/treatment/remediation)
　…224,232-237,268 →治療システムとアプローチも参
　照せよ
　　維持(maintenance) ………………356-357
　　グループ 対 個別(group vs. individual) …293-
　　　294
　　サイクルアプローチ(cyclical approach)…291-292
　　産生訓練(production training) …302-305,308-
　　　311
　　社会的／職業的考察(social/vocational
　　　considerations) ………………284-285
　　終了基準(dismissal criteria) …………354-357
　　スケジュールの設定(scheduling) …292-293,335-
　　　338
　　治療アプローチ(treatment approaches) …295-
　　　343
　　治療における垂直アプローチ ………………291
　　治療における水平アプローチ ………………291
　　治療の形式(intervention style) …………294-295
　　治療の原則(principles of instruction) …289-295
　　　治療の流れ(temporal sequencing of
　　　　instructional components) ………289-290
　　　モデリング(modeling) ………………290
　　知覚訓練(perception training) ……300-302,307-
　　　308
　　般化／転移／キャリオーバ(generalization/
　　　transfer/carry-over) ……………298,343-354
　　方言(dialectal considerations) …………283-284
　　目標行動の基礎の確立(establishment of target
　　　behaviors/sounds) ……………298,299-306
　　目標行動選択の因子(selection factors for
　　　target behavior) ………………277-283
　　　音韻知識の分析(phonological knowledge
　　　　analysis) ………………………281-283

　　　音韻プロセス分析(phonological process
　　　　analysis) ………………………281
　　　音声環境(context) ………………280-281
　　　獲得年齢(age of acquisition) ……………280
　　　指針(guidelines) ………………………283
　　　出現頻度(frequency of occurrence) …278-
　　　　280
　　　被刺激性(stimulability) ……………277-278
治療アプローチ(treatment approaches)…295-343 →
　治療，治療システムとアプローチも参照せよ
　　運動／知覚(motor/perceptual) …………297-324
　　　運動の自動化(motoric automatization)
　　　　………………………320-323,354-355
　　　感覚・運動アプローチ(sensory-motor
　　　　approaches) ………………………319-323
　　　構音のための条件づけプログラム
　　　　(programmed conditioning for
　　　　articulation) ………………315-319
　　　指針 ……………………………………324
　　　多音素法(multiple phoneme approach)
　　　　………………………………312-315
　　　伝統的アプローチ(traditional approach)
　　　　………………………………306-311
　　　Hoffman-Schuckers-Daniloffの構音運動の
　　　　自動化を促進するプログラム(Hoffman-
　　　　Schuckers-Daniloff motoric
　　　　automatization of articulatory
　　　　performance program) …………320-323
　　　McDonaldの感覚・運動プログラム
　　　　(McDonald's sensory-motor program)
　　　　………………………………319-323
　　　目標行動の基礎の確立(establishment of
　　　　target behaviors) ………………299-306
　　　モントレー構音プログラム(Monterey
　　　　articulation program) ……………315-319
　　　　産生訓練(production training) …302-
　　　　　305
　　　　知覚訓練(perceptual training) ……300-
　　　　　302
　　言語学的(linguistic) ……………295-296,324-343
　　　WeinerとBanksonのアプローチ(Weiner
　　　　and Bankson approach) ……………327

音韻プロセス(phonological processes)…331
　-335
言語学的アプローチ(language-based
　approaches) …………………………338-342
サイクルアプローチ(cycles approach)…291
　-292,335-338
最小対対立訓練(minimal pair contrast
　therapy) ………………………………331-335
指針(guidelines) ………………………342-343
Blacheのアプローチ(Blache approach)
　………………………………………………327-329
弁別素性(distinctive features) ……325-330
McReynoldsらのアプローチ(McReynolds
　and colleagues approach) ………326-327
治療システムとアプローチ(remediation systems
　and approaches)…295-364 →治療も参照せよ
治療スケジュールの設定(scheduling of
　remediation) …………………………292-293
治療の形式(intervention style) ………294-295
治療のための感覚・運動アプローチ(sensory motor
　approach to treatment) …………………319-323

【て】

ディアドコキネシス(diadochokinesis)…182-183,249
定期的スケジュール(intermittent scheduling)…292-293
転移(transfer)→訓練；般化を参照せよ
伝統的アプローチ(traditional approach to
　treatment) ……………………………306-311
添付文書(documentation) ……………383-385
テンプリン-ダーレイ構音検査(Templin-Darley
　Tests of Articulation) ………………197,234

【と】

同音反復(reduplication) …60,125,127,263-264,274
同化(assimilation) …53,125,127-129,132-133,264,
　274
　逆行性(regressive) ……………………………264
　語末子音の無声化(devoicing of final
　　consonant) …………………132-133,266,274
　唇音(labial) ……………………………………265
　進行性(progressive) …………………………264
　軟口蓋音(velar) ………………………264-265
　鼻音(nasal) ………………………………53,265
　母音の前(prevocalic) ……………………266,274
同族音(cognates) ……………………………………19
特異なパタン(idiosyncratic patterns) ………108,267
特異な言語(idioglossia) ……………………………208
独立分析(independent analysis) ………243-245,378
ドリル(drill) ………………………………………294
ドリル遊び(drill play) ……………………………294

【な】

内的表示(internal representations) …………………107
内的弁別／内的モニタリング(internal
　discrimination/internal monitoring) …………169
喃語(babbling) ………………………66-67,84-85
軟口蓋(soft palate,velum) ………………177,247-248

【に】

二重母音(diphthongs) ……………………………11-12
乳児の音声(vocalizations, infant)→乳児の音の産生
　を参照せよ
乳児の音の産生(infant production) ……68-69,83-90
　韻律の発達(prosodic development) …………89
　産生の段階(stages of production) ………84-85
　　拡大の段階(expansion stage) ……………85
　　規範的喃語(canonical babbling) ……85-86
　　グーイングまたはクーイング(gooing or
　　　cooing) …………………………………85
　　多様化した喃語(variegated babbling)…85,
　　　86
　　発声(phonation) ……………………………85
　　子音(consonants) …………………………86
　　母音(vowels) ……………………………87-88
乳児の知覚(infant perception) …………60-62,77-83
　カテゴリ知覚(categorical perception) ……79-80
　研究法………………………………………………78
　言語学的経験(linguistic experience) …………81
　普遍性(universals) …………………………80-81
認知的な分析(cognitive analysis) …………………297

【は】

破擦音(affricates) ……………………17-18,46-47,272

破擦音化(affrication) …………………265-266
派生(derivation) ……………………………267
発語失行(verbal apraxia) …………………191
発達性発語失行(developmental verbal dyspraxia/
　developmental apraxia of speech)…191-192,358-
　361
　　治療 ………………………………360-361
　　評価 ………………………………358-360
発達基準(developmental norms) …119-124,270-276
発話の不明瞭さ(unintelligibility) ……………257-259
発話のメカニズム(speech mechanism)…6-8,83-84,
　159-178,246-249
　　咽頭(pharynx) …………………………248
　　口峡(fauces) …………………………248
　　硬口蓋(hard palate) …………175-176,177,247
　　口唇(lips) …………………6,172-173,176
　　歯列(dentition) …………………………246
　　舌(tongue) …………………………6,175,176
　　軟口蓋(soft palate) ………6,177,247-248
　　歯(teeth) ……………………………173-175
　　鼻咽腔(nasopharynx) ……………………178
　　鼻咽頭閉鎖(velopharyngeal closure)…6,43-45,
　　　178,247
発話明瞭度(intelligibility) ………………257-259
　　解釈 ………………………………257-259
　　構音の誤りとの関連 ……164,190-191,257-259
　　評価 ………………………………229-232
パラ言語(paralinguistics) ……………………59
破裂音(閉鎖音)(stops) ……………17,47,94-95,272
破裂音化(stopping) ………………131-132,138,265
バンクソン-バンサル音韻検査(Bankson-Bernthal
　Test of Phonology) …………222,268,271,273,274
反射的な発声(reflexive vocalizations) …………84
反応形成(shaping) …………………………304-305
半母音(semivowels) ……………………………19

【ひ】

鼻咽腔 ……………………6,43-45,83-84,178,248
鼻咽腔閉鎖機能(velopharyngeal competence)…177-
　178
鼻音(nasals) …………………………………17,47
鼻音化(nasalization) ……………………………53

引き出す(elicitation) ……230,234-237,238,239-240,
　242
被刺激性(stimulability) ………………237-238,261
歪み(distortions) ……………………162,191,225
非線状音韻論(nonlinear phonology) …55-57,73-76
非破擦音化(deaffrication) ……………………138,266
非鼻音化(denasalization) ……………………266
病因(etiology)→構音；関連要因を参照せよ
評価バッテリー(assessment battery) ………223-245
表記(transcription) ……………11-12,17,225-229
　　音素 対 音声(phonetic vs. phonemic)…………2
　　国際音声字母(International Phonetic Alphabet
　　　(IPA)) ………………………11-12,17,31,225
　　信頼性(reliability) ……………………228-229
　　補助記号(diacritics) ……………………225-228
病歴(case history) ……………………………245-246

【ふ】

フィードバック(feedback) ………48-49,179-182,297
Fisher-Logemann Test of Articulation
　………………………………………………234
付加(additions) ………………………………162
複合規則(multiple rules) ……………………379-380
不正咬合(malocclusion) ……………………173-175
フルハーティスピーチ・言語スクリーニング検査
　(Fluharty Speech and Language Screening
　Test) ………………………………………223
プロセスの順序づけ(process ordering) …………267
分節化(segmentation)…362 →音韻意識も参照せよ
分節素(segmentals) ……………………………30

【へ】

閉集合(closed set) ……………………………376-377
弁別(discrimination)→語音弁別を参照せよ
弁別素性(distinctive features)
　　治療 ………………………………325-330
　　定義 …………………………………………13
　　分析 ………………………………262-263
　　分類と説明 ………………………13-15,28-30

【ほ】

母音(vowels) ………8-15,47,83-84,87-88,147-148

円唇 対 非円唇(rounded vs. unrounded) ……9
　　獲得(acquisition) ……………………………87-88
　　交替(alternation) ……………………………147-148
　　高 対 低(high vs. low) …………………………9-11
　　四角形(quadrilateral) …………………………9-13
　　前舌 対 後舌(front vs. back) …………………9-11
　　単母音(monophthongs) ………………………12-15
　　中(mid) ………………………………………………11
　　中舌(central) ………………………………………11
　　二重母音(diphthongs) ………………………11-12
　　張り 対 ゆるみ(tense vs. lax) …………………11
　　評価(assessment) …………………………233-236
　　弁別素性(distinctive features) ……………13-15
母音間(intervocalic) …………………………………232
母音後(post-vocalic) …………………………………232
母音前(prevocalic) ……………………………………232
方言について(dialectal considerations) ……283-284
保持(retention) ……………………………………355-356
補助記号(diacritics) …………………………………225-228
Hoffman-Schuckers-Doniloff Motoric Automatization of Articulatory Performance Program ……………320-323

【ま】

マクロ変数(macrovariables) ……………………159
摩擦音(fricatives) …………………………17-18, 43-47
　　獲得 ……………………………119-124, 132-133, 272

【み】

耳の訓練(ear training)→語音弁別を参照せよ

【む】

無意味音節／単語(nonsense syllables/words) …237-238, 309

【め】

メタ音韻論(metaphonology) …362 →音韻意識も参照せよ

【も】

モデリング(modeling) ……………………………290
模倣…302 →被刺激性も参照せよ

【ゆ】

融合(coalescence) ……………………………264, 374
有声化(voicing) ……………………………………132-133
有声開始時間(voice onset time (VOT)) …………79
有標性(markedness) ………………………………52

【り】

流音(/r/, /l/)(liquids) ……………………18, 43-45, 272

【れ】

連続発話サンプル(connected speech samples) …229-232

【わ】

わたり音(glides) ……………………………19, 46-47, 272
わたり音化(gliding) ………………………131, 265, 274

欧文索引

【A】

Acoustic phonetics(音響音声学) ……………8, 46-47
  amplitude(振幅) ………………………46-47
  duration(持続時間) ……………………46-47
  frequency(周波数) ……………………46-47
Additions(付加) ……………………………………162
Affricates(破擦音) ……………………17-18, 46-47, 272
Affrication(破擦音化) ……………………………265-266
Airflow(aerodynamics)(呼気流) ………………43-45
Air pressure(intraoral)(呼気圧) ………………43-45
Allophone(異音) ……………………………………2-3
Allophonic variation(異音変位) …………………2-3
  complementary distribution(相補分布) ………3
  free variation(自由変異) ………………………3
Analysis procedures of articulation/phonological assessments(構音／音韻評価の分析方法)…262-268
→ Assessment of articulation/phonology も参照せよ
Ankyloglossia(舌小帯短縮症) ……………………175
Antecedent events(先行事象) ……………………290
Apraxia(失行) …………………………………190-191
Arizona Articulation Proficiency Scale(アリゾナ構音能力尺度)………………………………273, 315
Articulation(構音)→ Phonology も参照せよ
  assessment of(——の評価)→ Assessment of articulation/phonology と Articulatory tests を参照せよ
  automatization(自動化) ……………………354
  consistency of(——の一貫性) ……170, 238-240
  development/acquisition(発達／獲得)→ Phonological acquisition/development を参照せよ
  error categories(誤りのカテゴリ) ……161-164
  related factors(関連要因) ……………157-210
   auditory perception factors(聴知覚的要因) ……………………………………159-172
   cognitive-linguistic factors(認知言語学的要因)…………………………………194-203
    academic performance(学業成績) ……………………………………200-203
    intelligence(知能) ……………194-196
    language development(言語発達)…196-200
   neuromotor factors(神経運動要因) …189-194
   psycho social factors(心理社会的要因) ……………………………………203-210
    age(年齢) ………………………203-204
    familial tendencies(家族歴) …206-207
    gender(性差) …………………204-205
    personality(性格) ……………209-210
    siblings(きょうだい) ………207-208
    socioeconomic status(社会経済的状態) ……………………………………205-206
   speech mechanism factors(発話のメカニズムの要因)……………………………172-182
    major structural variations(大きな構造的変異)……………………………176-178
    minor structural variations(微細な構造的変異)……………………………172-176
    motor(運動) …………………182-184
    oral sensory(口腔感覚) ……179-182
    tongue thrust(舌突出) …………184-188
Articulatory phonetics(調音音声学) ………………8
Articulatory tests/assessment procedures(構音検査／評価の方法)………………224, 232-237, 268
Assessment of articulation/phonology(構音／音韻の評価)………………………………………219-253
  percentage of consonants correct(正しく発音された子音のパーセンテージ)……………259-261
  related procedures(関連要因の評価法)
   audiological screening(聴力のスクリーニング)………………………………249-250
   case history(病歴) ……………………245-246
   oral cavity examination(口腔診査) …246-249
   speech sound discrimination(語音弁別検査) ……………………………………250-253
  sampling procedures(サンプリングの方法)…229-240

connected speech(連続発話)………229-232
contextual testing(音声環境検査)…238-240
single-word testing(単語の検査)…232-237
sound inventories(音の目録)………232-237
stimulability(被刺激性)……………237-238
screening(スクリーニング)………220-223
selecting assessment instruments(評価測定の選択)………………………………………224
tests and procedures(検査と方法)……224,232-237,268 → Articulatory tests と Assessment of phonological processes も参照せよ
theoretical considerations(理論的考察)…269-270
transcription and scoring procedures(表記と採点の方法)………………………………225-229
Assessment battery(評価バッテリー)………223-245
Assessment of phonological processes(音韻プロセスの評価)………………………………………268
Assimilation(同化)…53,125,127-129,132-133,264,274
devoicing of final consonant(語末子音の無声化)………………………………132-133,266,274
labial(唇音)………………………………264-265
nasal(鼻音)………………………………53,265
prevocalic(母音の前)……………………266,274
progressive(進行性)………………………264
regressive(逆行性)…………………………264
velar(軟口蓋音)……………………………265
Audiological screening(聴力のスクリーニング)…249-250
Auditory discrimination(聴覚弁別)…77-83,307-308 → Speech sound discrimination も参照せよ
Automatization(自動化)……………320-323,354

【B】

Babbling(喃語)………………………66-67,84-85
Backing(後方化)………………………………265
Bankson-Bernthal Test of Phonology(バンクソン-バンサル音韻検査)………222,268,271,273,274
Bifid uvula(口蓋垂裂)………………………………248
Block scheduling(集中的スケジュール)……292-293
Breath pressure, intraoral(口腔内呼気圧)……43-45

【C】

Carry-over(キャリオーバ)→ Generalization を参照せよ
Case history(病歴)……………………………245-246
Case selection(ケースの選択)……257-285,283-285
developmental appropriateness(発達の適切性)………………………………………270-276
dialectal considerations(方言について)…283-284
error patterns(誤りのパタン)……………262-270
intelligibility(発話明瞭度)………………257-259
severity(重症度)…………………………259-261
social-vocational expectations(社会的一職業的期待)………………………………………284-285
stimulability(被刺激性)……………………261
Categorical perception(カテゴリ知覚)………79-80
Causal factors(原因となる因子)………………157
Cleft palate(口蓋裂)……………………176,247-248
Clinical Probes of Articulation Consistency(C-PAC)(構音の一貫性に関する臨床検査)………239
Close transcription(精密表記法)………………225
Closed set(閉集合)………………………………376-377
Cluster reduction(音結合の縮小)…126,130,264,274
Coalescence(融合)………………………………264,374
Coarticulation(調音結合)………………36-43,61,233
anticipatory coarticulation(予測的調音結合)………………………………………37,61
overlapping(重なり合い)…………………38-41
retentive coarticulation(保持的調音結合)…38
Cognates(同族音)…………………………………19
Cognitive analysis(認知的な分析)………………297
Computerized acoustic phonetic analysis(CAPA)(コンピュータ化された音響音声分析)……385-401
digitizing(デジタル化)……………………388-390
parameter analysis(パラメータ分析)…391-401
recordings(録音)…………………………387-388
Computerized phonological analysis(CPA)(コンピュータ化された音韻分析)………………371-385
data entry(データ入力)……………………372-377
data processing(データ処理)………………378-380
descriptions, of CPA(CPAの説明)…………384

documentation and support(添付文書及びサポート)・・・・・・・・・・・・・・・・・・・・・・・・・・・・・・383-385
hardware requirements and coast(ハードウェアの必要条件と価格)・・・・・・・・・・・・・382-383
output(出力)・・・・・・・・・・・・・・・・・・・・・・・・・・・・・・・・・・382
speed(速さ)・・・・・・・・・・・・・・・・・・・・・・・・・・・・・・・・・381
Computerized phonological analysis packages (CPAのパッケージ)・・・・・・・・・・・・・371-385
Automatic Articulation Analysis Plus (AAAP)(自動構音分析プラス)・・・372,376,384
Computerized Analysis of Phonological Process(CAPP)(音韻プロセスのコンピュータ分析)・・・・・・・・・・・・・・・・・・・372,376,378,384
Computerized Profiling(CP)(コンピュータ・プロファイリング)・・・372,373,376,377,378,380,381,382,383,384
Logical International Phonetic Programs (LIPP)(論理的国際音声プログラム)・・・372,373,376,377,379,380,381,382,383,384
Macintosh Interactive System for Phonological Analysis(Mac-ISPA)(音韻分析のためのインタラクティブ・システム(マッキントッシュ))・・・・・・372,373,375,378,379,381,382,383,384
Programs to Examine Phonetic and Phonological Evaluation Records(PEPPER) (音声・音韻評価記録検査プログラム)・・・・・・372,373,375,376,378,381,383,384
Pye Analysis of Language(PAL)(パイ言語分析)・・・・・・・・・・・・・・・・・・・・・・・・・・・・・372,373,384
Conceptualization training(コンピュータ化された訓練)・・・・・・・・・・・・・・・・・・・・・・・300-302,331-335
Connected speech samples(連続発話サンプル)・・・229-232
Consequent events(後続事象)・・・290 → Reinforcementも参照せよ
Consistency of articulation(構音の一貫性)・・・170,238-240
Consonant(s)(子音)・・・・・・・・・・・・・・・・・・・・・・・・・・・16-30
acquisition of(――の獲得)・・・・・・・・・・・65-76,83-90
assimilation(同化)・・・53,125,127-129,132-133,264,274

classification(分類)・・・・・・・・・・・・・・・・・・・・・16-30
manner(構音様式)・・・・・・・・・・・・・・・・・・・16-19
affricates(破擦音)・・・・・・・・・・・・・・・・・17-18
fricatives(摩擦音)・・・・・・・・・・・・・・・・・・・17
glides(わたり音)・・・・・・・・・・・・・・・・・・・・19
lateral(側音)・・・・・・・・・・・・・・・・・・・・・・・18
liquids(/r//l/)(流音)・・・・・・・・・・・・・・・・18
nasals(鼻音)・・・・・・・・・・・・・・・・・・・・・・・18
stops(破裂音(閉鎖音))・・・・・・・・・・・・・・17
rhotic(r音)・・・・・・・・・・・・・・・・・・・・・・・18
place(構音位置)・・・・・・・・・・・・・・・・・・・・16-27
bilabial(両唇)・・・・・・・・・・・・・16-18,19-21
glottal(声門)・・・・・・・・・・・・・・・・16-18,27
labial/velar(唇／軟口蓋)・・・・・・・・16-18
labiodental(唇歯)・・・・・・・・・・・・16-18,21
lingua-alveolar(舌―歯茎)・・・16-18,22-24
linguadental/interdental(舌―歯／歯間)・・・・・・・・・・・・・・・・・・・・・・・・16-18,22
linguapalatal(舌―硬口蓋)・・・16-18,25
linguavelar(舌―軟口蓋)・・・・・・16-18,26
voiced vs. voiceless(有声音 対 無声音)・・・16-19
clusters(結合)・・・・・・・・・・・・49,126,129,264,274
distinctive features(弁別素性)・・・・・・・・・・28-30
final deletion of(語末音の省略)・・・125-126,263,274
frequency of occurrence(出現頻度)・・・・・・27,278-280
occurrence in continuous speech(連続発話に生じる出現率)・・・・・・・・・・・・・・・・・・・・・・279
syllabic(成節)・・・・・・・・・・・・・・・・・・・・・・・・・・31
Contextual testing(音声環境検査)・・・・・・238-240,280-281
Contextual utilization(音声環境の利用)→ Phonetic contextを参照せよ
Continuant(持続性)・・・・・・・・・・・・・・・・・・・・・・・・29
Contrast training(対立訓練)・・・・・・・・・・・・・301-302
Contrasts(対立)→ Speech Sound Discriminationも参照せよ
acquisition(獲得)・・・・・・・・・・・・・・・・・・132-133
assessment(評価)・・・・・・・・・・・・・・・・・・250-253

treatment(治療) ………………………331-335
Conversational speech(会話)…224,229-232,238-240
Customary production(習慣化した産生(習慣的な産生))………………………………………121,271
Cycles approach(サイクルアプローチ)…291-292,335-338

【D】

Deaffrication(非破擦音化) ………………138,266
Deep Test of Articulation(構音の掘り下げ検査)
　………………………………169-170,239-240,355
Denasalization(非鼻音化) ……………………266
Dentition(歯列)………173-175,184-186,247-248
Derivation(派生)………………………………267
Developmental apraxia of speech(発達性発語失行)
　………………………………………………………191
Developmental norms(発達基準)…119-124,270-276
Developmental verbal dyspraxia(発達性発語失行)
　……………………………………191-192,358-361
　　assessment(評価)……………………358-360
　　treatment(治療) ……………………360-361
Devoicing of final consonants(語末子音の無声化)
　…………………………………49,132,266,274
Diacritics(補助記号) ……………………225-228
Diadochokinesis(ディアドコキネシス)…182-183,249
Dialectal considerations(方言について)……283-284
Diphthongs(二重母音) …………………………11-12
Discrimination(弁別)→ Speech sound
　discrimination を参照せよ
Dismissal from instruction(訓練の終了) …354-357
　　criteria(基準)………………………………357
　　guidelines(指針)……………………………358
Distinctive features(弁別素性)
　　analysis(分析) ………………………262-263
　　classification and description(分類と説明)…13-15,28-30
　　　definition(定義) ……………………………13
　　　remediation(治療) ……………………325-330
Distortions(歪み) ……………………162,191,225
Documentation(添付文書) ………………383-385
Drill(ドリル) ……………………………………294
Drill play(ドリル遊び) ………………………294

Dysarthria(運動性構音障害) ………………189-190
Dyspraxia(失行) …………………………191-194

【E】

Ear training(耳の訓練)→ Speech sound
　discrimination を参照せよ
Elicitation(引き出す)……230,234-237,238,239-240,242
Epenthesis(音の挿入,語音中添加)………54,264,274
Errors(誤り)
　　categories(カテゴリ) ………………161-162,225
　　pattern analysis(パタン分析) …………262-268
Establishment phase(基礎の確立の段階) …298-306
　　guidelines(指針) ……………………………305
Etiology(病因)→ Articulation；related factors を参照せよ
Exemplars(見本) ……………………………278,325
Expansion(stage of vocal development)(拡大(音声発達の段階))…………………………………85

【F】

Facilitating contexts(促進的音声環境) …36-43,303
Fauces(口峡) …………………………………248
Feedback(フィードバック) ……48-49,179-182,297
Final consonant deletion(語末子音の省略) ……125-126,263,274
Fisher-Logemann Test of Articulation …………234
Fluharty Speech and Language Screening Test(フルハーティスピーチ・言語スクリーニング検査)
　……………………………………………………223
Fricatives(摩擦音) ……………………17-18,43-47
　　acquisition(獲得) …………119-124,132-133,272
Frontal lisp(前方化リスプ) …………………185
Fronting(前方化) ………………125,130,136,265,274

【G】

Gating task(ゲーティング課題) ……………139
Generalization(般化) ………………………298,343-354
　　across context generalization(音声環境間の般化)…………………………………………………346
　　across word position generalization(語内位置間の般化)………………………………………345-346

across linguistic-unit generalization（言語単位間の般化）……346-348
across situations generalization（場面間の般化）……349-352
across sound and feature generalization（音および素性間の般化）……348-349
guidelines for（指針）……353-354
parental assistance, with（親の援助）……352-353
response generalization（反応の般化）……344
stimulus generalization（刺激の般化）……344
sound and feature（音と素性）……348-349
Glides（わたり音）……19, 46-47, 272
Gliding（わたり音化）……131, 265, 274
Glottal sounds（声門音化）……16-18, 27, 257
Goldman-Fristoe Test of Articulation（ゴールドマン-フリスト構音検査）……231, 273
Goldman-Fristoe-Woodcock Diagnostic Auditory Discrimination Test（ゴールドマン-フリスト-ウッドコック診断的聴覚弁別検査）……250
Goo or cooing (stage of vocal development)（グーイングまたはクーイング）……85
Grandfather passage ……221
Group instruction（グループ訓練）……293-294

【H】

Hard palate（硬口蓋）……175-176, 177, 247
Harmony processes（調和プロセス）→ Assimilation を参照せよ
Hearing loss（聴力損失）……160-164
influence on speech（話しことばへの影響）……161-164
speech intelligibility（発話明瞭度）……164
Hoffman-Schuckers-Doniloff Motoric Automatization of Articulatory Performance Program ……320-323
Horizontal approach to treatment（治療における水平アプローチ）……291
Hypernasality（開鼻声）……178

【I】

Idioglossia（特異な言語）……208
Idiosyncratic patterns（特異なパタン）……108, 267

Imitation（模倣）……302 → Stimulability も参照せよ
Impedence screening（インピーダンススクリーニング）……249
Independent analysis（独立分析）……243-245, 378
Infant perception（乳児の知覚）……60-62, 77-83
categorical（カテゴリ）……79-80
linguistic experience（言語学的経験）……81
methods of study（研究法）……78
universals（普遍性）……80-81
Infant production（乳児の音の産生）……68-69, 83-90
consonants（子音）……86
prosodic development（韻律の発達）……89
stages of production（産生の段階）……84-85
canonical babbling（規範的喃語）……85-86
expansion（拡大）……85
gooing or cooing（グーイングまたはクーイング）……85
phonation（発声）……85
variegated babbling（多様化した喃語）……85, 86
vowels（母音）……87-88
Intelligibility（発話明瞭度）……257-259
assessment（評価）……229-232
related to misarticulation（構音の誤りとの関連）……164, 190-191, 257-259
interpretation（解釈）……257-259
Introjudge reliability（検者内の信頼性）……229
Interjudge reliability（検者間の信頼性）……228-229
Intermittent scheduling（定期的スケジュール）……292-293
Internal discrimination/Internal monitoring（内的弁別／内的モニタリング）……169
Internal representations（内的表示）……107
International Phonetic Alphabet（国際音声字母）……11-12, 31, 225
Intervention style（治療の形式）……294-295
Intervocalic（母音間）……232
Intonation（イントネーション）……31-32

【K】

Khan-Lewis Phonologic Analysis（Khan と Lewis による音韻分析）……268, 274-275

Kinesthetic(筋感覚)················48-49, 179-182

【L】

Language based approaches(言語学的アプローチ)
·····································338-342
Lateral(側音)·····························18, 272
Lateral lisp(側方リスプ)·····················276
Linguistic-based approaches to intervention(言語学的アプローチ)···295-296, 324-343 → Remediation systems and approaches も参照せよ
Linguistic perception(言語知覚)·············99-108
　　full vs. partial(完全 対 部分的)··········103-104
　　interaction with production(産生の相互作用)
·····································104-107
　　methods to study(研究の方法)············102-104
Lip(s)(口唇)································6
　　position for speech sounds(語音産生の位置)···7,
　　8-13, 16-27, 41
　　structural variations(構造的変異)······172, 176
Liquids(/r/, /l/)(流音)·················18, 43-45, 272

【M】

Macroglossia(巨舌症)·····················175, 248
Macrovariables(マクロ変数)·····················159
Maintenance(維持)·········71, 298, 313, 354-355, 356
Malapropisms(ことばの誤用)·····················149
Malocclusion(不正咬合)·····················173-175
Management(処置)→ Remediation systems and approaches と Therapy を参照せよ
Manner of consonant production(子音産生の構音様式)····································16-19
　　affricates(破擦音)·················17-18, 46-47
　　fricatives(摩擦音)·················17-18, 46-47
　　glides(わたり音)······················19, 46-47
　　lateral(側音)·······························18
　　liquids(流音)··························18, 46-47
　　nasals(鼻音)·································18, 47
　　stops(破裂音(閉鎖音))·····················17, 47
Markedness(有標性)······························52
Maximal oppositions(最大対立)·····················334
Methathesis(音位転換)························54, 264
Metaphonology(メタ音韻論)···362 → Phonological awareness も参照せよ
Microglossia(小舌症)·····················175, 248
Minimal pair constant therapy(最小対対立訓練)
·····································331-335
Minimal pairs(最小対)···325, 331-335 → Speech sound discrimination も参照せよ
Modeling(モデリング)···························290
Morpheme(形態素)·······························2
Motor abilities(運動能力)·················61, 182-184
Motor approaches to treatment(運動アプローチ)
···297-324 → Remediation systems and approaches も参照せよ
Multiple phonemic approach to treatment(多音素法による治療)···························312-315
Multiple rules(複合規則)·····················379-380
Multivariate analysis(多変量解析)·················158

【N】

Nasalization(鼻音化)························53, 178
Nasals(鼻音)·························17, 47, 272
Natural phonological processes(自然音韻過程)···52-55, 68
Neurological involvement(神経運動障害)···189-194
　　apraxia(失行)·························190-191
　　developmental verbal dyspraxia(発達性発語失行)································191-192
　　dysarthria(運動性構音障害)·············189-190
Nonlinear phonology(非線状音韻論)···55-57, 73-76
Nonsense syllables/words(無意味音節／単語)···237-238, 309

【O】

Obstruents(阻害音)···························13, 28
Occlusion(咬合)·····························173-178
Omissions(省略)·························161-162, 225
Oral apraxia(口腔失行)···························191
Oral blockade(口腔感覚遮断)·······················179
Oral cavity examination(口腔診査)···172-182, 246-249
Oral sensory perception(口腔感覚知覚)······179-182
Oral stereognosis(口腔立体認知能力)···············180
Organic factors(器質性要因)·················160-178

neuromotor(神経運動)･････････････189-194
sensory(感覚)･･････････････160-164, 179-182
structural anomalies(構造的な異常) ･･･172-176
Output(出力)････････････････････････････････382

【P】

Palatalization(硬口蓋音化)･･･････････････････53
Palate(口蓋) ･･･････････175-176, 177-178, 247-248
Paralinguistics(パラ言語)････････････････････59
Pattern analysis, error(誤りのパタン分析)･･･262-268
　distinctive feature analysis(弁別素性分析)･･･262-263
　phonological process analysis(音韻プロセス分析)･････････････････････････････263-267
　place-manner-voice analysis(構音位置-構音様式-有声性の分析)････････････････262
Percentage of consonants correct(PCC)(正しく発音された子音のパーセンテージ)･･････････259-261
Perception(知覚)
　linguistic(言語)→ Linguistic perception と Speech sound discrimination を参照せよ
　phonological reorganization(音韻の再体制化)･･････････････････････････････147-151
　　differences in lexical organization(語彙体系における差異)･･･････････149-151
　　influence of literacy(読み書き能力の影響)････････････････････････････147
　　influence of peer group(仲間からの影響)･･････････････････････････151-152
　　influence of spelling(スペリングの影響)････････････････････････148-149
　prelinguistic(前言語期)→ Infant perception を参照せよ
　sensory(感覚)･･･････････････････････179-182
　speech(話しことば)→ Speech sound discrimination を参照せよ
　　running speech(連続発話)･････････139-140
　　word recognition(語の認知)･･･････140-143
Perceptual training(知覚訓練)････････････300-302
Pharynx(咽頭)･････････････････････････････248
Phonation(stage of vocal development)(発声(音声発達の段階))････････････････････････85

Phoneme(音素)･･･････････････････････････････6
Phoneme analysis(音素分析)･･･354 → Phonological awareness も参照せよ
Phonemic errors(音素の誤り)････････････････2
Phonemic transcription(音素表記)･･････････････2
Phonetic context(音声環境)
　assessment(評価)････････････238-240, 280-281
　facilitating correct productions(正しい産生の促進)･･･････････････････････36-43, 302-305
　treatment(治療)･････････････････････319-323
Phonetic placement(構音位置づけ法)･･････････303-304
Phonetic symbols/transcription(音声記号／表記)･････････････････････････････････2, 11
Phonological acquisition/development(音韻の獲得／発達)
　infant perception(乳児の知覚)→ Infant perception を参照せよ
　infant production(乳児の音の産生)→ Infant production を参照せよ
　linguistic perception(言語知覚)→ Linguistic perception models を参照せよ
　models(モデル)･･･････････････････････66-76
　norms for individual sounds(個々の音の基準)･･･････････････････119-124, 270-276
　profiles of one-year-olds(1歳児のプロフィール)･････････････････････････････98-99
　school-age perception(学齢児の知覚)･･･139-144
　　→ Speech sound discrimination も参照せよ
　school-age production(学齢児の産生)･･･144-152
　temporal coordination(時間的調整) ･･･145-147
　theory(理論)･･･57-59 → Phonological development models も参照せよ
　toddler(approx. 2-4 years)production(幼児(およそ2～4歳児)の産生)････････････119-139
　　developmental norm studies(発達基準の研究)･･･････････････････119, 270-276
　　fricatives(摩擦音)･･････････････････131-132
　　individual differences(個人差)･･･111, 133-139
　　phonological processes(音韻プロセス)･･･124-133, 134-139, 270-276
　　transition period(移行期) ･･･90-97, 108-112

Phonological assessment procedures(音韻評価の方法) ……………………………………219-253
Phonological awareness(音韻意識) …………362-364
 assessment(評価) ……………………………363
 intervention(治療) ……………………363-364
 onset subsyllabic unit(音節下位の単位の開始部) ……………………………………………363
 phoneme blending(音素の組み立て) ………363
 phoneme segmentation(音素の分節化) ……363
 rime(韻) ………………………………………363
 role of the speech-language pathologist(言語臨床家の役割) ……………………………364
Phonological development models(音韻発達のモデル) ………………………………………66-76
 autosegmental theory(自律分節理論) ………56
 behaviorist(行動主義学派) …………………66
 biological(生物学的) …………………………71
 cognitive(認知) …………………………69-70
 feature geometry(素性階層) …………………56
 generative phonology(生成音韻論) ………68-69
 metrical theory(韻律理論) …………………56
 natural phonology(自然音韻論) ……………68
 nonlinear phonology(非線状音韻論) …55-57,73-76
 prosodic(韻律) ………………………………69
 self-organizing model(自己組織化のモデル)…71-72
 structuralist(構造主義言語学派) …………66-67
Phonological idioms(音韻の慣用形) ……70,109-110
Phonological knowledge(音韻知識) …270,281-283
Phonological knowledge analysis(音韻知識の分析) ……………………………………………281-283
Phonological patterns(音韻パタン)…262-270 → Phonological processes も参照せよ
Phonological perception(音韻知覚)→ Linguistic perception と Speech sound discrimination を参照せよ
Phonological processes(音韻プロセス，音韻過程) ……………………………53,124-133,263-270
 analysis(分析) ……………………263-270,281
 assessment(評価)→ Assessment of phonological processes を参照せよ

chronology(配列表) …………………………275
common processes,seen in children(子どもにみられる一般的なプロセス)……124-133,263-267
 assimilation processes(harmony processes)(同化(調和)プロセス)…53,126,127-129,264-265,274
  labial(唇音) …………………………265
  nasal(鼻音) ……………………53,265
  progressive(進行性) ………………264
  regressive(逆行性) …………………264
  velar(軟口蓋音) ………………264-265
 substitution processes(置き換えプロセス) ……49,124,131-132,136-137,265-266,274
  affrication(破擦音化) ………………265
  backing(後方化) ……………………265
  deaffrication(非破擦音化) ……138,266
  denasalization(非鼻音化) …………266
  devoicing of final consonants(語末子音の無声化) ………49,132,266,274
  fronting(前方化)……125,130,136,265,274
  gliding of liquids(流音のわたり音化) ……………………………131,265,274
  glottal replacement(声門破裂音化) ……………………………………266
  prevocalic voicing(母音の前での有声化) …………………………266,274
  stopping(破裂音化)…131-132,138,265,274
  vocalization(母音化，有声化)…266,274
 syllable structure changes(音節構造の変化) …49,52-54,125-130,136-137,263-265,274,374
  apocope(語尾音脱落) ………………53
  assimilation process(同化プロセス) ……………………………………264-265
  cluster reduction(子音結合の縮小) ……………………49,126,130,264,274
  coalescence(融合) ………………264,374
  epenthesis(語中音添加(音の挿入)) ……………………………54,264,274
  final consonant deletion(語末子音の省

略)……………125-126, 263, 274
metathesis(音位転換)………54, 136, 264
prosthesis(語頭音添加)……………54
reduplication(同音反復(反復))…125, 127-129, 263-264, 274
syncope(語中音脱落)……………53
unstressed syllable deletion(強勢のない音節の省略)……49, 125-126, 263, 274
multiple pattern occurrence(複数のパタンの発生)…………………266-267
sound preference(音の選好)……………267
unusual pattern occurrence(まれなパタンの発生)……………………267
definition(定義)……………………49
developmental considerations(発達の視点からの考察)……………………270-276
remediation(治療)…………289-364
theoretical considerations(理論的考察)…124-133, 269-270
Phonological Process Analysis(音韻プロセス分析)………………………263-267, 281
Phonological reorganization(音韻の再体制化)…147-151
Phonological rules(音韻規則)………49-52, 124, 147
Phonological theories(音韻理論)→Phonological development modelsを参照せよ
Phonology(音韻論)………………8, 49
Photo Articulation Test(写真構音検査)…………234
Place of articulation(構音位置)……………16-27
bilabial(両唇)………………16-18, 19-21
glottal(声門)………………16-18, 27
labial/velar(唇／軟口蓋)………16-18
labiodental(唇歯)………16-18, 21
lingua-alveolar(舌―歯茎)…16-18, 22-24
linguadental/interdental(舌―歯／歯間)……16-18, 22
linguapalatal(舌―硬口蓋)………16-18, 25
linguavelar(舌―軟口蓋)…………16-18, 26
Play(遊び)…………………295
Post-vocalic(母音後)…………………232
Practice(練習)……………………72, 297
Predictive Screening Test of Articulation(構音の予測スクリーニング検査)……………………222
Prelinguistic period(前言語期)→Infant perceptionとInfant productionを参照せよ
perception(知覚)………………77-83
production(産生)………………77, 83-90
Preschool Language Scale(就学前の言語スケール)……………………223
Prevocalic(母音前)……………………232
Process ordering(プロセスの順序づけ)…………267
Production training(産生訓練)……………302-305
contextual utilization(音声環境の利用)……303, 319-323
imitation(模倣)……………………302
phonetic placement(構音位置づけ法)…303-304
successive approximation(漸次接近法)……304-305
Programmed conditioning for articulation(構音のための条件づけプログラム)……………………315-319
Proprioceptive feedback(固有受容感覚のフィードバック)……………………48-49
Prosodic features(韻律の特徴)→Suprasegmentalsを参照せよ
Protowords(原初語)……………………93
Pure tone screening(純音のスクリーニング)……249

【R】

Rainbow passage 221
Reduplication(同音反復(反復))……60, 125, 127, 263-264, 274
Reflexive vocalizations(反射的な発声)…………84
Regression(退行(後戻り))………………70, 110, 356
Reinforcement(強化)……………………290
Relational analysis(関係分析)…………243-245, 378
Remediation systems and approaches(治療システムとアプローチ)…295-364→Therapyも参照せよ
linguistic(言語学的)……………295-296, 324-343
Blache approach(Blacheのアプローチ)……………………327-329
cycles approach(サイクルアプローチ)…291-292, 335-338
distinctive features(弁別素性)……325-330
language-based approaches(言語学的アプ

ローチ)·················338-342
    guidelines(指針)···············342-343
    McReynolds and colleagues approach
      (McReynoldsらのアプローチ)···326-327
    minimal pair contrast therapy(最小対対立
      訓練)·······························331-335
    phonological processes(音韻プロセス)···331
      -335
    Weiner and Bankson approach(Weinerと
      Banksonのアプローチ)·················327
  motor/perceptual(運動／知覚)···········297-324
    establishment of target behaviors(目標行
      動の基礎の確立)·················299-306
      perceptual training(知覚訓練)······300-
      302
      production training(産生訓練)···302-
      305
    guidelines(指針)························324
    Hoffman-Schuckers-Daniloff motoric
      automatization of articulatory
      performance program(Hoffman-
      Schuckers-Daniloffの構音運動の自動化
      を促進するプログラム)·············320-323
    McDonald's sensory-motor program
      (McDonaldの感覚・運動プログラム)···319
      -323
    Monterey articulation program(モントレー
      構音プログラム)·················315-319
    motoric automatization(運動の自動化)
      ························320-323,354-355
    multiple phoneme approach(多音素法)
      ······································312-315
    programmed conditioning for articulation
      (構音のための条件づけプログラム)···315-
      319
    sensory-motor approaches(感覚・運動アプ
      ローチ)·······························319-323
    traditional approach(伝統的アプローチ)
      ······································306-311
Response generalization(反応の般化)···343-354→
  Generalizationも参照せよ
Retention(保持)························355-356

Rhotic(r音)················18,234-236,272

【S】

Scheduling of remediation(治療スケジュールの設定)
  ···292-293
Scoring of articulation errors(構音の誤りの評価)
  ·····························225-229,259-261
    additions(付加)·······················162
    diacritics, use in(補助記号の使用)······225-228
    distortions(歪み)················162,225
    International Phonetic Alphabet(IPA), use in
      (国際音声字母(IPA)の使用)······11-12,17,31,
      225
    omissions(省略)···············161-162,225
    substitutions(置換)·········103-104,162,225
Screening, articulatory/phonological(構音／音韻の
  スクリーニング)·······················220-223
Segmentals(分節素)······························30
Segmentation(分節化)···362→Phonological
  awarenessも参照せよ
Self-monitoring(自己モニタリング)···167-170,351,
  355
Semivowels(半母音)·····························19
Sensory motor approach to treatment(治療のための
  感覚・運動アプローチ)·················319-323
Severity(重症度)························259-261
Shaping(反応形成)······················304-305
Sibilants(歯擦音)··························162
Single word productions(単語産生)·········232-237
Soft palate(軟口蓋)···················177,247-248
Software(ソフトウェア)·····················371-401
Sonorants(共鳴性)·························13,28
Sound evocation(音を引き出す)···········315-316
Sound inventories(音の目録)→Articulatory testsを
  参照せよ
Sound production task(語音産生課題)··········239
Speech Correction：Principles and Methods ···240
Speech mechanism(発話のメカニズム)···6-8,83-84,
  159-178,246-249
    dentition(歯列)·······················246
    fauces(口峡)··························248
    hard palate(硬口蓋)···········175-176,177,247

lips(口唇) ……………………6,172-173,176
nasopharynx(鼻咽腔) ……………………178
pharynx(咽頭) ……………………248
soft palate(軟口蓋) ……………6,177,247-248
teeth(歯) ……………………173-175
tongue(舌) ……………………6,175,176
velopharyngeal closure(咽頭の閉鎖)…6,43-45,
  178,247
Speech sound discrimination(語音弁別) …8,77-83,
  99-108,139-144,165-172,307-308
  acquisition(獲得)→ Linguistic perception と
    Infant perception を参照せよ
  discrimination improvement(弁別能力の改善)
    ……………………………………170-172
  external vs. internal(外的 対 内的)……167-170
  relationship between articulation and
    discrimination(構音と弁別の関係) …104-107,
    166-167,170-172
  running speech(連続発話) ……………139-144
  testing(検査) ……………101-107,250-253
    Locke's speech production perception
      task(Lockeの語音産生知覚検査) …251-
      252
    Phonological contrast testing(音韻対立検
      査) ……………………………252-253
    Winitz's phonological performance test
      (Winitzの音韻能力検査) ……………252
  training(訓練) ………………300-302,307-308
Spontaneous speech sample(自発話サンプル)…229-
  232
Stages of motor skill development(運動技能の発達
  の段階) ……………………………………297
Stimulability(被刺激性) ……………237-238,261
Stimulus generalization(刺激の般化) ……………344
Stopping(破裂音化) ……………131-132,138,265
Stops(破裂音(閉鎖音)) ……………17,47,94-95,272
Stress(強勢) ……………………………………31
  theory of(——の理論) ……………………35-36
Stridency(粗擦性) ……………………………29
Structured play(構成遊び) ……………………294
Substitutions(置き換え) ……………103-104,162,225
Successive approximation(漸次接近法) ……304-305

Suprasegmentals(超分節素) …………30-35,46-47,59
  contrastive stress(対比強勢) ………………34
  declination(下降調) ………………………35
  development(発達) ……………………89, 109
  intonation(イントネーション) ………………31
  juncture(連接) ……………………………32
  lexical stress effects(語彙的強勢の影響) ……35
  loudness(大きさ) …………………………32
  pitch level(高さのレベル) …………………32
  rate(速度) …………………………………32
  stress(強勢) ………………………………31
  theory of stress(強勢の理論) ……………35-36
  vowel reduction(母音弱化) ………………33
Syllable(音節)
  development(発達) ……………60-62,94-95
  shape(形態) ……………………16,134,199
  structure changes(構造の変化)→ Phonological
    processes を参照せよ

【T】

Tactile feedback(触覚のフィードバック)…48-49,179
  -182
Templin-Darley Tests of Articulation(テンプリン-
  ダーレイ構音検査) ……………………197,234
Test(s)(検査) ……………………224,232-237,268
Therapy/intervention/treatment/remediation(治
  療)…224,232-237,268 → Remediation systems
  and approaches も参照せよ
  cyclical approach(サイクルアプローチ)…291-292
  dialectal considerations(方言について)……283-
    284
  dismissal criteria(終了基準) ……………354-357
  establishment of target behaviors/sounds(目標
    行動の基礎の確立) ……………298,299-306
  generalization/transfer/carry-over(般化／転移
    ／キャリオーバ)…298,343-354 →
    Generalization も参照せよ
  group vs. individual(グループ 対 個別) …293-
    294
  horizontal approach to treatment(治療における
    水平アプローチ) ……………………291
  intervention style(治療の形式) …………294-295

maintenance(維持) ·············· 356-357
perception training(知覚訓練) ······ 300-302, 307-308
principles of instruction(治療の原則) ··· 289-295
    modeling(モデリング) ·················· 290
    temporal sequencing of instructional components(治療の流れ) ········ 289-290
production training(産生訓練) ··· 302-305, 308-311
scheduling(スケジュールの設定) ··· 292-293, 335-338
social/vocational considerations(社会的／職業的考察) ··············· 284-285
selection factors for target behavior(目標行動の選択の要因) ·················· 277-283
    age of acquisition(獲得年齢) ··············· 280
    context(音声環境) ·················· 280-281
    frequency of occurrence(出現頻度) ···278-280
    guidelines(指針) ····················· 283
    phonological knowledge analysis(音韻知識の分析) ················ 281-283
    phonological process analysis(音韻プロセス分析) ·························· 281
    stimulability(被刺激性) ············ 277-278
style(形式) ························· 294-295
treatment approaches(治療アプローチ) ··· 295-343
vertically structured program(垂直的に構成されたプログラム，治療における垂直アプローチ) ······················· 291
Tongue(舌) ·············· 6, 16-27, 175-176
    frenum(小帯) ······················· 175, 249
    glossectomy(舌切除) ···················· 176
    macroglossia(巨舌症) ················ 175, 248
    microglossia(小舌症) ················ 175, 248
    position for consonants(子音構音時の位置) ···16-27
    position for vowels(母音構音時の位置) ······ 8-15
Tongue thrust(舌突出) ·············· 184-188
    habit(習慣) ······························ 184
    obligatory(必然的) ······················· 184

Traditional approach to treatment(伝統的アプローチ) ························· 306-311
Training broad(広範囲訓練) ················ 291
Training deep(掘り下げ訓練) ················ 291
Transcription(表記) ············ 11-12, 17, 225-229
    diacritics(補助記号) ················ 225-228
    International Phonetic Alphabet(IPA)(国際音声字母) ············ 11-12, 17, 31, 225
    phonetic vs. phonemic(音素 対 音声) ········ 2
    reliability(信頼性) ················· 228-229
Transfer(転移) → Generalization を参照せよ
Treatment approaches(治療アプローチ)···295-343 → Remediation systems and approaches と Therapy も参照せよ

【U】

Underlying representation(基底表示) ········ 269-270
Unintelligibility(発話の不明瞭さ) ············ 257-259

【V】

Variegated babbling(多様化した喃語) ············ 86
Velopharyngeal competence(鼻咽腔閉鎖機能)···177-178
Velopharyngeal mechanism(鼻咽腔のメカニズム) ······················ 6, 43-45, 83-84, 178, 248
Velum(軟口蓋) → Soft palate を参照せよ
Verbal apraxia(発語失行) ···················· 191
Vertically structured program(垂直的に構成されたプログラム) ························· 291
Vocalizations, infant(乳児の音声) → Infant production を参照せよ
Voice onset time(VOT)(有声開始時間) ············ 79
Voicing(有声) ······················· 132-133
Vowels(母音) ·········· 8-15, 47, 83-84, 87-88, 147-148
    acquisition(獲得) ······················ 87-88
    alternation(交替) ··················· 147-148
    assessment(評価) ···················· 233-236
    central(中舌) ································ 11
    diphthongs(二重母音) ··················· 11-12
    distinctive features(弁別素性) ············ 13-15
    front vs. back(前舌 対 後舌) ·············· 9-11
    high vs. low(高 対 低) ··················· 9-11

mid（中） …………………………………………11
monophthongs（単母音） ……………………12-15
quadrilateral（四角形） …………………………9-13

rounded vs. unrounded（円唇 対 非円唇） ……9
tense vs. lax（張り 対 ゆるみ）…………………11

構音と音韻の障害 ―音韻発達から評価・訓練まで―

2001年3月1日　初版　第1刷発行
2012年6月1日　　　　第2刷発行

編著者　John E. Bernthal, Nicholas W. Bankson
監訳者　船山美奈子・岡崎　恵子
訳　者　今井　智子・大澤富美子・加藤　正子・川田　順子・出世富久子・
　　　　鈴木　和子・鈴木　恵子・竹下　圭子・山下夕香里
発行者　木下　　攝
発行所　株式会社協同医書出版社
　　　　〒113-0033　東京都文京区本郷3-21-10
　　　　電　話　(03)3818-2361　ファックス　(03)3818-2368
　　　　郵便振替　00160-1-148631
　　　　Ｕ Ｒ Ｌ　http://www.kyodo-isho.co.jp/
印　刷
製　本　株式会社三秀舎

ISBN 4-7639-3016-8　　　　　　　　　　　　　　定価はカバーに表示してあります

JCOPY〈(社)出版者著作権管理機構　委託出版物〉
本書の無断複写は著作権法上での例外を除き禁じられています．複写される場合は，そのつど事前に，(社)出版者著作権管理機構(電話 03-3513-6969, FAX 03-3513-6979, e-mail: info@jcopy.or.jp)の許諾を得てください．
本書を無断で複製する行為（コピー，スキャン，デジタルデータ化など）は，「私的使用のための複製」など著作権法上の限られた例外を除き禁じられています．大学，病院，企業などにおいて，業務上使用する目的（診療，研究活動を含む）で上記の行為を行うことは，その使用範囲が内部的であっても，私的使用には該当せず，違法です．また私的使用に該当する場合であっても，代行業者等の第三者に依頼して上記の行為を行うことは違法となります．